国家职业教育药学专业教学资源库配套教材

高等职业教育药学专业课–岗–证一体化新形态系列教材

中医药基础

U0274756

（第2版）

主 编　王　文

王玉霞

蔡　伟

高等教育出版社·北京

内容提要

本教材是国家职业教育药学专业教学资源库配套教材,也是高等职业教育药学专业课－岗－证一体化新形态系列教材之一。

本教材内容与数字资源一体化,编写与课程开发一体化,教与学过程一体化,线下与线上一体化。为体现专业、行业特色,突出精品意识,打造精品教材,在教材内容上以学生毕业后从事药品生产、经营、流通、使用等工作应具备的中医药学基本知识和基本技能为依据,以"必需、够用"为度,强调基本技能的培养,涵盖中医学基础理论知识、中医诊断技能、方药基础知识三个方面,既有利于教师教学,也便于学生自学。

本书配套建设有数字课程和二维码链接的视频、动画、自测题等数字资源。学习者可以登录"智慧职教"网站(www.icve.com.cn)浏览课程资源,详见"智慧职教"服务指南。教师可以发送邮件至编辑邮箱gaojiaoshegaozhi@163.com 索取教学课件。

本书适用于高等职业教育药学及相关医学专业使用,也可作为执业中药师资格考试复习和培训参考用书。

课程介绍

图书在版编目(ＣＩＰ)数据

中医药基础 / 王文,王玉霞,蔡伟主编． -- 2版． -- 北京 : 高等教育出版社,2021.12
ISBN 978-7-04-057227-8

Ⅰ．①中… Ⅱ．①王… ②王… ③蔡… Ⅲ．①中国医药学－高等职业教育－教材 Ⅳ．①R2

中国版本图书馆CIP数据核字(2021)第219906号

中医药基础(第2版)
ZHONGYIYAO JICHU

策划编辑	陈鹏凯	责任编辑 陈鹏凯	封面设计 张雨微	版式设计	张 杰
责任校对	胡美萍	责任印制 刁 毅			

出版发行	高等教育出版社	网　址	http://www.hep.edu.cn
社　址	北京市西城区德外大街 4 号		http://www.hep.com.cn
邮政编码	100120	网上订购	http://www.hepmall.com.cn
印　刷	山东韵杰文化科技有限公司		http://www.hepmall.com
开　本	787 mm×1092 mm　1/16		http://www.hepmall.cn
印　张	25.75	版　次	2019 年 9 月第 1 版
字　数	510 千字		2021 年 12 月第 2 版
购书热线	010-58581118	印　次	2021 年 12 月第 1 次印刷
咨询电话	400-810-0598	定　价	64.00 元

"智慧职教"服务指南

"智慧职教"是由高等教育出版社建设和运营的职业教育数字教学资源共建共享平台和在线课程教学服务平台,包括职业教育数字化学习中心平台(www.icve.com.cn)、职教云平台(zjy2.icve.com.cn)和云课堂智慧职教 App。用户在以下任一平台注册账号,均可登录并使用各个平台。

- 职业教育数字化学习中心平台(www.icve.com.cn):为学习者提供本教材配套课程及资源的浏览服务。

登录中心平台,在首页搜索框中搜索"中医药基础",找到对应作者主持的课程,加入课程参加学习,即可浏览课程资源。

- 职教云(zjy2.icve.com.cn):帮助任课教师对本教材配套课程进行引用、修改,再发布为个性化课程(SPOC)。

1. 登录职教云,在首页单击"申请教材配套课程服务"按钮,在弹出的申请页面填写相关真实信息,申请开通教材配套课程的调用权限。

2. 开通权限后,单击"新增课程"按钮,根据提示设置要构建的个性化课程的基本信息。

3. 进入个性化课程编辑页面,在"课程设计"中"导入"教材配套课程,并根据教学需要进行修改,再发布为个性化课程。

- 云课堂智慧职教 App:帮助任课教师和学生基于新构建的个性化课程开展线上线下混合式、智能化教与学。

1. 在安卓或苹果应用市场,搜索"云课堂智慧职教"App,下载安装。

2. 登录 App,任课教师指导学生加入个性化课程,并利用 App 提供的各类功能,开展课前、课中、课后的教学互动,构建智慧课堂。

"智慧职教"使用帮助及常见问题解答请访问 help.icve.com.cn。

《中医药基础》（第2版）编写人员

主　编　王　文　王玉霞　蔡　伟

副主编　杨丽蓉　陈春苗　徐勤磊

编　委（以姓氏拼音为序）

蔡　伟（浙江医药高等专科学校）　　　陈春苗（江苏医药职业学院）

邓晓霞（江西卫生职业学院）　　　　　高　燕（乐山职业技术学院）

黄承伟（昆明卫生职业学院）　　　　　姜　涛（四川中医药高等专科学校）

姜永粮（铁岭卫生职业学院）　　　　　李　倩（四川中医药高等专科学校）

刘歆韵（铁岭卫生职业学院）　　　　　梁　爽（淄博职业学院）

王　文（四川中医药高等专科学校）　　王玉霞（重庆医药高等专科学校）

徐勤磊（江苏护理职业学院）　　　　　闫玉慧（毕节医学高等专科学校）

闫志慧（重庆医药高等专科学校）　　　杨　芬（云南技师学院）

杨丽蓉（广东江门中医药职业学院）

主　审　王　飞

序

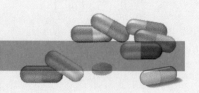

由重庆医药高等专科学校朱照静教授领衔的"国家职业教育药学专业教学资源库"于2016年获教育部立项;按照现代药学服务"以患者为中心""以学生为中心"的设计理念,整合国内48家高职院校、医药企业、医疗机构、行业学会、信息平台的优质教学资源,采用"互联网＋教育"技术,设计建设了泛在药学专业教学资源库。该资源库有丰富的视频、音频、微课、动画、虚拟仿真、PPT、图片、文本等素材,建设有专业园地、技能训练、课程中心、微课中心、培训中心、素材中心、医药特色资源七大主题资源模块,其中医药特色资源包括药师考试系统、医院药学虚拟仿真系统、药品安全科普、医药健康数据查询系统、行业院企资源,构筑了立体化、信息化、规模化、个性化、模块化的全方位专业教学资源应用平台,实现了线上线下、虚实结合泛在的学习环境。

为进一步应用、固化和推广国家职业教育药学专业教学资源库成果,不断提升药学专业人才培养的质量和水平,国家职业教育药学专业教学资源库建设委员会、全国药学专业课程联盟和高等教育出版社组织编写了国家职业教育药学专业教学资源库配套新形态一体化系列教材。

该系列教材充分利用职业教育药学专业教学资源库的教学资源和智慧职教平台,以专业教学资源库为主线、智慧职教平台为纽带,整体研发和设计了纸质教材、在线课程与课堂教学三位一体的新形态一体化系列教材,支撑药学类专业的智慧教学。

本系列教材具有编者队伍强大、教改基础深厚、示范效应显著、配套资源丰富、纸质教材与在线资源一体化设计的鲜明特点,学生可在课堂内外、线上线下享受无限的知识学习,实现个性化学习。

本系列教材是专业教学资源库建设成果应用、固化和推广的具体体现,具有典型的代表性、引领性和示范性。同时,可推动教师教学和学生学习方式方法的重大变革,进一步推进"时时可学、处处能学"和"能学、辅教"资源库建设目标,更好地发挥优质教学资源的辐射作用,体现我国教育公平,满足经济不发达地区的社会、经济发展需要,更好地服务于人才培养质量与水平的提升,使广大青年学子在追求卓越的路上,不断地成长、成才与成功!

复旦大学教授、中国工程院院士

第二版前言

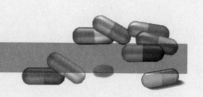

《中医药基础》自出版以来受到广大读者的一致好评，也收到了许多有益的意见和建议，为了使本教材架构更加成熟完善，内容更加科学合理，启动了本次修订。修订内容主要涉及一些陈旧知识，尤其是以最新的《中国药典》(2020 年版) 为标准对中药的功效进行更新。

本教材内容力争突出高等职业教育特色，注重基本理论、基础知识和基本技能的培养，遵循理论知识以"必需、够用"为度，结合岗位需求，突出实践技能的培养，继承和弘扬中医药文化，注重中医药基础跟现代药学基础理论与技术的结合应用。

本教材为新形态一体化教材：教材内容与数字资源一体化，教材编写与课程开发一体化，教与学过程一体化，线下与线上一体化，非常有利于学生学习、掌握和使用。本教材也是国家职业教育药学专业教学资源库"中医药基础"课程配套教材，阐述了中医学基础理论、中医诊断技能、中药基础知识等内容。

本次修订分工如下：绪论、藏象由王文修订，阴阳五行学说由李倩修订，气血津液、病因病机由徐勤磊修订，体质、防治原则、方剂与中成药由黄承伟修订，四诊中的望诊、闻诊由闫玉慧修订，四诊中问诊、切诊由姜涛修订，辨证由杨丽蓉修订，中药总论、解表药由王玉霞修订，清热药由蔡伟修订，泻下药、祛风除湿药由闫志慧修订，理气药、活血化瘀药由陈春苗修订，消食药、平肝息风药由高燕修订，止血药由刘歆韵修订，止咳化痰平喘药、安神药由姜永粮修订，温里药、开窍药由梁爽修订，补益药由杨芬修订，收涩药、驱虫药、外用药由邓晓霞修订。

在教材修订改版过程中，编委所在院校给予了大力支持，高等教育出版社给予了精心指导，编委会表示衷心感谢。

由于我们学识水平和编写经验有限，疏漏不足之处恐难避免，诚望使用本教材的师生和读者及时批评指正，以利再版时进一步完善。

王 文

2021 年 9 月

第一版前言

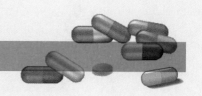

为了更好地贯彻落实《国家中长期教育改革和发展规划纲要(2010—2020年)》和《医药卫生中长期人才发展规划(2011—2020年)》,推动药学类专业高职高专教育的发展,培养药学类高级技能型人才,在国家职业教育药学专业教学资源库配套教材建设指导委员会的组织和规划下,按照全国高职高专院校药学类专业的培养目标,确立了本课程的教学内容,并编写了本教材。

《中医药基础》是阐述中医药基础理论和基本技术的一门学科,属于药学类专业的基础课程之一。本教材的编写力争突出高等职业教育的特点,注重基础理论的学习、基本技能的培养,理论知识以"必需、够用"为度,结合岗位需求,突出实践技能的培养提高,继承和弘扬中医药文化特色,注重中医药基础与现代药学基础理论与技术的结合应用。

本教材是国家职业教育药学专业教学资源库配套教材,也是新形态一体化教材。本教材内容与数字资源一体化,编写与课程开发一体化,教与学过程一体化,线下与线上一体化,非常有利于学生学习、掌握和使用。本教材阐述了中医学基础理论,中医诊断技能,中药基础知识三方面内容,共分二十八章。其中绪论、藏象由王文编写,阴阳五行学说由李倩编写,气血津液、病因病机由徐勤磊编写,体质、防治原则、方剂与中成药由黄承伟编写,四诊中的望诊、闻诊由闫玉慧编写,四诊中问诊、切诊由姜涛编写,辨证由杨丽蓉编写,中药总论、解表药由王玉霞编写,清热药由蔡伟编写,泻下药、祛风除湿药由闫志慧编写,理气药、活血化瘀药由陈春苗编写,消食药、平肝息风药由高燕编写,止血药由刘歆韵编写,止咳化痰平喘药、安神药由姜永粮编写,温里药、开窍药由梁爽编写,补益药由杨芬编写,收涩药、驱虫药、外用药由邓晓霞编写。

本教材编写过程中,参考了多种相关教材和著作,得到了高等教育出版社及编写人员所在单位的大力支持,在此一并致以衷心的感谢!由于编者水平有限,书中不足之处在所难免,希望各院校师生和广大读者提出宝贵意见,以便进一步修改、充实和提高。

王 文

2019 年 4 月

二维码资源目录

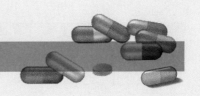

目 录

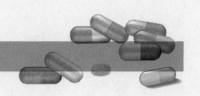

上篇

中医基础
理论知识

第一章
绪论

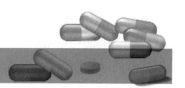

思维导图

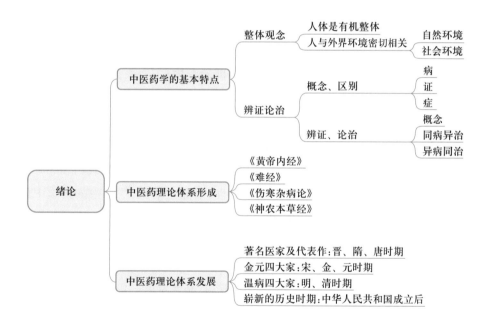

第一节　中医药学发展概况

　　中医药学是我们祖先在长期的生活实践中逐步形成的。原始社会时期,由于生产力水平低下,人们靠采集野菜、野果及狩猎为生,在此过程中,难免会发现一些药效反应,逐渐认识了自然界产物的习性,便有意识地在生活中应用,这样就形成了早期的药物疗法。

先秦两汉时期,随着社会的发展,中医药学也得到了极大的发展,中医药学理论体系也在这个时期基本形成。特别是在阴阳五行学说等哲学思想的指导下,以天人合一的系统整体观,对以前的医学实践经验和医疗行为进行系统总结、概括,并形成中医药学的概念、病因、病机、诊治疾病的规律等独特的理论体系。尤其是《黄帝内经》《难经》《伤寒杂病论》《神农本草经》等医学经典著作的相继问世,形成中医药学理论体系的标志。

《黄帝内经》,简称《内经》,是我国现存最早的医学典籍,它总结了战国以前的医学成就,奠定了中医药学的理论基础。其由《素问》和《灵枢》两部分组成,各九卷,共八十一篇。内容丰富,包括阴阳五行、藏象、经络、病机、诊法、辨证、治则及针灸、汤液治疗等。《黄帝内经》全面系统地阐述了人体的生理、病理以及疾病的诊治和预防,运用了阴阳五行的哲学思想,丰富和提高了医学的哲学理论,提出了人体自身与外界环境统一,即"天人合一"的整体观念。《黄帝内经》内容博大精深,是一部伟大的医学经典著作,是中华民族宝贵的文化遗产。

《难经》也是一部重要的古典医籍,约成书于汉以前,该书论述内容涉及生理、病理、诊断、治疗等多个方面。特别是对脉诊、经络、命门、三焦的论述,补充了《内经》的不足,对中医药学理论的发展亦产生了深远的影响。

东汉末年,医圣张仲景著《伤寒杂病论》,该书分为《伤寒论》和《金匮要略》两部分。《伤寒论》建立了六经辨证理论体系,载方113首,是中医药学中第一部成功运用辨证论治的方书。《金匮要略》以脏腑经络辨证治疗内科杂病,记载了40多种病证,载方245首,两书减去重复方,共载方323首。该书以六经论伤寒,以脏腑辨杂病,使中医药学基础理论与临床实践紧密结合。其理、法、方、药齐备,确立了中医药学辨证论治的基本原则,为中医药学临床医学的发展奠定了坚实的基础。

《神农本草经》成书于汉代,是我国现存最早的药学专著。全书载药365种,将药物分为上、中、下三品,上品主养命,中品主养性,下品主治病,这是中国药学中最早、最原始的分类方法。书中记载了中药的四气、五味、有毒无毒、配伍法度等知识,如麻黄治喘,常山治疟,黄连治痢,大黄通便等一直沿用至今。为中医药学理论的形成和发展奠定了基础。

晋、隋、唐时期,中医药学理论和医疗实践都有显著发展。晋代王叔和著《脉经》,发展了《难经》的寸口诊脉法,提出了脏腑配属于寸、关、尺三部的原则,详述了24种脉象,是世界上现存最早的脉学专著。皇甫谧著《针灸甲乙经》,将经络理论与针灸临床相结合,明确了经络与腧穴的关系,确定了349个穴位,是我国现存最早的针灸学专著。隋代巢元方等编著《诸病源候论》,对1 739种疾病的病因和证候做了论述,是我国第一部病因病机和证候学专书。唐代孙思邈的《千金要方》《千金翼方》和王焘的《外台秘要》,荟萃了自《内经》以后至唐代初期的名方,其中《千金要方》载方5 300余首,是综合中医药学基础理论和临床各科证治的巨著。昝殷的《经效产宝》是我国现存第一部妇产科专著。唐代苏敬等编撰的《新修本草》,是世界上第一部由国家政府编制的药典,比欧洲《纽伦堡药典》早 800 多年。

宋、金、元时期,中医药学取得了突破性进展,中医药学逐步向专科发展,内、外、妇、儿、五官各科医学专著日益增多;中医药学开创了学术争鸣的新局面,出现了各具特色的医学流派。宋代陈无择的《三因极一病证方论》,在病因学上提出了著名的"三因学说";钱乙的《小儿药证直诀》,开创了脏腑证治的先河;陈自明著《妇人大全良方》,总结了妇科的诊治经验和理论;王惟一著《铜人腧穴针灸图经》,并铸造针灸铜人,为针灸教学开辟了新途径;宋慈的《洗冤集录》,是世界上第一部法医学专著;《太平圣惠方》《圣济总录》《太平惠民和剂局方》等大型方书,内容丰富,对中医药学理论的发展产生了深远的影响。公元 16 世纪,中医药学开始应用"人痘接种法"预防天花。18 世纪《种痘新书》问世,成为世界上"人工免疫法"的先驱。

金、元时期,医学界百家争鸣,学派蜂起,其中最具代表性的医家是刘完素、张子和、李东垣、朱丹溪,后世称之为"金元四大家"。刘完素倡"火热论",认为"六气皆从火化""五志过极皆能生火",主张用寒凉药物清热降火,后世称之为"寒凉派"。张子和倡"攻邪论",认为病由邪生,治病重在祛邪,"邪去则正安",善用汗、吐、下三法,后世称之为"攻邪派"。李东垣倡"内伤脾胃论",认为"内伤脾胃,百病由生",主张治病以补益脾胃为要,后世称之为"补土派"。朱丹溪倡"相火论",认为"阳常有余,阴常不足",主张治病重在养阴,后世称之为"滋阴派"。这四大医学流派,虽学术观点不同,但均有创见,各具特色,从不同的角度充实和发展了中医药学学理论。

明、清时期,中医药学理论体系进一步完善,临床各科辨证治疗得到进一步丰富和提高。明代李时珍,博览群书,访采四方,以毕生精力和科学态度对古代本草学进行全面整理总结,并亲自登山采药,搜集各种药物标本,历时 27 年,三易其稿,写成了闻名世界的《本草纲目》。全书载药 1 892 种,绘图 1 109 幅,附方 11 096 首,并将药物按生长环境、性能、形态分 16 纲,60 类,是当时世界药物学最完备的分类系统。李时珍因此被公认为世界上伟大的药物学家,《本草纲目》先后被译成多个国家文字流传,被誉为"东方医药巨典"。明代医家张景岳,对《内经》的研究造诣很深,著《类经》《景岳全书》,为藏象学说、阴阳学说等增添了新的内容。明清时期形成的温病学,是研究四时温病的发生、发展规律及其辨证论治的一门临床学科。明代,吴又可著《温疫论》,提出了传染病病因的新见解,即"戾气"是瘟疫特殊的致病因素,其传染途径是从口鼻而入。这对温病的病因学是一个很大的发展,极大地启发了后人。至清代,温病学的理论日益完善,叶天士创立了卫气营血辨证,被后世尊为温病学派的创始人,吴鞠通进一步总结和发展了温病学说,著《温病条辨》,创立了三焦辨证,薛生白著《湿热病篇》,王孟英著《温热经纬》,均对温病学的发展有突出的贡献,从而使温病学在因、证、脉、治等方面形成了完整的理论体系。此外,清代王清任著《医林改错》,对瘀血致病理论有所发挥;唐容川在血证的辨证论治上提出了新的理论认识。

鸦片战争后,西方医学传入中国,中医药学受到冲击和排斥。经过医疗实践,中西医双方在学术上逐渐融通,唐容川率先提出中西汇通思想。张锡纯著《医学衷中参西录》,从医学理论、临床各科病证的治疗用药等方面进行了尝试和探讨,并大胆将中西药联合运用,对后人产生了较大的影响。

中华人民共和国成立后,党和政府十分重视中医药学事业的发展,制定了"团结中西医,继承发扬祖国传统医学"的方针政策。党的十一届三中全会以后强调"中医药学、西医、中西医结合这三支力量,都要大力发展,并将长期共存"。1982年全国人民代表大会第五次会议将"发展现代医药和我国传统医药"载入宪法总纲第二十一条;在1996年的全国卫生工作会议上强调"中西医并重";2003年国务院颁布实施《中医药学条例》等,极大地促进了中医药学事业的发展。五十多年来,中医药学和中西医结合工作者在基础理论、临床实践、方药运用、针灸推拿等各个方面的研究中,都取得了很大的进展,尤其是在中医药学藏象、证候和经络研究方面取得了可喜的成绩。中医药学理论体系的丰富和发展进入了一个崭新的历史时期。

总之,中国医药学是一个伟大的宝库,典籍浩瀚广博,内容十分丰富,具有悠久的历史、鲜明的特色和卓越的疗效,至今在防病治病和养生保健方面还发挥着日益重要的作用。

第二节　中医药学的基本特点

一、整体观念

整体是指统一性、完整性和联系性。中医药学认为人体是一个有机的整体,构成人体的各个组成部分之间,在生理上相互协调,在病理上相互影响。此外,中医药学还认为人体与外界环境也是一个不可分割的整体。这种内外环境的统一性和机体自身整体性的思想,称为整体观念。整体观念作为中医药学的方法论和指导思想,贯穿于生理、病理、诊断、辨证、养生和治疗等整个中医药学理论体系之中,构成了中医药学的一大特点。

(一) 人体是一个有机整体

人体是由若干脏腑、组织和器官所组成。以五脏为中心,通过经络系统把六腑、五体、五官、九窍、四肢等全身组织器官联系成一个有机整体,并通过精、气、血、津液的作用,共同完成人体的正常机能活动,形成人体内环境的统一性。

在人体结构上,按五脏配属联络关系,形成五大系统。如心配小肠,在躯体联血脉,在五官联舌,构成心与小肠 – 脉 – 舌系统;其他还有肺与大肠 – 皮 – 鼻系统,脾与胃 – 肉 – 口系统,肝与胆 – 筋 – 目系统,肾与膀胱 – 骨 – 耳系统。从而组成一个完整的人体。

在生理功能上,各个脏腑、组织、器官都有各自不同的功能,而在整体活动中又是分工合作的,它们之间既有相辅相成的协同作用(如心主血脉,肝藏血,脾统血),又有相反相成的制约作用(如心肾相交,水火既济),共同维系着人体生理活动的协调平衡。

在病理变化上,各个脏腑、组织、器官是相互联系和影响的,如肾阴亏损可致肝血不足,反之,肝血不足也可引起肾精亏虚。局部某一部分的病变,往往会影响全身脏腑、气血功能活动。

在诊治疾病上,可以通过五官、形体、色脉等外在变化,了解和判断内脏病变,进而做出正确的诊断。治疗上,体表局部的病变,可以采取调整脏腑功能的治法,如用补益肺脾之气可以治疗过敏性疾病。同样,脏腑的病变也可采取外治的方法,如针灸治疗疾病就是一个典型的例子。

(二) 人与外界环境密切相关

人与外界环境有着物质同一性,外界环境提供了人类赖以生存的必要条件,即中医药学所谓"人与天地相应"。人类适应外界环境的变化而生存,但当外界环境的变化超过了人体的适应能力,或由于人体的机能失常,不能适应外界环境的变化,就会发生疾病。外界环境包括自然环境和社会环境两个方面。

自然环境对人体机能的影响涉及许多方面,如一年四季的气候变化,昼夜阴阳的消长,居住条件、环境和生活习惯等,都使人表现出规律性的适应过程。中医药学把人与自然看成是一个整体,因此在治疗疾病时,还必须考虑到自然的因素,做到因时、因地制宜。

整体观念

社会环境影响人体的身心机能,当其发生剧变而人体不能做出相应的改变和调整,就会造成人体心理机能的紊乱。中医药学提倡"精神内守",主张"医身"要"医心"。因此,因人制宜也是中医药学治疗学上的一个重要原则。

二、辨证论治

辨证论治是中医药学认识疾病和治疗疾病的基本法则,是中医药学对疾病的一种特殊的研究和处理方法,也是中医药学的基本特点之一。

"症""证""病"是中医药学中三个不同的概念。"症"即症状,是疾病的具体临床表现;如发热、咳嗽、头痛等。"证"即证候,是指在疾病发展过程中某一阶段的病理概括。证比症更全面、更深刻、更正确地揭示疾病的本质。"病"是对疾病发展全过程中特点和规律的概括,如感冒、中风等。一病可以有数证,而一证又可见于多病之中。

辨证,是在中医药学基本理论指导下,将四诊(望、闻、问、切)所收集的病情资料,通过分析、综合,辨清疾病的原因、性质、部位和邪正之间的关系,从而概括判断为某种性质的证。论治,是根据辨证的结果,确定相应的治疗原则和治疗方法。辨证是确定治疗的前提和依据,论治是辨证的目的。辨证和论治是诊疗疾病过程中,相互联系、不可分割的两个方面,是理论与实践相结合的体现,是理、法、方、药在临床上的具体应用,是指导中医药学临床工作的基本法则。

辨证论治不同于对症治疗,也不同于辨病治疗。对症治疗是针对疾病的症状采用的一种治标的方法,它只能减轻患者一时的痛苦,不能解决其根本原因。辨病治疗是在确立疾病的诊断之后,根据疾病确定治疗的原则。由于一个疾病的不同阶段可以出现不同的证候,而不同的疾病有时在其发展过程中,却可以出现相同的证候。因此,同一疾病的证候不同,则治疗就不同,而不同的疾病只要出现相同的证候,就可以采用相同的治疗方法,这就是中医药学"同病异治"和"异病同治"的道理所在。这种针对疾病发展过程中不同的本质矛盾、不同的状态,用不同的方法进行治疗的思想,是辨证论治的精髓所在。

课堂讨论

"证""症""病"有何区别和联系?

知识拓展

孙思邈(约581—682),唐代著名医学家,京兆华原(今陕西铜川市耀州区)人。在医学上的成就是多方面的,如发明了葱管导尿术、食管异物剔除术等方法。在养生延年方面,提倡按摩、导引、散步、轻微劳动及食治、讲求卫生等结合,为老年病防治留下了宝贵经验,是中国医学史上最长寿的医家之一。

孙思邈逝世后,被尊称为药王,并将他故乡的五台山改为药王山。

课后练一练

一、简答题

1. 简述中医学的基本特点。

2. 说出中医四大经典、金元四大家、温病四大家的名称。

二、自测题

自测题

(王 文)

第二章
阴阳五行学说

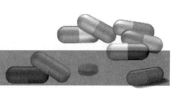

学习目标

- 掌握阴阳学说、五行学说的基本概念和主要内容。
- 熟悉阴阳学说、五行学说在中医学中的应用。

思维导图

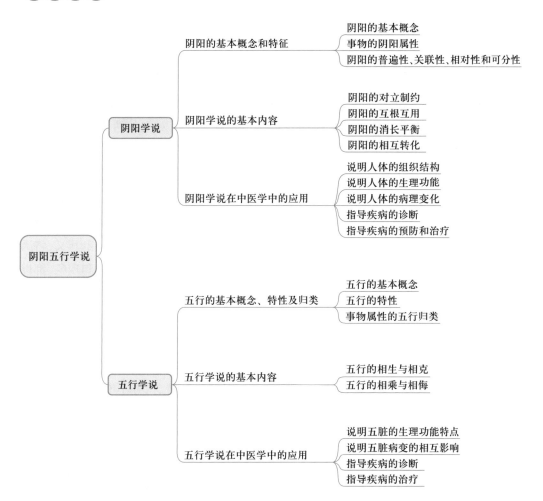

第一节 阴阳学说

阴阳学说是研究阴阳概念的基本内涵及其运动规律,并用以解释宇宙万物发生、发展和变化的哲学理论。中医学理论在形成和发展过程中,阴阳学说渗透到中医学各个层面,广泛地用于说明人体的生理活动和病理变化,指导疾病的诊断和防治,成为中医学重要而独特的思维方法,是中医学理论中不可分割的重要组成部分。阴阳学说认为,阴和阳是对立统一的两个方面,贯穿于一切事物之中,是一切事物运动、发展变化的根源和规律。古代医家借以阐明人与自然界的关系、人体生理功能和病理变化,指导中医临床的诊断与治疗。

一、阴阳的基本概念和特征

(一) 阴阳的基本概念

阴阳是宇宙中相互关联的事物或现象对立双方属性的概括。阴和阳,既可代表相互对立的事物,又可以代表同一事物内部所存在的相互对立的两个方面。故《类经·阴阳类》说:"阴阳者,一分为二也。"

在殷商时期的甲骨文中,就有"阳日""晦月"等具有阴阳含义的表述。阴阳的最初含义是很朴素的,是指日光的向背而言,朝向日光则为阳,背向日光则为阴。向阳的地方光明、温暖;背阳的地方黑暗、寒冷,于是古人就以光明与黑暗、温暖与寒冷分阴阳。在长期的生活实践中,先民们遇到种种两极现象,于是不断地引申其义,将天地、寒暑、上下、日月、昼夜、水火、升降、动静、内外、雌雄等相对立的事物和现象,都以阴阳加以概括。可见阴阳学说是古人从对日光向背之原始含义,经过广泛的联系,逐渐抽象出阴阳的概念及阴阳的对立统一规律,用于认识宇宙万物。

阴阳,是用于对事物的属性划分的标识,是对自然界相互关联的某些事物或现象对立双方的属性概括。阴阳学说是中国古代朴素的对立统一理论,是用以认识自然和解释自然的一种世界观和方法论。阴阳是一对抽象的概念,并不专指某一具体的事物和现象,故《灵枢·阴阳系日月》说:"阴阳者,有名而无形。"

(二) 事物的阴阳属性

阴和阳代表着相互对立,又相互关联的事物属性。阳代表着积极、进取、刚强等特征和具有这些特性的事物和现象;阴代表着消极、退守、柔弱的特征和具有这些特性的事物和现象。一般来说,凡是运动的、外向的、上升的、温热的、无形的、明亮的、兴奋的,都属于阳;静止的、内守的、下降的、寒冷的、有形的、晦暗的、抑制的,都属于阴。阴和阳的相对属性引入医学领域后,将人体中具有外向、中空、弥散、推动、温煦、兴奋、升举等特性的事物和现象统属于阳;而将具有内守、实体、凝聚、宁静、凉润、抑制、沉降等特性的事物和现象统属于阴(表 2-1)。

表 2-1 事物和现象的阴阳属性归类

	空间	时间	温度	湿度	季节	重量	亮度	事物运动	
阳	上、外	白天	温热	干燥	春夏	轻	明亮	上升	动
阴	下、内	黑夜	寒凉	湿润	秋冬	重	晦暗	下降	静

《素问·阴阳应象大论》说:"水火者,阴阳之征兆也",古人通过长期观察,认为水与火这一对事物的矛盾最为突出,最为典型。水具有寒凉、幽暗、趋下等特性,可作为阴性事物或现象的代表;火具有温暖、光亮、向上等特性,可作为阳性事物或现象的代表。

(三) 阴阳的普遍性、关联性、相对性和可分性

1. 阴阳的普遍性 阴阳学说认为,世界是物质性的整体,世界本身是阴阳二气对立统一的结果。阴阳二气的相互寓含和相互作用,促成了宇宙中万事万物的发生,推动和调控着万事万物的发展和变化。宇宙中的一切事物和现象,都普遍存在着阴阳两种对立的势力;宇宙中一切事物和现象的发生、发展和变化,都是阴和阳的对立统一矛盾运动的结果。由此可见,阴阳学说是揭示宇宙万物形成的奥秘,广泛地用以认识宇宙万物的发展与联系的学说,具有普遍性。

2. 阴阳的关联性 阴阳的关联性指以阴阳所分析的事物和现象,应是在同一范畴、同一层次,即相关的基础之上的。只有相互关联的一对事物,或一个事物的两个方面,才能构成一对矛盾,才能用阴阳来说明,如上与下,左与右,男与女等。如果不具有相互关联性的事物与现象,并不是统一体的对立双方,不能构成一对矛盾,就不能用阴阳来说明,如将下与右,左与女分阴阳,就毫无意义,甚至是荒唐的。

3. 阴阳的相对性 各种事物或现象及事物内部对立双方的阴阳属性,并不是绝对的、不可变的,而是相对的、可变的。阴阳的相对性表现在:阴阳的属性是在与自己的对立面的比较中确定的,并随着条件的变化而改变。例如,水与冰相比,水当属阳;但水与蒸汽相比,则应属阴。

4. 阴阳的可分性 宇宙间任何相互关联的事物都可以概括为阴阳两类属性,而任何一种事物的内部又可以分为对立的两个方面,即阴中有阴阳可分,阳中也有阴阳可分,如此分下去,以至无穷。例如,昼为阳,夜为阴;而上午为阳中之阳,下午为阳中之阴;前半夜为阴中之阴,后半夜为阴中之阳。因此《素问·阴阳离合论》说:"夫阴阳者,数之可十,推之可百,数之可千,推之可万,万之大,不可胜数,然其要一也。"

二、阴阳学说的基本内容

阴阳学说的基本内容，主要包括阴阳之间的相互关系，以及这种关系在宇宙自然界对于万物的生长、发展和变化中的作用和意义。

（一）阴阳的对立制约

阴阳的对立，又称为阴阳相反，指自然界一切事物和现象，客观上都存在相互对立两个方面的相反属性。如天与地、上与下、内与外、出与入等皆具有相互对立的属性。

阴阳的制约，指相互对立的阴阳双方可表现出相互抑制、排斥、约束的关系。阴阳的对立制约关系是宇宙间普遍存在的规律，阴阳双方始终处于对抗、制约、排斥的矛盾运动之中。阴阳之间的相互对立制约关系，是促进事物运动发展的内在动力，如夏季本应炎热，但夏至以后阴气却渐次以生，用以制约炎热之阳，这是自然界阴阳相互制约、相互斗争的结果。

阴阳的对立制约也贯穿于人体生命过程的始终。在生理状态下，阴阳双方在相互排斥、相互斗争的过程中维持着动态平衡状态，即"阴平阳秘"。如心火必须下降于肾，使肾水不寒；肾水亦必须上济于心，使心火不亢。这种"水火既济""心肾相交"的两脏间动态平衡，就是人体内阴阳对立制约的结果。

阴阳双方既是对立的，又是统一的，相互对立着的阴阳双方在斗争中取得平衡，达到统一。基于阴阳的这种对立制约关系，才能推动宇宙间万事万物的运动、发展、变化，并维持其动态平衡。

（二）阴阳的互根互用

阴阳互根，指相互对立着的阴阳双方，具有相互依存、互为根本的关系，即阴和阳任何一方都不能脱离另一方而独立存在，双方均以对方的存在作为自己存在的前提和条件。如上与下，上为阳，下为阴。没有上就无所谓下；没有下就无所谓上。

阴阳互用，指阴阳在相互依存的基础上，某些范畴的阴阳关系还体现为相互资生、相互为用的特点。《素问·阴阳应象大论》说："地气上为云，天气下为雨。""地气上为云"的过程，要借助阳热之气的蒸化，而"天气下为雨"的过程，要有阴寒之气的凝聚。可见云与雨，天气与地气的往复循环过程，就是阴阳相互促进、相互为用的过程。

阴阳的互根互用关系也体现在人体的生命活动中。《素问·阴阳应象大论》说："阴在内，阳之守也；阳在外，阴之使也。"阴指物质，阳指功能；物质居于体内，功能表现在外，在外的阳是内在物质运动的表现，在内的阴是产生功能活动的物质基础。此为阴阳互根互用理论,对机体物质与功能之间的相互依存、相互为用关系的高度概括。

(三) 阴阳的消长平衡

阴阳消长,指事物或现象对立制约、互根互用的阴阳两个方面不是处于静止的状态,而是处于运动变化之中,并在彼此消长的运动过程中保持着动态平衡。消,即减少、消耗;长,即增多、增长。阴阳消长是指对立互根的阴阳双方,在一定时间、一定限度内存在着量的增减和比例大小的变化。这一过程包括阴阳的相互消长和阴阳的协调平衡两个方面。

在阴阳对立制约的基础上,阴阳双方可以产生此长彼消和此消彼长的两种消长过程。此长彼消是阴阳中的一方对另一方的制约太过,使对方的作用受到约束而减弱的过程。此消彼长是阴或阳的力量减弱,不能有效地制约对方,对方的作用相对加强、亢进的过程。例如,四季气候的变化,上半年的气候变化,气温就由寒转暖变热,属于阳长阴消。下半年的气候变化,气候由热转凉变寒,属于阳消阴长。

在阴阳互根互用的前提下,如果阴阳之间相互促进、相互为用的作用增强时,就会产生此长彼长变化;如果相互为用的作用减弱时,就会产生此消彼消的变化。例如,人在进食后,由于补充了营养物质,于是就产生了能量,增长了气力,这属阴长阳亦长。同样,胃肠功能强健,消化能力旺盛,就会有充足的营养物质转化并储存,这属阳长阴亦长。又如,人在饥饿时的疲乏无力,少气懒言,此属阴消阳亦消。一个长期消化功能减退的患者,不能营养肌肉,故日见消瘦,此即阳消阴亦消。

阴阳的协调平衡是指阴阳双方的消长稳定在一定限度内的和谐、均衡状态,使事物在总体上呈现出相对稳定的状态,即所谓阴阳平衡协调状态,又称为"阴阳和调"。消长是绝对的,平衡是相对的,阴阳在绝对的消长之中维持着相对的平衡。阴阳双方在彼此消长的动态过程中所保持的相对平衡称为"动态平衡",这是事物保持正常运动规律的前提。在人体,就是正常的生理状态。

若阴阳的消长超过了一定的限度,不能保持相对平衡,就会出现阴阳的偏盛偏衰,从而在自然界形成灾害,在人体呈现"阳盛则热,阴盛则寒"或"阳虚则寒,阴虚则热"的病理状态。

(四) 阴阳的相互转化

阴阳的相互转化,指事物或现象的阴阳双方,在一定条件下,可以各自向其对立面转化,阴可以转化为阳,阳也可以转化为阴。

阴阳相互转化,一般都产生于事物发展变化的"物极"阶段,即所谓"物极必反"。因此,在事物的发展过程中,如果说阴阳消长是一个量变的过程,那么阴阳转化就是在量变基础上的质变,阴阳转化是阴阳消长超过一定限度的必然结果,当事物发展到极点时就要向它的对立面转化。如"重阴必阳,重阳必阴""寒极生热,热极生寒""寒甚生热,热甚生寒"就是阴阳之间发生了质变。

阴阳的相互转化,既可以表现为渐变形式,又可以表现为突变的形式。如四季的寒暑交替,昼夜转化等,属于渐变形式;急性热病中,由高热突然出现体温下降,四肢厥冷等,属于突变形式。

综上,阴阳的对立制约、互根互用、消长平衡及相互转化等关系是相互联系的,是从不同角度体现阴阳之间的相互关系及其运动规律的。阴阳双方不仅相互对立制约,又互根互用,共处于一个统一体中,维系着动态平衡。阴阳的相互消长与转化,又是以阴阳的对立制约和互根互用关系为基础的,阴阳消长是一个量变的过程,而阴阳转化是在量变基础上的质变,动而不已的阴阳消长是阴阳转化的前提和基础。

三、阴阳学说在中医学中的应用

阴阳学说贯穿于中医学理论体系的各个方面,用来说明人体的组织结构、生理功能、病理变化,并指导着临床诊断和防治。

(一)说明人体的组织结构

人体是一个有机整体,中医学根据阴阳对立统一的观点,把人体组织结构划分为相互对立又相互依存的若干部分,由于结构层次的不同,脏腑组织的阴阳属性也有区别。《素问·宝命全形论》说:"人生有形,不离阴阳",人的一切组织结构,既是有机联系,又可以划分为相互对立的阴阳两部分。《素问·金匮真言论》提出:"夫言人之阴阳,则外为阳,内为阴。言人身之阴阳,则背为阳,腹为阴。言人身之脏腑中阴阳,则脏者为阴,腑者为阳。肝心脾肺肾五脏皆为阴,胆胃大肠小肠膀胱三焦六腑皆为阳。"见表2-2。

表2-2　人体组织结构的阴阳属性归纳

	人体部位	脏腑组织
阳	上部　体外　背	六腑　络脉　气　皮毛
阴	下部　体内　腹	五脏　经脉　血　筋骨

脏腑之中又各分阴阳,即阴中有阳,阳中有阴,如五脏中心、肺居上属阳,肝、脾、肾居下属阴。各脏又有阴阳之分,如心有心阴心阳,肾有肾阴肾阳。经络也有阴阳之分,经分阴经、阳经;络分阴络、阳络。

(二)说明人体的生理功能

中医学认为人体的正常生理活动,是由于阴阳双方保持着对立统一的协调平衡的结果。对人体的各种生理活动,也可以用阴阳来加以概括(表2-3)。就人体的癌寐而言,在白昼人体属阳的兴奋作用制约了属阴的抑制作用而占主导地位,人就处于清醒的兴奋状态;进入黑夜,体内属阴的抑制作用制约了属阳的兴奋作用而占主导地位,人就进入睡眠状态。

表 2-3　人体生理功能的阴阳属性归纳

	生理活动				气机运动	
阳	兴奋	亢进	温煦	功能	升	出
阴	抑制	衰退	滋润	物质	降	入

人体生长壮老已的生命过程,是由精所化生之气来推动和调控的。人体之气,因其不同的功能作用而分为阴气和阳气。阴气主凉润、宁静、抑制、沉降,阳气主温煦、推动、兴奋、升发。正是由于人体内阴阳二气的相互作用,推动着人体内物质与物质、物质与能量之间的相互转化,推动和调控着人体的生命进程。以人体内的阴精(物质)和阳气(能量)的矛盾运动为例,阴精是阳气的物质基础,没有阴精,无以化生阳气,即没有物质基础,就不可能产生能量。阳气是阴精的能量表现,没有阳气,无以化生阴精,即没有功能活动,就不可能转化为营养物质。只有这样,阴和阳才能共同处于相互对立、依存、消长和转化的协调统一之中,才能保持阴与阳、物质与能量的动态平衡,也才能维持人体的正常生理活动。若人体内的阴阳二气不能相互为用而分离,人的生命运动也就终止了,故《素问·生气通天论》说:"阴平阳秘,精神乃治,阴阳离决,精气乃绝……"

知识拓展

清·石寿堂《医原·人身一小天地论》:"人禀阴阳五行之气,以生于天地间,无处不与天地合。人之有病,犹天地阴阳之不得其宜。故预知人,必先知天地。《易》曰:立天之道,曰阴与阳;立地之道,曰柔与刚。盖刚柔之质,即阴阳之气凝结。"

(三) 说明人体的病理变化

"阴平阳秘",即阴阳的平衡协调,是人体生理活动的基础和人体健康的保证。这种平衡协调关系一旦受到破坏,阴阳失去平衡,便会发生疾病。因此,阴阳失调是疾病发生的基础。

疾病的发生发展取决于两个方面的因素——邪气,正气。邪气有阴邪(如寒邪、湿邪)和阳邪(如风邪、暑邪、热邪、燥邪)之分,正气有阴精和阳气之别。阳邪致病,可致阳偏盛而伤阴;阴邪致病,可致阴偏盛而伤阳。无论疾病的病理变化如何复杂,都不外乎阴阳的偏盛、偏衰、互损、转化、格拒、亡失等种种病理变化。

1. 阴阳偏胜　即阴胜、阳胜,是指阴或阳任何一方高于正常水平的病理状态。

(1) 阳胜则热,阳胜则阴病:阳邪亢盛,性质为热,因而出现热证;阳长则阴消,阳偏胜必然导致阴液的损伤。

(2) 阴胜则寒,阴胜则阳病:阴邪亢盛,性质为寒,因而出现寒证;阴长则阳消,阴偏胜必然导致阳气的损伤。

2. 阴阳偏衰 即阴虚、阳虚,是指阴或阳任何一方低于正常水平的病理状态。

(1) 阳虚则寒:人体的阳气虚损,阳虚不能制约阴,则阴相对偏盛而出现寒象。

(2) 阴虚则热:人体的阴液不足,阴虚不能制约阳,则阳相对偏盛而出现热象。

(3) 阴阳互损:阴阳任何一方虚损到一定程度时,必然导致另一方的不足。阳虚至一定程度时,因不能化生阴液,而同时出现阴虚的现象,称为"阳损及阴"。阴虚至一定程度时,因不能资生阳气,而同时出现阳虚的现象,称为"阴损及阳"。"阳损及阴""阴损及阳",最终导致"阴阳两虚"。阴阳两虚是阴阳的对立双方均处在低水平的状态,是一种病态。

(四) 指导疾病的诊断

《素问·阴阳应象大论》言:"善诊者,察色按脉,先别阴阳。"由于疾病的发生、发展、变化的根本在于阴阳失调,因此尽管任何疾病的症状和体征千变万化,错综复杂,但在诊察疾病时都可用阴阳归纳种种临床表现,有助于对病变的总体属性做出判断。

1. 分析四诊资料 将望闻问切四诊收集的各种资料,按照阴阳特征来辨别疾病症状和体征的阴阳属性,为辨证提供依据。

望诊:通过观察面色、肤色、目色、舌色及分泌物等的颜色和光泽来判断其阴阳属性。颜色赤黄、色泽鲜明多属阳;颜色青白黑、色泽晦暗多属阴。

闻诊:根据所听声音和所嗅气味来区别其阴阳属性。语声高亢洪亮、呼吸声高气粗多属阳;语声低微无力、呼吸声低气怯多属阴。

问诊:问诊的内容很广泛,但也可以根据患者的症状的属性来区分阴阳。如身热恶热属阳,身寒喜暖属阴;烦躁不安属阳,踡卧安静属阴。尿黄便秘属阳,尿清便溏属阴。口渴喜饮属阳,口淡不饮属阴等。

切诊:根据脉之部位、至数、形态等来分辨脉象的阴阳属性。以部位分,寸为阳,尺为阴;以至数分,数者为阳,迟者为阴;以形态分,则浮大洪滑为阳,沉小细涩为阴。

2. 辨别疾病证候 确定证候是中医学诊断疾病的核心。在临床辨证中,可用阴阳来概括分析错综复杂的各种证候,只有分清阴阳,才能抓住疾病的本质,做到执简驭繁。如八纲辨证中,阴阳是八纲的总纲,表证、热证、实证属阳,里证、寒证、虚证属阴。

(五) 指导疾病的预防和治疗

1. 指导养生 人体的阴阳,是生命的根本,故养生最重要的就是"法于阴阳",即遵循自然界阴阳变化的规律来调理人体的阴阳,以保持人与自然界的协调统一。《素问·四气调神大论》说:"圣人春夏养阳,秋冬养阴,以从其根,故与万物沉浮于生长之门",指出了调养四时阴阳的基本原则。如根据"春夏养阳,秋冬养阴"的原则,对"能夏不能冬"的阳虚阴盛体质者,夏用温热之药预培其阳,则冬不易发病;对"能冬不能夏"的阴虚阳亢体质者,冬用凉润之品预养其阴,则夏不易发病。

2. 确定治疗原则　由于疾病的基本病机是阴阳失调,因此调整阴阳,补其不足,泻其有余,恢复阴阳的相对平衡,是治疗疾病的基本原则。

阴阳偏胜,是有余之证,应损其有余。"阳盛则热"属实热证,宜用寒凉药以制其阳,以寒治热,即"热者寒之"。"阴盛则寒"属实寒证,宜用温热药以制其阴,以热治寒,即"寒者热之"。若出现"阳胜则阴病""阴胜则阳病"的情况,则当兼顾其不足,配合益阴或扶阳之法。

阴阳偏衰,是不足之证,应补其不足。"阴虚则热"是阴不制阳而致阳亢,属虚热证,一般不能用寒凉药直折其热,而应"阳病治阴",采用"壮水之主,以制阳光"的方法。"阳虚则寒"是阳不制阴而致阴盛,属虚寒证,不宜用辛温发散药以散阴寒,而应"阴病治阳",采用"益火之源,以消阴翳"的方法。

至于阳损及阴、阴损及阳、阴阳俱损的治疗原则,根据阴阳互根的原理,阳损及阴则应"治阳要顾阴",在充分补阳的基础上兼以补阴;阴损及阳则应"治阴要顾阳",在充分补阴的基础上兼以补阳;阴阳俱损则应阴阳俱补,但应分清主次,以阳虚为主,治宜在补阳中兼以补阴,以求阴中求阳;以阴虚为主,治宜在补阴中兼以补阳,以求阳中求阴。

3. 归纳药物的性能　阴阳也用来概括药物的性能,以指导临床用药。药物的性能包括性味和升降浮沉,皆可以用阴阳来归纳说明(表2-4)。

表2-4　药物性能的阴阳属性归纳

阴阳

	四气	五味	升降浮沉
阳	温　热	辛　甘　(淡)	升　浮
阴	凉　寒	酸　苦　咸	降　沉

药性有寒、热、温、凉四种,又称为"四气"。其中,寒、凉药物属阴,温、热药物属阳。一般来讲,属于寒性或凉性的药物能清热泻火,减轻或消除热象,多用于阳热证;属于热性或温性的药物能散寒温里,减轻或消除寒象,多用于阴寒证。

五味有酸、苦、甘、辛、咸五种。《素问·至真要大论》说:"辛甘发散为阳,酸苦涌泄为阴,咸味涌泄为阴,淡味渗泄为阳。"辛味有发散之性,甘味有温补之功,故辛、甘属阳。酸味能收能敛,苦味能降能坚,咸味能软坚和泻下,故酸、苦、咸属阴。还有些药物为淡味,淡味有渗泄作用,故属阳。

升降浮沉,是指药物在体内发挥作用的趋向。升是上升,浮为向外浮于表,升浮之药多具有升提、发散、解表的特点,故属阳。降是下降,沉为向内沉于里,沉降之药多具有收涩、泻下、重镇的特点,故属阴。

课后练一练

一、思考题

1. 阴阳的基本概念是什么?

2. 阴阳学说的基本内容有哪些?

3. 试述阴阳对立制约、阴阳互根互用的含义。

二、自测题

自测题

第二节 五行学说

五行学说是古人以木、火、土、金、水五种物质的特性及其"相生"和"相克"规律来认识世界、解释世界和探索宇宙规律的最原始的朴素的唯物观和方法论。五行学说认为世界是物质的,宇宙世界是由木、火、土、金、水五种基本物质所构成,自然界各种事物和现象的发展变化,都是这五种物质不断运动和相互作用的结果。

五行学说来源于古代劳动人民长期的生活和生产实践。据《尚书·洪范》记载:"水火者,百姓之所饮食也;金木者,百姓之所兴作也;土者,万物之所资生也,是为人用。"说明自公元前2000余年,人们在长期的生活和生产实践中,认识到木、火、土、金、水五种物质是人们生活中必不可少的基本物质。古人又通过"仰观天文,俯察地理,中旁人事"发现很多事物都和这五种物质及其关系有相似的特性,并推动事物发生、发展和变化。由此将这种具体的事物关系上升为一种哲学的普遍理论,因而产生了五行学说,并运用五行学说来研究事物属性的内涵、特征、归类方法以及调节机制,并用以解释自然界万物的发生、发展、变化及相互联系。

一、五行的基本概念、特性及归类

(一) 五行的基本概念

"五",是指木、火、土、金、水五种基本物质;"行",即运动变化。五行,即木、火、土、金、水五种物质及其运动变化。

《尚书·洪范》说:"水曰润下,火曰炎上,木曰曲直,金曰从革,土爰稼穑。"五行学说中的"五行",不再特指木、火、土、金、水五种物质本身,而是一个抽象的哲学概念,古人运用抽象出来的五行特性,采用取象比类和推演络绎的方法,将自然界中的各种事物和现象分归为五类,并以五行相生、相克的关系来解释各种事物发生、发展、变化的规律。

(二) 五行的特性

五行的特性是古人通过对木、火、土、金、水五种基本物质的观察、归纳和抽象,逐渐形成的理性认识,并据五行的特性来推演各种事物的属性,分析各类事物之间的相互联系。

1. 木的特性　"木曰曲直"。曲,屈也;直,伸也。"曲直"是指能屈能伸。木具有树干曲直,向上、向外舒展的特性。因而引申为具有生长、升发、条达、舒畅等性质和作用的事物,均归属于木。

2. 火的特性　"火曰炎上"。炎,热也;上,上升。"炎上"是指火具有炎热、上升、光明的特性。因而引申为具有温热、升腾、光明性质和作用的事物,均归属于火。

3. 土的特性　"土爰稼穑"。爰,通曰。春种曰稼,秋收曰穑,"稼穑"是指农作物的播种和收获。土具有生化、载物的特性。因而引申为具有生化、承载、受纳性质和作用的事物,均归属于土。故有"土载四行""万物土中生""土为万物之母"之说。

4. 金的特性　"金曰从革"。从,顺从也;革,即变革。"从革",是指金有刚柔相济之性。金质地沉重而坚硬,可做兵器用以杀戮,但又有顺从人意而更改的柔和之性。因而引申为具有沉降、肃杀、收敛、洁净等性质和作用的事物,均归属于金。

5. 水的特性　"水曰润下"。润,即滋润;下,即向下、下行。"润下"是指水具有滋润和向下的特性。因而引申为具有寒凉、向下、滋润、闭藏的性质和作用的事物,均归属于水。

(三) 事物属性的五行归类

古人运用取象比类法和推演络绎法,将自然界各种事物和现象,以及人体的脏腑组织、生理病理现象依据五行的特性分别归属于木、火、土、金、水五行之中(表2-5)。

表 2-5　事物属性的五行归类

自然界								人体						
五音	五味	五色	五化	五气	五方	五季		五脏	五腑	五官	五体	五志	五华	五液	五脉
角	酸	青	生	风	东	春	木	肝	胆	目	筋	怒	爪	泪	弦
徵	苦	赤	长	暑	南	夏	火	心	小肠	舌	脉	喜	面	汗	洪
宫	甘	黄	化	湿	中	长夏	土	脾	胃	口	肉	思	唇	涎	缓
商	辛	白	收	燥	西	秋	金	肺	大肠	鼻	皮	悲	毛	涕	浮
羽	咸	黑	藏	寒	北	冬	水	肾	膀胱	耳	骨	恐	发	唾	沉

取象比类法:即从事物的感性形象或外在表象中找出能反映其本质或功能状态的特征,直接与五行各自的特性相比较,以确定其五行属性的方法。如事物属性与金的特性相类似,则将其归属于金,与水的特性相类似,则将其归属于水。以方位配五行为例,日出东方,富有生机,与木之升发特性相类似,故东方归属于木;南方炎热,与火的特性相类似,故南方归属于火;西方为日落之处,与金之肃杀沉降相类似,故西方归属于金;北方寒冷,与水之寒凉特性相类似,故北方归属于水;中央地带,土地肥沃,气候适中,万物繁茂,与土的生化、承载特性相类似,故中央归属于土。

推演络绎法:即根据已知的某些事物的五行属性,推演至其他相关的事物,以求知其五行属性的方法。如秋季万物萧条,类似于金之肃降,故属于金;而秋季气候干燥,故燥也就归属于金。又如肝属木,由于肝合胆、主筋、其华在爪,开窍于目,只能根据肝的属性为木,而爪、目、泪、怒为肝所主,故亦属于木。

五行学说以天人相应为指导思想,以五行为中心,以空间结构的五方、时间结构的五季、人体结构的五脏为基本框架,将人体的生命现象与自然界的事物和现象联系起来,形成了联系人体内外环境的五行结构系统,用以说明人体以及人与自然环境的统一性。

二、五行学说的基本内容

五行学说认为五行之间不是孤立的、静止不变的,而是存在着有序的相生、相克关系,即相互资生、相互制约的关系,基于这种相互资生与相互制约的关系,使事物之间保持着一种动态平衡状态。这是五行之间关系的正常状态。

(一) 五行的相生与相克

五行生克,是五行学说用以概括和说明事物之间相互联系和发展变化的基本观点。五行学说并不是静止地、孤立地将事物归属于五行系统,而是以五行间的生克制化关系来探索和阐述事物间的相互联系和相互协调的整体性和统一性。

1. 相生　是指一事物对另一事物具有促进、助长和滋生的作用。五行相生的次序:木生火,火生土,土生金,金生水,水生木(图 2-1)。在相生关系中,任何一"行"都具有"生我""我生"的"母子"关系,生我者为母,我生者为子。因此,五行相生的关系又叫"母子关系"。如木生火,则木为火之"母"("生我"),火为木之"子"("我生")。

2. 相克 是指一事物对另一事物具有制约、克服和抑制的作用。五行相克的次序是:木克土,土克水,水克火,火克金,金克木(图 2-1)。五行的相克关系中,任何一"行"都具有"我克""克我"的"所胜""所不胜"关系,我克者为我所胜,克我者为我所不胜。因此,五行的相克关系又称为"所胜"与"所不胜"的关系。如木克土,木是土的"我克"("所胜"),土是木的"克我"("所不胜")。

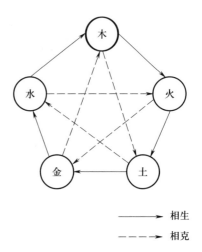

图 2-1 五行相生相克示意

五行的相生与相克是不可分割的,在五行生克关系中,任何一行皆有"生我""我生""克我""我克"关系的同时存在。以"木"为例,"生我"者水,"我生"者火,"克我"者金,"我克"者土。没有相生,就没有事物的发生和成长;没有相克,事物就会产生过度的亢奋而失去协调。对五行中的任何一行来说都是生中有克,克中有生,只有这种生与克相反相成的矛盾运动,才能维持事物的平衡状态,也才可能促进事物的发展变化。

知识拓展

明·张介宾《类经图翼·运气·五行统论》:五行者,水火木金土也。五行即阴阳之质,阴阳即五行之气,气非质不立,质非气不行。行也者,所以行阴阳之气也……盖造化之机,不可无生,亦不可无制。无生则发育无由,无制则亢而为害。生克循环,营运不息,而天地之道,斯无穷矣。

(二) 五行的相乘与相侮

相乘相侮,是指五行系统结构关系在外界因素的影响下产生的反常状态,以五行间的乘侮关系来解释事物间的协调平衡被破坏后的相互影响。

1. 相乘 乘,凌也,即以强凌弱之意。五行相乘,是指五行中某一行对其所胜一行的过度克制(图 2-2)。此种反常现象的产生,一般有两种情况:①五行中某一行过于虚弱(不及),难以抵御其"所不胜"一行的正常限度的克制,而使其更加虚弱,如土自身

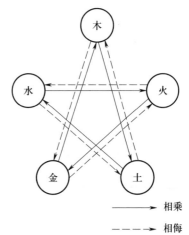

图 2-2 五行相乘、相侮示意

21

不足,木虽然属于正常水平,但也会乘土之虚而克之,这种相克超过了正常的制约程度,将会使土更虚,此为木乘土(虚)。②五行中某一行过度亢盛(太过),对其"所胜"一行克制太过,使其虚弱,如木过度亢盛,土虽不虚,但难以承受木的过度克制,从而造成土的不足,此为木(亢)乘土(图2-3)。

相乘与相克在次序上相同,但相克是五行之间的正常制约关系,而相乘是五行之间的异常制约现象,对人体来说,相克是生理现象,相乘是病理现象。

2. 相侮　侮,为欺侮、欺凌之义。相侮是指五行中的某一行对其所不胜一行的反向克制,即反克,又称为"反侮"。五行相侮的次序与相克、相乘的方向相反(图2-2)。

导致相侮的原因,也有"太过"与"不及"两种情况(图2-4)。太过所致的相侮,是指五行的某一行过于强盛,使其"所不胜"一行不仅不能克制它,反而受到它的反向克制;不及所致的相侮,是指五行中某一行过于虚弱,不仅不能制约其"所胜"的一行,反而受到其"所胜"一行的"反克"。以木为例,在正常情况下,金克木,木克土,当木过度亢盛时,则金不仅不能克木,反而被木所克制,使金受损;当木过度衰弱时,则土乘木之衰而反侮之。

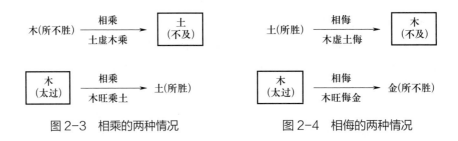

図2-3　相乘的两种情况　　　　図2-4　相侮的两种情况

相乘和相侮均是五行生克制化的异常关系,二者之间既有联系又有区别。相乘是按五行相克次序发生的过强克制,相侮是与五行相克顺序相反方向的克制。

发生相乘时,可同时发生相侮;发生相侮时,也可同时发生相乘。如木气过亢时,不仅会过度克制其所胜之土(相乘),而且可以恃己之强反向克制己所不胜之金(相侮);反之,木气虚弱时,则不仅金来乘木,而且其所胜之土也乘其虚而反侮之。

三、五行学说在中医学中的应用

五行学说在中医学中的应用,主要运用五行的特性和生克乘侮的规律来分析和归纳人体各脏腑、组织、器官的功能及相互关系,解释人体生理、病理机制,并指导临床诊断或预测疾病的转归、确立临床治则等。

(一)说明五脏的生理功能特点

1. 解释人体的组织器官　中医学在五脏配五行的基础上,以比类的方法,根据脏腑组织的性能特点,将人体的组织结构分属于五行,以五脏为中心,与六腑相配合,联系五脏支配的五体、所主的五官以及外荣于体表的特定组织五华等,形成了以五脏为中心的脏腑结构系统,从而奠定了藏象学说的理论基础,体现了中医学关于人体自身的整体观。

2. 说明五脏的生理功能　五行学说将人体的脏腑组织分别归属于五行,以五行的特性来说明五脏的生理功能。如木有生长升发、舒畅条达的特性,肝喜条达而恶抑郁,故以肝属"木"。火有温热的特性,心阳具有温煦作用,故以心属"火"。土有生化万物的特性,脾主运化水谷,为气血生化之源,故以脾属"土"。金有清肃、收敛的特性,肺有肃降的作用,故以肺属"金"。水具有滋润、下行的特性,肾主水,肾阴有滋养全身的作用,故以肾属"水"。

3. 说明脏腑之间的生理联系　五脏的功能活动不是孤立的,而是互相联系的。五行学说用五行生克制化规律说明脏腑之间的生理联系。

(1) 以五行相生说明五脏之间的资生关系:水生木,肾生肝,肾藏精以滋养肝血;木生火,肝生心,肝藏血以济心;火生土,心生脾,心之热以温脾;土生金,脾生肺,脾化生水谷精微以充肺;金生水,肺生肾,肺气肃降以助肾。

(2) 以五行相克说明五脏之间的制约关系:金克木,肺克肝,肺气清肃下降,可以制约肝气的升发太过;木克土,肝克脾,肝气条达,可以疏泄脾气的壅滞;土克水,脾克肾,脾主运化水湿,可以防止肾水的泛滥;水克火,肾克心,肾水上济于心,可以制止心火的亢盛;火克金,心克肺,心火之阳热,可以制约肺气的清肃太过。

(3) 以五行制化说明五脏之间的协调平衡:依据五行学说,五脏中的每一脏都有生我、我生、克我、我克四种生理联系。由于五脏制化的自我调节,每一脏因有他脏的资助而不至于虚弱,又因有他脏的制约而不至于过亢。本脏之气太盛,则有他脏之气制约;本脏之气虚弱,又可由他脏之气资助,从而使五脏之间整体上维持稳定和协调。如肝(木)之气,其虚,则有肾(水)生之;其亢,则有肺(金)克之;心(火)不足,肝(木)可生之;脾(土)过亢,肝(木)可克之。这种制化关系把五脏紧紧地联系成一个整体,从而保证人体脏腑之间的动态平衡。

应当说明的是,五脏的生理功能是多样的,其相互间的关系也是复杂的。用五行的特性并不能完全说明五脏的所有功能,用五行之间的生克规律也难以完全阐释五脏间复杂的生理联系。因此,在研究五脏的生理功能及其相互关系时,不能局限于五行相生相克的理论。

4. 阐释五脏与自然环境的关系　五行学说,既将人体的脏腑、形体、官窍、情志等分归于五行,构成以五脏为中心的五个生理病理系统,又将自然环境中的五方、五时、五气、五化、五味、五色等与人体的五脏联系起来,建立了以五脏为中心的天人一体的五行系统。如以肝为例,"东方生风,风生木,木生酸,酸生肝,肝生筋……肝主目"(《素问·阴阳应象大论》)。这样就把自然界的东方、春季、风气、酸味等,通过五行的"木"与人体的肝、胆、筋、目等联系起来,构成联系人体内外的"木系统",体现"天人相应"

的整体观念,说明人与自然环境的和谐统一。

(二) 说明五脏病变的相互影响

中医学运用五行学说的生克乘侮理论,来说明人体病理状况下五脏之间的相互影响,即本脏之病可以传至他脏,他脏疾病也可以传至本脏,这种病理上的相互影响称为传变。脏腑间的传变,可分为相生关系的传变和相克关系的传变。

1. 相生关系的传变　包括"母病及子"和"子病犯母"两个方面的传变。①母病及子:是指疾病传变次序从母脏传及子脏,如肾病及肝、肝病及心、心病及脾、脾病及肺、肺病及肾。②子病犯母:是指疾病传变次序从子脏传及母脏,又称为"子盗母气"。如心病犯肝、肝病犯肾、肾病犯肺、肺病犯脾、脾病犯心。一般认为,按相生规律传变时,母病及子病情较轻,子病及母病情较重。

2. 相克关系的传变　包括"相乘"与"相侮"两个方面的传变。相乘,即相克太过为病,以肝木和脾土为例,相乘传变有"木旺乘土"和"土虚木乘"两种情况。相侮,又称为反侮,即反向克制为病,如"木火刑金""土虚水侮"。一般认为,按相克规律传变时,相乘传变病情较重,而相侮传变病情较轻。

需要指出的是,五脏病变时的相互传变,在临床上并不能完全用五行之间的生克规律来阐释。由于疾病的发生、发展变化,与受邪的性质、患者禀赋的强弱,以及各个疾病本身的发生、发展规律之差异密切相关,因此疾病的五脏传变次序,并不完全符合五行的生克规律,切不可生搬硬套,应根据具体病情加以分析,灵活应用五行学说的原理。

(三) 指导疾病的诊断

《灵枢·本藏》说:"视其外应,以知其内藏,则知所病矣。"人体内脏功能活动及其相互关系的异常变化,可以从患者的面色、声音、口味、脉象等方面反映出来。五脏六腑及五色、五味、五志等都可归属于五行,而五行中同一行的事物之间有着一定的联系,故某一行的内脏有病时,可影响同行中的其他方面。所以临床对望、闻、问、切四诊所得的资料,可根据五行的配属关系及其生克乘侮的变化规律,以确定五脏病变的部位,推断病情进展和判断疾病的预后。

1. 确定五脏病变部位　五行学说以事物的五行属性归类和生克乘侮规律确定五脏病变的部位,包括以本脏所主之色、味、脉来诊断本脏之病,以及以他脏所主之色、味、脉来确定五脏相兼病变。如面见青色,喜食酸味,脉见弦象,其病多在肝;面见赤色,口味苦,脉洪,可诊断为心火亢盛;脾虚的患者,面见青色,为木来乘土;心脏病患者面见黑色,为水来克火等。

2. 推断病情的轻重顺逆　古人还以五行生克关系从色脉来判断病情的顺逆,色脉相合,其病顺;色脉不符,得克则死,得生则生。如肝病色青见脉弦,为色脉相合,其病顺;若不得弦脉反见浮脉,则属克己之脉(金克木),为逆;若得沉脉则为生我之脉(水生木),为顺。由于疾病的表现是千变万化的,因此在临床的实际应用中,对于疾病的诊断和预后的推断,必须坚持"四诊合参",而非单凭色脉,更不要拘泥于色脉之间的"相生"或"相克"。

(四)指导临床疾病的治疗

1. 指导确定治法治则　治则是治疗疾病的总思路。运用五行相生规律确定的治则是"虚则补其母,实则泻其子"。"补母",是针对母子两脏关系失调中虚证的治疗原则,当以补母脏之虚为主,如肝阴虚,可通过补肾阴以生肝木,即滋水涵木。若治疗肺气虚的咳喘用补脾益气的方法,为"培土生金"法。"泻子",是针对母子两脏关系失常中实性病证的治疗原则,应以泻子脏之实为主,如肝热证,可以通过清心泻火治之。根据相克规律确定的治则包括"抑强"和"扶弱",治法主要有抑木扶土、培土制水、佐金平木、泻南补北等,如用健脾利水法治疗水湿停聚,为"培土制水"法。

2. 控制疾病传变　中医学运用五行生克乘侮关系,既可推断疾病的传变规律,又可提前给予预防性治疗措施。一脏受病,可不同程度地波及他脏而致疾病发生传变。《金匮要略》载:"见肝之病,知肝传脾,当先实脾。"即言肝病时,若肝气太过,根据木乘土的规律,木旺则必乘脾土,故肝病容易传脾,治疗则先健脾,防止因肝病传脾而致病情加重。

3. 指导情志疗法　五行学说运用五行归类的理论,以悲、恐、怒、喜、思的五情配五脏。因五行相互约,故五志亦可相互制约,若某一情志过度亢盛,则可利用其所不胜一行的情志进行治疗。如悲为肺志,属金;怒为肝志,属木。金克木,故悲能胜怒。

五行生克制化规律对疾病诊断和治疗具有一定的指导意义,但切不可生搬硬套。因此,在临床工作中,既要熟练地掌握五行的生克规律,又要依据具体病情辨证施治。

考证聚焦 / 课后练一练

一、思考题

1. 五行的基本概念是什么?

2. 五行各自的特性是什么?

3. 何谓五行相生、相克? 其次序分别是什么?

二、自测题

自测题

第三章
藏象

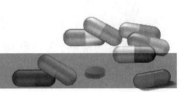

学习目标

- 掌握藏象、藏象学说的基本概念。
- 掌握五脏、六腑的生理功能、生理联系、生理特性。
- 熟悉脏与脏、脏与腑的生理联系。
- 了解奇恒之腑的生理功能、生理特性。

思维导图

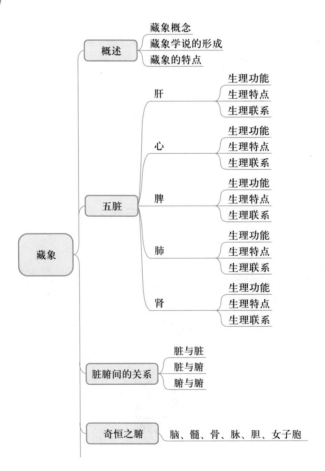

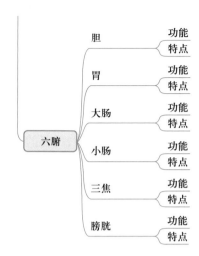

第一节 藏象概述

一、藏象的基本概念

"藏象"一词,最早见于《素问·六节藏象论》。张介宾《类经》指出:"象,形象也。藏居于内,形见于外,故曰藏象。"藏即脏,是指藏于体内的内脏;象,指征象、现象。藏象,即藏于体内的内脏及其表现于外的生理功能和病理现象。藏象学说是通过对人体生理和病理现象的观察来研究各个脏腑的生理功能、病理变化及其相互关系的学说,是中医理论体系的核心内容。

脏腑是内脏的总称,由五脏六腑,奇恒之腑组成。脏腑根据其功能特点,可分为五脏,即肝、心、脾、肺、肾;六腑,即胆、小肠、胃、大肠、膀胱、三焦;奇恒之腑,即脑、髓、骨、脉、胆、女子胞。

五脏六腑各有不同的功能特点。《素问·五脏别论》说:"五脏者,藏精气而不泻也,故满而不能实。六腑者,传化物而不藏,故实而不能满也,所以然者,水谷入口,则胃实而肠虚;食下,则肠实而胃虚。故曰,实而不满,满而不实也。"就是说,五脏的生理功能是化生和贮藏精气,六腑的生理功能是受盛和传化水谷。奇恒之腑,形态中空,与腑相近,内藏精气,又类于脏,似脏非脏,似腑非腑,故称为"奇恒之腑"。五脏、六腑、奇恒之腑的划分具体如表3-1。

表3-1　五脏、六腑、奇恒之腑的划分

内脏	形态特征	共同生理功能特点	是否藏神	经络络属
五脏(详)	多为实质密闭器官	化生和贮藏精气	藏五神	有
六腑(略)	中空有腔器官	受盛和传化水谷	除胆外,均不藏	有
奇恒之腑	多为中空有腔器官	贮藏精气(除胆外)	除胆、脑外,均不藏	胆有

二、藏象理论的特点

藏象理论的形成源于四个方面：①古代解剖学知识，在形态方面奠定了基础；②长期以来对人体生理、病理现象的观察，将人体外在现象作为认识内脏功能的依据，从外象识内脏，形成藏象理论的独特认识；③长期、反复的医疗实践；④古代哲学思想的渗透和影响，形成了中医学的辨证观与方法论。

藏象理论的主要特点是以五脏为中心功能为主，其体现在三个方面。

（一）人体的整体联系

以五脏为中心，分别与六腑、五官九窍、皮肉筋骨以及五华、五液、五志等相联系，构成五脏功能结构的五大系统：心其华在面，其充在血脉，开窍于舌，在液为汗，在志为喜；肺其华在毛，其充在皮，开窍于鼻，在液为涕，在志为悲；脾其华在唇，其充在肉，开窍于口，在液为涎，在志为思；肝其华在爪，其充在筋，开窍于目，在液为泪，在志为怒；肾其华在发，其充在骨，开窍于耳和二阴，在液为唾，在志为恐。

（二）人与自然的整体联系

脏腑的生理功能与自然界的变化息息相关，五脏虚实与四时气候变化关系密切，这些都是人与自然界相联系的具体体现。以整体观念来研究人体生命现象及规律，是藏象理论的基本特点。

（三）解剖，生理，病理学的统一体

藏象理论中的脏腑，名称虽然与现代医学的脏器相同，但在生理和病理的含义上却不尽相同。中医藏象理论是采用"以表知里"的整体观察研究方法，因此一个脏腑的生理功能可能包含西医几个脏器的生理功能；而西医一个脏器的生理功能，也可能分散在藏象理论中的几个脏腑的生理功能中。如肾不但是解剖学意义上的肾，更重要的是肾具有藏精、主生长发育与生殖、主水、主纳气、主骨生髓充脑等生理功能。肾、膀胱、骨、齿、髓、脑、发、耳、二阴构成了一个肾系统。肾有病则可能出现生长发育迟缓、性功能减退、水肿、气喘、骨软、齿摇、腰酸、健忘、发白、听力下降、二便失禁等病理变化。因此，藏象理论中的脏与腑不单纯是一个解剖学概念，更重要的是一个生理学和病理学的概念。

第二节 五 脏

肝、心、脾、肺、肾合称为五脏,共同的生理功能是化生和贮藏精气,又各有其所司,且与六腑及形体官窍有着特殊的联系,心在这个系统中心起着主宰作用。在经络学说中,心包络也称为脏,合之为六脏,但在藏象学说中习惯把心包络附属于心,言五脏即涵盖了心包络。

一、心

(一)概述

1. 位置形态　心居于胸腔之内,两肺之间,有心包护卫于外。
2. 心的别名　心为"君主之官""五脏六腑之大主""生之本"。
3. 心系组成　心具有主血脉和主神志的生理功能。在志为喜,在体合脉,其华在面,开窍于舌,在液为汗。心在五行属火,为"阳中之阳"。
4. 经脉联系　手少阴心经,络手太阳小肠经,心与小肠相表里。

(二)生理功能

1. 主血脉　主,有主持、掌管的意思;血即血液,脉即脉管。心主血脉,是指心有推动血液在脉管中运行以营养全身的作用。心气是血液运行的动力,血液在血管中运行有赖于心气的推动。心气旺盛,推动有力,则血脉充盈,面色红润有光泽,脉搏和缓有力。心气不足,推动无力,则脉管空虚,面色苍白无华,脉虚而细弱。心、血、脉三者共同组成一个循环于全身的相对独立的密闭系统,在这个系统中,心起着主宰作用。血液在脉中正常运行必须具备三个条件:①脉管必须通畅;②血液必须充盈;③心气必须充沛。三个条件中缺少任何一个都可能产生病变。

2. 主神志　心主神志,又称为心藏神、心主神明。神,有广义和狭义之分。广义的神是指人体生命活动的外在表现;狭义的神是指人的精神、意识、思维活动。心主神志,是指心有主宰人的生命活动和主管人的精神、意识、思维活动的功能。从现代生理学的角度来看,人的精神、意识、思维活动是大脑对外界客观事物的反映,是大脑的功能。中医藏象理论认为,人的精神、意识、思维活动与五脏有关,主要由心所主,是心的主要功能之一。神志活动以血液为物质基础,心血充盈,则精力充沛,神志清晰,思维敏捷;心血不足,则神失所养,多见精神萎靡、神志不宁、失眠、健忘、多梦等症;若病邪扰心,则可出现神志不清、昏迷、谵妄等症状。

（三）生理联系

1. 心在志为喜　指喜悦的情绪与心的功能密切联系。适度欣喜愉悦的情绪有益于心主血脉与主神志的功能,令气血运行条达,情志舒畅;过度喜笑则可导致心气涣散,神无所藏,出现神智错乱、精神异常等。

2. 心在体合脉　心与血脉相连,全身血脉都归属于心。

3. 心其华在面　华即光彩,心主血脉,面部的血脉极为丰富,全身气血皆可上注于面,故心的功能正常与否,可以从面部的色泽反映出来。心血充盈,则面色红润光泽;心血不足,则面色苍白无华;心脉瘀阻,则面色青紫;心火亢盛,则面色红赤。

4. 心开窍于舌　心气通于舌,舌为心之苗,手少阴心经之别络系舌本。《灵枢·脉度》曰:"心气通于舌,心和则舌能知五味矣。"心的功能正常,则舌体红润柔软,活动自如,语言流利,味觉灵敏。如心血不足,则舌质淡白;心火上炎,则口舌糜烂;心血瘀阻,则舌质紫暗,或有瘀斑;心神失养,可见舌强、语謇、失语。

5. 心在液为汗　汗是阳气蒸化津液从玄府达表而成,津液所化。《素问·阴阳别论》:"阳加于阴谓之汗。"心与汗液的关系主要体现在两个方面:①汗为津液化生,津液是血的重要组成部分,血为心所主,所以说"汗血同源"。②出汗与心神活动相关,如人紧张时常常可导致出汗。

课堂讨论

中医学藏象学说中的心与现代医学的心脏是一回事吗?

知识拓展

中西医对主管意识脏腑认识上的区别

主宰人的精神意识、思维活动是心还是脑? 现代医学认为是脑,而中医学认为是心。对此,不少初学中医者无法理解。在日常生活中,人们总是说"心想",而不是"脑想";称"心理学"而不是"脑理学"。原因在于中医藏象名称的内涵与西医脏器名称的内涵并不一致。中医学理论体系的形成已有几千年的历史,中医学既是医学,也是文化。通过学习中医学,我们不仅能掌握治疗护理疾病的技能,还能学习很多传统文化,这对提高职业素养、拓宽知识面都大有裨益。

二、肺

(一) 概述

1. 位置形态　肺位于胸中,居横膈之上,上与气道相连,与喉上通喉咙。肺位最高,故称为"华盖"。

2. 肺的别名　"相傅之官""娇脏""华盖""清虚之脏""水之上源"。

3. 肺系组成　肺的主要生理功能是主气司呼吸,主宣发肃降,通调水道。在志为忧,在体合皮,其华在毛,开窍于鼻,在液为涕。肺在五行属金,为"阳中之阴",与秋气相通应。

4. 经脉联系　手太阴肺经,络手阳明大肠经,肺与大肠相表里。

(二) 生理功能

1. 主气司呼吸　肺主气是指肺具有主持、调节各脏腑经络之气的功能。肺主气包括主呼吸之气和主一身之气两个方面。

(1) 肺主呼吸之气:又称为肺司呼吸,是指肺有调节、管理呼吸的作用。肺是人体内外气体交换的场所,人体通过肺的呼吸运动,吸入外界的清气,呼出体内的浊气,完成体内外气体的交换,促进宗气的生成,调节气的升降出入运动,从而维持生命活动的正常运行。

(2) 肺主一身之气:是指肺有管理、调节全身之气的作用。肺主一身之气以肺主呼吸之气为前提条件,肺吸入的清气与脾运化的水谷精气结合在胸中生成宗气,它是一身之气的重要组成部分。肺通过呼吸参与宗气的生成及气机的调节。宗气可推动肺的呼吸,助心行血,对人的生命活动具有重要意义,起到主一身之气的作用。故肺主呼吸之气的功能正常与否,不仅关系到宗气的生成,也会影响一身之气的生成。

肺主气、司呼吸功能正常,宗气生成充足,脏腑之气旺盛,则气道通畅,呼吸调匀。肺气不足,则呼吸无力,喘促气短,宗气生成不足,进而影响一身之气的生成,出现语音低微、身倦乏力等气虚证。若肺失去呼吸功能,宗气不能生成,主一身之气的作用丧失,人的生命活动也就终止。

2. 主宣发肃降

(1) 宣发:即宣通、布散,是指肺气具有向上升宣和向外布散的作用。肺气宣发的生理作用主要体现在三个方面:①呼出体内之浊气;②向上向体表输布水谷精微和津液;③宣发卫气,调节腠理开合,维持人体正常的体温。

(2) 肃降:即清肃、洁净、下降,是指肺气具有向下清肃通降的作用。肺气肃降的生理作用也体现在三个方面:①吸入自然界之清气;②向下输布精微和津液;③肃清呼吸道的异物,保持呼吸道的洁净。

肺的宣发和肃降,是肺气升降运动的两个方面,是肺主气的生理活动形式,是相反相成的矛盾运动。生理上,相互依存,相互制约。病理上,相互影响,相互传变,没有正常的肃降就没有很好的宣发,反之亦然。二者共同维持呼吸调匀,气道畅通,从而保证人体正常的气体交换、生成和水液代谢。

3. 通调水道 通,疏通;调,调节;水道:水液运行和排泄的通道。通调水道,是指肺具有疏通和调节水液运行的作用,从而推动水液输布和排泄。由于肺为华盖,位居最高,参与了人体的水液代谢,故有"肺主行水""肺为水之上源"之说。

肺通调水道的功能是通过肺气的宣发和肃降实现的。通过肺的宣发,将津液输布于体表皮毛和周身,发挥其滋润的作用,同时将一部分机体代谢后的水液,通过呼吸,汗孔排出体外。通过肺的肃降,将水液向下输布,以充养滋润人体,代谢后的水液下降于膀胱,经肾的气化形成尿液排出体外。肺的宣发肃降功能失常,不能通调水道,则水道不利,表现为小便不利、尿少、水肿、痰饮等水液运行障碍的病变。

4. 肺朝百脉,主治节 朝,是朝向、汇聚的意思。肺朝百脉,是指全身的血液通过血脉汇聚到肺,经肺的呼吸进行内外气体的交换,排出浊气,然后将含有大量清气的血液经血脉输送到全身各脏腑、组织、器官。心气是推动血液运行的主要动力,而肺主一身之气,调节全身的气机,朝会百脉,能协助心脏促进血液循行。若肺气壅滞不通,可致血脉瘀阻,而见胸闷、心悸、唇舌青紫。

治节,即治理、调节。肺主治节,是指肺有辅助心脏治理调节全身气、血、津液及脏腑生理功能的作用。肺主治节是对肺的生理功能的全面概括。肺主气、司呼吸,调节气的升降出入运动,使呼吸调匀,气机调畅;肺主宣发、肃降,调节津液的输布、运行和排泄;肺朝百脉而助心行血,辅助心脏推动和调节血液的运行。

(三) 生理联系

1. 肺在志为悲(忧) 指悲、忧的情绪与肺的功能有关。悲和忧均属于负面情绪,过度的悲伤忧愁,使人意志消沉,最易消耗肺气,而致气短、乏力等症。

2. 肺在体合皮 皮为一身之表,包括皮肤、汗腺、毫毛等组织,是人体抵御外邪侵袭的屏障。肺具有宣发卫气和输布水谷精微以温养、润泽皮毛。

3. 肺其华在毛 毛,指皮肤上的毫毛。肺其华在毛,是指肺的生理功能是否正常,可以显露于毫毛的色泽变化。肺主气,通过宣发而输精于毫毛,滋养毫毛,若肺的生理功能异常,则毫毛憔悴枯槁,容易脱落。

4. 肺开窍于鼻 鼻是肺气出入的通道,鼻的通气和嗅觉功能与肺的功能活动密切相关。肺气调和,呼吸通畅,鼻的通气功能正常,嗅觉就灵敏。如果外邪袭肺,肺气失宣,则多见鼻塞流涕、嗅觉迟钝等症状。

5. 肺在液为涕 涕为肺之液。肺宣发津液至鼻腔泌出为涕,正常情况下润泽鼻窍而不外流,肺气和则鼻窍畅通而干润适中。若肺寒则鼻流清涕;肺热则鼻流浊涕;肺燥则鼻干燥无涕。

三、脾

(一) 概述

1. 位置形态　脾位于中焦,在左膈之下。
2. 脾的别名　脾为"仓廪之官""后天之本""气血生化之源"。
3. 脾系组成　脾的主要功能是主运化、升清和统血。在志为思,在体合肉主四肢,其华在唇,开窍于口,在液为涎。脾五行属土,为"阴中之至阴",与长夏之气相应。
4. 经脉联系　足太阴脾经,络足阳明胃经,脾与胃相表里。

(二) 生理功能

1. 主运化　运化,即运输、消化、吸收,是指脾具有消化食物、吸收和运输水谷精微(饮食物当中的营养物质)的功能。脾的运化功能体现在运化水谷和运化水液两个方面。

饮食入胃,经胃的腐熟,小肠的分清别浊,脾将食物中的营养物质和水液吸收并上输于肺,通过肺的宣发,将水谷精微与津液布散全身,以营养脏腑、组织、器官。由于饮食物是人出生后生长发育必不可少的物质,是化生人体气血的物质基础,而饮食物的消化、吸收、运输均由脾主管,故前人认为脾是"气血生化之源",是"后天之本"。脾的运化功能正常,气血生化有源,则身体健康、气血充沛。若脾失健运,水谷运化失常,可见腹胀、腹泻、痰饮、水肿、倦怠乏力、面黄肌瘦等症。

2. 主升清　升,即上升之意;清,是水谷精微。脾主升清的作用主要体现在两个方面:①脾气上升,将水谷、精微等营养物质向上传送至心肺,再经过心肺布散至全身的作用;②脾之升发,以升举内脏,维持内脏位置的相对恒定。若脾主升清功能失司,则脏腑、组织、器官得不到足够的营养,可致中气下陷,内脏下垂,可出现神疲乏力、纳呆、泄泻、腹胀、胃下垂、子宫脱垂等病证。

3. 主统血　统即统摄、控制。脾主统血是指脾气有统摄血液在脉管中运行而不逸出脉外的功能。脾气统摄血液实际上是气的固摄作用的体现。脾气健运,则气血充盈,气旺则能摄血,血液在脉管中正常运行而不逸出脉外。若脾气虚弱,固摄功能减退,血离脉道,可见各种慢性出血病证,如崩漏、便血、尿血、皮下出血等。

(三) 生理联系

1. 脾在志为思　思,即思考,是人的精神、意识、思维活动的一种状态。思为脾之志。思虑过度,所欲不遂,影响脾的运化和升清。可导致气血生化乏源及气滞、气结等症。

2. 脾在体合肉、主四肢　脾运化水谷精微营养肌肉和四肢。脾气健运,运化正常,营养充足,肌肉丰满壮实,四肢强劲有力;脾失健运,肌肉瘦削痿软,四肢倦怠无力,甚至痿废不用。

3. 脾其华在唇　口唇的色泽反映脾主运化的功能和化生气血的状况。若脾气健运,气血充足,则口唇红润光泽;若脾失健运,气血虚少,则口唇淡白无华。

4. 脾开窍于口　脾开窍于口指食欲、口味与脾的运化功能有关。如脾气健运,食欲旺盛,则口味正常;脾失健运,则食欲减退,口淡乏味;湿邪困脾,则口腻口甜。

5. 脾在液为涎　涎为脾之液,是唾液中质地较为清稀的部分,源于脾运化水液的功能,为津液上溢于口而化生。涎有润泽口腔、协助吞咽和消化食物的作用。脾失健运,津不上承,则见口燥咽干;脾虚不摄,则见口涎流出。

四、肝

(一) 概述

1. 位置和形态　肝位于横膈之下,右胁之内。

2. 肝的别名　肝为"将军之官""罢极之本""刚脏"。

3. 肝系组成　肝的主要生理功能是主疏泄和主藏血。在志为怒,在体合筋,其华在爪,开窍于目,在液为泪。肝在五行属木,为"阴中之阳",与春气相应。

4. 经脉联系　足厥阴肝经,络足少阳胆经,肝与胆相表里。

(二) 生理功能

1. 肝主疏泄　疏,即疏通、畅达;泄,宣泄。肝主疏泄是指肝具有疏通、宣泄、条达、升发的特性和调畅全身气机的功能。肝主疏泄的功能主要体现在以下五个方面。

(1) 调畅气机:气的升降出入运动,称为"气机"。精、气、血、津液的化生、运行和输布都有赖于气的升降出入运动的协调。肝主疏泄的功能对于气机的调畅起着重要的调节作用。肝的疏泄功能正常则气血调和。若肝的疏泄功能异常,一方面可表现为疏泄不及,另一方面则表现为疏泄太过。疏泄不及使气机郁结,气滞血瘀,出现胸胁和两乳胀痛、刺痛、症积结块等症;疏泄太过令肝气上逆,可见面红目赤,烦躁易怒,若血随气逆,则可见呕血、吐血。

(2) 调节精神情志:肝的疏泄功能具有调节人的精神、情志活动的作用。肝主疏泄功能正常,全身气机调畅,则人体气血平和,心情舒畅。若肝失疏泄,气机不调,则可引起精神、情志活动的异常,主要表现为抑郁和亢奋两个方面:①肝气疏泄不及,可出现郁郁寡欢、闷闷不乐、多愁善感、善太息等症;②肝气疏泄太多,肝气上逆,可出现性情急躁、烦躁发怒、面红目赤、头痛、头胀等症状。

(3) 促进消化吸收:脾胃是人体重要的消化器官,但其消化功能有赖于肝的疏泄功能的协调配合,主要体现在调节脾胃气机升降和促进胆汁分泌和排泄两个方面。

1) 调节脾胃气机:肝主疏泄助脾之运化,使清阳之气升发,水谷精微上归于肺;又助胃之受纳腐熟,使浊阴之气下降,食糜下达小肠。如此协调脾胃气机升降保证了消化吸收功能的正常完成。若肝失疏泄,犯脾克胃,可致脾胃气机升降失调,临床可出现胸胁胀满、腹胀、腹痛、肠鸣腹泻之"肝气犯脾"证;或出现脘腹胀满、胀痛、嗳气、恶心、呕吐、泛酸之"肝气犯胃"证。

2) 促进胆汁分泌和排泄:胆汁来源于肝,有促进饮食物的消化和吸收的功能。故肝的疏泄功能正常,则胆汁的分泌和排泄正常,有助于饮食物的消化和吸收。若肝失疏泄,可导致胆汁分泌、排泄失常,饮食物消化和吸收障碍,出现纳差、口苦、胁痛、黄疸等症。

(4) 促进血液运行和津液代谢:肝疏泄有常,气机调畅,则血液运行畅达而无瘀滞,津液输布正常而无痰湿之聚;若肝气失舒,气机郁结,可导致血行障碍,瘀滞停积而为瘀血;津液输布失常,亦可形成痰湿、水饮等病证。

(5) 调节生殖功能:肝的疏泄与生殖功能密切相关。在女性,肝的疏泄直接影响冲任二脉的通利,与女性的经带胎产等生殖机能密切联系。冲脉为血海,肝主藏血,肝的疏泄有利于血的运行;任脉为阴脉之海,主胞胎,与肝的经脉相通。肝疏泄功能正常,冲任二脉通利,月经按时来潮,孕育功能正常。肝失疏泄,冲任二脉失调,可致月经不调、痛经、闭经、不孕。

在男性,肝的疏泄与肾的封藏相互协调,可调节男性精液的排泄,精室开合有度,生殖机能正常。如肝失疏泄,开合无度,可见阳痿、遗精、不育等病证。

2. 肝主藏血　肝主藏血是指肝有贮藏血液、调节血量及防止出血的功能。肝藏血的生理功能体现在以下几个方面:①贮藏血液以濡养自身,制约肝阳。②根据机体组织器官活动量的变化而调节循环血量。当机体活动剧烈或情绪激动时,通过肝的疏泄作用将贮存的血液向外周输送;当机体处于安静状态或情绪稳定时,血液就归藏于肝。③收摄血液,防止出血。如肝气虚弱,收藏无力,可导致各种出血,如吐血、咯血、崩漏等。

(三) 生理联系

1. 肝在志为怒　怒与肝的疏泄、升发功能关系密切。适度有节之怒,有疏展肝气之效;但大怒则伤肝,导致肝气升发太过,表现为烦躁易怒,激动亢奋,血随气逆,可发生呕血、咯血,或中风昏厥。

2. 肝在体合筋　筋,即筋膜,是指附着于骨而聚于关节,连接关节、肌肉,主司肢体运动的一种组织。筋膜的功能有赖肝血的滋养。肝血充盈,筋得所养,则关节运动灵活有力。肝血不足,筋失所养,则手足震颤,肢体麻木,屈伸不利。若热邪燔灼肝经,血不营筋,则四肢抽搐,牙关紧闭,角弓反张。

3. 肝其华在爪　爪,即爪甲,包括指甲和趾甲,乃筋之延续,故称为"爪为筋之余"。爪甲的荣枯和色泽可以反映肝血的盛衰。肝血充足,则爪甲坚韧明亮,红润光泽。肝血不足,爪失所养,则爪甲薄软,枯萎脆裂。

4. 肝开窍于目　肝经上连目系,肝血上输濡养目窍,目才能视。如肝血亏虚,常见两目干涩,视物模糊,或夜盲;肝经风热,则见目赤痒痛;而肝经湿热,可致白睛黄染;肝风内动,则见目睛上吊、两目斜视等症。

5. 肝在液为泪　因为肝开窍于目,泪为目液,所以肝在液为泪。泪有濡润目、清除异物、保护眼睛的作用,若肝阴不足,泪液减少,则两目干涩;肝经湿热,可见目眵增多、迎风流泪等症。

五、肾

(一) 概述

1. 位置形态　肾位于腰部,脊柱两旁,左、右各一,"形如豇豆",故"腰为肾之府"。

2. 肾的别名　肾为"作强之官""先天之本""封藏之本"。

3. 肾系组成　肾的主要功能是藏精、主水,主纳气。肾在志为恐,在体合骨,生髓,其华在发,开窍于耳及二阴,在液为唾。肾在五行属水,为"阴中之阴",与冬气相应。

4. 经脉联系　足少阴肾经,络足太阳膀胱经,肾与膀胱相表里。

(二) 生理功能

1. 肾藏精　藏,即闭藏、封藏之意。肾藏精,是指肾对精气有闭藏、贮存的生理功能。肾中所藏之精,按其范围大小有广义和狭义之分。所谓"广义之精",泛指构成和维持人体生命活动的基本物质,包括气、血、津液和从饮食物中摄取的营养物质。"狭义之精",又称为"生殖之精",是指禀受于父母的生殖之精和机体发育成熟之后自身产生的生殖之精。

按来源出现的先后可分为"先天之精"和"后天之精"。"先天之精",是指禀受于父母的生殖之精,它与生俱来,是构成胚胎发育的原始物质,是促进人体生长发育和生殖的物质基础。所以说"肾为先天之本"。"后天之精",是指来源于饮食,由脾胃运化的水谷精微所化生,也包括脏腑在生理活动中化生出的五脏六腑之精。先天之精有赖于后天之精的不断培育和充养,才能充分发挥其生理功能;后天之精也必须依赖于先天之精的活力资助,才能不断地摄入和化生。二者相互依存,相互为用,共藏于肾,供人体的生长、发育和生殖,从而使人体完成生、长、壮、老、已的整个生命过程。故有"先天生后天,后天养先天"之说。

精能化气,气能生精,肾精所化之气,称为"肾气"。肾精和肾气互生互化,相互为用,二者构成"肾中精气",是肾生理活动的物质基础,其主要生理作用体现在以下几个方面。

(1)促进人体的生长、发育和生殖:肾中精气是人体生命活动之本,其主要功能是促进人体的生长、发育和生殖。人从幼年开始,由于肾中精气的逐渐充盛而"齿更生长";到青春期,肾中精气进一步充盛,从而产生一种能促使性功能成熟的物质,中医学称为"天癸"。"天癸"是肾精充盈发展到一定阶段时的产物,男女皆有,是影响人体生长、发育和生殖的一种物质。于是女子就出现月经按时来潮,男子出现泄精,男女性功能成熟而具有生殖能力,体魄也日渐强盛;中年之后,肾中精气渐弱,"天癸"日渐衰少直至耗竭,性功能和生殖能力也随之减退乃至耗竭,形体也逐渐衰老而步入老年。由此可见,人的生长、发育、衰老过程,就是肾中精气自然盛衰的变化。故齿、骨、发的变化和是否具备生殖能力是观察肾中精气盛衰和判断机体生长发育和衰老的标志。

(2)滋润和推动脏腑功能:肾中精气是机体生命活动的根本,对机体各方面的生理活动均起着极其重要的作用。其生理效应概括为肾阴和肾阳两个方面。肾阴,又称为"元阴""真阴""命门之水",是全身阴液的根本,对机体各脏腑组织器官起着滋养和濡润的作用。肾阳,又称为"元阳""真阳""命门之火",是全身阳气的根本,对机体各脏腑组织器官起着推动和温煦的作用。肾阴和肾阳,是机体脏腑阴阳的根本,二者相互制约、相互依存、相互为用,维护着肾脏本身及各脏腑阴阳的相对平衡。如这种相对平衡遭到破坏则可形成肾阴虚和肾阳虚的病理状态。若肾阴不足,可出现五心烦热、眩晕耳鸣、腰膝酸软、男子遗精、女子梦交等症;若肾阳亏损,则可出现形寒肢冷、腰膝冷痛、性功能和生殖功能减退等病理变化。

2. 肾主水 是指肾有主持人体水液代谢、调节水液代谢平衡的作用。肾对水液的调节,主要依靠肾的气化作用。正常生理情况下,水液的代谢通过胃的受纳,脾的运化和转输,肺的宣发和肃降,肾的蒸腾气化,以三焦为通道输送全身,清者运行于脏腑组织器官,浊者化为汗液和尿液排出体外。肾的气化功能正常,则开合有度;若肾气虚衰,气化不利,则开合失度,如开多合少,可出现小便清长、遗尿、尿失禁等症;如合多开少,可出现尿少、小便不利、水肿等症。

3. 主纳气 肾主纳气,是指肾具有摄纳肺所吸入的清气,维持吸气深度,防止呼吸表浅的功能。呼吸虽由肺所主,但要靠肾的纳气功能才能吸入自然界的清气,有效地进行体内外气体交换,完成整个呼吸运动。肾气充盛,摄纳正常,则气道通畅,呼吸均匀。若肾气虚衰,摄纳无权,则可见呼吸表浅,呼多吸少,动则气喘。

(三) 生理联系

1. **肾在志为恐** 是指肾的生理功能与精神情志的"恐"有关。恐与惊相似,都是因惧怕而产生的一种不良的刺激。但惊为不自知,惊自外来,事出突然而受惊;恐为自知,由内而生,俗称"胆怯"。恐为肾之志,过度的恐惧,气陷于下,使肾气封藏失司,肾气不固,可导致二便失禁,或遗精、早泄。

2. **肾在体合骨,主骨生髓** 骨的生长发育,依赖于骨髓的滋养,而骨髓为肾中精气所化生。肾中精气充足,骨髓充盈,则骨髓发育正常,坚固有力;肾精不足,骨髓空虚,则骨软无力。

髓除骨髓外,还有脊髓、脑髓,均由肾中精气所化生。脊髓上通于脑,脑为髓海,由髓聚而成。因此,脑的功能与肾有关。肾中精气充足,则脑髓充盛,人就精力充沛,思维敏捷,耳聪目明;若肾中精气不足,隋海亏虚,则见神疲倦怠,思维迟钝,健忘,耳鸣目眩,腰膝酸软。

齿与骨同出一源,"齿为骨之余",由肾中精气所充养。牙齿的生长与脱落,与肾中精气的盛衰密切相关。肾中精气充足,牙齿坚固有力。肾中精气不足,则牙齿松动易落。

3. **肾其华在发** 其华在发,是指肾的功能盛衰可从发的色泽反映出来。肾藏精,精生髓,髓生血,发为血之余。发的营养来源于血,发的生长与脱落、润泽与枯槁都反映肾中精气盛衰。精血充盈,则发黑致密润泽;肾虚血少,则发白枯槁易落。

4. **肾开窍于耳和二阴** 耳的听觉功能主要依赖肾中精气的充养。肾中精气充盈,髓海得养,则听觉灵敏;肾中精气虚衰,髓海失养,则听力减退,耳鸣耳聋。故有"肾开窍于耳"之说。

二阴,即前阴和后阴。前阴包括尿道和外生殖器,是排尿和生殖的器官;后阴即肛门,是排泄粪便的通道。尿液的排泄虽属膀胱的功能,但必须依赖肾的气化才能完成。粪便的排泄功能虽属大肠的传化功能,但亦与肾的气化功能有关。肾的藏精和肾气的固摄作用还与生殖和性功能有密切关系,因此,肾气亏虚,常导致二便和生殖、性功能等的异常。

5. **肾在液为唾** 唾,是唾液中质地较稠厚的部分。唾由肾精所化生,循肾的经脉上挟舌根通舌下,故肾在液为唾,咽唾有滋养肾中精气的作用。多唾或久唾,则易耗损肾中精气。肾精不足,则多有唾液分泌不足的表现。

五脏的生理功能及特性、别名,与五志、五体、五华、五窍、五液的关系归纳如表3-2。

表3-2 五脏归纳

名称	生理功能	生理特性	别名	志	体	华	窍	液
肝	主疏泄 主藏血	刚脏、主升发 体阴用阳 喜条达而恶抑郁	将军之官 罢极之本	怒	筋	爪	目	泪
心	主血脉 主神志	五脏六腑之大主 阳脏而恶热 心欲软而苦缓	君主之官 生之本 脏腑之大主	喜	脉	面	舌	汗
脾	主运化 主升清 主统血	宜升则健 喜燥恶湿	仓廪之官 后天之本 气血生化之源	思	肉	唇	口	涎
肺	主气、司呼吸 主宣肃 通调水道 朝百脉	娇脏、华盖 喜润恶燥	娇脏、华盖 相傅之官 气之本	悲	皮	毛	鼻	涕
肾	主藏精 主水 主纳气	主封藏 水火之宅	作强之官 先天之本 封藏之本	恐	骨	发	耳 二 阴	唾

第三节 六　腑

六腑,是胆、小肠、胃、大肠、膀胱、三焦的总称。六腑的共同生理功能是受盛和传化水谷,其共同生理特点是"以通为用"。饮食物在体内的消化、吸收和排泄要通过七个关隘,《难经》将其称为"七冲门",即"唇为飞门,齿为户门,会厌为吸门,胃上口为贲门,太仓下口为幽门,大肠、小肠合为阑门,下极为魄门(肛门)"。六腑虽各有所司,但饮食物的消化、吸收、排泄过程是六腑之间相互联系、密切配合的结果。

一、胆

(一) 概述

胆,居六腑之首,位于右胁内,附于肝之短叶间,其内藏胆汁,由肝之余气所化。胆的形态中空似腑,胆汁直接有助于食物的消化,故为六腑之一,又因胆内藏"精汁",与五脏藏精气特点相似,且不与饮食水谷直接接触,故又为奇恒之腑之一。

(二) 生理功能

1. 胆主决断　胆主决断,是指胆与人的勇气、怯弱及决定事情的魄力有密切关系。《素问·灵兰秘典论》:"胆者,中正之官,决断出焉。"胆与肝相表里,胆气亦喜升发条达。若胆气豪壮,则遇事不惊,行事果敢;若胆气虚弱,则善恐易惊,胆怯怕事,遇事谋虑不绝,可见惊悸、失眠、多梦等精神情志异常表现。

2. 贮存和排泄胆汁而助消化　胆汁来源于肝,贮存于胆,通过肝的疏泄,向下注入小肠帮助消化饮食物。肝的疏泄功能条达,胆汁排泄畅通,则脾胃健运,有助于饮食物正常消化。若肝失疏泄,致肝胆气逆则见口苦、呕吐苦水;致肝胆湿热,胆汁外溢则有黄疸;致胆汁排泄不畅,脾胃消化失职则有胁肋胀痛、厌食油腻、恶心、呕吐、腹胀、腹泻等症。

二、胃

(一) 概述

胃位于膈下,上接食管,下通小肠。胃又称为"太仓""胃脘""水谷之海""水谷气血之海"。胃分为上脘、中脘和下脘三个部分,统称为胃脘。连接食管的部位称贲门,为上脘;与小肠相通的部位称幽门,为下脘;上、下脘之间名为中脘。

(二) 生理功能

1. 主受纳、腐熟水谷　受纳,即接受、容纳之意;腐熟,是指胃将食物磨成食糜的过程。胃主受纳、腐熟水谷是指胃有接受、容纳饮食物,并将其磨成食糜,进行初步消化的功能,故称胃为"水谷之海"。饮食入胃,经胃的腐熟,下传至小肠,其中的精微物质通过脾的运化上输于肺,由肺的宣发布散到全身,以营养全身脏腑组织器官。饮食物的消化、水谷精微的吸收与转输均有赖于胃气,胃气充盛,则脾胃的消化、吸收及转输功能正常。胃气虚衰,则气血生化乏源,脏腑功能活动衰弱。故历代医家十分重视胃气的有无,提出"人以胃气为本""有胃气则生,无胃气则死",在治疗与护理上将保护胃气作为重要原则。胃的受纳、腐熟功能失常,多有胃脘胀满、疼痛、厌食、呕恶、饥不欲食或消谷善饥等表现。

2. 主降浊　胃主降浊,是指胃气通降将食糜下输于小肠和将食物残渣下输于大肠的功能。胃气以降为和,以通为用,从而保证水谷的不断下输和消化、吸收。胃主降浊是其受纳的前提。胃的受纳与通降既相互依存又相互影响。胃不受纳,则通降无物,气血生化无源;胃失和降,胃气上逆,则受纳失常,出现胃脘胀痛、恶心、呕吐、嗳气、呃逆等症。

知识拓展

胃 气

"胃气"泛指脾胃共同的生理功能。中医学认为,脾是"后天之本",胃是"水谷之海",脾胃是"气血生化之源",脾胃为人体的生长发育和生命活动提供物质基础。如果脾胃功能减弱,人体的生长发育和新陈代谢就会受到严重影响。因此,古代医家特别强调"胃气"的重要性,认为"人以胃气为本",望舌、诊脉须察胃气的强弱有无,治疗疾病时以保护胃气为重要原则。《素问·平人气象论》说:"平人之常气禀于胃,胃者,平人之常气也,人无胃气曰逆,逆者死。"因此,顾护和保养胃气,意义十分重大。

三、小肠

(一) 概述

小肠位于腹中,上接幽门与胃相通,下接阑门与大肠相连。

(二) 生理功能

1. 受盛化物 受,接受;盛,盛装,以器盛物之意;化,变化、消化、吸收;物,泛指各种饮食物。小肠受盛化物功能主要表现在两个方面:①受盛经胃初步消化的食物(食糜),起到容器的作用;②接纳食糜停留一定的时间而缓慢下输,以利于进一步消化和吸收,故《素问·灵兰秘典论》说:"小肠者,受盛之官,化物出焉。"若小肠受盛化物功能失常,则可见腹胀、腹泻等。

2. 泌清别浊 泌,即分泌;别,即分别;清,即水谷精微;浊,即食物残渣和多余水液。在"化物"基础上,小肠通过泌别清浊,将饮食物进一步消化,分成清和浊两部分,并将水谷精微吸收,把食物残渣向大肠输送。若小肠的泌别清浊功能失常,清浊不分,则可出现小便短少、便溏泄泻。临床治疗泄泻时常用"利小便即所以实大便"的方法,正是基于此原理。因小肠与人体水液代谢有关,故有"小肠主液"之说。

四、大肠

(一) 概述

大肠位于腹中,包括回肠和盲肠两部分,其上口在阑门处与小肠相连接,其下端与肛门相接。

(二) 生理功能

1. 主传导 大肠接受小肠下输的食物残渣,向下传导,同时吸收其中的水液,将糟粕变为粪便,经肛门排出体外。大肠的传导功能失调,可表现为便秘或腹泻。若湿热蕴结大肠,大肠气滞,可出现腹痛、里急后重、下痢脓血等症。

2. 主津 大肠在传导由小肠下注的食物残渣过程中,将多余的水分重新再吸收,故有"大肠主津"之说。若大肠虚寒,无力吸收水分,可出现肠鸣、腹痛、泄泻等症;大肠有热,消灼水分,肠道失润,则大便秘结不通。

五、膀胱

(一) 概述

膀胱位于小腹部,上通于肾,下连尿道与外界相通。

(二) 生理功能

1. 贮存尿液 尿液为津液所化。人体代谢过程中的多余津液,经肾的气化作用,升清降浊,清者回升体内,供人体再利用;浊者变成尿液,下输于膀胱贮存。

2. 排泄尿液 尿贮存于膀胱,达到一定的量,经肾的气化作用,自主及时地排出体外。膀胱功能失调,主要表现为排尿异常。若膀胱湿热,则尿频、尿急、尿痛;肾气不固,膀胱失约,则尿失禁、遗尿。

六、三焦

(一) 概述

三焦是上焦、中焦、下焦的合称。三焦的概念有二:①六腑之一,是分布于胸腹腔的一个大腑,在人体五脏六腑中,唯三焦最大,故亦称为"孤府"。②人体的部位概念,膈以上为上焦,膈以下脐以上为中焦,脐以下为下焦。

(二) 生理功能

1. 六腑之三焦的生理功能

(1) 通行元气:元气是人体最根本的气,由肾精所化生,通过三焦布散至五脏六腑,充斥于全身,发挥其功能。

（2）运行水液：三焦是水液运行的通道。全身的水液代谢，虽然是在肺、脾、肾的协同作用下进行的，但水液必须以三焦为通道，才能正常输布。如果三焦水道不利，则脾、肺、肾等脏调节水液的功能失职，可引起水液的消化、吸收、输布和排泄障碍，继而产生痰饮、水肿等病变。

2. 部位之三焦的生理功能

（1）上焦：膈以上的胸部，包括心、肺以及头面部，称为上焦。其主要功能是宣发卫气，布散水谷精微，如"雾露之溉"。《灵枢·营卫生会》概括为"上焦如雾"。

（2）中焦：膈以下、脐以上的上腹部，包括脾、胃、肝、胆，称为中焦。其主要功能是消化、吸收并输布水谷精微和化生血液，如酿酒一般。《灵枢·营卫生会》概括为"中焦如沤"。

（3）下焦：脐下的下腹部，包括肾、大小肠、膀胱、女子胞，称为下焦。其主要功能是排泄糟粕和尿液，有如排泄水浊的沟渠。《灵枢·营卫生会》概括为"下焦如渎"。

部位三焦的比较具体如表3-3，六腑生理功能、特性的归纳具体如表3-4。

表3-3　部位三焦比较

名称	上焦	中焦	下焦
部位划分	膈以上的胸部、头面部及上肢，包括心、肺两脏	膈以下、脐以上的上腹部，包括脾、胃、肝、胆	脐下的下腹部及上、中二焦以外的脏腑，包括大肠、小肠、肾、膀胱、女子胞
生理特性	上焦如雾	中焦如沤	下焦如渎
功能概括	输布气血	消化饮食物	排泄糟粕和尿液
治疗原则	治上焦如羽，非轻不举	治中焦如衡，非平不安	治下焦如权，非重不沉

表3-4　六　腑　归　纳

名称	生理功能	生理特性	别名
胆	主决断；贮存和排泄胆汁而助消化	胆气主升	中正之官 中精之府 清净之府
小肠	受盛化物；泌清别浊	—	受盛之官
胃	主受纳、腐熟水谷；主降浊	胃喜润恶燥	太仓；胃脘 水谷之海
大肠	主燥化；传化糟粕	—	传导之官
膀胱	贮存和排泄尿液	—	州都之官
三焦	主持诸气，总司人体的气机和气化 通行元气 运行水液	上焦如雾 中焦如沤 下焦如渎	决渎之官 孤腑

第四节　奇 恒 之 腑

奇恒之腑包括脑、髓、骨、脉、胆、女子胞、精室七个脏器。它们在形态上多中空而与腑相似,功能上贮藏精气,与脏的生理功能特点相似,故称为奇恒之府。其除胆之外,均没有表里配合,也没有五行配属。奇恒之腑在功能上隶属于五脏,其生理功能和病理变化受五脏的影响。其中髓、骨、脉、胆在前面已论述,本节只介绍脑、女子胞和精室。

一、脑

(一) 概述

脑位于颅腔之内,与脊髓相通,由髓汇集而成, "脑为髓之海"。

(二) 生理功能

1. 主宰生命和精神活动　《本草纲目》指出:"脑为元神之府",是指脑能调控脏腑功能活动,是生命的枢机,主宰人体的生命活动。意识、思维和情志活动,是外界事物反映在脑的结果。脑的功能正常,则意识清晰,思维敏捷,记忆力强,情志正常。反之,则精神、意识、思维活动异常,可见意识不清,思维迟钝,记忆力差,精神萎靡等症。

2. 主感觉运动　五官之窍,与脑相通。人的视、听、嗅觉及思维、记忆、语言等功能虽由各脏器及官窍产生,但均与脑密切相关。肾精充盛,脑髓得养,则耳目聪明,嗅觉灵敏,精力充沛。反之,则出现头晕耳鸣、嗅觉不灵、足痿无力、健忘失眠等症。

二、女子胞

(一) 概述

女子胞,又称为胞宫、子宫、子处、血室,位于小腹部,膀胱之后,直肠之前,下口与阴道相连,是女性的内生殖器官。女子胞的功能由肾主宰,与冲任二脉、心、肝、脾密切相关。

(二) 生理功能

1. 主月经　月经,又称为"月事""月信""月水"。月经是女子胞宫周期性出血的生理现象。女子胞的功能与肾中精气及冲、任二脉的关系最为密切。因生殖机能源于肾中精气,而冲、任二脉起于胞中,冲脉为血海,任脉为阴脉之海,主胞胎。女子"二七"左右,肾中精气旺盛,天癸至,任脉通,太冲脉盛,女子胞发育成熟,月经来潮。年龄至"七七",肾中精气渐衰,天癸渐绝,冲、任二脉的气血逐渐减少,月经紊乱,而至绝经。当肾中精气旺盛,冲脉、人脉气血充沛畅通时,则月经按时来潮。如果肾精不足,冲脉、任脉气血空虚不通,则出现月经不调、经闭等症。

2. 孕育胎儿　女子月经正常来潮后,胞宫就具备了生殖和孕育胎儿的能力。胞宫之所以能孕育胎儿,全赖气血的供养。受孕后,胞宫就成为保护胎元、孕育胎儿的主要器官。

【附】

精　室

精室,即指男子之胞,它由肾主宰,与冲、任二脉密切相关,具有贮藏精液,主生育繁衍的生理功能。

第五节　脏腑之间的关系

人体是由脏腑、经络、形体和官窍所构成的一个有机整体,在这个整体中,各脏腑的功能活动不是孤立的,它们在生理上相互制约、相互依存和相互为用,在病理上相互影响、相互传变。脏腑之间的关系主要有脏与脏之间的关系、脏与腑之间的关系、腑与腑之间的关系。

一、脏与脏之间的关系

(一) 心与肺

心与肺的关系,体现在血与气之间的关系上。心主血脉,推动血液运行;肺主气,司呼吸,朝会百脉,助心行血。气是血液运行的推动力,血是气输布的载体。血的运行虽由心所主,但离不开肺气的推动;而清气的吸入、浊气的排出以及宗气贯注心脉,虽由肺所司,却必须依靠血的运载。若肺气虚,宗气不足,则运血无力,血脉瘀阻,可出现胸闷、气短、心悸、唇舌青紫等症。若心气不足或心阳不振,血行不畅,又可影响肺气的宣降,从而出现咳嗽、气喘、胸闷憋气等症状。

(二) 心与脾

心与脾的关系,体现在血的生成与运行上。心主行血,脾主生血、统血。脾气健运,气血生化有源,则心血充盈。血行脉中,除有赖于心气的推动,还需要脾的统摄,才能维持血液的正常运行。如脾不健运,气血生化乏源,或脾不统血,可致心血亏耗,心神失养;而思虑过度,既耗伤心血,又可致脾气郁结,影响脾的运化,致脾气亏虚,最终均可形成以心悸、失眠、健忘、多梦、食少、便溏、倦怠乏力、面色苍白无华等为主症的心脾两虚证。

(三) 心与肝

心与肝的关系,体现在血液和精神情志两个方面。心主血,主神志;肝藏血,主疏泄,可调畅情志。血脉充盈,则心有血可主,肝有血可藏,神得血养,神志清明,情志舒畅。心血足,则肝血旺,肝气疏泄调畅。肝血充足,肝的疏泄功能正常,则气血疏通,心主血脉的功能亦正常。若心血不足,肝血亦虚;肝血不足,心血亦虚。因此,心肝血虚常可并见。而血液是精神情志活动的物质基础,若心肝血虚,神失所养,疏泄失职,则多见心悸、心烦、失眠、视物昏花、情志抑郁或易怒等症。

(四) 心与肾

心与肾的关系,体现在心肾相交、精血互生和精神互用三个方面。

1. 心肾相交　心位于上焦,属火,属阳;肾位于下焦,属水,属阴。在生理状态下,心火下降于肾,与肾阳共同温煦肾阴,使肾水不寒;肾水上济于心,与心阴共同涵养心阳,使心火不亢。这种相互交往、相互制约的关系,称为"心肾相交""水火既济",从而保持心肾阴阳升降的动态平衡。若心肾相交平衡失调,如心阳不振,心火不能下温肾阳,致水寒不化,水气凌心,可引起心慌、心悸、水肿等;而肾水不足,不能上济心阴,又可致心阳偏亢,导致心烦、失眠等症。

2. 精血互生　心主血脉,肾主藏精。肾藏精生髓,髓可生血,即肾精可化生血液;心主血,血蕴含精微与津液,可变化为精。精与血之间的相互资生,相互转化,为心肾相交奠定了物质基础。

3. 精神互用　心藏神,肾藏精生髓、上通于脑。精是神的物质基础,神是精的外在表现,只有肾精充足,脑髓充盈,才能使心神正常。若肾精亏虚,心神失养,可见虚烦、少寐、健忘等症。

知识拓展

心肾不交与亚健康

心肾不交,临床表现为疲乏无力、精神不振、失眠、健忘等,就是比较典型的亚健康状态。"亚健康",是指人体在身心方面处于健康与疾病之间的健康低质状态。因其在临床上找不出实质性病变,查不出阳性指标,西医往往将其诊断为"神经症",并缺乏特效药物。中医中药治疗心肾不交可收到较好的效果。

(五) 肺与脾

肺与脾的关系,体现在气的生成和水液代谢两个方面。肺司呼吸,吸入自然界清气;脾主运化,化生水谷精气,两者结合生成宗气。宗气走息道司呼吸,贯心脉行气血。肺气有赖脾运化水谷精气以充养,脾运化的水谷精微需肺气的宣降布散全身。肺主通调水道,脾主运化水液,两者分工合作,共同维持水液代谢。若脾气不足,则肺失滋养;肺气不足,也会影响及脾,最终导致脾肺气虚,可见纳呆腹胀,大便溏泄,咳嗽气喘,易感冒。此外,脾失健运,水湿停聚,聚湿成痰,阻滞于肺,则成痰湿,影响肺的宣发肃降,出现咳喘、痰多等症。故有"脾为生痰之源,肺为贮痰之器"的说法。

(六) 肺与肝

肺与肝的关系,体现在气的升降方面。肺主降而肝主升,两者相互协调,是维持全身气机调畅的一个重要环节。若肝升太过,或肺降不及,就会导致气火上逆,出现咳喘,甚则咯血等病理表现。相反,肺失清肃,燥热内盛,亦可影响肝的疏泄,出现咳嗽、胸胁胀满、头晕、头昏、面红目赤等症。

(七) 肺与肾

肺与肾的关系,体现在呼吸运动、水液代谢和阴液互养三个方面。

1. 呼吸方面 肺主气、司呼吸,肾主纳气。若肾气不足,摄纳无力,气浮于上;或肺气虚衰日久,伤及肾气,致肾不纳气,均可出现动辄气喘,呼吸短促、表浅,腰酸腿软等症。

2. 水液代谢方面 肺主宣降,通调水道,为水之上源;肾为主水之脏。肾对水液的气化可助肺的宣发肃降,使水道通调。肺的宣降和通调水道,又有利于肾对水液的蒸腾气化。若肺、肾功能失职,水液代谢障碍,可见咳嗽气逆、喘息不得平卧、水肿等症。

3. 阴液互养方面 肺阴与肾阴可相互资生。肺属金,肾属水,金能生水,肺阴充足,输精于肾,使肾阴充盛;水能润金,肾阴为一身阴液之根本,肾阴充足,循经上润于肺,保证肺气清宁,宣降正常。若肺阴虚可损及肾阴,肾阴虚也可损及肺阴,故肺肾阴虚常并见,表现为两颧嫩红、骨蒸潮热、盗汗、干咳音哑、腰膝酸软等症。

(八) 肝与脾

肝与脾的关系,体现在消化和血液两个方面。消化方面,肝主疏泄,化生胆汁,可帮助脾胃消化饮食物;脾运化生成的水谷精微可滋养肝,助肝疏泄条达。若肝疏泄失常,则脾失健运,称为"肝脾不和",可见情志抑郁、胸胁胀满、腹胀腹痛、泄泻便溏等症。若脾失运化,湿热熏蒸肝胆,致肝胆疏泄不利,可见黄疸。血液方面,肝藏血,脾生血统血,相互配合,维持血液的正常运行。若脾失健运,生血乏源,统血无力,可致肝血不足;肝失疏泄,使脾的运化失常,可致生血无源,统血无力。

(九) 肝与肾

肝与肾的关系,体现在精血互生、阴液互养和藏泻协调三个方面。肝藏血,肾藏精,肝血肾精之间可互相资生转化,故有"肝肾同源""精血同源"之说。由于肝肾同源,肝肾阴液互相滋养,若肾阴不足,不能滋养肝木,可致肝阳上亢,出现头痛、失眠、急躁、易怒等症;肝阴不足,累及肾阴,可致相火妄动,故肝肾阴虚常并见,表现为眩晕、健忘、耳鸣、腰膝酸软等症。此外,肝主疏泄,肾主封藏,两者互制互用,有调节女子月经来潮及男子排泄精液的作用,若两者功能失调,可致女性月经不调及男性遗精滑泄。

(十) 脾与肾

脾与肾的关系,体现在先天与后天互相资生及水液代谢两个方面。肾主藏精,主水,为先天之本;脾主运化,化生气血,为后天之本。肾阳是人体阳气的根本,对各脏腑组织起着温煦作用。故脾得肾阳温煦,水谷运化正常,则气血生化有源,水液生成、输布正常;而肾中精气须水谷之精充养,才能旺盛。若肾阳虚衰,不能温煦脾阳,则脾阳不振;而脾阳久虚,可损及肾阳,终致脾肾阳虚,温煦无力,运化失职,水液代谢障碍,导致腹中冷痛、下利清谷、水肿、尿少等症。

二、腑与腑之间的关系

六腑之间的关系,主要体现在饮食物的消化、吸收和排泄过程中的相互联系和密切配合。

饮食物入胃,经胃的受纳与腐熟,下传小肠。胆排泄胆汁进入小肠以助消化。小肠泌别清浊,清者为水谷精微和津液,经脾的运化和转输,以营养全身;浊者为多余的水液和食物的残渣,水液经肾的气化,一部分渗入膀胱,形成尿液,再经过肾和膀胱的气化,排出体外;食物的残渣下传大肠,经大肠吸收水液并向下传导,形成粪便,排出体外。三焦为津液通行的道路,水液由三焦分布全身。因此,六腑在功能上是相互连接、互相配合的,六腑传化饮食物,需要不断受纳、消化、传导和排泄,虚实更替,宜通宜降而不宜滞。故有"六腑以通为用""六腑以降为顺""六腑以通为补"之说。

在病理上,六腑病变可相互影响。如胃内有实热,热伤津液,津液不足,大肠传导失司,出现大便秘结等症。而大便秘结不行,腑气不通,可影响脾升胃降,如胃气上逆,可出现恶心、呕吐等症。

三、脏和腑之间的关系

脏和腑之间的关系主要是阴阳表里互相配合的关系。脏为阴,腑为阳;阳者主表,阴者主里。一脏一腑,一阴一阳,一里一表相互配合,由其经脉互为络属,使五脏与六腑在生理功能相互联系,病理变化相互影响。

(一) 心与小肠

心与小肠通过经络互相络属构成表里关系。在病理上,如心经有热,可移热于小肠,引起小便短赤、排尿灼痛等症。反之,小肠有热,亦可循经上扰于心,导致心烦、舌尖红赤糜烂。

(二) 肺与大肠

肺与大肠通过经络互相络属构成表里关系。在生理上,肺气的肃降有利于大肠的传导,而大肠的传导又助于肺气的宣发肃降。在病理上,若肺失肃降,气不下行,津不下达,可致肠燥便秘。若大肠实热,传导失常,腑气不通,亦可影响肺气宣降,出现咳喘、胸闷等。

(三) 脾与胃

脾与胃通过经络互相络属构成表里关系。脾主运化、升清,喜燥恶湿;胃主受纳、降浊,喜润恶燥。在生理上,脾胃运纳配合,升降协调,燥湿相济,共同完成饮食物的消化、吸收以及水谷精气的输布。在病理上,两者相互影响,如湿邪困脾,运化失常,清气不升,可影响胃的受纳与和降,引起腹胀、纳呆、恶心、呕吐;而暴饮暴食,食滞胃脘,浊气不降,又可影响脾的运化与升清,出现腹痛、腹胀、腹泻。

(四) 肝与胆

肝与胆通过经络互相络属构成表里关系。在生理上,肝气化生胆汁贮存于胆,胆汁排泄依赖肝气疏泄的调节。在病理上,若是肝失疏泄,则胆汁分泌和排泄异常,可出现胁肋胀痛,纳呆,呕吐,或见黄疸。若胆汁排泄不畅,也可影响肝的疏泄功能。此外,肝主谋虑,胆主决断,两者相辅相成,可使谋虑与决断相得益彰。

(五) 肾与膀胱

肾与膀胱通过经络互相络属构成表里关系。膀胱的贮尿和排尿功能,依赖于肾的气化。肾气充足,则固摄有权,膀胱开合有度,则小便正常。若肾气虚弱,气化失常,固摄无权,则膀胱开合失度,即可出现小便不利或失禁,或遗尿、尿频等症。

课后练一练

一、思考题

1. 何谓藏象和藏象理论？藏象理论的特点是什么？

2. 试比较五脏、六腑、奇恒之腑的生理特点。

二、自测题

自测题

（王 文）

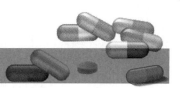

第四章
气血津液

学习目标

- 掌握气血津液的基本概念、基本功能;掌握气血关系、气津关系;掌握营卫之气的异同。
- 熟悉血的生成、运行。
- 了解津液的生成、输布、排泄。

思维导图

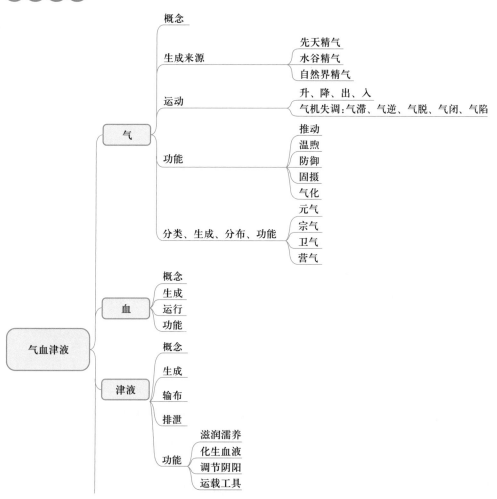

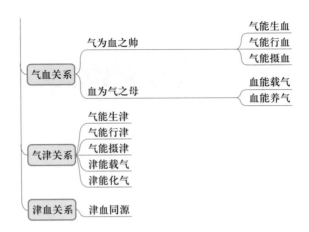

气、血、津液，既是构成和维持人体生命活动的基本物质，亦是人体生命活动的产物。这些生命物质与脏腑、经络存在相互依存、相互作用、相互影响的关系。气血津液学说，主要阐述了人体生命活动所需基本物质的生成、输布、生理功能，以及气血津液与脏腑经络的相互关系，对临证具有十分重要的指导意义。

第一节 气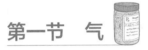

一、气的概念

气是古代先贤对自然界及其物质本原的一种抽象的认识。早在先秦时期，古代哲学家就认为无形而又活泼的"气"，是构成世界物质的本原，即天地间的万物，皆由气的运动变化而产生。

中医理论的"气"，正是起源于这种朴素的唯物主义哲学认识观，并认为气是构成人体和维持人体生命活动的最基本物质，具有很强活力的精微物质。人的生命活动，是在气的作用下得以进行的。

在中医理论中，气还代指脏腑组织的功能活动，即脏腑之气虚损，则该脏腑的功能减退或受到抑制。

二、气的生成

人体之气，来源于父母所给予的先天精气、后天摄取的水谷之精气、自然界之清气，通过肾、脾胃和肺等脏腑生理功能的综合作用而生成。

先天之精气，是生命的基本物质，有赖于肾藏精的生理功能。先天之精气源自父母，先身而生，故称为先天之精气。父母之精气相合，形成胚胎。

后天之精气,包括饮食物中的水谷精气和自然界的清气。水谷之精气,依赖于脾胃的运化功能,从饮食物中摄取和化生。自然界的清气,则靠肺主气、司呼吸的生理功能,不断地呼浊吸清,从而保证清气源源不断地进入体内。

在气的生成过程中,肺司呼吸、脾胃运化和肾藏精气的生理功能必须综合作用,协调平衡:人体赖脾胃化生的水谷精气以营养,赖肺之宣肃、呼吸以布散,方能维持生命活动;先天之精气赖水谷精气之滋养,并赖肾之封藏以持续,方能发挥其生理功能。

三、气的运动

气在人体内不停地运动,流行于各脏腑组织器官,推动和激发人体的生理活动。气的运动,称为"气机",升、降、出、入是气运动的基本形式。如肺的呼吸功能有宣发肃降,呼浊吸清,其宣发肃降的过程直接体现了升降出入;脾胃的消化功能有阴升有阳降,即脾主升清,胃主降浊;肺肾协同使气升降,肺主呼气,肾主纳气;心火下温肾水,肾水上济心火等。

各个脏腑的生理活动体现的运动形式虽然有所侧重,但各个脏腑之气的升降出入协调平衡,才能发挥其维持人体生命活动的作用。气的升降出入平衡协调,称为"气机调畅";若"气机失调",则生气滞、气逆、气脱、气闭、气陷等各种病变。

气

四、气的功能

气是构成人体和维持人体生命活动的最基本物质,它对人体具有十分重要的生理作用,故《难经》云:"气者,人之根本也。"气的生理功能概括起来主要有以下几个方面。

(一) 推动作用

气的推动作用,是指气具有激发和推动的功能。人体的生殖和生长发育,以及各脏腑、经络、组织、器官的生理活动,有赖于气的激发和推动。

当气的推动作用减弱时,可影响人体的生长、发育,或出现早衰,亦可使脏腑、经络等组织器官的生理活动减退,出现血液和津液的生成不足、运行迟缓、输布及排泄障碍等病理变化,致生痰饮、瘀血、气血虚衰、水肿等病理变化。

(二) 温煦作用

温煦作用,是指气具有温暖机体的作用,故《难经》说:"气主煦之。"换言之,气是产生热量的主要物质,是人体热量的来源。气的温煦作用,不仅能恒定人体的体温,各脏腑、经络等组织、器官的生理活动以及血液、津液的运行,都必须依靠气的温煦作用方能正常进行,即"气血得温则行,得寒则凝"。如果气虚失于温煦,则会出现畏寒喜暖、四肢不温、脏腑功能衰退、血和津液运行迟缓,以致机体分别产生寒、瘀、痰等证。

(三) 防御作用

气的防御作用,是指气护卫肌表,抗御邪气的作用。《素问·评热病论》说:"邪之所凑,其气必虚",说明邪气之所以侵犯机体,乃气虚而防御作用减弱所致。因此,气的防御功能是相当重要的,主要体现为:护卫肌表,抵御外邪,即未病而防病;正邪交争,驱邪外出,即既病而防变。

(四) 固摄作用

气的固摄作用,是指气对机体内液态物质的稳固、统摄,以防止无故流失的功能。若气虚,气的固摄功能减弱,则可产生出血、自汗、尿失禁、流涎、泛吐清水、泄泻、滑精、早泄、崩漏、带下,甚则中气下陷,产生胃、子宫下垂或脱肛等。

(五) 气化作用

气化,是指通过气的运动而产生的各种变化,其过程伴随能量的转化。简言之,气化是生命的基本特征,精、气、血、津液的新陈代谢及相互转化均是在气化作用下完成的:气化作用促使水谷精微化生为气、血、津液;促使精、气、血、津液的相互转化;促使津液经过代谢转化成汗液和尿液;促使食物残渣转化为糟粕。一旦气化功能失常,可导致精、气、血、津液的代谢及转化障碍,食饮的代谢异常导致汗液、尿液、粪便排泄的生成及异常。

气的功能

五、气的分类

人体的气根据来源、分布、功能的不同,可划分为元气、宗气、营气、卫气。

(一) 元气

元气,又称为"原气"或"真气",是机体最根本、最重要的气,是人体生命活动的原动力。

1. 生成　元气根于肾,以禀受父母的先天精气为基础,由肾中精气所化生,又赖后天水谷精气的充养,即元气的盛衰不仅取决于先天禀赋,还有赖于后天的营养。

2. 分布　元气是以三焦为通道,内至五脏六腑,外达肌肤腠理,布散全身,如《难经》说:"三焦者,原气之别使也,主通行三气,经历于五藏六府。"

3. 功能　元气的主要生理功能有两个方面:一方面,促进人体的生长发育和生殖;另一方面,温煦和激发脏腑、经络和组织、器官的生理功能。机体生、长、壮、老、已的生命过程可以反映元气的盛衰变化,若元气充沛,则脏腑活力旺盛,机体强健而少病;若先天不足、后天失养、久病耗损等均可导致元气虚损,进而产生各种病变。

(二) 宗气

宗气,又称为"大气",乃聚于胸中之气,所聚之处,称为"膻中""气海"。

1. 生成　宗气由肺吸入自然界的清气和脾胃所化生的水谷精气结合而成,因而肺与脾胃的功能是否强健决定了宗气的盛衰。

2. 分布　宗气聚于胸中,上走息道而出于喉咙,下走气街而布散全身,如《灵枢·刺节真邪》说:"宗气留于海,其下者,注于气街,其上者,走于息道。"

3. 功能　宗气的功能体现在两个方面:①助肺呼吸;②助心行血。如《灵枢·邪客》说:"故宗气积于胸中,出于喉咙,以贯心脉,而行呼吸焉。"在临床上,根据"虚里"处(相当于心尖搏动部位)的搏动情况来测知宗气的盛衰。

(三) 营气

营气又称为"荣气",是行于脉中且极具营养作用之气。

1. 生成　营气是由脾胃所化生的水谷精微之气中营养精专的部分。

2. 分布　营气分布于血脉经隧中,如《灵枢·营气》说:"营气之道,内谷为宝。谷入于胃,乃传之肺,流溢于中,布散于外,精专者,行于经隧。"

3. 作用　营气的作用主要有两个方面:①化生气血;②营养脏腑周身,如《灵枢·邪客》说:"营气者,泌其津液,注之于脉,化以为血,以荣四末,内注五藏六府。"因而,营气与血液关系密切,常以"营血"并称,然营血属阴,故有"营阴"之称。

(四) 卫气

卫气是行于脉外且具有防御作用之气,属阳,故又称为卫阳。

1. 生成　卫气是由脾胃所化生的水谷精气中剽悍滑利的部分。

2. 分布　卫气具有剽悍滑利的特性,其活力强,流动迅速,所以卫气分布于脉外,运行于皮肤、肌肉之间,熏于肓膜,散于胸腹,如《灵枢·卫气》说:"其浮气之不循经者,为卫气。"

3. 功能　卫气的主要生理功能有三个方面:①护卫肌表,防御外邪;②温煦脏腑、肌肉、皮毛;③调节汗孔开阖,维持体温恒定,如《灵枢·本藏》说:"卫气者,所以温分肉,充皮肤,肥腠理,司开阖者也。"

营、卫二气均来源于水谷精微,皆能充养全身,所不同之处在于营气精专,行于脉中,化生血液;卫气剽悍,行于脉外,能调节体温、防御肌表、开阖汗孔。机体的正常生命活动,需要两者协调运行,如果营卫不和,则机体易发寒热异常、汗出异常、抵抗力减退等证。

第二节　血

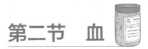

一、血的概念

血,即血液,是运行于脉中且富有营养的红色的液态物质,是构成人体和维持人体生命活动的基本物质之一。

二、血的生成

中医理论认为,血的生成途径有两条:①脾胃所化生的营气和津液在心肺的作用下生成血,如《素问·阴阳应象大论》说:"心生血。"《灵枢·决气》说:"中焦受气,取汁变化而赤,是谓血。"②由肾精转化为血,精血互化,即所谓"精血同源"之说,而肝藏血、肾藏精,所以肝肾亦同源。

简言之,血是由脾胃化生的水谷精气、肾中所藏之精、自然界的清气,通过心、肺、脾、胃、肝、肾等脏腑协同配合而产生的。其中,中焦脾胃是气血生化之源,心肺乃血液的加工厂,肝肾是调节、转化血液之根本。

三、血的运行

脉是血液循行的管道,又称为"血府"。血通过脉管,内行于五脏六腑,外达于四肢百骸、皮肉、筋骨,流布全身,环周不息。

血液正常运行必须具备三个条件:①血液须充盈;②脉道通利完整;③脏腑生理功能的正常发挥,尤其是心、肺、肝、肾的协同配合。血液的运行还需要两种力量:①推动力,血属阴,主静,血的运行依赖于气的推动;②固摄力,血液的运行不能溢于脉外,故两者的平衡对于血液的运行具有重要的意义。

关于推动力和固摄力,亦赖脏腑功能的协同发挥。推动力主要体现在心主血脉、肺朝百脉及主气司呼吸而助心行血和肝主疏泄及藏血等功能上。心主血脉,主要体现在心气是推动血液运行的基本动力,心气的盛衰是血液运行的关键。肺主气司呼吸,生成宗气,促进心气推动血液运行;肺朝百脉使循行于周身的血液都汇聚于肺,通过肺的宣发肃降(即吸清呼浊),进行气体交换后输布全身。肝主疏泄,能够条畅气机,促进气血运行,而肝主藏血则能根据人体动静的不同情况来调节血量。

因此,血液的正常运行,有赖于脏腑功能的协同配合:一则促使固摄力与推动力的平衡;二则促使充盈的血量流行于通利完整的脉道。血液只有在脉中正常运行,才能发挥其生理功能。若血液不能在脉内循行而溢出脉外时,称为出血,即"离经之血"。由于离经之血离开了脉道,失去了其发挥作用的条件,因此就丧失了血的生理功能。若血液由于气虚、血热、血寒等因素导致血液瘀积于体内,形成瘀血,血液亦丧失原有的生理功能,还会因瘀血变生其他疾病。

▶ 视频

血的运行

四、血的功能

血液具有濡养形、神的作用,其生理功能主要体现在两个方面:①血具有营养和滋润全身的生理功能;②血是神志功能活动的物质基础。

血具有营养和滋润全身的生理功能,如《难经》说:"血主濡之。"血在脉中通行,内至五脏六腑,外至皮肉、筋骨,将营养物质输送到全身各脏腑、组织、器官以发挥营养和滋润作用。血液充盈且运行正常,则有机体壮实、面色红润、皮毛濡润有光泽、肢体活动自如;反之,则现形体羸瘦、面色无华或萎黄、眩晕、肢体或肢端麻木、毛发干枯或脱落、肌肤甲错等临床表现。同时,机体的感觉和运动有赖于血液的营养,如《素问·五脏生成》说:"肝受血而能视,足受血而能步,掌受血而能握,指受血而能摄。"

血是神志功能活动的物质基础。神志活动虽由心所主,而精神、情志活动的产生须依赖血液的充足,即气血充盈,才能神志清晰、思维敏捷、意识清楚、精神旺盛。若血虚、血热或运行失常,均可出现不同程度的神志症状,如精神衰退、健忘、失眠多梦、烦躁,甚则可见神志恍惚、惊悸不安,或谵语、昏迷等神志失常的症状。

第三节　津　液

一、津液的概念

津液,为机体一切正常水液的总称,是构成人体和维持人体生命活动的基本物质之一,包括机体的内在体液及其正常的分泌物,如胃液、肠液、涕、泪等。

一般来说,津的质地清稀、流动性大,布散于体表皮肤、肌肉、孔窍,渗注于血脉,起滋润作用;液的质地稠厚、流动性小,流注于脏腑,灌注于骨节、脑、髓,起濡养作用。两者虽有区别,但在生理上可相互转化、相互补充,一般不严格区分,常以"津液"并称;在病理上却有"伤津"和"脱液"之分,故在辨证时须加以鉴别。

二、津液的生成

津液来源于饮食水谷，是通过脾、胃、小肠、大肠消化和吸收饮食中的水分和营养而生成的。具体过程包括：通过胃对饮食物的受纳腐熟，"游溢精气"，吸收水谷中的部分精微；小肠的受盛化物，分清别浊，主液，吸收水谷中的大部分营养物质和水分；大肠的传导化物、主津，吸收食物残渣中的残余水分，然后胃、小肠、大肠协同将水液"上输于脾"，在"脾气散精"以及脾主运化的作用下转化为津液。

津液的生成有赖于两个方面的因素：①定量的摄入饮食物，保障生成津液的物质来源；②在脏腑消化吸收协同有效的情况下，方能化生津液。若饮食物摄取不足或失于节制，以及脏腑消化吸收的功能障碍，则津液生成不足，进而出现津液匮乏的症状表现。

三、津液的输布

津液的输布主要依赖于肺、脾、肾、三焦等多个脏腑生理功能的综合作用：脾主运化、升清；肺的宣发肃降、通调水道；肾主水和膀胱气化；三焦通利。脾所运化的水谷精微和水液，通过脾的转输和"散精"功能，使水液有两个方面的去处：一方面，通过脾主升清的作用将津液上输于肺；另一方面，将津液向四周布散并通注全身，如《素问·玉机真藏论》说："中央土以灌四傍。"肺接受从脾转输而来的津液后，一方面，通过宣发作用，将津液布于人体上部诸窍和肌表皮毛；另一方面，通过肺的肃降作用，将津液输布至脏腑，所以肺主行水，通调水道，为水之上源。肾对津液的输布作用主要表现在两个方面：①肾阳蒸化作用是脾气散精、肺通调水道、小肠泌别清浊等作用的动力；②肾阳的蒸化和膀胱气化作用，将膀胱中的清者经三焦上输于肺而散布全身，其浊者化为尿液，排出体外，如《素问·灵兰秘典论》说："膀胱者，州都之官，津液藏焉，气化则能出矣。"三焦有疏通水道，运行水液的作用，而脾、肺、肾对津液的输布都是在三焦进行的，唯有三焦通利，水液升降出入方能正常进行，如《素问·灵兰秘典论》说："三焦者，决渎之官，水道出焉。"

四、津液的排泄

津液的排泄主要是通过以下几个途径：①肺将宣发至体表的津液转化为汗液排出体外；②肺主呼吸，呼气时带走部分水分；③肾阳蒸化膀胱中的水液形成尿液排出体外；④大肠传导出的粪便带走一部分水分。

总而言之，人体津液的代谢有赖于脏腑组织器官的协同配合，其中以肺、脾、肾三脏最为重要，《素问·经脉别论》云："饮入于胃，游溢精气，上输于脾，脾气散精，上归于肺,通调水道,下输膀胱,水精四布,五经并行。"这是对津液的生成、输布和排泄过程的简明概括。若肺脾肾三脏功能失调,均可影响津液的生成、输布和排泄,导致伤津、脱液等病变,如内生水湿、水肿、痰饮等病证。

津液的代谢

五、津液的功能

津液的生理功能主要有以下几个方面。

(一)滋润濡养

津液来源于水谷精微,富含营养物质,具有滋润、濡养的作用。皮肤、毛发、脏腑及筋骨,均离不开津液的滋养。津的滋润作用较强;液营养作用较强。

(二)化生血液

津液是血液的基本成分之一,即营气和津液在心肺的作用下化生血液,充养血脉,如《灵枢·营卫生会》说:"中焦亦并胃中,出上焦之后,此所受气者,泌糟粕,蒸津液,化其精微,上注于肺脉乃化而为血,以奉生身。"当机体的津液亏少时,血中之津液可以从脉中渗出脉外以补充津液,从而起调节血液浓度的作用,故有"津血同源"之说。

(三)调节阴阳

津液对调节人体的阴阳平衡起着重要的作用。譬如,寒冬时节,汗少而小便多;暑热时节,则汗多而小便少。因此,津液的输布排泄,在很大程度上调节了机体的阴阳平衡。总之,津液的代谢常随机体内外环境的变化而变化,以此来调节体内阴液与阳气之间的动态平衡。

(四)运载工具

津液在代谢的过程中所起到的运载作用主要体现在两个方面:一方面,能将脏腑、组织的代谢产物通过汗、尿等方式排出体外,若运输排泄功能障碍,则代谢废物滞留体内,形成痰饮、水湿等病证;另一方面,津液作为气的载体之一,运行气于体内各处,当汗、吐、下而丢失大量津液时,气便随之脱逸,即谓气随津脱或气随液脱。

第四节　气、血、津液之间的关系

气、血、津液是构成和维持人体的生命物质,其性状、代谢、分布及功能虽有差异,但彼此并不孤立,而在生理上是相互联系、相互制约的关系,在病理上亦相互影响。

一、气血关系

气属阳,血属阴,从阴阳的角度看,两者具有互根互用的关系。《难经》说:"气主煦之,血主濡之。"虽然简要地概括了气血在功能上的差别,但气和血之间又存在着"气为血之帅""血为气之母"的密切关系。

(一) 气为血之帅

气为血之帅是指气对血的作用,主要体现在三个方面:气能生血、气能行血、气能摄血。

1. 气能生血　是指血的组成及其生成过程中,均离不开气的气化功能。营气和津液,是血的主要组成部分,它们来自脾胃所运化的水谷精气,在心肺的作用下生成血。因此,在临床治疗血虚的病证时,往往配合应用补气和健脾胃的药物以提高疗效,这是对气能生血理论指导临床的实际应用。

2. 气能行血　血属阴,主静。血不能自行,有赖于气的推动;气行则血行,气滞则血瘀。因此,气虚则推动无力而形成瘀血;气滞则血行不利、血行迟缓亦可形成血瘀。若气机逆乱,则血行亦随气异常而逆乱:如血随气升,可见头面红赤、头痛,甚则吐血、衄血;血随气陷,则脘腹坠胀,甚则崩漏、尿血、便血等。因此,临证时对于血行失常的病证,往往分别配合应用补气、行气、降气等药物。

3. 气能摄血　气能摄血,是气固摄功能的具体体现,即血在脉中循行而不逸出脉外,主要有赖于气对血的固摄作用。如果气虚或气陷,则固摄血液的作用减弱而致生各种出血病证。临证时,往往用补气摄血的方法,才能从根本上达到止血的目的。

(二) 血为气之母

血为气之母,是指血为气的载体,并给气以充分的营养,即血对气的作用,包括血能载气、血能养气两个方面。

1. 血能载气　是指血为气的载体。由于气的活力很强,易于逸脱,因此气必须依附于血,才能存在于体内,并随血之运载而达全身。如果血虚、血脱,则血不载气,气失依附,则行散不收、漂浮无根。临证时,对于大出血往往多用益气固脱之法,其机制亦着眼于此。

2. 血能养气　即血是产生气的物质基础,为气的功能活动提供充分的营养,使脏腑之气保持充盛,亦称为"血能生气"。故有"血足则气旺,血虚气亦虚"之说。

二、气与津液关系

气属阳,津液属阴。气和津液的关系,与气和血的关系极其相似。津液的生成、输布和排泄,依赖于气的升、降、出、入运动和气的气化、温煦、推动和固摄作用。

1. 气能生津　津液的生成,来源于摄入的饮食物。故脾胃之气旺,则化生的津液就充盛;脾胃之气衰,则津液生成不足。因此,临证常见气津两伤之证。

2. 气能行津　津液的输布、排泄全赖于气的升、降、出、入运动。由于脾气主运化和主升清、肺气主宣发和肃降、肾中精气的蒸化,方保津液输布于全身而环周不休,使经过代谢的津液转化为汗、尿液,如此津液的代谢方能维持生理平衡。

因此,气虚或气滞可致津液停滞;津液停聚又阻遏气机。两者互为因果,从而形成内生之水湿、痰饮,甚则形成水肿等证。临证时,行气与利水之法同用,往往取得较好的效果。

3. 气能摄津　气的固摄作用能控制津液的排泄以防无故流失。因此,气虚势必导致体内津液的无故流失,发生多汗、漏汗、多尿、遗尿等证。

4. 津能载气　津液是气的载体之一,气依附于津液而存在。《金匮要略心典》说:“吐下之余,定无完气”,说明多汗、多尿和吐泻等大量津液流失的情况下,亦可出现“气随津脱”的病证。

5. 津能化气　津液为气的生成提供充分的物质基础,即脾胃运化的水谷精微在元阳的蒸腾作用下化生为气,保证人体正常的生理功能。

三、血与津液关系

血和津液,都是液态样的物质,也都有滋润和濡养的作用。血和津液的生成都来源于水谷精气,由水谷精气所化生,故有“津血同源”之说。津液渗注于脉中,即成为血液的组成部分,说明在生理上,津液是血液的重要组成部分。因此,血和津液之间亦存在着极其密切的关系。

若失血过多时,脉外津液可渗注脉中,以补血量至之不足;与此同时,脉外津液大量渗注脉内,则可形成津液不足等病理变化;若津液大量损耗时,脉内之津液渗出脉外,则形成血脉空虚、津枯血燥等证。因此,临证时对于失血患者不宜采用汗法;对于津液大亏的患者,亦不可轻用放血之法,故有“夺血者无汗,夺汗者无血”之说。

课后练一练

一、思考题

1. 请简述气的生理功能。

2. 血的生成、运行路径是什么？与哪几个脏腑关系密切,各起什么作用？

3. "血汗同源""津血同源"的含义是什么？有什么临床意义？

二、自测题

自测题

（徐勤磊）

第五章
体质

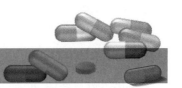

学习目标

- 掌握体质的基本概念;能根据中医体质分类的生理特点,学会判断中体质。
- 熟悉中医体质分类的病理特点,学会体质养生的基本方法。

思维导图

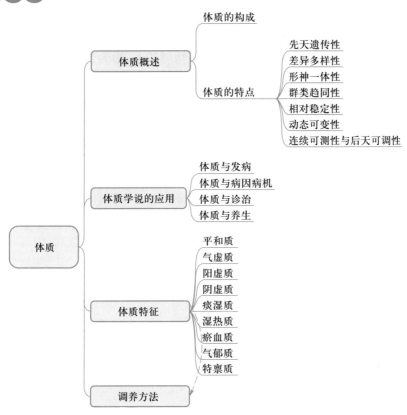

第一节 体 质 概 述

　　体质是指人体生命过程中,在先天禀赋和后天获得的基础上所形成的形态结构、生理功能和心理状态方面综合的相对稳定的固有特质。

一、体质的构成

体质由形态结构、生理功能和心理状态三个方面的差异性构成。

1. 形态结构的差异性　包括外部形态结构和内部形态结构。外部形态结构是体质的外在表现,内部形态结构是体质的内在基础。

2. 生理机能的差异性。

3. 心理状态的差异性。

二、体质的特点

1. 先天遗传性　决定体质形成和发展的基础。

2. 差异多样性　是体质学说研究的核心问题。

3. 形神一体性　"形神合一"是中医学体质概念的基本特征之一。

4. 群类趋同性　同一种族或聚居在同一地域的人,因为生存环境和生活习惯相同,遗传背景和生存环境具有同一性和一致性,从而使人群的体质具有相同或类似的特点,形成地域人群的不同体质特征,使特定人群的体质呈现类似的特征。

5. 相对稳定性　个体禀承于父母的遗传信息,使其在生命过程中遵循某种既定的内在规律,呈现出与亲代类似的特征。这些特征一旦形成,不会轻易改变,在生命过程某个阶段的体质状态具有相对的稳定性。

6. 动态可变性　先天禀赋决定着个体体质的相对稳定性和个体体质的特异性,后天各种环境因素、营养状况、饮食习惯、精神因素、年龄变化、疾病损害、针药治疗等,又使得体质具有可变性。

7. 连续可测性与后天可调性。

第二节　体质学说的应用

一、体质与发病

由于人体的体质是正气盛衰偏倾的反映,因此体质强弱决定着发病与否及发病情况。中医学认为"正气存内,邪不可干"。邪正交争是疾病发生的基本原理。正气虚是发病的内在根据,邪气是疾病形成的外在条件。疾病发生与否,主要取决于正气的盛衰,而体质正是正气盛衰偏倾的反映。

二、体质与病因病机

1. 说明个体对某些病因的易感性　体质反映了机体自身生理范围内阴阳寒热的盛衰偏倾,这种偏倾性决定了个体的功能状态,因而对外界刺激的反应性、亲和性、耐受性不同,也就是选择性不同,正所谓"同气相求"。因此,体质因素决定着个体对某些病邪的易感性、耐受性。

2. 阐释病变的从化和传变　由于体质的特殊性,不同的体质类型有其潜在的、相对稳定的倾向性,可称为"质势"。人体遭受致病因素的作用时,即在体内产生相应的病理变化,而且不同的致病因素具有不同的病变特点,这种病理演变趋势称为"病势"。病势依附于质势,从体质而发生的转化,称为"质化",亦即从化。

三、体质与诊治

1. 指导辨证　体质是辨证的基础,体质决定疾病的证的类型。

2. 指导治疗

(1) 区别体质特征而治:体质有阴阳、寒热、强弱之分。

(2) 根据体质特征注意针药宜忌:体质偏阳者,宜甘寒、酸寒、咸寒、清润,忌辛热温散;体质偏阴者,宜温补益火,忌苦寒泻火;体质气虚者,宜补气培元,忌耗散克伐;痰湿质者,宜健脾芳香化湿,忌阴柔滋补;湿热质者,宜清热利湿,忌滋补厚味;瘀血质者,宜疏利气血,忌固涩收敛;体质强者,耐受性强,剂量宜大;体质弱者,耐受性差,剂量宜小;肥胖体质者,多气血迟涩,对针刺反应迟钝,进针宜深,刺激量宜大,多用温针艾灸;瘦长体型者,气血滑利,对针刺反应敏感,进针宜浅,刺激量相应较小,多用温灸。

四、体质与养生

善于养生者,就要修身养性,形神共养,以增强体质,预防疾病,增进身心健康。调摄时就要根据各自不同的体质特征,选择相应的措施和方法。

第三节　体质特征

体质的常见表现主要从面色、眼目、口鼻、精神状态、饮食、大便、小便、舌脉等特征进行分辨,心理特征多为辅助。

一、平和质

形体特征:体形匀称健壮。

常见表现:面色肤色润泽,头发稠密有光泽,目光有神。鼻色明润,嗅觉通利,唇色红润,无口气。不容易疲劳,精力充沛。睡眠良好,胃口好。大小便正常。舌质淡红,舌苔薄而白,脉和而有神。

发病倾向:平时患病少。

对外界环境适应能力:对自然环境和社会环境的适应能力比较强。

二、气虚质

形体特征:肌肉不健壮。

常见表现:语音低怯、气短懒言,肢体容易疲乏,精神不振,容易出汗。舌质淡红色,舌体显胖大,舌边缘有齿印痕,脉象虚缓。容易头晕、健忘。有的人大便正常,有的人大便稀烂,便后仍感觉"没拉完"。小便则正常或量、次数偏多。

心理特征:性格内向,情绪不稳定,胆小,不喜欢冒险。

发病倾向:平素体质虚弱,容易感冒。还容易患内脏下垂、虚劳等病。

对外界环境适应能力:不耐受寒邪、风邪、暑邪。

三、阳虚质

形体特征:体形白胖,肌肉不结实。

常见表现:平时怕冷,手足"热力不足",喜欢热饮热食,精神不振,睡眠偏多。舌质偏淡,略显胖大,边缘有齿印痕,舌苔湿润,脉象沉迟微弱。有些人面色苍白,常带"熊猫眼",唇色淡,头发容易脱落,容易出汗。大便多稀烂,少量多次,尿则清长。由于怕冷,有些人睡觉常缩成虾状。

心理特征:性格多沉静、内向。

发病倾向:发病多为寒证,或容易出现痰饮、肿胀、腹泻等。

对外界环境适应能力:不耐受寒邪和湿邪,耐夏不耐冬。

四、阴虚质

形体特征:体形瘦长。

常见表现:手足心热,平时容易口燥热,咽喉干涩,口渴爱喝冷饮。鼻腔偏干,鼻涕少。舌质红,口水偏少,舌苔偏少,脉象细弦而数。有些人还会面色潮红,心有烘热感,眼睛干涩、看物发花,皮肤偏干燥,因而更容易生皱纹。有些人会出现眩晕耳鸣,睡眠质量差,小便短而不畅,大便干燥。

心理特征:性情急躁、外向,活泼好动。

发病倾向:容易出现阴亏燥热的病变,或病后表现为阴亏。

对外界环境适应能力:不耐热邪,耐冬不耐夏,恰恰和阳虚者相反,也不耐受燥邪。

五、痰湿质

形体特征:体形肥胖,尤其是腹部肥胖松软。

常见表现:面部皮肤油脂较多,汗水多且黏,容易胸闷,痰多。有些人面色淡黄发暗,眼圈微浮肿,容易困倦。舌体胖大,舌苔白腻,嘴里常有黏、发腻、发甜的感觉。平时比较爱吃甜食和肥腻食物。大便正常或略稀烂,小便量不多或颜色稍微有些浑浊,脉象滑。

心理特征:性格偏温和、稳重,多善于忍耐。

发病倾向:和其他体质相比,比较容易发展为"消渴"(糖尿病)、中风、胸痹。

对外界环境适应能力:最怵梅雨季节以及湿润环境。

六、湿热质

形体特征:形体偏胖或很瘦。

常见表现:平时面部常有油光,容易生痤疮、粉刺。舌质偏红,舌苔黄腻,容易口苦、口干,身体感沉重,容易疲倦。有些人还会心烦意乱,做事无精神,眼球血丝多,大便干燥、硬结,或偏黏滞,小便短而颜色发深,有些男性的阴囊比较潮湿,女性则白带增多。脉象多滑数。

心理特征:性格多急躁、易怒。

发病倾向:易患痤疮、火疖,常长疙瘩,也比较容易患黄疸、火热等症。

对外界环境适应能力:难适应湿环境或气温偏高,尤其是夏末秋初的"湿热交蒸"气候。

七、瘀血质

形体特征:瘦人居多。

常见表现:面色灰暗,皮肤偏暗有色素沉着,容易出现瘀斑和疼痛。唇色暗淡或发紫。舌质暗有点、片状瘀斑,舌下静脉曲张,脉象则细涩。有些人眼眶暗黑,鼻部暗滞,头发容易脱落,肌肤发干。女性常常痛经、闭经,或经血中有比较多凝结的血块,经血颜色紫黑有块状物,有些人甚至有出血倾向、吐血和崩漏。

心理特征:心情容易烦躁,急躁健忘。

发病倾向:容易患出血、中风、胸痹等疾病。

对外界环境适应能力:怕风邪、寒邪。

八、气郁质

形体特征:瘦者居多。

常见表现:最多见的是性格内向不稳定,抑郁脆弱,敏感多疑,对精神刺激的适应能力较差,平时苦着脸。表情烦闷不开心。有些人胸部有胀痛感或有疼痛游走感,常叹气、嗳气,或咽喉总觉得不舒服,有如东西梗着。有些女性乳房胀痛。睡眠较差,食欲减退,健忘,痰多,大便多偏干,小便正常。舌质淡红,舌苔薄而白,脉象弦细。

心理特征:与上述"常见表现"相同。

发病倾向:容易患抑郁、脏躁、不寐(失眠)、惊恐等。

对外界环境适应能力:不喜欢阴雨天气,对精神刺激的适应能力较差。

九、特禀质

形体特征:有的畸形,有先天生理缺陷或外表无特殊。

常见表现:遗传性疾病有垂直遗传、家族共同特征等,胎传性疾病为母体影响胎儿个体生长发育以及相关疾病特征。

心理特征:因疾病各有不同。

发病倾向:过敏体质者容易药物过敏、患花粉症,遗传疾病如血友病、先天愚型等。胎传疾病包括胎热、胎赤、胎惊、胎肥、胎痫、胎弱、发育迟缓等。

对外界环境适应能力:很差,尤其是过敏体质者,季节变化可诱发宿疾发作。

▶ 视频

体质的分类

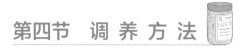

第四节　调养方法

一、平和质

环境起居调摄:起居顺应四时阴阳,劳逸结合。

体育锻炼:适度运动即可。

精神调适:清净立志,开朗乐观,心理平衡。

饮食调理:食物宜多样化,不偏食,不可过饥过饱、偏寒偏热。

药物调养:不需。

二、气虚质

环境起居调摄:热则耗气,夏当避暑;冬当避寒,以防感冒;避免过劳伤正气。

体育锻炼:起居宜柔缓,不宜剧烈运动以防耗气,应散步、慢跑、打太极拳、练五禽戏等。

精神调适:气虚之人多神疲乏力、四肢酸懒,应清净养藏,祛除杂念,不躁动,少思虑。

饮食调理:常食益气健脾食物,如粳米、糯米、小米、大麦、山药、土豆、大枣、香菇、鸡肉、鹅肉、兔肉、鹌鹑、牛肉、青鱼、鲢鱼,少吃耗气食物,如生萝卜、空心菜等。

药物调养:可用甘温补气之品,如人参、山药、黄芪等。脾气虚,宜选四君子汤,或参苓白术散;肺气虚,宜选补肺汤;肾气虚,多服肾气丸。

三、阳虚质

环境起居调摄:冬避寒就温,春夏培补阳气,多日光浴。夏不露宿室外,眠不直吹电扇,开空调室内外温差不要过大,避免在树荫、水亭及过堂风大的过道久停,注意足下、背部及丹田部位的保暖。

体育锻炼:动则生阳,体育锻炼每天1~2次。宜舒缓柔和,如散步、慢跑、打太极拳、练五禽戏和八段锦等。冬天避免在大风、大寒、大雾、大雪及空气污染的环境中锻炼。

精神调适:这类人常情绪不佳,肝阳虚者善恐,心阳虚者善悲。应保持沉静内敛,消除不良情绪。

饮食调理:宜食温阳食品,如羊肉、狗肉、鹿肉、鸡肉,少吃西瓜等生冷食物。"春夏养阳",夏日三伏每伏食附子粥或羊肉附子汤一次。平时可用当归生姜羊肉汤、韭菜炒胡桃仁。

药物调养:可选补阳祛寒、温养肝肾之品,如鹿茸、海狗肾、蛤蚧、冬虫夏草、巴戟天、仙茅、肉苁蓉、补骨脂、杜仲等,成方可选金匮肾气丸、右归丸。偏心阳虚者,桂枝甘草汤加肉桂常服,虚甚者可加人参;偏脾阳虚者可选择理中丸或附子理中丸。

四、阴虚质

环境起居调摄:夏应避暑,多去海边高山,秋冬要养阴。居室应安静。不熬夜,不剧烈运动,不在高温下工作。

体育锻炼:宜选动静结合项目,如太极拳、八段锦等。控制出汗量,及时补水。

精神调适:循《内经》"恬澹虚无""精神内守"之法,养成冷静沉着的习惯。对非原则性问题,少与人争,少参加争胜负的文娱活动。

饮食调理:多食梨、百合、银耳、木瓜、菠菜、无花果、冰糖、茼蒿等甘凉滋润食物,喝沙参粥、百合粥、枸杞粥、桑椹粥、山药粥。少吃葱、姜、蒜、椒等辛辣燥烈品。

药物调养:可用滋阴清热、滋养肝肾之品,如女贞子、山茱萸、五味子、墨旱莲、麦门冬、天门冬、黄精、玉竹、枸杞子等药。常用方有六味地黄丸、大补阴丸等。如肺阴虚,宜服百合固金汤;心阴虚,宜服天王补心丸;脾阴虚,宜服慎柔养真汤;肾阴虚,宜服六味丸;肝阴虚,宜服一贯煎。

五、痰湿质

环境起居调摄:远离潮湿;阴雨季避湿邪侵袭;多户外活动;穿透气散湿的棉衣;常晒太阳。

体育锻炼:身重易倦,应长期坚持锻炼,如散步、慢跑、打八段锦及练舞蹈等。活动量应逐渐增强,让疏松的皮肉逐渐结实致密。

精神调适:易神疲困顿,要多参加各种活动,多听轻松音乐,以动养神。

饮食调理:少食甜、黏、油腻之物,少喝酒,勿过饱。多食健脾利湿、化痰祛湿的清淡食物,如白萝卜、葱、姜、白果、红小豆等。

药物调养:重点调补肺脾肾。可用温燥化湿之品,如半夏、茯苓、泽泻、瓜蒌、白术、车前子等。若肺失宣降,当宣肺化痰,选二陈汤;若脾不健运,当健脾化痰,选六君子汤或香砂六君子汤;若肾不温化,当选苓桂术甘汤。

六、湿热质

环境起居调摄:避暑湿,环境宜干燥通风,不宜熬夜过劳,长夏应避湿热侵袭。

体育锻炼:适合高强度大运动量锻炼,如中长跑、游泳、爬山等,以湿祛散热。夏季应凉爽时锻炼。

精神调适:多参加能令人开朗轻松的活动,放松身心。

饮食调理:多吃西红柿、草莓、黄瓜、绿豆、芹菜、薏苡仁、苦瓜、茵陈蒿等,饮石竹茶。忌辛温滋腻,少喝酒,少吃海鲜。

药物调养:可用甘淡苦寒,清热利湿之品,如黄芩、黄连、龙胆草、虎杖、栀子等。方药可选龙胆泄肝汤、茵陈蒿汤等。

七、血瘀质

环境起居调摄：血得温则行，居住宜温不宜凉；冬应防寒。作息规律，睡眠足够，不可过逸，免气以滞血瘀。

体育锻炼：多做益心脏血脉通畅的活动，如练舞蹈、打太极拳和八段锦以及保健按摩等，各部分都要活动，以助气血运行。

精神调适：培养乐观的情绪，则气血和畅，有利血瘀改善，苦闷忧郁会加重血瘀。

饮食调理：常食红糖、丝瓜、玫瑰花、月季花、酒、桃仁等活血祛瘀的食物，酒可少量常饮，醋可多吃，宜喝山楂粥、花生粥。

药物调摄：可用当归、川芎、怀牛膝、徐长卿、鸡血藤、芜蔚子等活血养血的药物，成方可选四物汤等。

八、气郁质

环境起居调摄：室内常通风，装修宜明快亮丽。阴雨天调节好情绪。

体育锻炼：宜动不宜静，多跑步、爬山、游泳等以流通气血。着意锻炼呼吸吐纳功法，以开导郁滞。

精神调适："喜胜忧"，要主动寻快乐，常看喜剧和励志剧、听相声，勿看悲苦剧。多听轻松欢快的音乐，多参加社交活动。

饮食调理：少饮酒以畅通血脉，提情绪。多食行气食物，如佛手、橙子、柑皮、荞麦、韭菜、茴香菜、大蒜、高粱、刀豆等。

药物调养：常用香附、乌药、川楝子、小茴香、青皮、郁金等疏肝理气解郁的药为主组成方剂，如越鞠丸等。若气郁引起血瘀，当配伍活血化瘀药。

九、特禀体质

特禀体质情况更复杂，要根据相关体质特征予以调养。

由于很多人可能都是复合体质，因此上述方法仅供参考，尤其是药物调养的内容，一定要谨遵医嘱。

知识拓展

体质判定方法

1. 根据《中医体质分类与判定表》"测试表格"中的全部问题,每一个问题按 5 级评分,计算原始分及转化分,依标准判定体质类型。

原始分 = 各个条目的分会相加。

转化分数 = [（原始分 - 条目数（每项问题数））/（条目数 × 4）] × 100

2. 判定标准 平和质为正常体质,其他 8 种体质为偏颇体质。判定标准如下表（表5-1）。

表 5-1 平和质与偏颇体质判定标准表

体质类型	条件	判定结果
平和质	转化分 ≥60 分	是
	其他 8 种体质转化分均 <30 分	
	转化分 ≥60 分	基本是
	其他 8 种体质转化分均 <40 分	
	不满足上述条件者	否
偏颇体质	转化分 ≥40 分	是
	转化分 30~39 分	倾向是
	转化分 <30 分	否

3. 说明

(1) 某人各体质类型转化分如下:平和质 75 分,气虚质 56 分,阳虚质 27 分,阴虚质 25 分,痰湿质 12 分,湿热质 15 分,血瘀质 20 分,气郁质 18 分,特禀质 10 分。根据判定标准,虽然平和质转化分≥60 分,但其他 8 种体质转化分并未全部 <40 分,其中气虚质转化分≥40 分,故此人不能判定为平和质,应判定为是气虚质。

(2) 某人各体质类型转化分如下:平和质 75 分,气虚质 16 分,阳虚质 27 分,阴虚质 25 分,痰湿质 32 分,湿热质 25 分,血瘀质 10 分,气郁质 18 分,特禀质 10 分。根据判定标准,平质转化分≥60 分,同时,痰湿质转化分在 30~39 分,可判定为痰湿质倾向,故此人最终体质判定结果基本是平和质,有痰湿质倾向。

课堂讨论

根据《中医体质分类与判定表》"测试表格",测一测自己属于什么体质?

课后练一练

一、思考题

1. 何谓体质？体质的特点有些什么？

2. 试论述湿热体质、痰湿体质的生理特点与养生方法。

二、自测题

自测题

（黄承伟）

第六章
病因病机

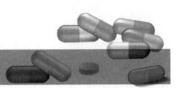

学习目标

- 掌握六淫、七情、饮食、劳逸、痰饮、瘀血等病因的概念及其致病特点；发病基本原理、邪正盛衰、阴阳失调、气血失常、津液代谢失常等基本病机。
- 熟悉疠气的致病特点；疾病的发生和内外环境的相互关系。
- 了解外伤、蛇虫咬伤等病因；内生五邪的病机。

思维导图

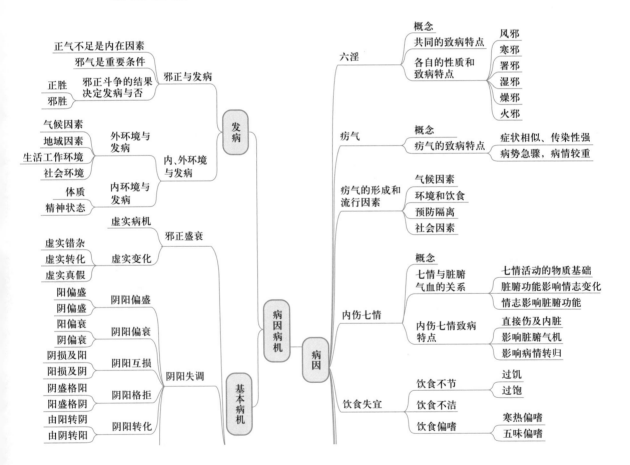

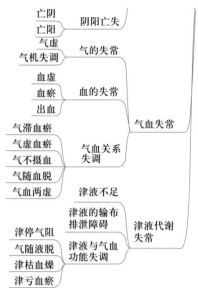

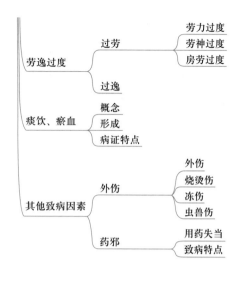

中医学认为,人体各脏腑组织之间以及人体与自然、社会之间,既对立又统一,维持着相对的动态平衡来保持人体正常的生理活动。当某种原因破坏了这种动态平衡,而机体又不能自行调节得以恢复,人体就会发生疾病。因此,破坏人体相对的动态平衡而引起疾病的原因就是病因。病机,即疾病发生、发展变化及转归的机制,揭示疾病发生、发展与演变过程的基本规律和特点。病因病机学说主要研究致病因素的性质与致病特点、疾病发生与人体产生病理反应的规律,并揭示疾病的发生、发展和转归的机制,为辨证论治奠定基础。

第一节 病 因

病因,即引起疾病发生的原因,又称为致病因素。导致疾病发生的原因有多种,主要有六淫、疠气、七情、饮食、劳倦以及外伤和虫兽伤等,这些因素均有可能使人发生疾病。

中医认识病因,主要有两个方面:①可能作为致病因素的客观条件;②以病证的临床表现为依据,探求致病因素,又称为"辨证求因""审证求因"。病因学说主要研究病因的性质和致病特点,以及探讨各种致病因素所致病证的临床表现。

一、六淫

(一) 六淫的概念

六淫,即风、寒、暑、湿、燥、火六种外感致病因素的统称。淫,有太过和浸淫之意。

由于六淫是不正之气,因此又称其为"六邪",属于外感病的一类致病因素。在正常的情况下,风、寒、暑、湿、燥、火,是自然界六种不同的气候变化,被称为"六气",是万物生长的条件,对于人体也是无害的。当气候变化异常,六气变化太过剧烈,超出人体承受的适应范围时,六气才能成为致病因素,导致人体发生疾病,此时的六气,便称为"六淫"。

(二) 六淫致病的共同特点

1. 外感性　六淫致病途径多为肌表,或从口鼻而入,或两者同时受邪,故又有"外感六淫"之称。

2. 季节性　六淫致病往往具有明显的季节性,故又称为时令病,如春季多风病,夏季多暑病,长夏多湿病,秋季多燥病,冬季多寒病等。

3. 地域性　六淫致病往往与生活区域、工作环境密切相关,如西北多寒病、燥病;东南沿海地区多湿病;久居潮湿之地多湿病;高温工作环境多燥热或火邪为病等。

4. 相兼性　六淫既可单独致病,如伤风;又可两种或两种以上邪气相兼同时侵犯人体而致病,如风热感冒、风寒湿痹。

5. 转化性　六淫致病既相互影响,也可以相互转化。如寒邪入里可以化热,暑湿日久亦可化燥伤阴等。

此外,临床上还有某些由于脏腑功能失调所产生的化风、化寒、化湿、化燥化热、化火等病理反映,虽与风寒、湿、燥、火等六淫致病特点和证候相类似,但其致病原因却是机体内在的某些病理状态,称其为"内生五邪",即内风、内寒、内湿,内燥、内火(内热)等,也是为了区别于外感六淫。

(三) 六淫各自的性质和致病特点

1. 风邪　风为春季的主气,但四季皆有风,故风邪引起的疾病虽以春季为多,但不限于春季,其他季节亦均可发生。中医学认为风邪为外感发病的一种极为重要的致病因素。

风邪的性质及致病特点如下:

(1) 风为阳邪,其性开泄,易袭阳位　风性善动而不居,具有升发、向上、向外的特性,故风邪属于阳邪。其性开泄,是指风邪易使腠理疏泄而开张;其易袭阳位,并善于向上向外,故风邪侵袭常伤及人体的上部、阳经及肌表。因此,伤于风邪常出现头痛、汗出、恶风等症状,如《素问·太阴阳明论》说:"犯贼风虚邪者,阳受之"以及"伤于风者,上先受之"。

(2) 风性善行而数变　"善行",是指风邪致病具有游走性的特点,如"痹证"见游走性关节疼痛,则属于风气偏盛,故又称为"行痹"或"风痹",治疗当以祛风为主要用药特点。"数变",是指风邪致病具有变幻无常和发病迅速的特性而言,一般发病多急,传变也较快,如风疹有皮肤瘙痒、发无定处、此起彼伏等特点,如《素问·风论》说:"风者,善行而数变。"

(3)风为百病之长 风邪为六淫病邪的主要致病因素,且风邪常为六淫致病的先导,故古人甚至把风邪当作外感致病因素的总称,如故《素问·骨空论》说:"风者,百病之始也"及《素问·风论》说:"风者,百病之长也"。

(4)风性主动 风邪致病的病证特点具有动摇不定的特点,如四肢抽动、角弓反张等症,故《素问·至真要大论》说:"诸暴强直,皆属于风。"

2. 寒邪 寒,《说文解字》云:"寒,冻也",为冬季主气。 在气温较低的冬季,或由于气温骤降,超出人体调节能力范围,人体未能注意防寒保暖,则常易感受寒邪。

寒邪为病有外、内之分,外寒指寒邪外袭,有伤寒、中寒之别。寒邪客于肌表,郁遏卫阳,称为"伤寒";寒邪直中于里,伤及脏腑,则为"中寒"。内寒是机体阳虚,失却温煦的病理反映。外寒与内寒虽有区别,但它们又是互相联系,互相影响的。

寒邪的性质及致病特点如下:

(1)寒为阴邪,易伤阳气 寒性属阴,为阴气盛的表现,故"阴盛则寒"。当阳气不足以驱除阴寒之邪,则反为阴寒所侮,故有"阴胜则阳病",因而感受寒邪,最易损伤人体阳气,则可出现阳气衰退的寒证。外寒侵袭肌表,则卫阳被遏,就有恶寒;寒邪直中脾胃,可见脘腹冷痛、吐泻等症。

(2)寒性凝滞主痛 "凝滞",即凝结、阻滞不通。人身气血津液之所以能运行不息,全赖一身阳气的温煦推动。一旦阴寒之邪偏盛,阳气受损,则经脉气血为寒邪所凝闭、阻滞,进而有不通则痛,故寒邪伤人多有疼痛,故有"气血得温则行,得寒则凝"之说。

(3)寒性收引 "收引",即收缩、牵引。寒邪侵袭,可使气机收敛,腠理、经(筋)脉收缩而挛急,如《素问·举痛论》云:"寒则气收。"寒邪侵袭肌表,则腠理闭塞,因而卫阳被郁,不得宣泄于体表,卫表失司,可见恶寒发热,无汗;寒客血脉,则气血凝滞而不通,可见头身疼痛,脉紧;寒客经脉,则拘急收引,可见肢体屈伸不利,或冷厥不仁。

3. 暑邪 暑为夏季的主气,乃火热所化,其致病有明显的季节性。暑邪致病有轻重之分,即轻者为"伤暑",重者为"中暑"。

暑邪的性质及致病特点如下:

(1)暑为阳邪,其性炎热 暑为夏季火热之气所化,故暑属阳邪,其伤人多表现为一系列阳热症状,如大热、心烦、面赤、脉洪大。

(2)暑性升散,耗气伤津 暑为阳邪,其性升散,多表现为向上、向外的特点。故暑邪可致机体腠理开泄而多汗。汗出过多,则气随津脱,气津两亏,即可出现口渴喜饮、尿赤短少、乏力等症。

(3)暑多挟湿 暑季炎热、多雨,热蒸湿动,则湿气弥漫,故暑邪常兼挟湿邪以侵犯人体。其临床特征多表现为发热、烦渴、四肢困倦、胸闷呕恶、大便溏泻而不爽等暑湿症状。

4. 湿邪　湿乃长夏主气,即夏秋之交时,阳热下降,水气上腾,潮湿弥漫。湿邪伤人,亦有外湿、内湿之分。外湿多由气候、涉水淋雨、居处等外环境的湿邪侵袭人体所致。内湿则由脾失健运,而水湿停聚所形成的内环境中的湿邪。外、内虽有不同,但又相互影响:若伤于外湿,进而湿邪困,则脾失健运,导致湿浊内生;若脾阳虚损而失于运化,水湿内停,可致外湿侵袭,即同气相求。

湿邪的性质及致病特点如下:

(1) 湿为阴邪,易伤阳气,阻遏气机　湿性类水,故为阴邪,则易伤及阳气。湿邪乃属实邪,若留滞脏腑经络,可使气机升降失常:如湿邪困阻中焦,常有胸闷脘痞;小便短涩,大便不爽等症,故有"中焦有病,尿溲为之变"。

(2) 湿性重浊　"重",即沉重或重着;"浊"乃浑浊之意。湿邪导致疾病具有使机体沉重和分泌物浑浊等特点。《素问·生气通天论》说:"因于湿,首如裹。"说明湿邪侵袭,气不升降,则清阳不升,故头昏而沉。若湿邪留滞经络关节,则阳气布达通道不畅,故可见肌肤不仁,关节疼痛、困重。另外,湿邪致病可见各种分泌物秽浊症状,如面垢、眵多、便溏、下痢黏液、小便浑浊、妇人白带过多等症。

(3) 湿性黏滞　"黏滞",即黏腻、停滞。湿性黏滞主要表现为两个方面:①湿病的症状多黏滞不爽,即排出物或分泌物多滞涩不畅。②湿邪致病,病程较长或反复发作,多属缠绵难愈,如湿痹。

(4) 湿性趋下,易袭阴位　《素问·太阴阳明论》说:"伤于湿者,下先受之。"说明湿邪侵犯机体,其症状多以下部明显,如因水湿所致水肿多以下肢较为明显。

5. 燥邪　燥是秋季主气,初秋有夏热之余气,深秋又有近冬之寒气燥与寒邪结合侵犯人体,故燥邪为病又有温燥、凉燥之分。秋气肃杀,因而出现秋凉而劲急干燥的气候。燥邪多从口鼻或肌腠侵犯。

燥邪的性质及致病特点如下:

(1) 燥性干涩,易伤津液　燥邪为干涩之病邪,故《素问·阴阳应象大论》说:"燥胜则干。"燥邪最易耗伤人体的津液,使阴津亏虚,表现为各种干涩的症状:口鼻干燥、咽干口渴、皮肤干涩、毛发不荣、小便短少、大便干结等症。

(2) 燥易伤肺　《素问·阴阳应象大论》说:"天气通于肺。"肺主气而司呼吸,与外界大气相通,而肺又外合皮毛,开窍于鼻,故燥邪伤人多从口鼻而入,且肺为娇脏,喜润而恶燥。因而燥邪犯肺最易伤损肺津,影响肺的宣发、肃降功能,出现干咳少痰、痰黏难咯、痰中带血、喘息胸痛等症。

6. 火(热)邪　火(热)邪气,乃自然界中具有炎热特性的邪气。火热虽为阳盛所生,但同中有异,主要体现在程度上的不同:温为热之渐,火为热之极,故有温热、火热邪气并称的情况。

火热邪气的性质和致病特点如下：

（1）火热为阳邪，其性炎上　《素问·阴阳应象大论》说："阳胜则热"以及《尚书·洪范》说："火曰炎上"。阳主躁动而向上，火热燔灼，升腾上炎，故属于阳邪。火热伤人，多见大热、大渴、大汗、脉洪数等症；其炎上之性，多表现在人体的上部，如头面部位，亦可上扰神明，出现心烦失眠、狂躁不安、神昏谵语等症，如《素问·至真要大论》说："诸躁狂越，皆属于火。"

（2）火易耗气伤津　火热之邪，常使人大汗，易迫津外泄，灼伤阴液，甚或气随津脱，往往伴有口渴喜饮、舌咽干燥、小便短赤、大便干结、乏力、神疲等症，如《素问·阴阳应象大论》指出："壮火食气。"壮火，即是指亢盛的实火，最易损伤人体正气，使全身性的津、气衰脱。

（3）火易生风动血　火热之邪侵袭人体，往往劫耗阴液，使筋脉失其滋养濡润，而致肝风内功，表现为四肢抽搐，目睛上视，颈项强直，角弓反张等，与此同时还会对神志产生重要的影响，表现为神昏谵语，如《素问·至真要大论》说："诸热瞀瘛，皆属于火……诸躁狂越，皆属于火。"火热动血，指火热之邪易加速血行，灼伤脉络，或迫血妄行，导致各种出血，如吐衄、发斑、便血、尿血、妇女月经过多、崩漏等病证。

（4）火易致肿疡　火热之邪入于血而聚于局部，腐肉败血则发为痈肿、疮疡。故《灵枢·痈疽》说："大热不止，热胜则肉腐，肉腐则为脓，故名曰痈。"

二、疠气

（一）疠气的概念

疠气，是一类具有强烈传染性和流行性的外感病邪的统称。在中医文献中，又被称为"瘟疫""疫毒""戾气""异气""毒气""乖戾之气"等。

（二）疠气的致病特点

疠气致病，具有发病急骤、病情较重、症状相似、传染性强、易于流行等特点。

1. 症状相似、传染性强　《素问·刺法论》说："五疫之至，皆相染易，无问大小，病状相似"，说明疠气致病具有症状相似以及传染性较强的特点。此外，《温疫论》说："疫者，感天地之疠气，此气之来，无论老少强弱，触之者即病，邪从口鼻而入"，不但明确指出疠气病邪可通过空气传染，多从口鼻侵入人体，还说明了疠气易于流行。

2. 病情急骤、病情较重　《诸病源候论》说："人感乖戾之气而生病，则病气转相染易，乃至灭门。"说明人感疠气，不但传染性强，而且发病急骤，病情危重，往往导致十室九空。

（三）疠气的形成和流行因素

疠气致病,可以散在发生,也可以形成瘟疫流行,疫疠的发生和流行,多与下列因素有关。

1. 气候因素　自然气候反常变化,如暖冬、凉夏、久旱、湿雾、瘴气等,往往导致瘟疫的发生。

2. 环境和饮食　如空气、水源或食物受到污染,也能造成大面积的公共卫生事件。

3. 预防隔离　若没有及时做好预防隔离工作,使传染源随意流动,往往会导致大面积的瘟疫流行。

4. 社会因素　如战乱时期,社会动荡不安,传染病不断地发生或流行。

三、内伤七情

（一）内伤七情的概念

七情即喜、怒、忧、思、悲、恐、惊七种情志变化,描述了机体的精神状态,也是人体对客观事物的不同反映。一般情况下,七情不会使人致病;只有突然、强烈或长期持久的情志刺激,超出了人体本身的正常调节能力范围,使人体气机紊乱、阴阳失调,方能导致疾病的发生,故称为"内伤七情"。

（二）七情与脏腑气血的关系

1. 七情活动的物质基础　七情的功能活动与内脏有密切的关系:心"在志为喜",肝"在志为怒",脾"在志为思",肺"在志为忧",肾"在志为恐"。情志活动必须以五脏精气作为物质基础,而脏腑功能活动主要靠气的温煦、推动和血的滋养,如《素问·阴阳应象大论》说:"人有五脏化五气,以生喜怒悲忧恐。"

2. 脏腑功能影响情志变化　七情的功能活动以五脏的精气血津液为物质基础,因而脏腑功能的变化亦会改变机体的气血结构,进而影响情志变化,如《素问·调经论》说:"血有余则怒,不足则恐。"

3. 情志异常影响脏腑功能　脏腑气血的变化,也会影响情志的变化,如《灵枢·本神》说:"肝气虚则恐,实则怒。心气虚则悲,实则笑不休。"

（三）内伤七情致病的特点

1. 直接伤及内脏　七情皆由心所发,心是五脏六腑之大主,心神受损可波及其他脏腑,如《灵枢·口问》说:"心者,五藏六府之主也……故悲哀愁忧则心动,心动则五脏六腑皆摇。"《素问·阴阳应象大论》说:"怒伤肝""喜伤心""思伤脾""忧伤肺""恐伤肾",说明不同的情志刺激,可对各脏有不同的影响。

2. 影响脏腑气机　《素问·举痛论》说:"怒则气上,喜则气缓,悲则气消,恐则气下……惊则气乱……思则气结",说明七情致病可引起脏腑气机失常,进而影响相应的脏腑功能。

(1) 怒则气上　肝在志为怒,过度愤怒可使肝气上冲,血随气逆而并走于上。血随气逆时,往往有头晕胀痛、面红目赤,甚或呕血、昏厥,如《素问·生气通天论》说:"大怒则形气绝,而血菀于上,使人薄厥。"

(2) 喜则气缓　心在志为喜,在正常情况下,喜能缓和精神紧张,使营卫通利,心情舒畅,如《素问·举痛论》说:"喜则气和志达,营卫通利,故气缓矣。"但暴喜可使心气涣散、神魂不守,可见精神不集中,甚则失神狂乱等症状。如《灵枢·本神》说:"喜乐者,神惮散而不藏。"

(3) 悲则气消　肺在志为悲,在过度悲伤的情况下,可使肺气耗伤,意志消沉。如《素问·举痛论》说:"悲则心系急,肺布叶举,而上焦不通,营卫不散,热气在中,故气消矣。"

(4) 恐则气下　肾在志为恐,在恐惧过度的情况下,可使肾气不固而气泄于下,可见二便失禁、遗精、滑精、早泄等症。如《灵枢·本神》说:"恐惧而不解则伤精,精伤则骨酸痿厥,精时自下。"

(5) 惊则气乱　突然受惊,可致心无所倚,神无所归,虑无所定,惊慌失措,甚则神志错乱。如《素问·举痛论》说:"惊则心无所倚,神无所归,虑无所定,故气乱矣。"

(6) 思则气结　脾在志为思,在思虑劳神过度的情况下,伤神损脾导致气机郁结。"思"发于脾,而成于心,故思虑过度耗伤脾气,亦影响心神,可见纳呆、脘腹胀满、便溏、心悸、健忘、失眠、多梦。如《素问·举痛论》说:"思则心有所存,神有所归,正气留而不行,故气结矣。"

3. 影响病情转归　情志异常,可以使脏腑气机异常,如"气上、气缓、气消、气结、气乱、气下",而气为血之帅,因而气血异常运行,可使病情加重或恶化。如有高血压病史的患者,若遇事愤怒而血随气涌,致使血压迅速升高,发生眩晕,甚至突然昏厥,或昏仆不语、半身不遂、口眼㖞斜。

 视频

七情

四、饮食失宜

饮食是人类生存和保持健康的必要条件,也是人体生长发育的基本条件,如《素问·六节脏象论》说:"天食人以五气,地食人以五味"。饮食的消化和吸收离不开脾胃的生理功能,即脾主运化,胃主受纳和腐熟水谷;反之,饮食失宜,亦会影响脾胃的功能,导致气血生化不足,或停痰留饮。饮食失宜主要表现为三个方面:①饮食不节;

②饮食不洁;③饮食偏嗜。

(一) 饮食不节

饮食不节是指不按规律进食,主要分为过饥、过饱,两者均会影响人体生理功能,使气机紊乱或正气损伤,可导致疾病的发生。

1. 过饥　过饥则摄食不足,气血生化之源缺乏,气血得不到足够的补充,久之则气血衰少,正气虚弱,抵抗力降低,易产生疾病,如《素问·腹中论》说:"有病心腹满,旦食则不能暮食……名为鼓胀……此饮食不节,故时有病也。"

2. 过饱　过饱则饮食摄入过量,暴食暴饮,超过脾胃的运化能力,可导致食积,出现脘腹胀满、嗳腐吞酸、厌食、吐泻等病证,尤其是小儿更容易患此病,因其脾胃较成人为弱,如《素问·痹论》说:"饮食自倍,肠胃乃伤。"

另外,疾病初愈,正气有待恢复,脏腑功能不足,若在此时进食肥甘厚味,不但会形成虚不受补的情况,反而会加重脏腑的负担,对身体的恢复则有百害而无一利。

(二) 饮食不洁

饮食不洁,是指食用了不干净、有毒的或变质的食物,进而引起多种肠胃疾病,如腹痛、吐泻、痢疾、寄生虫病等病证,临床上以腹痛、嗜食异物、面黄肌瘦等症为主要表现。如果发生吐蛔证,即蛔虫窜进胆道,出现腹部剧痛、时发时止、吐蛔,甚则四肢厥冷而发生蛔厥。若所进食物含有腐败变质或有毒的物质,可见剧烈腹痛、吐泻等中毒症状,重则昏迷或死亡。

(三) 饮食偏嗜

饮食要合理调节,不应有所偏嗜,如此才能使人体获得各种需要的营养。若饮食过寒过热,或饮食五味有所偏嗜,则可导致阴阳失调而发生疾病。

1. 饮食偏寒偏热　多食生冷、寒凉,可伤损脾胃阳气以致寒湿内生,进而腹痛、泄泻,甚则变生他证;多食辛温燥热,则可使胃肠积热或湿热,可见口渴、便秘、痔疮等病证。

2. 饮食五味偏嗜　人体的精神气血皆赖五味资生,而五味各有其亲和的五脏,如《素问·至真要大论》说:"夫五味入胃,各归所喜,攻酸先入肝,苦先入心,甘先入脾,辛先入肺,咸先入肾,久而增气,物化之常也。气增而久,夭之由也。"其中,"久而增气,物化之常也;气增而久,夭之由也",说明五味可以增气,而过则耗气,即长期嗜好某种食物,就会使相应的脏机能偏盛,久之可损伤内脏,如《素问·生气通天论》说:"味过于酸,肝气以津,脾气乃绝;味过于咸,大骨气劳,短肌,心气抑;味过于甘,心气喘满,色黑,肾气不衡;味过于苦,脾气不濡,胃气乃厚;味过于辛,筋脉沮弛,精神乃央。"因此,平时饮食五味应当适宜,病时则更应注意饮食宜忌。饮食与病变相宜,能促进治疗;

反之,则疾病加重。

五、劳逸过度

劳逸过度,主要指过度劳累和过度安逸两个方面。正常的劳动和锻炼,有助于气血流通,增强人体的体质;必要的休息,则能消除疲劳,恢复体力和脑力。若比较长时间的过度劳累,或过度安逸,完全不劳动、不运动,则劳逸亦能成为致病因素,进而使人发病。

(一) 过劳

过劳是指过度劳累,主要包括劳力过度、劳神过度和房劳过度三个方面。

1. 劳力过度 是指较长时期的过度用力而伤气,久之则气少力衰,神疲消瘦,积劳成疾,如《素问·举痛论》说:"劳则气耗。"

2. 劳神过度 是指思虑太过,劳伤心脾气血,如《素问·阴阳应象大论》说:"脾在志为思。"心主血藏神,脾主运化水谷精微而化生气血,所以思虑劳神过度,则耗伤心血以及损伤脾气,可见心悸、失眠、多梦、健忘、纳呆、腹胀、便溏等心脾两虚的症状。

3. 房劳过度 是指性生活不节制,纵欲过度。若房事过频,则肾所藏之精锐减,损伤肾气则肾不能封藏而又过度耗泄肾精,可见精神萎靡、腰膝酸软、眩晕耳鸣、性功能减退、遗精、早泄、阳痿等病证。

(二) 过逸

过逸,即过度安逸,是指过度安闲,既不参加劳动,也不运动。人体每天需要适当的活动,气血才能流畅,故有"动则生阳"之说。若长期既不劳动,也不参加锻炼,则阳气生成不足,气血运行不畅,脾胃功能减弱,可见神疲乏力、纳差、少气懒言、动则心悸、气喘及汗出等症状,或继发他证,如《素问·宣明五气篇》说:"久卧伤气。"

六、痰饮、瘀血

在发病过程中,病理产物也能直接或间接作用于人体某一脏腑组织,发生多种病证。其中,痰饮和瘀血即属此类,是人体受某种致病因素作用后所形成的病理产物,故又称为病理产物性病因或继发性病因,也属于致病因素之一。

(一) 痰饮

1. 痰饮的概念 痰和饮,一般以较稠浊的称为痰,清稀的称为饮,两者均是水液代谢障碍所形成的病理产物。

痰不仅是指咯吐出来有形之痰,还包括瘰疬、痰核等无形之痰,临证可通过其所表现的症状来确定,这种痰称为"无形之痰"。饮即水液停留于人体者,因其所停留的部位及表现不同,故有不同的名称,如"痰饮""悬饮""溢饮""支饮"等区分。

2. 痰饮的形成　痰饮多由外感六淫、饮食失宜、七情内伤等因素,使肺、脾、肾及三焦等脏腑功能失常,以致水津停滞而成。肺主宣发肃降,通调水道;脾主运化水液;肾阳主水液;三焦为水液的道路。因此,肺、脾、肾及三焦功能失常,则聚湿而生痰饮。

3. 痰饮的病证特点

(1) 阻滞气血,病势缠绵　痰饮的本质属于水湿,湿邪易阻遏气机升降,进而阻遏血行。痰饮既属水湿,其性则重浊黏滞,病程较长,病势缠绵难愈,故有"顽痰"之说。

(2) 影响水液代谢　痰饮形成之后,停滞于肺、脾、肾、三焦等部位,从而影响脏腑对水液的代谢。

(3) 蒙蔽神明　痰饮随气升降,停于心窍,蒙蔽神明可致心神失常,往往会有精神不振,头晕、目眩等症;若痰火胶结于心,则神志迷乱,引发谵语、癫狂等证。

(4) 病证复杂　痰饮多留积于肠胃、胸胁、四肢,亦往往随气升降流行,内至脏腑,外达筋骨、皮肉,形成多种病证,甚至怪病,故有"百病多由痰作祟"之说。痰滞在肺,可有喘咳、咯痰;痰阻于心,可见胸闷、心悸;痰迷心窍,可见神昏、痴呆;痰火扰心,可发癫狂;痰停于胃,可见恶心、呕吐,胃脘痞满;痰停经络筋骨,可致瘰疬痰核、肢体麻木、半身不遂、阴疽流注等。

(二) 瘀血

1. 瘀血的概念　瘀血,指血运不畅,阻滞于经脉及脏腑内的血液,包括离经之血积存体内,称为瘀血。瘀血既是疾病过程中形成的病理产物,又是某些疾病的致病因素。

2. 瘀血的形成　瘀血形成的原因主要有外伤、七情、饮食、劳逸、外伤等,归结起来有两个方面:①因各种原因导致气虚、气滞、血寒、血热等,使血行不畅而凝滞,成为瘀血。气为血帅,气虚或气滞,不能推动血行;或寒邪客入血脉,使经脉拘急,血液凝滞不畅,即气血得寒则凝;或热入营血,煎熬营阴,血液黏滞而不行,均可形成瘀血。②由于内外伤气不固摄或血热迫血妄行等原因造成离经之血,积存于体内而形成瘀血。

3. 瘀血的致病特点　瘀血形成之后,不仅不能发挥濡养作用,而且还会影响全身或局部血液的运行,产生疼痛、出血等症,形成"瘀血不去,新血不生"的后果。瘀血的病证虽多,但其临床表现具有以下几个共同的特点。

(1) 疼痛的性质多为刺痛,痛处固定不移,拒按,夜间痛甚。

(2) 外形可见肿块,青紫肿胀,瘀积于体内,久聚不散,则可形成癥积,按之有痞块,固定不移。

（3）出血多呈紫暗色，并伴有血块。

（4）面色黧黑，肌肤甲错，唇甲青紫。

（5）舌质暗紫，或有瘀点、瘀斑、舌下静脉曲张等征象。

（6）脉象多见细涩、沉弦或结代等。

七、其他致病因素

在中医的病因学说中，除外感、内伤和病理产物之外，尚有外伤、用药不当等亦可成为导致疾病发生的原因。这些因素既非外感或内伤，亦非病理产物，故称为其他病因。

（一）外伤

外伤主要是指由机械暴力、烧烫、冷冻以及虫兽叮咬等外在因素所致形体组织的损伤。主要包括外力损伤、烧烫伤、冻伤、虫兽伤、电击伤等。

1. 机械外伤　外伤一般指跌打损伤、持重努责、枪弹伤、刀伤、烧烫伤、冻伤等。这种损伤多有明确的外伤史，且病势急：轻者伤及皮肉，可见疼痛、出血、瘀血、肿胀等症；重者伤及筋骨、脏腑，可见脱臼、骨折、大失血，甚或死亡。

2. 烧烫伤　烧烫伤包含烧伤和烫伤，主要因高热引起的灼伤，如沸水、沸油、烈火、蒸汽、雷电、化学物质等灼伤人体。轻者灼伤肌肤，多见局部红、肿、热、痛，或起水泡；重者伤及肌肉、筋骨，患处可见皮革样，或苍白、蜡黄，或焦黄、炭化，甚至痛觉消失；更有甚者，火毒内攻，伤及脏腑，危及生命。

3. 冻伤　冻伤指因低温造成的全身性或局部性损伤。冻伤可分为全身性冻伤和局部性冻伤。局部性冻伤多发于手足、耳郭、鼻尖及面颊等部位。初起见皮肤苍白、寒冷、麻木、肿胀、青紫、痒痛、灼热、水疱，甚至形成"冻疮"而有糜烂、溃疡、瘢痕等。全身性冻伤多因阴寒过盛、机体长时间受寒所致。寒为阴邪，易伤阳气，寒性收引，凝滞气血，轻者多有寒战、体温下降、面色苍白、唇舌爪甲青紫、感觉麻木、脉迟细涩等症；重者可使脏腑功能衰退，可有神疲乏力、反应迟缓、昏睡，甚至休克或死亡。

4. 虫兽伤　虫兽伤主要指虫蛇、猫兽、狂犬等动物的咬伤或蜇伤。虫兽伤可分为三类：虫蜇伤、兽咬伤及毒蛇咬伤。轻者可见局部疼痛、肿胀、出血；重则损伤脏腑，或全身中毒性症状，如高热、昏迷、抽搐，甚至危及生命。

（二）药邪

药邪，是指因用药不当而发生毒副作用或变生他病。药物有四气五味的偏性，其偏性正是用来治疗疾病的。如果医生或药剂师不熟悉药物的性味、功效、剂量、毒性、配伍禁忌、炮制，或患者盲目使用药物，均会导致疾病，甚至出现药物中毒。

1. 用药失当

（1）剂量不当　用药过量包括用药剂量过大或时间过长，产生不良反应，甚至导致药物中毒。

（2）炮制不当　毒性药物经过适当炮制，可以中和或减轻毒性，若炮制不当或未经炮制就入药，则易致中毒。

（3）配伍不当　不同中药间的合理配伍可以起到加强疗效、减轻毒性的作用；若配伍不当则会使毒性增加，如中药的"十八反""十九畏"概括了药物配伍禁忌。

（4）调剂不当　中药讲究煎煮方法、服用方法、禁忌事项等，以及选择膏、丹、丸、散的剂型；如乌头、雷公藤宜久煎来减毒，若不久煎，也会致病。

（5）滋补不当　大凡药物，均有性味偏颇，误用也能伤人致病。虚者可补之，实者当泻之。若对平和之人或实证患者滥用补药，不仅使平和体质的人生病，也能使患有实证的人病情加重。

2. 药邪的致病特点

（1）中毒特点　用药过量或误服有毒药物导致中毒，轻者头晕、心悸、恶心、呕吐、腹痛腹泻、舌麻等；重者嗜睡、烦躁、发绀、出血，甚至昏迷或死亡。

（2）过敏特点　药物过敏具有明显的个体差异，轻者出现荨麻疹、湿疹、哮喘、恶心呕吐、腹泻等症状，重则可昏迷、休克，甚或死亡。

（3）变生他证　药物使用不当，不但能使病情加重，还能致生其他疾病。药物中毒或过敏等可致脏器损伤；若是孕妇，用药不当还可致流产、畸形或死胎等。药邪致病有缓急之分：轻者停药则缓解；重者则病情危笃、脏器损伤，若不及时抢救，恐有性命之虞。

第二节　发　　病

疾病与健康是相对而言。人体脏腑、经络的生理活动正常，气血阴阳协调平衡，即所谓"阴平阳秘"。当人体在致病因素的侵袭下，人体脏腑、经络等生理功能异常，气血阴阳失于平衡，导致"阴阳失调"，便发生疾病。中医学认为，疾病虽然错综复杂，但其发生和变化，亦不外乎人体本身的正气和邪气的相互作用和关系。

一、邪正与发病

邪正，指邪气和正气的简称。正气，简称为"正"，是指人体的机能活动、抗病能力、自我修复能力。中医学将各种致病因素统称为邪气，简称"邪"。疾病的发生以及变化，实质上就是邪正斗争在疾病不同阶段的反映。

（一）正气不足是内在因素

中医学认为,正气不足是发病的内在因素。中医学认为内在的脏腑功能正常,则正气旺盛、气血充盈、防御固密,病邪就难以近人,故《素问·刺法论》说:"正气存内,邪不可干。"当人体正气虚损、卫外不固、御邪无力的情况下,邪气乘虚而入,使人体气血功能紊乱、阴阳失调,才能发生疾病,如《素问·评热病论》说:"邪之所凑,其气必虚。"

（二）邪气是重要条件

虽然正气在发病中占主导地位,但是中医学并不否认邪气对疾病发生的重要影响。在一定的条件下,邪气可能起主导作用,即便正气再强盛,亦难免被伤害,如高温、毒气、虫蛇咬伤、疫疠等,如《素问·刺法论》指出:"五疫之至,皆相染易,无问大小,病状相似。"

（三）正邪斗争的结果决定发病与否

正邪斗争,是指正气与病邪的斗争,其胜负结果决定了发病与不发病,还影响疾病的发展和转归。

1. 正胜　邪气侵袭人体时,正能胜邪则不发病。正气强盛则抗邪有力,病邪难于侵入,或即使侵入后也容易被正气及时消除,故不发病。

2. 邪胜　在正邪斗争过程中,若邪气相对偏胜,则气血逆乱、脏腑功能紊乱、阴阳失调,可致疾病的发生。

二、内外环境与发病

外环境,主要是指日常的生活、工作环境,包括气候、地域等一系列自然和社会的环境。内环境,主要是指人体之间的差异,包含体质、精神等状态。疾病的发生与机体内外环境往往有着密切的关系。

（一）外环境与发病

中医学认为天人相应,即人与自然息息相关,故在长期与自然做斗争中逐渐适应了自然。但是外环境的异常变化,往往使人致病。

1. 气候因素　如六淫和疫疠的形成,均与气候因素有关。春天多风,多发风温病证;夏天多炎热,多发生热病、中暑;秋天多干燥,多发燥病;冬天多寒,多发病。气候反常,即太过或不及,容易导致传染病的发生,如麻疹、百日咳、流行性脑脊髓膜炎,多流行于冬春季节。

2. 地域因素　《素问·异法方宜论》说:"东方之域……其民皆黑色疏理,其病皆为痈疡……西方者……邪不能伤其形体,其病生于内……北方者……其民乐野处而乳食,藏寒生满病。"说明不同的地域,自然条件不同,往往有不同的常见病和多发病。

3. 生活工作环境　如污染的空气含有不利于人体健康的毒物,或因工作关系经常接触有害物质,则可以使人发生急、慢性中毒。有的疾病通过消化道传染,如痢疾、甲型病毒性肝炎等;也有疾病通过而蚊、蝇传播。因此,周围环境卫生差,空气、水源或食物等受到污染,均可导致疾病的发生。

4. 社会环境　人际交往反映人的社会属性。人的际遇变化也与疾病的产生有一定的关系,如果能够自行调解则不发病,反之则发病。

(二) 内环境与发病

1. 体质　中医学认为邪气是发病的重要条件,正气不足是发病的内在根据。体质壮实,精、气、血、津液充足,则脏腑功能活动强,其正气足;体质虚弱,精、气、血、津液不足,则脏腑功能若弱,其正气也弱。因此,个体间的体质差异,即每个人往往会有不同程度的正气不足,对于外邪也有不同的易感性,如《灵枢·五变》说:"肉不坚,腠理疏,则善病风……五脏皆柔弱者,善病消瘅……小骨弱肉者,善病寒热。"

2. 精神状态　正气的强弱亦受精神状态的影响,即情志因素影响脏腑之气的运行,气机失常,则正气亏损。因此,平时要调摄精神,保持安定和清静,废贪欲妄想,如此方能使真气和顺,精神内守,如《素问·上古天真论》说:"恬淡虚无,真气从之,精神内守,病安从来。"

第三节　基本病机

病机,是指疾病发生、发展、变化及其转归的机制。病机与人体的正气力量强弱与导致疾病的邪气性质关系密切。邪气作用于机体后,正气必奋争抗邪,而形成正邪交争的局面,人体阴阳的平衡、气血的功能、脏腑与经络的功能会受影响,从而产生多变的病理变化。虽然疾病种类繁杂,但是总结各个疾病病机亦有一定的规律可循,即疾病的病机均离不开邪正盛衰、阴阳平衡失调、气血生成运行失常、津液的产生运行失常等。

一、邪正盛衰

邪正盛衰,是指在正邪斗争的过程中,机体正气与致病邪气之间力量发生的一种强弱对比的变化。具体来说,正气较致病邪气强盛,则必然逐邪外出,使邪气消退;反之,邪气较正气强盛,则正气抗邪力弱,反致正气损耗。伴随着机体正气与邪气斗争过程中的力量变化,病证的虚实也不断地变化。

(一)虚实病机

实,是邪气亢盛,机体正气强盛或尚未衰弱的一种病理反应,如《素问·通评虚实论》云:"邪气盛则实"。由于此时正气尚足,能够积极反抗亢盛的邪气,正邪力量可以抗衡,两者斗争比较激烈,因此临床上多以邪气亢盛为表现,即所谓的实证。实证在外感病的初、中期以及痰浊、瘀血、积食所引发的内伤疾病中比较常见,临床上以壮热躁狂、痛剧而拒按、声音高亢、大便不通,脉实而有力为表现。

虚,是正气虚损而邪气亦不亢盛的一种病理反应。正如《素问·通评虚实论》云:"精气夺则虚。"由于此时正气已虚,其抗邪能力减弱,是以邪正斗争并不激烈,因此临床上多以虚弱不足为表现,即虚证。虚证在体质较弱、疾病的后期、一些慢性病,以及大汗、吐泻、失血较多之后比较常见,临床上以神疲乏力、声低懒言、气短、自汗、盗汗、五心烦热、畏寒肢冷,脉虚无力为表现。

(二)虚实变化

在邪正斗争消长盛衰的过程中,可见单纯的虚证或实证的病理表现,亦因为失治、误治等原因使某些疾病表现为错综复杂的虚实表现,常见的有虚实错杂、虚实转化、虚实真假等病理改变。

1. 虚实错杂 是指在疾病过程中,邪盛与正虚两者并存的病理状态。虚实夹杂分为虚中夹实和实中夹虚两大类,前者多因机体素虚而致内生实邪或本虚而感外邪,后者多因邪气亢盛而致正气损伤。例如:气虚型感冒,既有倦怠乏力,自汗等明显的气虚表现,也有恶寒发热、头身疼痛等表实症状,此即属虚中夹实类;外感热病,既有高热、脉洪大的等热盛的症状,也可见大渴、小便短少等津液损伤的表现,此即属实中夹虚类。

2. 虚实转化 是指在邪正斗争过程中,病性出现由实转虚或由虚转实的病理变化。例如:温病初期可见一系列表实证表现,后期因耗气伤津而出现一些肝肾阴虚的病理表现,此即"由实转虚";病处即见疲乏无力、气短懒言等气虚表现,日久气虚推动血液力减弱,出现一系列瘀血停滞的表现,此即"由虚转实"。

3. 虚实真假 是指在某种特殊情况下,疾病表现于外的征象与其内在本质不相符合的假象,可分为"至虚有盛候"的真虚假实证与"大实有羸状"的真实假虚证的表现。前者疾病本质为"虚",但在外表现为"实"的假象,常因脏腑的气血损耗,运化无力所致。例如:某些脾气亏虚之证,可见食少纳呆、倦怠乏力,脉虚而无力等脾气虚的表现,又可见明显的腹满、腹痛等类似实证的表现,但是此时腹满时有减轻、腹痛喜按,与真正实证的腹满不减、腹痛拒按有很大的区别。后者疾病本质为"实",但外在表现为"虚"的假象,常因结聚的实邪阻滞经络,使气血不能外达所致。例如:一些热结肠胃的里实证,既可以见到大便秘结、腹胀满硬痛拒按、苔黄燥等实证表现,又有倦怠乏力、下利清水等类似虚证表现。因此,面对复杂的疾病,不能被假象所惑,须识清疾病的本质,真正明晰疾病的虚实变化。

在疾病的变化的过程中,邪正并非固定不变,而是有消长盛衰变化的。一般情况下,机体正气充盛可以抵御病邪,并且能够逐渐战胜病邪,从而疾病朝着好转或痊愈的方向转变。若邪气亢盛,正气无力抵抗病邪,或正气素虚,不能抑制邪气致病作用,从而疾病朝着加剧或恶化的方向转变。

二、阴阳失调

阴阳失调,是指受各种致病因素的影响,使机体阴阳相对平衡的状态被打破,形成阴阳互不制约、互不转化的病理表现。因阴阳是"生杀之本始",机体脏腑、经络、气血、营卫等相互关系失调,以及气机升、降、出、入的失常均可以用阴阳失调来概括。因此,阴阳失调是疾病发生、发展的根本依据,是对人体各种病理改变的高度概括。对复杂的阴阳失调的病理变化进行简单概括,可分为阴阳的偏胜偏衰、阴阳的互损、阴阳的格拒以及阴阳的亡失等几个方面。

(一)阴阳偏胜

阴或阳的偏胜,主要是指"邪气盛则实"的实证。不同性质病邪侵入人体,易从其类。若阳邪侵及人体,易形成阳偏胜;阴邪侵及人体,则易形成阴偏胜。阴阳偏盛,在人体发病过程中表现出偏寒、偏热的症状,即"阳胜则热,阴胜则寒"。

阴阳相互制约失去平衡,阳偏胜则会制阴,从而导致阴偏衰;而阴偏胜也会相应制阳,从而导致阳偏衰,这是阳偏胜或阴偏胜的发展趋势,即"阳胜则阴病,阴胜则阳病"。

1. 阳偏胜　即阳盛,是指机体在疾病过程中,所出现的一种阳气亢盛,从而表现出机能亢奋、热量过剩的一种病理状态。导致阳偏盛的主要原因如下:直接感受温热邪气;或感受阴邪之后,日久化热;或内伤七情,五志过极而化火;亦可因血瘀、痰浊、积食等病理产物郁久化热所致。

阳有热、燥、动的特点,阳偏盛常表现为热象与躁动之象,例如在临床上常见的壮热面赤、烦躁、舌质红、苔黄、脉数,所以有"阳胜则热"之说。另外,阳过于亢盛,日久耗损机体阴液,出现口干舌燥、小便短少、大便干结等津亏症状,即"阳盛则阴病"。阳盛所致的热病早期,虽有阴液耗损的症状,但是仍然以阳盛为矛盾的主要方面,如若病情进一步发展,津液大伤,阴液绝对亏损,此时病机则转化为实热兼阴亏证或虚热证型。

2. 阴偏盛　即阴盛,是指机体在疾病过程中,所出现的一种阴气亢盛,从而表现出机能障碍或减退,热量产生不足的一种病理状态。导致阴偏盛的主要原因如下:直接感受寒湿之邪;过食生冷,阳气受阻而致阴寒内盛。

阴有寒、静、湿的特点,阴偏盛常表现为阴寒内盛、血脉凝滞、水湿不化之象,例如在临床上常见的形寒肢冷、喜静蜷卧、分泌物清晰如水、水肿、舌淡苔白、脉迟,所以有"阴胜则寒"之说。另外,阴寒长期偏盛,则会导致阳气不同程度的损伤,出现小便清长、大便稀溏等阳气损伤的症状,即"阴胜则阳病"。阴盛致阳气耗损,虽有阳气不足的症状,但是仍然以阴盛为矛盾的主要方面,如若病情进一步发展,阳气大伤绝对亏损,此时病机则转化为实寒兼阳虚证或虚寒证型。

(二) 阴阳偏衰

阴或阳的偏衰,主要是指"精气夺则虚"的虚证。因某些致病因素的影响,使机体阴或阳出现绝对的衰减,阴阳的制约、互用、转化关系受到影响,阴阳关系不能保持相对平衡的状态。因阴或阳功能减退时,其对方的制约功能也会减弱,从而引起对方相对亢盛,形成阴虚则阳盛的虚热征象或阳虚则阴盛虚寒征象。

1. 阳偏衰　也就是阳虚,是指机体在疾病过程中所出现的阳气不足,从而表现出机能减退,热量产生不足的一种病理状态。导致阳偏衰的原因如下:先天禀赋不足;或后天失养;劳倦内伤;或久病损伤阳气所致。

阳气不足多发于脾、肾二脏,由于肾阳为诸阳之本,因此肾阳虚在阳偏衰中占有重要的地位。阳气不足致其温煦功能下降,例如在临床上常见畏寒肢冷、面色苍白、舌质淡、脉迟的寒象,还有精神倦怠、懒言、下利清谷、脉象无力的虚证表现。因此,阳虚则寒与阴胜则寒在病机及临床表现上有很大的区别:前者不仅有寒象而且有明显的虚象,后者则以寒象为主,无明显的虚象。

2. 阴偏衰　也就是阴虚,是指机体在疾病过程中所出现的阴液的不足,从而表现出滋养宁静功能减退的一种病理状态。导致阴偏衰的病因如下:阳盛伤阴;或因情志内郁化火伤阴;或因病久损耗阴液所致。

阴液不足多以肝肾二脏之阴为主,由于肾阴为诸阴之根,因此肾阴不足在阴偏衰中占有极重要的地位。由于阴液不足,其制约阳气的能力减弱,例如在临床上常见五心烦热、骨蒸潮热、盗汗、咽干、舌质红、苔黄、脉数等阴不制阳所出现的热象表现,也会出现虚烦、脉细而无力的虚象表现。因此,阴虚则热与阳胜则热在病机及临床表现上有很大的区别:前者不仅有热象而且有明显的虚象,后者则以热象为主,无明显的虚象。

(三) 阴阳互损

阴阳互损,是指阴阳任一方出现虚损后,病变进一步发展累及对方,进而形成阴阳双方均虚的病机。若先出现阴虚,继而累及阳气,导致阳气亏损,称为阴损及阳;如若先出现阳虚,继而累及阴气,导致阴亏,称为阳损及阴。由于肾内藏真阴真阳,全身的阳气阴液源于肾。如若阴虚或阳虚日久及肾,或肾中阴阳本虚,则易发生阴阳互损的病理变化。

1. 阴损及阳　因阴液的亏虚,致阳气生化不足或无所依附耗散,在阴虚的基础上又出现阳虚证候,形成以阴虚为主的阴阳两虚的病理状态。例如:临床上有遗精、盗汗等一些耗伤人体阴精的病证,发展到一定阶段其化生阳气的能力减弱,则出现自汗、畏冷、下利清谷等阳虚的症状。这种由阴虚而渐致阳虚的病理改变,称为"阴损及阳"。

2. 阳损及阴　因阳气的亏虚,阴液生化不足,在阳虚的基础上又出现阴虚证候,形成以阳虚为主的阴阳两虚的病理状态。例:临床上常见的阳气亏虚,气化失司,致水液停聚肌肤的水肿病证,日久因无阳生阴而见消瘦、烦躁、抽搐等阴虚症状。这种由阳虚渐致阴虚的病理改变,称为"阳损及阴"。

(四) 阴阳格拒

阴阳格拒,因某些原因引起阴或阳的一方极盛或极度虚弱,盛者壅踞在内,而另一方被格拒于外,阴阳不相维系,从而出现真热假寒或真寒假热的病理现象。

1. 阴盛格阳　是指阴寒之邪亢盛于内,阳气被迫浮越于外,阴阳之气不能够顺接,而产生相互格拒的一种病理状态。在临床可见四肢厥冷、畏寒蜷卧等阴寒内盛的表现,由于阳气被格拒于外,亦可见面红、烦热、口渴等假热之象,故称此为真寒假热之证。

2. 阳盛格阴　是指热邪亢盛,阳气被郁,深伏于内,不能达于四肢,而产生阳气盛于内,而阴被外格的一种病理状态。在临床常见壮热、面红、烦躁的阳盛于内的症状,亦可见四肢厥冷等假寒的征象,故称此为真热假寒之证。

(五) 阴阳转化

阴阳转化,是指由于阴阳盛衰消长在一定的条件下,各自向其相反的方向转化,从而导致疾病寒热性质向相反方向转化的过程,即物极必反。

1. 由阳转阴　是指原病证属阳,在"极"的条件下,向阴转化,如热毒极重,大伤机体元阳,阳气骤虚,可见面色苍白、四肢厥冷等症,属阳气暴脱之危象。

2. 由阴转阳　是指原病证属阴,在"极"的条件下,向阳转化,如寒饮停肺,失治误治,寒饮阻遏气机,郁久化热,可见发热、咳痰黄稠、胸痛、苔黄、脉数等痰热壅肺的证候。

(六) 阴阳亡失

阴阳亡失,是指机体的阴液或阳气突然大量地亡失,全身功能突然严重衰竭,而致严重影响生命的一种病理状态。阴阳亡失分为亡阴和亡阳两类。

1. 亡阳　是指机体的阳气突然脱失,机体功能严重衰竭的一种病理状态。亡阳产生多因以下原因:感邪太盛,正不敌邪;素体阳虚,疲劳过度耗损阳气;汗、吐、下过度,阴泄载阳外出;慢性病长期耗散阳气,虚阳外越所致。因阳气温煦、卫外功能衰竭,临床上表现为面色苍白、四肢厥逆、冷汗淋漓、呼吸微弱、精神萎靡、脉微欲绝等危象。

2. 亡阴　是指机体的阴液突然大量消耗或丢失,机体功能严重衰竭的一种病理状态。亡阴产生的原因:热邪极为炽盛,阴精快速耗损;热邪久留,煎灼阴津;寒、吐、下太过,直接损耗阴液;慢性病逐渐耗竭阴液所致。因阴精凉润、宁静、内守功能衰竭,临床上表现为两颧潮红、躁动不安、心悸气喘、手足虽温但汗多欲脱、汗出如油、脉细数无力等危象。

由于阴阳是互根互用的,阴阳中任何一方消亡另一方都不能单独存在。阳亡致阴无以生而耗竭,阴亡而阳无所附而散脱,最终导致"阴阳离绝",生命活动终止。

三、气血失常

气血失常,涵盖了气与血量的不足、运行的异常及其相互关系的异常病理变化。人体的气血是机体生理活动的物质基础。如果气血失常,机体的各种生理功能必然受到影响,从而产生疾病,正如《素问·调经论》说:"血气不和,百病乃变化而生。"另外,气血是脏腑功能活动的产物,如若脏腑发生病变,则可以引起本脏腑的气血失常,甚至影响全身的气血的产生及运行。因此,气血失常的病机,不但是脏腑经络等各种病变机理的基础,而且也是分析研究脏腑各种临床疾病病机的基础。

(一) 气的失常

气的失常包括两个方面:①气的生化不足或消耗过多而致气的量不足;②气的运行失常。前者表现为气虚,而后者则表现为气滞、气逆、气陷、气闭和气脱等气机失调的病理变化。

1. 气虚　是指元气不足,脏腑功能活动减弱,抵抗病邪能力下降的病理状态。导致气虚的主要原因如下:先天禀赋不足;后天失养;肺、脾、肾的功能失调而致气的生成不足;劳倦内伤,久病不复所致。

由于不同的气功能有所差异,因此气虚的表现也各不相同。例如:卫气亏虚,其温煦、卫外、腠理开合功能异常,则表现为怕冷、易感冒、汗出异常;若元气亏虚,其促进生长发育功能减弱,则表现小儿"五迟""五软"、早衰等;若各个脏腑气虚,则表现为各脏腑、器官生理功能减弱的征象。

由于气对血和津液有化生、推动及固摄作用,气虚必然会导致血和津液生成不足、运行迟缓,或导致血和津液丢失,从而产生血和津液的多种病变。

2. 气机失调 是指气的运动功能失常,即气的升、降、出、入失常。气机的失调包括气滞、气逆、气陷、气闭和气脱等病理变化。

(1) 气滞 即气机郁滞不畅。主要由于情志内郁;或痰湿、食积、瘀血等病理产物阻滞,影响气的运行,使局部或全身的气机不畅或阻滞,从而导致脏腑经络的功能障碍。气滞于某处,则可以出现胀满、疼痛,影响血与津液运行,则形成瘀血、痰饮等病理产物。气机郁滞脏腑不同,临床表现也会有很大的差异。例如:肝气郁滞,则胁肋胀痛、善太息;脾胃气滞,则胃脘部胀痛、呕恶;肺气郁滞,则胸部满闷、咳喘。

(2) 气逆 即气上升太过,或下降不及,以致气逆于上。多由七情内伤;或因饮食寒温失宜;或因痰浊阻滞等所致。气逆病变多发于肺、肝和胃等脏腑。肺气上逆,肃降异常,则咳嗽、气喘;肝气上逆,则头胀痛、面红目赤,甚则吐血、昏厥;胃气上逆,则恶心、呕吐、嗳气。气逆多以实为主,也有因虚致气机上逆,如肾气亏虚,不能摄纳肺吸入的清气,导致肺气上逆。

(3) 气陷 是气升举的力量不足一种病理状态。气陷多在气虚的基础上发展而来,主要表现为托举之力减弱。由于脾胃为气血生化之源,脾主升清,气陷常与脾胃虚弱有关,因此气陷多称为"中气下陷"。

气虚发展为气陷,影响水谷精微及清阳的上输头目,则会头昏、目眩、耳鸣;脏腑器官位置的维系受到影响,则会导致脏器位置的下移,常见的有胃下垂、子宫脱垂、肾下垂等,伴有脘腹或腰骶的坠胀、小便频等症,以及气短乏力、语音低微、脉弱无力等气虚的典型表现。

(4) 气闭 多由于气的外出受阻。常因痰浊、瘀血闭阻气机;或因大怒而气郁至极,致气正常外出受阻,出现突然闭厥的病理状态。例如,外感夏日暑邪而致的闭厥;大怒之后,血随气逆,蒙蔽清窍,见突然昏厥,神识昏迷,牙关紧闭。正如《素问·生气通天论》所说:"大怒则形气绝,则血菀于上,使人薄厥"。亦有痰闭清窍,见突然眩仆,喉有痰声,或呕吐痰涎,呼吸气粗。以上均为气的外出受阻而致闭证。

(5) 气脱 因气的内守异常,向外脱逸,导致全身气的突然衰竭的病理状态。多因正不敌邪,正气骤然损伤;或正气逐渐而持续消耗衰竭,以致气不内守而外脱;或因急性大量出血、大汗出等,津液与血载气急速外脱而致。因气的严重不足致机体功能活动衰减,临床上可见面色苍白、汗出不止、目合口张、手撒遗尿、大便失禁、脉微欲绝等危象。

(二) 血的失常

血的失常包括两个方面:①血液的生成不足或耗损太过,形成血虚。②血液的运行异常,各种原因使血行迟缓而致血瘀;血液行于脉外而致出血。

1. 血虚 是指血液不足,致血的营养和滋润全身的生理功能减退的病理状态。常因失血过于多,而新血未及时生成;或因脾胃虚弱,对水谷精微运化不及,血液生化乏源;或因久病暗耗营血等,上述病因均可致血虚。

由于血虚,血液濡养组织器官及养神的功能减弱,则会出现机体失养、神志活动衰惫的病理改变。临床上常见面色无华或萎黄、肌肤干燥、肢体或肢端麻木、毛发干枯、神疲健忘、失眠多梦等症状。血虚导致血养气功能减弱,则血虚伴有气虚的症状。

2. 血瘀　是指血液运行缓慢,甚至滞涩不行的一种病理改变。形成血瘀有以下原因:气滞而致血行郁滞;气虚推动力不足,血行迟缓;寒邪侵犯,致血液凝滞;痰浊等病理产物阻于脉道,阻滞血行;热邪煎熬血液,血液稠厚流动不利;外伤后,局部气血流通受阻。

瘀血阻滞局部时,不通则痛,可出现局部的疼痛,痛处固定,甚则形成肿块。此外,还可见面色黧黑、肌肤甲错等机体失养的表现。

3. 出血　是指血液溢于脉外,不循常道的病理改变。形成出血有以下原因:热灼血络,迫血妄行;气虚不能摄血;瘀血阻滞脉管;外伤损伤脉络使血液逸出脉外。因出血病因不同,临床表现各异。因血热而致的出血,出血急、色鲜红、量较多;气虚所致出血,病程较长、血色淡、量少;瘀血所致出血,血色紫暗或有血块。

(三) 气血关系失调

在生理上,气与血有相互依存、相互为用、相互资生的关系。同样,气血在病理上也相互影响,导致气血同病。气血关系失调有以下关系:气滞血瘀、气虚血瘀、气不摄血、气血两虚等几个方面。

1. 气滞血瘀　气的运行障碍,导致血行迟缓,而形成气滞血瘀的病理状态。也可因闪挫伤而致气滞和血瘀同见。气滞血瘀与肝的疏泄及心主血脉而行血功能密切相关。在临床上可见胀、闷、痛的气滞表现,也可见面色黧黑、唇舌紫暗,脉涩等血瘀的表现。

2. 气虚血瘀　气的推动无力,导致血液运行缓慢,形成气虚血瘀的病理状态。气虚血瘀证是气虚和血瘀同时并见,临床上可见面色淡白、身倦乏力、气少懒言的气虚症状,也可见面色晦滞、疼痛如刺、舌紫暗、沉脉涩等血瘀表现。

3. 气不摄血　由于气虚固摄血液的功能减弱,使血逸出脉外,导致各种出血的病理改变。气不摄血多与脾气亏虚致脾的统血功能异常有关,亦与肝失藏血有关。气不摄血,气虚为本,各种出血征象为标。临床上可见气短、倦怠乏力的气虚症状,也可见吐血、便血、皮下瘀斑、崩漏等出血征象。

4. 气随血脱　因大量出血而致气随血脱的病理改变。这是因为气血相互依存,血能载气,当血大量脱失,则气无所依,随血外脱。临床上常见面色苍白、手足厥冷、大汗淋漓、昏厥、舌质淡、脉微欲绝等失血、亡阳、气脱的征象。

5. 气血两虚　是气虚和血虚同时并存的病理改变。多因久病耗伤气血;或先有失血,气随血脱;或先因气虚,血的生化乏源,从而形成气血两虚。在临床上可见面色淡白或萎黄、少气懒言、疲乏无力、形体消瘦、心悸失眠等气虚与血虚同时并见的症状。

四、津液代谢失调

津液的代谢,实质上包含津液生成、输布和排泄。津液有滋润濡养、化生血液、调节阴阳、代谢废物的作用。津液代谢有赖于肺、脾、肾、三焦等脏腑的气化和气的升降出入活动。若脏腑功能异常及气化功能异常,尤其是肺的宣降、脾的运化及肾阳的蒸腾气化功能失常,津液的代谢也会失常。津液的代谢失常,主要包括两个方面:①各种原因导致津液生成不足或耗散过多;②津液输布和排泄异常,导致痰饮、水湿等病理产物。

(一)津液不足

津液不足,是指各种原因导致津液耗伤,导致滋润濡养脏腑、皮肤、肌肉、孔窍的功能减弱,产生一系列干燥失润的病理状态。产生津液不足的病因有以下几方面:①热邪灼伤津液;②因大汗、吐泻等导致津液丧失过多;③误用辛燥之药耗伤津液所致。

津液不足,可分为伤津和脱液。伤津在临床常表现为皮肤干燥、毛发枯槁、汗少或无汗津不能滋润肌肤皮毛;口唇干燥、鼻干、眼干等津不能流注于五官的症状;筋急挛缩等津不柔筋的表现。若热病后期或病久阴伤,则见形削肉脱,肌肤毛发枯槁,甚则肉瞤,手足震颤、蠕动的脱液的表现。伤津与脱液,在病机和临床表现上虽有差异,但津液可互相转化,故两者在病理上相互联系。一般说来,津伤为液脱之渐,而液脱是津伤之甚,因此津伤较轻,脱液较重。

(二)津液的输布、排泄障碍

津液的输布,是指津液传输和布散功能异常,津液运行迟缓,甚则留滞体内,形成痰饮等病理产物。津液的排泄障碍,是指机体排出浊液的功能减退,从而致津液停聚,形成水湿的病理变化。导致津液输布障碍的原因有肺失宣发、脾运失健、肝失调达及三焦功能异常,最常见的是脾运化水湿功能异常。临床上常见脾气亏虚,水湿运化不及,留滞体内形成水肿。导致津液排泄功能障碍的原因有肺的宣发肃降功能异常、肾蒸腾作用异常、小肠泌别清浊功能减弱等。临床上常因肾阳虚弱,蒸腾气化作用减弱,使膀胱开合功能减弱,形成水肿、尿少等病证。

(三)津液与气血功能失调

津液与气血同为构成生命活动的基本物质。津液与气血关系密切,津能载气布达全身内外,津的生成也赖于气化和气的运动;津血之间互相渗透转化,故有"津血同源"之说。津液与气血功能协调,才能保障机体正常活动,若津液与气血失调,则可出现多种病理改变。

1. 津停气阻　主要是指津液代谢异常,病理水液阻滞气机的病理状态。临床上常见如痰饮阻肺,肺气壅于胸中,宣降失司,可见胸满咳喘,甚则不能平卧;水气凌心,心气受阻,则可见心悸、心痛;饮邪阻滞脾胃,脾胃气机不畅,可致脘腹胀满、纳呆。水邪溢于四肢,阻滞肢体经络,可见四肢沉重等临床表现。

2. 气随液脱　主要是指各种原因导致津液大量脱失,气随载体脱失的病理状态。临床上常见频繁呕吐、泄泻,则可使正气随津液的耗伤而脱失,正如《金匮要略》所说"吐下之余,定无完气"。

3. 津枯血燥　主要是指津液匮乏,津血不能互生,血液也会枯燥,导致虚热、生风等病理改变。例如,大面积烧伤引起津液大量损耗,血中津液成分可渗出脉外,导致血脉虚空,津枯血燥,可见皮肤干燥、皮肤瘙痒、脱屑、脉细等临床表现。

4. 津亏血瘀　主要是指津液亏损导致血行不畅的病理状态。由于高热或吐泻、大汗伤津,脉外津亏,则血中阴液液出于脉外,脉中血行滞涩不畅,形成血瘀。因此,临床上可见津亏的症状,也可见舌质紫暗,或瘀点、瘀斑等瘀血的临床表现。

【附】

内生"五邪"

内生"五邪"主要是指在疾病的发展过程中,因脏腑、气血津液等生理功能异常,而产生类似于风、寒、湿、燥、火的六淫外邪致病特点的病理现象。内生"五邪"并非外感所得,而是病起于内,故分别称为"内风""内寒""内湿""内燥"和"内火"等。内生"五邪"并非致病因素,而是因气血津液、脏腑等生理功能失调所引起的综合性病机变化,属于"病机"范畴。

1. 内风　指在疾病发展过程中,出现动摇、眩晕、抽搐、震颤等类似于风的病证,其基本病机属于阴不制阳、阳升无制,故称为"内风",即是风气内动。《素问·至真要大论》病机十九条有这样的论述:"诸暴强直,皆属于风","诸风掉眩,皆属于肝",说明这些类似于风的临床表现与肝相关,故又称肝风内动或肝风。体内阳气之变动有多种原因,主要有肝阳化风、热极生风、阴虚风动、血虚生风等。

2. 内寒　机体阳气虚衰,温煦气化功能减退,虚寒内生,或阴寒之邪弥漫的病理状态,称为"内寒",又称寒从中生。阳虚则阴相对偏盛,故生内寒,可见面色苍白,形寒肢冷,或筋脉拘挛,肢节痹痛等。阳气虚衰,则气化功能减退,从而形成水湿、痰饮之类病理产物的积聚或停滞。

"内寒"的病机特点主要是因虚生寒,以虚为主;"外寒"的临床特点则主要是以寒为主。寒邪侵犯人体,最终会损伤机体阳气,而导致阳虚;阳虚之体,卫表能力低下,则易外感寒邪。

3. 内湿 机体的水液运化、输布、排泄障碍,导致水湿、痰浊蓄积停滞体内的病理状态,称为"内湿"。"内湿"多因脾虚,故又称为脾虚生湿,湿浊内生。内湿多因素体肥胖或因恣食生冷、肥甘,内伤脾胃,以致脾不能为胃行其津液,津液输布障碍所致。因此,湿浊内生的关键是脾运失职。

湿邪外感与湿浊内生,既有区别,又相互影响。湿邪外袭易伤脾,而脾失健运又易滋生内湿。故脾失健运的患者易外感湿邪而发病。

4. 内燥 人体久病伤津耗气,或大汗、吐、下,或亡血失精导致阴亏液少,热病伤阴或湿邪化燥,不足以内濡脏腑,外润孔窍,从而燥热内生,即"内燥",故《素问玄机原病式》说:"诸涩枯涸,干劲皲揭,皆属于燥。"内燥病变多以肺、胃及大肠为主,如肌肤干燥、起皮脱屑、皲裂、口燥咽干、唇焦、舌红无津、大便燥结、小便短赤等燥热之象。

5. 内火 阳气相对偏盛或气机郁滞,产生火热内扰,人体机能呈亢奋的病理状态,称为"内火"或"内热"。火与热在病机与临床表现上基本是一致的,只是程度上有所不同,故有"火为热之极,热为火之渐"之说。火热内生却有虚实之分,其病机主要有阳气过盛化火、邪郁化火、五志过极化火、阴虚火旺。

课后练一练

一、思考题

1. 病因的分类有几类? 分别有哪些? 各自的致病特点是什么?
2. 影响疾病的发展和转归有哪些因素? 其过程如何?
3. 阴阳偏盛胜和偏衰的病机特点是什么? 主要病理变化有哪些?

二、自测题

自测题

(徐勤磊)

第七章
防治原则

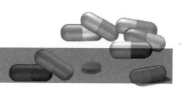

学习目标

- 掌握未病先防和既病防变的概念,治病求本、扶正祛邪、调整阴阳、三因制宜治疗原则的定义。
- 熟悉未病先防的具体内涵,正治、反治的概念。
- 了解何为"先安未受邪之地",寒因寒用、热因热用、塞因塞用、通因通用的概念。

思维导图

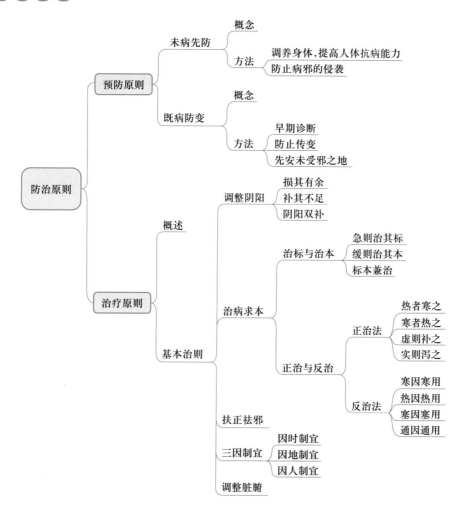

第一节 预防原则

一、未病先防

(一) 概念

未病先防是指在人体未发生疾病之前,采取各种措施,做好预防工作,以防止疾病的发生。这是中医学预防疾病思想最突出的体现,旨在提高抗病能力,防止病邪侵袭。

(二) 方法

1. 调养身体,提高人体抗病能力

(1) 调摄精神 精神情志活动是脏腑功能活动的体现。突然强烈的精神刺激,或反复的、持续的刺激,可以使人体气机紊乱,气血阴阳失调而发病,而在疾病的过程中,情志变动又能使疾病恶化。中医摄生要求人们做到"恬淡虚无",即具有较为高尚的情操,无私寡欲,心情舒畅,精神愉快,则人体的气机调畅,气血和平,正气旺盛,就可以减少疾病的发生。

(2) 锻炼身体 "生命在于运动"。人体通过运动,可使气机调畅,气血流通,增强体质,提高抗病力,不仅可以减少疾病的发生,促进健康长寿,而且对某些慢性病也有一定的治疗作用。

(3) 生活起居

1) 饮食有节:饮食要有节制,不可过饱或过饥,饮食五味不可偏嗜,控制肥甘厚味的摄入。

2) 起居有常:要适应四时时令的变化,安排适宜的作息时间,以达到预防疾病,增进健康和长寿的目的;还要注意劳逸结合,适当的体力劳动,可以使气血流通,促进身体健康。

3) 顺应自然:中医提出"法于阴阳""和于术数"等摄生原则,以适应自然规律,保障人的健康,即遵循自然界阴阳消长规律而采取适宜的摄生方法。如果不能适应自然界的变化,就会引起疾病的发生,甚至危及生命。

(4) 药物预防及人工免疫 我国在 16 世纪就发明了人痘接种法预防天花,是人工免疫的先驱,为后世预防接种免疫学的发展开辟了道路。近年来,随着中医药的发展,试用中药预防多种疾病收到了很好的效果。如板蓝根、大青叶预防流行性感冒、腮腺炎,马齿苋预防菌痢等,都是简便易行、用之有效的方法。

2. 防止病邪的侵袭   未病先防除了增强体质,提高正气的抗邪能力外,还要注意防止病邪的侵害。应讲究卫生,防止环境、水源和食物污染,对六淫、疫疬等应避其毒气。至于外伤和虫、兽伤,则要在日常生活和劳动中,留心防范。

二、既病防变

1. 概念   既病防变是指在疾病发生以后,应早期诊断、早期治疗,以防止疾病的发展与传变。

2. 方法

(1) 早期诊断   疾病初期,病情轻浅,正气未衰,比较易治。倘若不及时治疗,病邪就会由表入里,病情加重,正气受到严重耗损,以至病情危重。因此,既病之后,就要争取时间及早诊治,防止疾病由小到大,由轻到重,由局部到整体,防微杜渐,这是防治疾病的重要原则。

(2) 防止传变   传变,亦称传化,是指脏腑组织病变的转移变化。在疾病防治工作中,只有掌握疾病发生、发展规律及其传变途径,做到早期诊断,有效地治疗,才能防止疾病的传变。具体的传变规律,如外感热病的六经传变、卫气营血传变、三焦传变、内伤杂病的五行生克制化规律传变,以及经络传变、表里传变等。人们通过认识和掌握疾病的传变途径及其规律,及时而适当地采取防治措施,从而制止疾病的发展或恶化。

(3) 先安未受邪之地   既病防变,不仅要截断病邪的传变途径,而且又"务必先安未受邪之地"。如《金匮要略》中所说"见肝之病,知肝传脾,当先实脾"。因此,临床上治疗肝病时常配合健脾和胃之法,就是要先补脾胃,使脾气旺盛而不受邪,以防止肝病传脾。

第二节 治 疗 原 则

一、概述

1. 治则的含义   治则是治疗疾病时必须遵循的法则,又称为"治之大则"。治则是在整体观念和辨证论治理论指导下,根据四诊(望、闻、问、切)所获得的客观资料,在对疾病进行全面分析、综合与判断的基础上,而制订出来的对临床立法、处方、遣药具有普遍指导意义的治疗规律。

2. 治则与治法的关系   治则是用以指导治疗方法的总则,而治法是在治则指导下制订的治疗疾病的具体方法,它从属于一定治疗原则。例如,各种疾病从邪正关系来说,不外乎邪正斗争、消长、盛衰的变化。因此,在治疗上,扶正祛邪就成为治疗的基本原则。在这一总的原则指导下,根据具体情况所采取的益气、养血、滋阴、补阳等方法,就是扶正的具体方法,而发汗、吐下等方法,则是祛邪的具体方法。

3. 治疗原则 "治病必求于本",就是在治疗疾病时,必须寻找出疾病的根本原因,抓住疾病的本质,并针对疾病的根本原因进行治疗。它是中医辨证论治的一个根本原则,也是中医治疗中最基本的原则。

治病求本,即治病必须追究疾病的根本原因,审察疾病的阴阳逆从,而确定治疗方法。

二、基本治则

(一) 调整阴阳

调整阴阳,损其有余,补其不足,使阴阳恢复相对平衡,也是临床治疗疾病的基本原则。

1. 损其有余 又称损其偏盛,适应阴或阳一方偏盛有余的病证,应当用"实则泻之"的方法治疗。对阳盛则热的实热证,采用清泻阳热的方法治疗;对阴盛则寒的实寒证,采用温散阴寒的方法治疗。在阴阳偏盛的病变过程中,阳热亢盛易伤阴,阴寒偏盛易伤阳,故在损其有余的同时,应兼顾对方偏衰的情况,若"阳盛则阴病"治疗以清热泻火为主兼以养阴;若"阴盛则阳病",治疗以温散阴寒为主兼以助阳。

2. 补其不足 又称补其偏衰,适应阴或阳一方偏衰不足的病证,应当用"虚则补之"的方法治疗。临床有滋阴、补阳、阴阳双补之别。

(1) 滋阴制阳,扶阳制阴 "壮水之主以制阳光"即阳病治阴,适用于阴液不足、阳热相对偏亢所致的虚热证,用滋阴养液的方药,以制约相对亢盛的阳热。"益火之源以消阴翳"即阴病治阳,适用于阳气不足,阴寒内盛所致的虚寒证,用温补阳气的方药来消除相对亢盛的阴盛。

(2) 阴中求阳,阳中求阴 阴中求阳是指在治疗阳虚证时,在助阳剂中适当佐以滋阴药,即"阳得阴助而生化无穷";阳中求阴是指在治疗阴虚证时,在滋阴剂中适当佐以补阳药,即"阴得阳升而泉源不竭"。

(3) 阴阳双补 在慢性疾病的后期,可出现阴损及阳、阳损及阴的阴阳两虚证,治疗应阴阳双补。

(二) 治病求本

治病求本是指在治疗疾病时,必须寻求疾病的本质,并针对其本质进行治疗。主要包括治标与治本、正治与反治两个方面。

1. 治标与治本 "标"是现象,"本"是本质。标与本是一个相对的概念,借以说明病变过程中各种矛盾双方的主次关系。如从病因和症状来说,病因为本,症状为标;从病变部位来分,内脏为本,体表为标;以正邪来分,正气为本,邪气为标;就疾病先后而论,旧病、原发病为本,新病、继发病为标。

(1)急则治其标 是指标病危急,若不先治其标,就会危及患者生命或影响对本病的治疗时所采取的一种暂时应急方法。例如大出血患者,不论属于何种出血,均应采取紧急措施,先止血以治其标,待血止病情缓解后,再辨治其本病。又如阴水患者,复患外感,亦应先治外感以治其标,以免加重本病,待新病痊愈后,再治其本。

(2)缓则治其本 是在病情不急的情况下,针对疾病本质进行治疗的一种原则。适用于慢性病或急性病转变平稳后的治疗方法,病本既除则标证自愈。例如肺痨患者,由于阴虚肺燥而引起咳嗽,则咳嗽为标,阴虚为本,治疗应滋阴润肺以治本,咳嗽就自然消除。又如五更泻,是肾阳不足,不能温煦脾阳为本,导致脾不能腐熟、健运水谷而致泻为标,治疗宜壮肾阳以治其本,肾阳恢复,脾胃功能自健,泄泻就自然停止。

(3)标本同治 是指疾病标本俱急,则采取标本同治的方法。如患者身热、腹满硬痛、大便干结、小便短赤、口干渴、舌苔黄燥等,此属实热内结为之本,阴液受伤为之标,用增液承气汤标本兼治,泻实热而存真阴,滋阴润燥利于通下,达标本同治之目的。又如患者全身浮肿,小便不利,腰痛,甚则胸满咳喘,其病之本在肾,病之标在肺,这时就应采取宣肺定喘、温阳利水的标本同治法。

2. 正治与反治 均是在治病求本的原则指导下,从所采用药物的寒热性质、补泻功效与疾病的本质、现象之间的逆从关系而提出的两种治法。

(1)正治 又称逆治,是逆其疾病证候性质而治的一种治疗法则。采用与疾病证候性质相反的方药进行治疗。它适用于疾病的征象(症状、体征)与疾病的本质(病因、病机)相一致的病证。常用的正治法如下。

1)寒者热之:寒性病证表现寒象,用温热性质的方药来治疗。如表寒证运用辛温解表的方药;里寒证运用辛热温里散寒的方药等。

2)热者寒之:热性病证表现热象,用寒凉性质的方药来治疗。如表热证运用辛凉解表的方药;里热证运用苦寒攻里的方药等。

3)虚则补之:虚损病证表现虚弱的征象,用补益性质的方药来治疗。如阳气虚运用温补阳气的方药;阴液亏少运用滋阴养血的方药等。

4)实则泻之:邪实病证表现实证的征象,用攻邪泻实的方药来治疗。如火热毒盛运用清热解毒的方药;瘀血病证运用活血化瘀的方药等。

(2)反治 又称"从治",就是顺从疾病证候表面假象而治的一种治疗法则。采用药物的属性与疾病的假象相一致,适用于疾病的征象与本质不完全一致的病证。常用反治法如下。

1)寒因寒用:指用寒凉性质的方药来治疗具有假寒征象的病证。适用于里热极盛,阳盛格阴,反见寒象的真热假寒证。如外感热病中的热入心包之四肢厥冷的假寒证,依其在外的寒象而用寒性药治疗。

2)热因热用:指用温热性质的方药来治疗具有假热征象的病证。适用于阴寒内盛,格阳于外,反见热象的真寒假热证。如亡阳虚脱患者,其本质属阳衰内寒,而有时却出现烦躁、面红等热的假象,必须用参、附回阳救逆以急救之。

3)塞因塞用:指用补益的方药来治疗具有闭塞不通症状的虚证。适用于因虚而闭塞的真虚假实证。如脾虚失运所致的腹胀满闷、时胀时减、大便不畅等闭塞症状,应用补脾益气之剂治疗。

4)通因通用:指用具有通利作用的方药来治疗具有通泻症状的实证。适用于热结旁流、食积泄泻、瘀血崩漏、湿热淋证等。如宿食内停,阻滞肠胃,致腹痛肠鸣泄泻,当消食导滞攻下,使邪有去路。

(三) 扶正祛邪

疾病的过程是正气与邪气斗争的过程。正邪消长盛衰的变化决定着疾病的发生、发展与转归。因此,治疗疾病的主要目的是扶助正气,祛除邪气,使疾病趋于好转、痊愈。扶正祛邪也是治疗疾病的基本原则。扶正,即扶助正气,增强体质,提高机体抗邪能力;祛邪,即驱除邪气,排除或削弱病邪侵袭和损害,达到邪去正复。

1. 运用原则 虚证宜扶正,实证宜祛邪;根据邪正双方消长盛衰的变化情况,以及正邪在矛盾中所处的地位,决定其运用的先后与主次;"扶正而不留邪,祛邪而不伤正"。

2. 临床运用

(1) 扶正 适用于以正虚为主,而邪不盛的虚证。如气虚、血虚的患者,应采用益气、养血的方法治疗。

(2) 祛邪 适用于以邪实为主,而正未虚衰的病证。如大肠实热,便秘口渴的患者,宜采用泻下通便的方法治疗。

(3) 先攻后补 适用于以邪盛为主,正气虽虚尚耐攻伐的病证。此时若先扶正,反而固邪,故当先祛邪后扶正,待正气恢复,病证自愈。如瘀血所致的崩漏证,因瘀血不去,出血不止,应先活血化瘀,再补血益气以扶正。

(4) 先补后攻 适用于以正虚为主,机体不耐攻伐之证。此时若祛邪则更伤正气,故当先扶正,使正气恢复尚可攻伐时,再祛其邪,正复邪祛,其病自愈。如臌胀患者,以正气虚衰为主,不耐攻伐,此时应先扶正,待正气适当恢复能耐攻伐时再泻其邪。

(5) 攻补兼施 适用于正虚邪实的虚实夹杂病证。应分清矛盾的主次,灵活运用于临床。以正虚为主兼有邪实者,治应扶正为主兼以祛邪之法;以邪实为主兼以正虚者,应祛邪为主兼以扶正之法。如气虚感冒,若单纯的益气,则使邪气滞留,表证难解;仅发汗解表,则易伤正气,使正气更虚,故用益气解表兼顾法。

（四）三因制宜

1. 因时制宜　指根据不同季节气候特点,来指导治疗用药的原则。在治疗疾病时,要考虑当时的气候条件。如冬季人体腠理致密,夏季则腠理疏泄。若同为风寒外感,在冬季则重用辛温解表药,使邪从汗解;而夏天就不宜过用辛温发散药,以防发汗太过,损伤阴液;又如暑季多雨,气候潮湿,病多挟湿,治疗时就应适当加入一些化湿药物;秋季干燥,故治当慎用香燥之品。

2. 因地制宜　如不同地区的地理环境、气候、生活习惯等各不相同,人的生理活动和病理变化的特点也不尽一致,治疗用药也应当有所差别。例如,同是外感风寒证,西北严寒干燥地区,治宜用辛温解表之重剂,如麻黄、桂枝之类;东南温热地区则发散宜轻,常选荆芥、防风之类轻宣散邪即可。此外,某些地区还有地方病,如地方性甲状腺肿、大骨节病等,在治疗疾病时,也应因地制宜。

3. 因人制宜　指根据患者年龄、性别、体质、生活习惯等,来确定治疗用药的原则。年龄不同,生理状况及气血盈亏亦不同,治疗用药应有差别。如老年人生机渐减,脏腑气血衰少,病多虚证,或虚实夹杂证,治疗偏于补益扶正,或扶正祛邪。用药宜平和,药量不宜过大。即使是实证攻之宜慎,以防损伤正气,难以康复。小儿生机旺盛,但形气未充,脏腑娇嫩,患病易寒易热,易虚易实,病情变化较快,故治当慎用峻剂,少用补益,药量要轻,并应根据年龄大小加以区别。

男女性别不同,其生理特点各异,尤其是妇女有经、带、胎、产等生理特点,治疗用药应加考虑,随证施治。如月经病应注意调经;带下病应注意驱邪;妊娠期应注意护胎,禁用攻下、滑利、破血、逐水等有毒药物;产后病应考虑气血亏虚或恶露等情况。男子多患阳痿、遗精、滑精、早泄、不育等,亦是实证以驱邪为主,虚证当补肾及调补相关脏腑而治的原则。

人有先天禀赋及后天调养不同,形体有强弱、胖瘦不同,以及寒热阴阳偏盛之别,治疗用药亦当加以区别。如体质强壮或阳盛之体,多患热证、实证,治以泻实清热为主,慎用温热之品;体质虚弱或阳虚阴盛之体,病多虚证、寒证,治疗多用补益,慎用寒凉之品;阴虚喜凉之体,宜滋阴降火,慎用辛香燥热之剂;阳虚喜暖之体,宜温补阳气,慎用苦寒直折之剂;肥胖痰湿之体,宜健脾除湿,慎用养阴滋腻之品等。

（五）调整脏腑

调整脏腑就是在治疗脏腑病变时,既要考虑一脏一腑之阴阳气血失调,更要注意调整各脏腑之间的关系,使之重新恢复平衡状态。

1. 调整脏腑的阴阳气血　脏腑是人体生命活动的中心,脏腑阴阳气血是人体生命活动的根本,脏腑的阴阳气血失调是脏腑病理改变的基础。脏腑的生理功能不一,其阴阳气血失调的病理变化也不尽一致。因此,应根据脏腑病理变化,或虚或实,或寒或热,予以虚则补之,实则泻之,寒者热之,热者寒之。例如,肝主疏泄,藏血,以血为体,以气为用,性主升发,宜条达舒畅,其病理特点为肝气肝阳常有余,肝阴肝血常不足。肝用太强,气郁化火,血虚生热生风等,其病变主要有气和血两个方面,气有气郁、气逆,血有血虚、血瘀等。故治疗肝病重在调气、补血、和血,结合病因予以清肝、滋肝、镇肝等。

2. 顺应脏腑的生理特性 脏腑的阴阳五行属性、气机升降出入规律、四时通应,以及喜恶在志等生理特性不同,故调整脏腑须顺应脏腑之特性而治。如脾胃属土,脾为阴土,阳气乃损;胃为阳土,阴气乃伤。脾喜燥恶湿,胃喜润恶燥。脾气主升,以升为顺,胃气主降,以降为和。故治脾常宜甘温之剂以助其升运,而慎用阴寒之品以免助湿伤阳。治胃常用甘寒之剂以通降,而慎用温燥之品以免伤其阴。

3. 协调脏腑之间的关系

(1) 根据五行生克制化规律调节

1) 根据五行相生规律调节:主要有"补母"与"泻子"两个方面。滋水涵木、培土生金、益火补土、生金资水等从属于"虚则补其母";肝实泻心、心实泻胃等从属于"实则泻其子"。

2) 根据五行相克规律调节:主要有抑强和扶弱两个方面。如木火刑金者,采用佐金平木法来泻肝清肺,此属抑强;肝虚影响脾胃,此为木不疏土,治以和肝健脾,以加强双方之功能,此为扶弱。至于抑木扶土、泻南补北等,属于二者兼施,而有主次之别。

3) 根据五行制化规律调节:根据五行调节机制对脏腑功能进行调整,不仅要补母泻子,抑强扶弱,调整相关两脏的关系,而且更要将两者结合起来,调整相关三脏之间的关系,如木克土,土生金,金克木,既要抑木扶土,又要培土生金,佐金平木,使之亦制亦化,协调平衡。

(2) 根据五脏互藏理论调节 人体任何生理功能既受五脏共同调节,又有主从之分。就呼吸功能而言,肺主呼吸,但肺主呼气,肾主纳气,肝调畅气机,使之升降相宜,脾主运化水谷精微,参与生成宗气;心主血脉而藏神,血为气母,心血给气以营养,心神又为呼吸调节之主宰。五脏均参与呼吸的调节,其中尤以肺脾肾为要。因此,呼吸功能失调,常重在调治肺脾肾三脏。

(3) 根据脏腑相合关系调节 人体脏与腑的配合,体现了阴阳、表里相输应的关系。生理上彼此协调,病理上又相互影响,互相传变。因此,治疗脏腑病变,除了直接治疗本脏本腑之外,还可以根据脏腑相合理论,采用脏病治腑,腑病治脏,脏腑同治,实则泻腑,虚则补脏等不同方案。

防治原则

课堂讨论

汤某,女,21岁。近1年来因为形体肥胖而减肥,面色无华,精神萎靡,头晕,失眠,无法坚持正常工作,皮肤干燥不润,月经不调,停经半年。舌质淡,脉细弱。

知识拓展

养生的基本原则

1. 顺应自然　人是生活在自然界中,作为自然界的一部分,人的生命活动必须遵循自然界的客观规律,顺应自然、适应自然,才能避邪防病,延年益寿,保持身体健康,即"顺时令而善天和"。

2. 情志舒畅　避免不良刺激对人体的影响,要创造优美的自然环境、良好的社会风气、和睦幸福的家庭氛围。要积极治疗躯体疾病,防止内源性因素给人带来的精神负担。提高自我心理调摄能力,增强自身对情志刺激的耐受力,保持良好的心境。

3. 五味适度　辨饮食之宜忌,如体质偏热者,进食宜凉而忌温;体质偏寒者,进食宜温而忌凉;平体之人,进食宜平和忌偏。要平衡膳食,合理营养,如《素问·脏气法时论》中指出:"五谷为养,五果为助,五畜为益,五菜为充,气味合而服之,以补益精气。"

4. 适度锻炼　进行形体锻炼以促进气血流畅,关节滑利,筋骨强健,肌肉结实,脏腑健旺,增强体质,提高人体的抗病能力。但锻炼身体要适量运动,做到"形劳而不倦",因人而异,循序渐进,持之以恒,动静结合,才能收到动形以养生的效果,达到健康长寿。

5. 房事有节　适当的性生活可以增强夫妻和谐,家庭幸福,可以促进和保持个人健康,延缓衰老。但性生活不当,过欲或过度节制都会影响人体生理机能,导致患病。

6. 防邪侵害　"虚邪贼风,避之有时";要注意"避其毒气",以防止致病;采用药物预防。

课后练一练

一、思考题

1. 未病先防包括哪几个方面?

2. 正治与反治包括哪些内容?

二、自测题

自测题

（黄承伟）

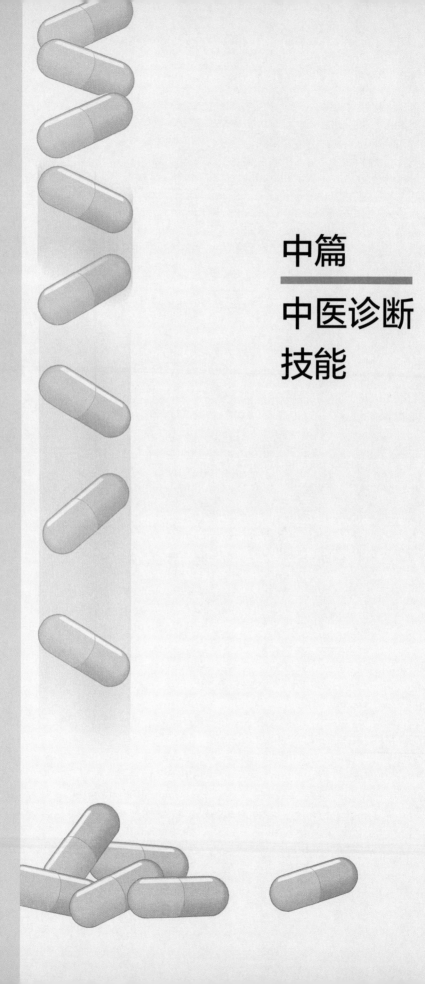

中篇

中医诊断
技能

第八章

诊法

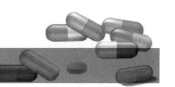

学习目标

- 掌握面部五种病色的特征与主病;常见病态舌象的特征与主病。
- 熟悉望神的方法及临床意义;望舌的方法及注意事项。
- 掌握问诊的主要内容;掌握主诉的概念和临床意义。
- 掌握寸口诊脉的方法、正常脉象的特征和临床意义;常见病脉的特征、鉴别和临床意义。

思维导图

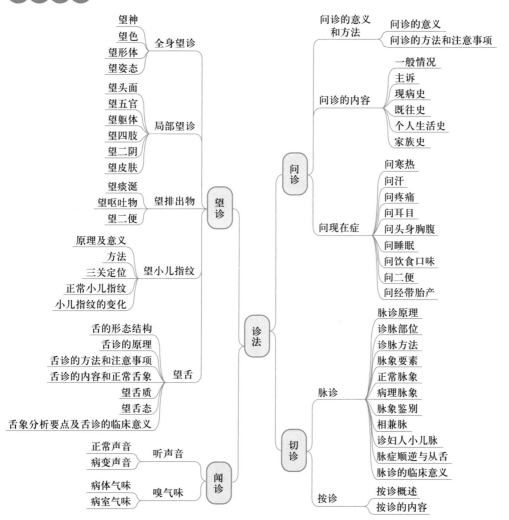

第一节 望 诊

望诊,指医师运用视觉对患者的神色、形态等全身或局部情况、舌象、分泌物和排出物等进行有目的地观察,以收集病情资料的一种方法。正如《灵枢·本脏》所说:"视其外应,以知其内脏,则知所病矣。"

望诊在四诊中居于首位,在中医诊断学上有着重要作用和意义,故有"望而知之谓之神"之说。望诊也有一定的局限性,易受主观因素的影响,故诊病时还需四诊合参,这样才能全面了解病情。

望诊的内容主要有全身望诊、局部望诊、望舌、望排出物和望小儿指纹等五个方面。望诊最好在充足的自然光线下进行,并注意保持诊室内温度的适宜。诊察时应充分暴露受检部位,以便能清楚地进行观察。

一、全身望诊

全身望诊,指医生通过观察患者精神、面色、形体、姿态等全身情况的变化,从而对患者病性的寒热虚实和病情的轻重缓急做出初步诊断的过程。

(一) 望神

望神,指通过观察人体生命活动的外在表现,即观察人的精神状态和机能状态,以诊察疾病的方法。按神的盛衰和病情的轻重,神的表现可分为得神、少神、失神、假神和神乱五类。望神应重点观察精神意识、思维活动、面色眼神、形体动作、语言呼吸和反应能力等,尤应重视患者眼神的变化。

神与精和气的关系密切,被称为人体的"三宝"。望神对于疾病诊断具有重要意义,精充气足则体健神旺,抗病力强;精亏气虚则体弱神衰,抗病力差。故通过望神即可以了解脏腑精气的盛衰,也可以判断病情的轻重和预后,正如《素问·移精变气论》所说:"得神者昌,失神者亡。"

1. 得神 即"有神",提示正气充足,精气充盛;或病情轻浅,预后良好。其临床表现一般为神志清楚,语言清晰,表情自然,面色荣润,两目精彩,呼吸平稳,肌肉丰满,动作自如,反应灵敏等。

2. 少神 即"神气不足",介于得神和失神之间,提示精气轻度损伤,机体功能减弱。多见于虚证或疾病恢复期患者,也可见于体质虚弱者。其临床表现一般为精神不振,思维迟钝,两目乏神,面色少华,少气懒言,倦怠乏力,肌肉松软,动作迟缓等。

3. 失神　即"无神",提示精亏神衰,或邪盛神乱,病情严重,预后不良。其临床表现有虚实之分。正衰失神一般表现为目无光彩,精神萎靡,意识模糊,面色无华,眼神呆滞,呼吸气微或喘促,语言错乱,形体羸瘦,动作艰难;邪盛失神一般表现壮热烦躁,四肢抽搐,神昏谵语,或循衣摸床,撮空理线,或猝倒神昏,两手握固,牙关紧闭。

得神、少神和失神的鉴别如表8-1。

表8-1　得神、少神、失神鉴别

望诊	得神	少神	失神
神志	神志清楚	精神不振	神志不清
语言	语言清晰	少气懒言	语言错乱
面色	面色荣润	面色少华	面色无华
两目	两目精彩	两目乏神	两目呆滞
呼吸	呼吸平稳	呼吸少气	呼吸气微
形体	肌肉丰满	肌肉松软	形体羸瘦
动作	动作自如	动作迟缓	动作艰难
反应	反应灵敏	反应迟缓	反应迟钝

4. 假神　即"回光返照",提示精气衰竭,正气将绝,病情危笃,即将临终。其临床表现一般为本已神志不清,却突然精神转佳,欲见亲人;本已目无精彩,却突然目光转亮;本已面色晦暗,却突然颧红如妆;本已久不能食,却突然食欲增进等。

5. 神乱　即神志异常,提示精神失常或意识错乱,多见于脏躁、癫证、狂证和痫证等。或因心神失养,或因痰火上面扰心,或因痰迷心窍,不一定意味着病情严重,但多反复发作。其临床表现一般为焦虑恐惧,淡漠痴呆,狂躁妄动,猝然昏倒等。

(二) 望色

望色,指医生通过观察患者全身皮肤的色泽变化来诊察疾病的方法。皮肤色泽是脏腑气血之外荣,通过观察皮肤色泽的变化,可以了解脏腑的虚实、气血的盛衰、病变的部位、病邪的性质、病情的轻重与转归。因面部皮肤薄嫩,血脉丰富,容易显露,色泽变化易于观察,故临床一般以望面部色泽变化为主。

根据五行学说理论,五色与五脏相应,青为肝,赤为心,黄为脾,白为肺,黑为肾。凡五色荣润光泽者,脏腑精气充盛,无病或病轻;凡五色晦暗枯槁者,脏腑精气已衰,病情多危重。望色诊察疾病时,需要注意光线、昼夜、情绪、饮食等非疾病因素对面色的影响。当患者的面色不易辨别,或面色与疾病不一致时,还应注意四诊合参,并根据病情综合分析,以做出正确判断。

1. 常色　即人体在健康状态时的面色,常色的特点是明润和含蓄。明润,指面色光明润泽,表明精气充足,脏腑功能正常;含蓄,指含于皮肤之内而不暴露,表明胃气充足,精气内含而不外泄。面色因种族不同而有异,我国人民属于黄色人种,正常面色是红黄隐隐,明润含蓄。由于时间、气候、环境及遗传等因素,常色又有主色与客色之分。

(1)主色 是指与生俱来的基本肤色,受禀赋影响,一生基本不变。主色又因民族、禀赋和体质等的不同,肤色可有偏红、偏白、偏青、偏黄和偏黑的个体差异。

(2)客色 是指因季节、气候、情绪、运动和饮食等因素,而发生的面色短暂或轻微的改变。如春季面色稍青,夏季面色稍红,情绪激动、剧烈运动或饮酒后,面色通红等。

2. 病色 即人体在疾病状态时的面色。病色的特点是晦暗和暴露。晦暗,是指面部皮肤枯槁而无光泽,表明脏腑精气虚衰,胃气不能上荣于面;暴露,是指某种面色异常明显暴露于外,是病色外现或真脏色外露的表现。由于病情的轻重,病程的长短等因素,病色又有善色与恶色之分。

(1)善色 是指面色虽有异常,但仍光明润泽而含蓄,说明虽病而脏腑精气未衰,胃气尚能上荣于面,提示病情较轻,预后较好。

(2)恶色 是指面色异常,且晦暗枯槁而暴露,说明脏腑精气已衰,胃气已竭,不能上荣于面,提示病情较重,预后较差。

3. 五色主病 五色主要有青、赤、黄、白、黑五种,分别见于不同脏腑和不同性质的疾病。医生根据患者面部五色的变化,可诊察疾病之所在及病邪的性质。

(1)青色 主寒证、疼痛、血瘀和惊风。

1)形成机制:青色属木,患者面见青色,多为经脉瘀阻,气血运行不畅所致。

2)临床意义:面色淡青或青黑,多属寒盛或痛剧;突然面色青灰,口唇青紫,肢凉脉微,多为心阳虚衰、心血瘀阻的胸痹证;久病面色与口唇青紫,多属心阳不振,心脉痹阻,或肺气郁闭,呼吸不利;小儿高热,眉间、鼻柱、唇周色青,多属惊风,或惊风先兆。

(2)赤色 主热证,也主戴阳证。

1)形成机制:赤色属火,患者面见赤色,多因热盛而脉络扩张,面部气血充盈所致,也可见于久病阳气虚衰,阴盛格阳,虚阳浮越的患者。

2)临床意义:满面通红,多属外感发热,或脏腑炽热内盛的实热证;午后两颧潮红,多属阴虚阳亢,虚火上炎的虚热证;久病重病面色苍白,却时而泛红如妆,游移不定,多为脏腑精气衰竭,阴不敛阳,虚阳浮越的戴阳证。

(3)黄色 主脾虚,也主湿证。

1)形成机制:黄色属土,患者面见黄色,多由脾虚失运,气血乏源,或湿邪内蕴所致。

2)临床意义:面色萎黄,多属脾胃气虚,气血不足;面色黄胖,多属脾虚湿蕴;面色苍黄,多属肝郁脾虚;面目一身俱黄,为黄疸。若黄而鲜明如橘皮色,属阳黄,多因湿热熏蒸所致;若黄而晦暗如烟熏,属阴黄,多因寒湿困阻所致。

(4) 白色 主气血不足、寒证和失血。

1) 形成机制:白色属金,患者面见白色,多因气血不足,或失血,气血不能上荣于面,或阳衰寒盛,血行迟滞,面部脉络不充所致。

2) 临床意义:面色淡白无华,伴唇舌色淡,多属气血不足,或失血;面色㿠白,伴畏寒肢冷,多属阳气不足的虚寒证;面色㿠白,伴见虚浮,多属阳虚水泛;面色苍白,伴形寒肢冷,多属阴寒凝滞,血行不畅;面色苍白,伴冷汗淋漓,多属阳气暴脱。

(5) 黑色 主肾虚、寒证、水饮和血瘀。

1) 形成机制:黑色属水,病人面见黑色,多因肾阳虚衰,水饮不化,阴寒内盛,血失温养,或肾精亏虚,面部失荣所致。

2) 临床意义:面色黑而暗淡,多属肾阳虚衰,水寒不化,血失温养;面色黑而干焦者,多属肾精亏虚,虚火灼阴,面部失荣;眼睛周围色黑,多属肾虚水饮,或寒湿带下;面色黧黑,肌肤甲错,多属血瘀日久,肌肤失养。

(三) 望形体

望形体,指通过观察患者形体的强弱胖瘦,以及体质的形态等以诊察疾病的方法。外在形体的强弱与内脏功能的盛衰是一致的,内盛则外强,内虚则外弱。因此,观察通过患者形体的强弱胖瘦,可以了解脏腑的虚实,气血的盛衰及他病变情况。不同体质形态,其阴阳盛衰不同,对疾病的易感性和患病倾向性不同,患病后的疾病发展转归和预后也不同。

1. 形体强弱 重点观察骨骼的粗细、肌肉的丰瘦、皮肤的润枯和胸廓的宽窄等。

(1) 体强 即形体强壮,主要表现为骨骼粗大、胸廓宽厚、肌肉强健、皮肤润泽、精力充沛、食欲旺盛,说明脏腑精气充盛,抗病力强,不易患病,有病易治,预后较好。

(2) 体弱 即形体衰弱,主要表现为骨骼细小、胸廓狭窄、肌肉瘦削、皮肤不荣、精神不振、食少纳呆,说明脏腑精气不足,抗病力弱,容易患病,有病难治,预后较差。

体强与体弱的鉴别如表8-2。

表8-2 体强与体弱鉴别

观察项目	体强	体弱	观察项目	体强	体弱
胸廓	宽厚	狭窄	皮肤	润泽	不荣
骨骼	粗大	细小	精神	充沛	不振
肌肉	充实	瘦削	食欲	旺盛	呆滞

2. 形体胖瘦 正常人形体适中,各部分组织匀称,过于肥胖和消瘦,都有可能是病态。在观察形体胖瘦时,还应注意结合精神状态和食欲食量等,以进行综合分析和

判断。关于形体胖瘦,古代没有一定标准,目前公认的体重计算方法有两种。①标准体重(kg)=［身高(cm)-100］×0.9；②男性标准体重(kg)=身高(cm)-105,女性标准体重(kg)=身高(cm)-100。一般情况下,在标准体重10%左右范围内,均属正常体重。超过这一范围,就可称为异常体重。

(1) 体胖　即体重超过标准20%以上,表现为体胖能食,肌肉坚实,动作灵活,多为形气有余,说明精气充足,身体健康。若体胖食少,肌肉松软,神疲乏力,多为形盛气虚,说明阳气不足,多痰多湿,易患眩晕、中风等病,此即《格致余论》所说"肥人湿多"。

(2) 体瘦　即体重低于标准10%以上,表现为形体消瘦,但精力充沛,应属健康之人。若形瘦乏力,多为气血亏虚;若形瘦食少,多为脾胃虚弱,形瘦食多,多为中焦有火;若形瘦颧红,伴潮热盗汗,多为阴虚火旺,易患肺痨等慢些消耗性疾病,此即《格致余论》所说"瘦人火多";若久病卧床,骨瘦如柴,多为脏腑精气衰竭,病属危重,此即《内经》所说"大骨枯槁,大肉陷下"。

(四) 望姿态

望姿态,指通过观察患者的动静姿态和肢体的异常动作,以诊察疾病的方法。肢体运动受心神支配,与筋骨经脉有密切关系。心神或筋骨经脉发生病变,可导致肢体动静失调,出现被动体位、强迫体位和无意识动作等异常动态。由于阳主动,阴主静,一般来说,凡躁动不安者,多属阳证、热证和实证;静而少动者,多属阴证、虚证和寒证。

1. 动静姿态　是疾病的外在表现,观察患者的动静姿态,对疾病诊断具有重要意义。正常人能随意运动,而且动作协调,体态自然。病理情况下,姿态的表现主要有动静、强弱、伸屈和俯仰等,也称为姿态八法。

(1) 坐态　坐而喜伏,多为肺虚少气;坐而喜仰,多属肺实气逆;但坐不得卧,卧则气逆,多为肺胀咳喘,或饮停胸腹;但卧不耐坐,坐则神疲昏眩,多为气血双亏;坐而不欲起,多为阳气虚;坐卧不安,是烦躁之征,或腹满胀痛之故。

(2) 卧态　卧时常向外,身轻可自转侧,多为阳证、热证和实证;卧时喜向里,身重不便转侧,多为阴证、寒证和虚证;病重不能自己翻身转侧,多为气血衰败,预后不良;蜷卧缩足,喜加衣被,多为阳虚;仰卧伸足,欲掀衣被,多为热盛。

(3) 行态　行走之时,以手护腹,身体前倾,弯腰屈背,多为腹痛;以手护腰,腰背板直,转动艰难,多为腰腿痛;突然停步,以手护心,闭目不语,不敢行动,多为真心痛;蹙额捧头,表情痛苦,多为头痛。

(4) 立态　站立不稳,如坐舟船,不能自持,常伴眩晕,多属肝阳上亢,或痰饮上泛;不耐久立,立则需倚物支撑,多属气血亏虚。

2. 异常动作　不同的疾病产生不同的病态,观察患者肢体的异常动作,有助于相应疾病的诊断。

（1）睑、面、唇、指（趾）等部位不时颤动，不能自主，在外感病中，多为热盛动风之兆，在内伤病中，多为虚风内动之征。

（2）猝然昏倒，伴口眼㖞斜，半身不遂，语言謇涩，多属中风。

（3）四肢抽搐，甚则颈项强直，角弓反张，两目上视，多属痉病，常见于肝风内动之热极生风、小儿高热惊厥、温病热入营血。

（4）猝然昏倒，四肢抽搐，口吐涎沫，或如做猪羊叫声，醒后如常，多属痫病。

（5）手足软弱，筋脉弛缓，肌肉萎缩，但无疼痛者，多属痿证。

（6）关节疼痛，或肿胀变形，活动困难，屈伸不利，多属痹证。

（7）夏季高温，猝然昏倒，伴高热面赤，呼吸气粗，汗出较多，多属中暑。

（8）猝然昏倒，伴四肢厥冷，呼吸自续，多属厥证。

二、局部望诊

局部望诊，指在全身望诊基础上，根据病情和诊断需要，对患者身体某些局部进行细致的观察，以诊察疾病的方法。通过观察局部的异常变化，可以补充全身望诊的不足，有助于了解整体的病变。

（一）望头部

头为精明之府，内藏脑髓。脑为元神所居之处，髓由肾精所化生，发为肾之华，又为血之余，故望头部的情况，可重点诊察肾、脑的病变以及精血的盛衰。望头部时，应注意观察头颅和囟门的异常变化、头的动态以及头发的形色等。

1. 头部形态　头形的大小异常和形态畸形，多见于正值颅骨发育期的婴幼儿，可成为一些疾病的典型特征。头颅的大小以头围来衡量，一般新生儿约 34 cm，6 个月时约 42 cm，1 周岁时约 46 cm，2 周岁时约 48 cm，5 周岁时约 50 cm，15 岁时接近成人，为 54~58 cm，头颅过大或过小均属异常，但若智利发育正常，一般无病理意义。

（1）大颅　即头颅增大，颅缝开裂，颜面较小，伴智力低下，多属先天不足，肾精亏损，水液停聚，多见于脑积水。

（2）小颅　即头颅狭小，头顶尖圆，颅缝早合，伴智力低下，多属肾精不足，颅骨发育不良。

（3）方颅　即前额左右突出，头顶平坦，颅呈方形，多属肾精不足，或脾胃虚弱，颅骨发育不良，多可见于佝偻病患儿。

2. 囟门形态　囟门是婴幼儿颅骨接合不紧所形成的骨间隙，是观察小儿发育与营养状况的主要部位之一。囟门有前囟和后囟之分，前囟呈菱形，在出生后 12~18 个月闭合；后囟呈三角形，在出生后 2~4 个月闭合。

（1）囟门突起　又称为囟填,多属实证。或因温病火邪上攻,或因脑髓病变,或因颅内水液停聚。

（2）囟门凹陷　又称为囟陷,多属虚证。或因吐泻伤津,气血不足,或因先天精气亏虚,脑髓失充。

（3）囟门迟闭　又称为解颅,多属虚证。或因先天肾气不足,肾精不充,或因后天脾胃失调,发育不良,多见于佝偻病患儿。

3. 头部动态　头摇不能自主,无论成人或小儿,多为肝风内动之先兆,或为老年气血亏虚、元神失养所致。

4. 头发形色　发为血之余,肾之华在发,头发的形色与肾气和精血有密切的关系。观察头发的色泽与疏密,可以了解肾气的盛衰和精血的盈亏。正常人发黑浓密而润泽,是肾气充盛和精血充足的表现。

（1）色泽异常　头发的色泽异常,主要有发黄和发白两种。

1）发黄:即发黄干枯,稀疏易落,多属精血不足;若小儿头发稀疏黄软,生长迟缓,多属先天不足,肾精亏损,或喂养不当,气血亏虚;若小儿发结如穗,枯黄无泽,伴面黄肌瘦,多为疳积。

2）发白:即年少发白,若伴失眠健忘,多属劳神伤血;若伴腰膝耳鸣,多属肾虚;若无其他病象,不作病态处理。若成人40岁以后,头发开始逐渐变白,多因阳气衰竭于上,属正常生理现象。

（2）头发脱落　头发的脱落,多与肾虚、血热、血虚、劳神过度、情志刺激和先天遗传等因素有关。

1）青壮年脱发:即青壮年头发稀疏易落,伴眩晕健忘,腰膝酸软,多属肾虚。

2）脂溢性脱发:即头发易落,伴头皮瘙痒,多屑多脂,多属血热化燥。

3）斑秃:即头发突然片状脱落,显露圆形或椭圆形光亮头皮,多属血虚受风。或长期紧张、焦虑和恐惧等情志刺激,暗耗精血,发失所养。

4）顶秃:即头顶发脱,多属劳神过度,耗伤精血,或先天遗传。

（二）望面部

面为心之华,脏腑之精气皆上荣于面,故观察面部的色泽形态和神情变化,不仅可以了解人的精神状态和机能状态,而且可以测知脏腑精气的盛衰和有关病变。面部的神色望诊已前面已经讲述,这里重点介绍面部的形态变化及意义。

1. 面肿　主要表现为面部水肿、抱头火丹和大头瘟3种形式。

（1）水肿　即面部浮肿,皮色不变,按之凹陷,常是全身水肿的一部分,多由肺、脾和肾功能失调,水液停聚所致。

（2）抱头火丹　即头面皮肤焮红,肿胀疼痛,色如涂丹,压之退色,多由风热火毒上攻所致。

（3）大头瘟　即头肿大如斗，面目肿甚，目不能开，多由天行时疫，火毒上攻所致。

2. 腮肿　主要表现为痄腮核和发颐2种形式。

（1）痄腮　一侧或两侧腮部以耳垂为中心肿起，边缘不清，局部灼热疼痛拒按，多由外感温毒之邪所致。

（2）发颐　颏下颌上耳周发红肿起，伴有寒热疼痛，多由阳明热毒上攻所致。

3. 面脱　指面部肌肉消瘦，两颧高耸，眼窝和面颊凹陷，全身骨瘦如柴，又称为面削颧耸，多由气血虚衰，脏腑精血耗竭所致，常见于慢性病的危重阶段。

4. 口眼㖞斜

（1）面瘫　单见一侧口眼㖞斜，表现为面肌弛缓，额纹消失，目不能闭合，鼻唇沟变浅，口角下垂，而无半身瘫痪，多由风邪中络所致。

（2）中风　口眼㖞斜，表现为鼻唇沟平坦，口角下垂，兼半身不遂，多由肝阳上亢，风痰闭阻经络所致。

（三）望五官

望五官，指通过观察目、舌、口、鼻、耳、唇、齿龈和咽喉等头部器官的变化，以诊察疾病的方法。五官与脏腑有密切的关系，肝开窍于目，心开窍于舌，脾开窍于口，肺开窍于鼻，肾开窍于耳，故诊察五官的异常变化，可以了解内在脏腑病变。望舌将另作专节介绍，此处主要介绍目、耳、鼻、口、唇、齿龈和咽喉的望诊内容。

1. 望目　目为肝之窍，心之使，五脏六腑之精气，皆上注入于目，故观察目的神色形态变化，可以诊察相应脏腑的病变。古人将目的不同部位分属于五脏，即黑睛属肝，称为风轮；两眦血络属心，称为血轮；眼睑属脾，称为肉轮；白睛属肺，称为气轮；瞳仁属肾，称为水轮，后世据此发展为"五轮学说"（图8-1）。望目，应重点观察两目的神色、形态和动态的异常改变。

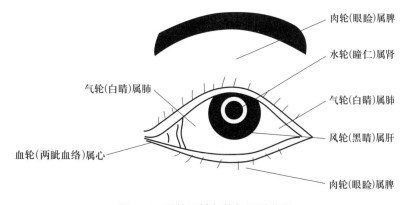

图8-1　目的五轮部位与五脏分属

（1）目神　目神有有神和无神之分。

1）有神：视物清晰，黑白分明，精彩内含，神光充沛，有眵有泪，多见于正常人，为机体健康的标志;或虽病轻浅易治,脏腑精气未衰。

2)无神:视物模糊,黑白不明,精彩不含,浮光暴露,无眵无泪,提示脏腑精气亏虚,病重难治。

(2)目色 正常情况下,眼睑内与两眦红润,白睛色白,黑睛无色透明,黄仁褐色或棕色,瞳仁黑色,其异常改变主要在以下几个方面。

1)目赤肿痛:多为实热之证。全目赤肿,为肝经风热;两眦赤痛,为心火上炎;睑缘赤烂,为脾经湿热;白睛红赤,为肺火或外感风热。

2)白睛发黄:多为黄疸的标志,由湿热内蕴或寒湿困阻,肝胆疏泄失常,胆汁外溢所致。

3)目眦淡白:多为血虚和失血,由血液亏虚不能上荣于目所致。

4)目胞晦暗:多为肾虚,由肾精亏耗或肾阳虚衰所致。

(3)目形

1)目胞浮肿:目胞浮肿,皮色不变,或较光亮,为水肿初起。若伴有红肿热痛,多为火热上攻所致。

2)眼窝凹陷:眼窝微陷,多为吐泻伤津,或气血亏虚所致;见于吐泻伤津或气血虚衰;眼窝深陷,甚至视不见人,多为脏腑精气衰竭,属病情危重。

3)眼球突出:兼气喘胸满,为肺胀,多因痰浊阻肺,肺气不宣所致;眼球突出,兼颈前喉结旁漫肿,急躁易怒,为瘿病,多因肝郁化火,痰气交阻所致。

4)胞睑红肿:胞睑边缘肿起,结节如麦粒,红肿较轻,为针眼;红肿较重,硬结漫肿,为眼丹,皆因风热邪毒或脾胃蕴热,上攻于目所致。

(4)目态 正常情况下,瞳孔圆形,双侧等大,自然光线下,直径为3~4 mm,对光反射灵敏,眼球运动灵活,其异常改变主要在以下几个方面。

1)瞳孔缩小:多为肝胆火炽或中毒,如川乌、草乌、毒蕈、吗啡和有机磷农药等中毒。

2)瞳孔散大:一般见于内障和青盲等眼科疾病。若一侧瞳孔散大,多为中风,或颅脑外伤;若两侧瞳孔散大,多因肾精耗竭,为濒死危象。

3)瞪目直视:即两目固定前视,若伴有神志昏迷,为脏腑精气衰竭,病属危重。

4)目睛上视:即两目固定上视,眼球不能转动,也称为戴眼反折,多因肝风内动,或脏腑精气衰竭所致。

5)横目斜视:即两目固定侧视,多为外伤所致,或先天原因。

6)闭目障碍:若单侧闭目障碍,多为风中面络;若双侧闭目障碍,多为瘿病;若小儿睡眠露睛,多因脾虚胞睑失养,常见于慢脾风患儿。

7)眼睑下垂:若单睑下垂,多为脾气虚弱,或外伤所致;若双睑下垂,多因先天不足,脾肾亏虚。

2. 望耳 耳为肾之窍,又是宗脉之所聚,故望耳可以诊察肾、肝胆和全身的病变。

当人体发生疾病时,耳郭相应部位也会出现反应点,后世医家据此发展为耳针疗法,成为中医诊治疾病的重要内容。望耳,应该重点观察耳的色泽、形态及耳道内的变化情况。

(1) 色泽变化　正常情况下,耳郭色泽红润,是气血充足的表现。

1) 耳轮淡白:多为气血亏虚。

2) 耳轮红肿:多为肝胆湿热,或热毒上攻。

3) 耳轮青黑:多为阴寒内盛,或身有剧痛。

4) 耳轮焦黑:多为肾精亏耗,属于病重。

5) 耳背有红络,耳根发凉　为麻疹先兆,多见于小儿。

(2) 形态变化　正常情况下,耳郭厚大,外形对称,是肾气充足的表现。

1) 耳郭瘦薄:多为先天不足,肾气亏虚。

2) 耳轮萎缩:多为肾精耗竭。

3) 耳轮甲错:多为久病血瘀。

(3) 耳道病变　正常情况下,耳道无红肿疼痛,无脓性分泌物和疖肿等。

1) 耳道流脓,多为脓耳,因肝胆湿热所致。

2) 耳道红肿疼痛,突起如椒目,多为耳道疖肿,因邪热博结所致。

3) 耳内长出小肉,形如羊奶头,称为"耳痔",如无红肿疼痛等不适,不做病态处理。

3. 望鼻　鼻为肺之窍,又为脾之所应,足阳明胃经循行于鼻旁,故望鼻主要诊察肺和脾胃的病变,也可以判断脏腑的虚实、胃气的盛衰、病情轻重和预后。

(1) 色泽变化　正常情况下,红黄隐隐,明润含蓄,是胃气充足的表现。

1) 鼻端色白:多为气血亏虚。

2) 鼻端色赤:多为肺脾蕴热。

3) 鼻端色青:多为阴寒腹痛。

4) 鼻端色黄:多为内有蕴热。

5) 鼻端色黑:多为肾虚寒水内停。

6) 鼻端微黄明润:多为病情轻浅,或久病胃气来复。

7) 鼻端晦暗枯槁:多为胃气已衰,病属危重。

(2) 形态变化　鼻的形态改变主要在以下方面。

1) 红肿生疮:多属胃热,或血热。

2) 色红生刺:多为肺胃蕴热所致,常见于酒渣鼻。

3) 鼻柱溃陷:多为梅毒患者。

4) 鼻柱塌陷:伴有眉毛脱落,多为麻风恶候。

5) 鼻翼煽动:多为痰饮阻肺,或肺热炽盛,肺气不利所致。

(3) 鼻道病变　鼻道病变主要有以下方面。

1) 鼻流清涕:多为外感风寒,或阳气虚弱。

2) 鼻流浊涕:多为外感风热,或肺胃蕴热。

3) 鼻流腥涕:多为鼻渊,肺经风热,或肝胆湿热所致。

4) 鼻腔出血:多为肺胃蕴热,或阴虚肺燥,伤及鼻络。

5) 鼻孔赘物:多为鼻息肉,湿热蕴结鼻窍所致。

4. 望口唇 口为脾之窍,唇为脾之华,手足阳明经环绕口唇,故望口唇主要诊察脾与胃的病变。望口唇时,应注意观察口唇的形色、润泽和动态变化。

(1) 色泽变化 正常情况下,唇色红润,是脾胃健旺,气血充足的表现。

1) 唇色淡白:多为血虚,或失血。

2) 唇色红赤:多为热盛,或热极。

3) 唇色青紫:多为阳气虚衰,血行瘀滞。

4) 唇色青黑:多为寒凝血脉,或血络瘀阻。

5) 唇色樱桃红:多为煤气中毒。

(2) 形态变化 口唇的异常改变主要有以下几个方面。

1) 口唇干裂:多为燥热伤津,或阴虚液亏。

2) 口唇糜烂:多为脾胃积热。

3) 口角流涎:多为脾气虚弱,或风中络脉,或中风后遗症。

4) 口舌生疮:多为心脾积热,或阴虚火旺。

5) 鹅口疮:小儿口腔舌上,满布片状白屑,状如鹅口,多为感受湿热秽浊之邪,上蒸于口所致。

6) 麻疹黏膜斑:口腔颊黏膜近臼齿处,出现微小灰白色斑点,周围绕以红晕,多为麻疹将出之兆。

(3) 动态变化 正常情况下,口唇开合自如,动作协调,口唇的异常动态主要表现在以下方面。

1) 口张:即口开而不闭,属虚证。若状如鱼口,张口气直,但出不入,为肺气将绝之危候。

2) 口噤:即口闭而难开,属实证,多为肝风内动所致,可见于中风、痫病、惊风和破伤风等。

3) 口撮:即上下口唇紧聚,可见于破伤风,或小儿脐风等。

4) 口㖞:即口角向一侧㖞斜,多为风邪中络,或风痰阻络,可见于面瘫、中风等。

5) 口振:即口唇振摇,战栗鼓颌,多为阳虚寒盛,或邪正剧争所致。

6) 口动:即口唇频繁开合,不能自禁,多为胃气虚弱;若口角掣动不止,则为动风之象。

5. 望齿龈 齿为骨之余,肾为骨之主,手足阳明经脉络于齿龈,故望齿与龈的变化,可诊察肾和脾胃的病变,以及津液的盈亏。望齿与龈,应注意观察其色泽、润燥、荣枯和形态等变化。

(1) 齿的色泽变化　正常情况下,牙齿洁白润泽,整齐坚固,是肾气旺盛,津液充足的表现。

1) 牙齿干燥:多为胃津已伤。

2) 牙齿光燥如石:多为阳明热盛,津液大伤。

3) 牙齿燥如枯骨:多为肾阴枯竭,精不上荣。

4) 牙齿有洞腐臭,多为龋齿,又称为"虫牙"。

(2) 齿的动态变化

1) 牙关紧闭:多为肝风内动。

2) 咬牙齘齿:若在病中,多为热盛动风;若在睡中,多为胃热或虫积。

(3) 齿龈的色泽变化　正常情况下,齿龈淡红润泽,是胃气充足,气血调匀的表现。

1) 齿龈淡白:多为血虚,或气血两虚。

2) 齿龈肿痛:多为胃火亢盛,熏灼齿龈。

3) 齿龈萎缩:多为肾虚,可伴有牙根暴露,牙齿松动等,又称为"牙宣"。

4) 齿龈出血:若伴有红肿疼痛,多为胃火亢盛,灼伤龈络;若伴有齿龈微肿,多为脾气虚弱,血失统摄,或肾阴亏虚,虚火上炎,又称为"牙宣"的另一类型。

5) 齿龈溃烂:可伴有流腐臭血水,甚则唇腐齿落,多为疫毒内热所致,又称为"牙疳"。

6. 望咽喉　咽喉为肺胃之门户,足少阴肾经循喉咙、夹舌本,与咽喉关系密切,故望咽喉主要诊察肺胃和肾的病变。望咽喉时,应注意观察咽喉色泽和形态的变化。

(1) 色泽变化　正常情况下,咽喉淡红润泽,不肿不痛,呼吸通畅,发音正常,吞咽无阻。

1) 红赤肿痛:多为肺胃热盛,证属实热。

2) 色红娇嫩:肿痛不甚,多为肺肾阴虚,虚火上炎。

3) 淡红漫肿:疼痛不甚,多为痰湿凝聚所致。

(2) 形态变化　主要表现为乳蛾、乳痈和白喉等。

1) 乳蛾:即一侧或两侧喉核红肿灼痛,甚则溃烂,或有黄白色脓点,多为肺胃热盛,火毒熏蒸所致。

2) 乳痈:即咽喉红肿高突,疼痛剧烈,吞咽困难,身热恶寒,多为脏腑蕴热,复感外邪,热毒客于咽喉所致。

3) 白喉:即咽喉部起灰白色伪膜,不易剥离,剥落则出血,很快又复生,伴犬吠样咳嗽,多为外感时行疫毒,或热毒伤阴所致,传染性强,多见于儿童。

7. 望躯体　主要包括望颈项、望胸胁、望腹部和望腰背等。

(1) 望颈项　颈项是头和躯干的连接部分,正常情况下,颈项端直挺立,两侧对称,活动自如,气管居中。男性喉结突出,女性不显。安静时,颈侧动脉搏动不易见到。望颈项时,应重点观察颈项的外形和动态变化。

1) 外形变化:颈项外形的异常,主要表现为瘿瘤、瘰疬和颈痈等。①瘿瘤:即颈前喉结处,有肿块突起,或大或小,或单侧或双侧,可随吞咽而上下移动,多为肝郁气滞痰凝,或痰火结聚所致,或与地方水土有关。②瘰疬:即颈侧颌下处,有肿块如豆,累累如串珠,推之可移,多为肺肾阴虚,虚火炼液为痰,或外感风热时毒,气血壅滞于颈部所致。③颈痈:即颈项部有肿块,红肿热痛,甚则溃烂流脓,多为肺热毒盛,气血壅滞,痰毒结于局部所致,也称为项痈。

2) 动态变化:颈项的动态变化主要表现在项强、项软和颈部动脉搏动的异常。①项强:即项部筋脉肌肉拘急或强硬,活动受限。若兼头痛恶寒,多为风寒侵袭太阳经脉,经气不利所致;多若兼头痛高热,甚至神昏抽搐,多为温病火邪上攻,或脑髓有病;若睡醒之后,突感项强不适,转动不便,多为落枕,或因睡姿不当,或因风寒客于经络,气血不畅所致;若颈项强直,角弓反张,多为肝风内动。②项软:即颈项软弱,抬头无力。若见于小儿,多为先天肾精亏损,或后天脾胃虚弱,发育不良所致。若久病重病,头部下垂,眼窝深陷,多为脏腑精气衰竭,病属危重。③颈部异常:安静状态下,颈部动脉搏动明显,多为肝阳上亢,或严重血虚所致;卧位时,颈静脉明显充盈,多为颈静脉怒张,或因心血瘀阻,肺气壅滞,或因心肾阳衰,水气凌心所致。

(2) 望胸胁　胸腔由胸骨、肋骨和脊柱构成,内藏心与肺等重要脏器,外有乳房属足阳明胃经,肝胆之经脉布于胸胁,心肺为宗气所聚之处,故胸胁可诊察心肺、肝胆和乳房的病变及宗气的盛衰。

1) 胸廓外形变化:正常情况下,胸廓呈椭圆形,两侧基本对称,左右径大于前后径,两者之比约为 1.5∶1,而婴幼儿和老年人,左右径与前后径几乎相等。胸廓外形的异常改变,主要表现在扁平胸、桶状胸、鸡胸、漏斗胸、肋如串珠、胸廓不对称以及乳房肿溃等 5 个方面。①扁平胸:即胸廓呈扁平状,前后径明显小于左右径,多见于肺肾阴虚,或气阴两虚之人。②桶状胸:即胸廓呈圆桶状,前后径与左右径几乎相等,多见于肺胀患者,因久病咳喘,耗伤肺气,以致肺气不宣而壅滞,日久导致胸廓变形。③鸡胸、漏斗胸和肋如串珠:若胸骨下部前突,前侧壁肋骨凹陷,为鸡胸;若胸骨下部剑突处明显凹陷,为漏斗胸;若胸骨两侧的肋骨与肋软骨连接处明显隆起,为肋如串珠。此三者多因先天不足,或后天失养,肾气不充,骨骼发育异常所致,多见于佝偻病患儿。④胸廓不对称:若一侧胸廓塌陷,多见于肺痿和肺部手术后等;若一侧胸廓膨隆,多见于悬饮和气胸等。⑤乳房肿溃:若哺乳期乳房红肿热痛,乳汁不畅,甚则破溃流脓,多为乳痈,因肝气郁滞,胃热壅盛,或外感邪毒所致。若乳房内有肿块,单发或多发,不红不热,多为乳癖或乳岩。如为乳癖,多为乳腺小叶增生,与肝气郁结有关,如为乳岩,即是乳腺恶性肿瘤,应尽早医治。

2) 呼吸异常:正常情况下,呼吸均匀,节律规整,每分钟 16~18 次,胸廓起伏对称。

男性和儿童以腹式呼吸为主,女性以胸式呼吸为主。①若胸式呼吸减弱,腹式呼吸增强,多为胸部疾病,可见于肺痨、悬饮和胸部外伤等;若腹式呼吸减弱,胸式呼吸增强,多为腹部疾病,可见于鼓胀、腹腔积液或腹部肿块等。若两侧胸部呼吸不对称,可见于悬饮、肺痈和肿瘤等。②若呼吸急促,胸廓起伏显著,多为实热证;若呼吸微弱,胸廓起伏不显,多为肺气不足。③若吸气困难,多为痰饮停肺、急喉风和白喉重证等;若呼气困难,多为哮喘和肺胀等。④若呼吸不规则,或呼吸与暂停交替出现,多为肺气衰竭之象,病属危重。

(3) 望腹部　腹部指剑突以下至耻骨联合以上的部分,内藏肝胆、脾胃、大小肠、肾、膀胱和女子胞等脏器,故望腹部可诊察内在脏腑的病变和气血的盛衰。正常人腹部平坦对称,直立时可稍隆起,约与胸平齐,仰卧时则稍凹陷。望腹部时,应注意观察其外形、皮肤色泽变化和紧张度等。

1) 腹部膨隆:即仰卧时,前腹壁明显高于胸骨与耻骨中点的连线。①若单腹胀大,四肢消瘦,多为鼓胀,因气滞、血瘀和水停所致;②若腹部胀大,周身浮肿,多为水肿,因肺脾肾功能失调,水液代谢障碍,水湿泛溢肌肤所致;③若腹的局部膨隆,多为积聚等证;④婴幼儿脐中有包块突出,皮色光亮,多为脐突,又称脐疝。

2) 腹部凹陷:即仰卧时,前腹壁明显低于胸骨与耻骨中点的连线。①若腹部凹陷,形体消瘦,多为久病脾胃虚弱,气血不足,机体失养,或新病吐泻太过,津液大伤。②若前腹壁深凹着脊,腹外形如舟状,为舟状腹,多因脏腑精气耗竭,精液干涸所致,病属危重。

3) 青筋暴露:即腹大坚满,腹壁青筋暴露,多为肝郁气滞,脾虚湿阻日久,血行不畅,脉络瘀阻所致,见于臌胀重症。

(4) 望腰背　腰为肾之府,与肾关系密切,背为胸之府,内藏心和肺,督脉贯脊行于正中,膀胱经分行夹腰背两侧,带脉横行环绕腰腹,故望腰背可诊察有关脏腑和经络的病变。望腰背时,应重点观察脊柱及腰背部有无形态与动态的异常。

1) 形态异常:正常情况下,腰背部两侧对称,直立式脊柱居中,颈腰段稍向前弯曲,胸骶段稍向后弯曲,但无左右侧弯,俯仰转侧自如。①脊柱后凸:即脊柱过度向后凸出,又称为驼背,多为肾气亏虚、发育不良,或脊柱疾病所致;若久病后背弯曲,两肩下垂,多为脏腑精气虚衰之象。②脊柱侧凸:即脊柱正中线,向左或向右弯曲,又称为脊柱侧弯,多为发育期坐立姿势不当所致,也可因先天发育不良,或一侧胸部有病所致。③脊疳:即患者极度消瘦,脊骨突出似锯,多为脏腑精气严重亏虚所致,可见于慢性重病患者。

2) 动态异常:腰背的动态异常主要表现为腰背活动受限。①角弓反张:即腰背反折如弓,常伴颈项强直,四肢抽搐等,多为肝风风内之象,可见于惊风和破伤风等。②腰部拘急:即腰部疼痛,活动受限,多为寒湿内侵,筋脉拘急,或跌仆闪挫,气滞血瘀所致。

8. 望四肢　四肢为脾之所主,赖五脏精血濡养,全身之主要经脉,均循行分布于四肢,故望四肢可诊察脏腑的病变和循行于四肢经脉的病变。望四肢时,应重点观察四肢外形和动态的变化。

(1) 外形异常　四肢外形的异常,主要表现在四肢肿胀、肌肉萎缩、膝部肿大、下肢畸形、手指变形和小腿青筋暴露6个方面。

1) 四肢肿胀:若双侧下肢凹陷性水肿,多为水肿,常是全身浮肿的一部分;若单侧肢体肿胀,多为经脉阻滞不通所致。

2) 肌肉萎缩:即四肢或某一肢体消瘦,肌肉萎缩,松软无力,多为脾胃亏虚,气血不足,或经络闭阻,肢体失养所致,多见于痿证和中风偏瘫。

3) 膝部肿大:若膝部红肿热痛,屈伸不利,多为热痹,因风湿郁久化热所致。若膝部肿大,股胫消瘦,形如鹤膝,多为寒湿久留、气血亏虚所致,又称为"鹤膝风"。

4) 下肢畸形:直立时两踝并拢而两膝分离,为膝内翻或O形腿;两膝并拢而两踝分离,为膝外翻或X形腿;踝关节呈固定型内收位,称为足内翻;踝关节呈固定型外展位,称为足外翻。上述畸形皆属先天不足,肾气不充,或后天失养,发育不良所致。

5) 手指变形:手指关节呈梭状畸形,活动受限,为梭状指,多因风湿久蕴,痰瘀阻络所致;指(趾)末端增生肥厚,膨大如杵,为杵状指,多因心肺虚损,痰瘀互结所致。

6) 小腿青筋暴露:即小腿脉络粗大隆起,显露弯曲,形似蚯蚓,多为寒湿内侵,或气虚血行不畅,瘀血阻络所致。

(2) 动态异常　四肢动态的异常,主要表现在肢体痿废、四肢抽搐、手足拘急、手足颤动和手足蠕动5个方面。

1) 肢体痿废:即肢体肌肉萎缩、筋脉弛缓、痿废不用者,见于痿症,多因精津虚弱,肝肾亏虚,筋肉失养所致。一侧上下肢痿废不用者,称为半身不遂,见于中风患者,多因风痰阻闭经络所致。双下肢痿废不用者,见于截瘫患者,多由腰脊外伤或瘀血阻络所致。

2) 四肢抽搐:即四肢肌肉不自主的收缩,多为肝风内动,筋脉拘急所致,常见于痉病、痫病、惊风和破伤风等。

3) 手足拘急:即手足筋脉挛急,难以屈伸,多为寒邪凝滞,或气血亏虚,筋脉失养所致。

4) 手足颤动:即手或足不自主地颤抖,或振摇不定,多为肝风内动之征,或饮酒过度所致。

5) 手足蠕动:即手足时时瘈动,动作迟缓,力量较弱,类似虫之蠕动,多为阴血亏虚、筋脉失养,肝风内动所致。

9. 望二阴　二阴,指前阴和后阴。前阴包括外生殖器和尿道,后阴即肛门。前阴为肾所司,又为宗筋所聚,肝之经脉绕行阴器,望前阴可诊察肾、膀胱和肝的病变;后阴为排便之门户,也为肾所司,而水谷运化为脾所主,糟粕传导为大肠所主,故望后阴可诊察脾胃、肾与肠的病变。

(1)望前阴　望前阴时,应重点观察局部有无硬结、肿胀和溃疡,以及有无其他形色改变等。对女性前阴的检查,一般由妇科医生负责。

1)外阴肿胀:即男性阴囊或女性阴户肿胀。若不痒不痛,皮色不红,多为全身水肿的局部表现;若阴囊肿大,触之有水囊样感,透光试验橙红色半透明,为水疝;若阴囊肿大,不透光也不坚硬,疝块可随腹压高低突出或回缩,多为小肠坠入阴囊所致,称为"狐疝",若阴囊或阴户红肿胀,瘙痒灼痛,多为肝经湿热下注所致。

2)外阴收缩:即男性阴囊或女性阴户收缩,拘急疼痛,多为外感寒邪,侵袭肝经,凝滞气血,筋脉拘急所致。

3)外阴湿痒:即男性阴囊或女性阴唇起疹,瘙痒疼痛,红肿湿烂,或有渗液,多为肝经湿热下注所致。

4)外阴生疮:即前阴部生疮或有硬结,破溃腐烂,时流脓血,多为肝经湿热下注,或感染梅毒所致;若硬结破溃后呈菜花样,有腐臭气,多为癌肿。

5)阴挺:即妇女阴户有物突出,形如梨状,又称为"子宫脱垂",多为脾虚气陷,升举无力,或产后劳伤,胞宫下坠所致。

(2)望后阴

1)肛痈:即肛门周围,红肿疼痛,甚至破溃流脓,多为湿热下注,或外感热毒,气血壅滞所致。

2)肛裂:即肛管皮肤层裂伤,或形成溃疡,多为阴津亏损,或热结肠燥,大便干硬,撑伤肛门皮肤所致。

3)痔疮:即肛门内外有紫红色肿块,质地柔软,多为湿热蕴肠,或血热肠燥,或久坐便秘,肛门局部血络瘀滞所致。

4)肛瘘:即肛痈或痔疮溃破后,久不收口形成管腔,外流脓水,病机同肛痈或痔疮。

5)脱肛:即直肠或直肠黏膜脱出肛门,轻者便后可自行缩回;重者须用手慢慢还纳,多为脾虚中气下陷所致。

10. 望皮肤　皮肤为一身之表,与内在脏腑和气血津液有密切关系。故望皮肤既可以诊察皮肤局部的病证,也可测知内脏病变和气血津液盛衰。望皮肤时,应注意观察皮肤色泽和形态的变化。

(1)色泽形态　正常情况下,皮肤润泽、柔韧光滑,说明脏腑精气充足,气血津液充沛。

1)皮肤发赤:即皮肤突然变红,连续成片,色如涂丹,焮热肿痛,边界清楚,为"丹毒",可发于身体任何部位,多为风热或湿热化火,或外伤感染邪毒所致。

2)皮肤发黄:即周身皮肤发黄,伴见目黄和小便黄,为黄疸,多为湿热熏蒸,或寒湿困阻所致。

3）皮肤发黑：即皮肤色黑晦暗，干枯不荣，多为劳伤肾精，或肾阳虚衰，失于温运所致。

4）皮肤白斑：即皮肤白色改变，点状或片状，大小不等，边界清楚，无异常感觉，为白癜风，多为风湿侵袭，气血失和，肌肤失荣所致。

5）皮肤干枯：即皮肤干涩不荣，甚则皲裂，多为津液已伤，或营血亏虚，肌肤失养所致。

6）肌肤甲错：即皮肤干枯粗糙，状若鱼鳞，多为血瘀日久，肌肤失养。

7）皮肤肿胀：即周身皮肤浮肿，按之凹陷，为水肿。若肿势较急，头面先肿，腰以上肿甚，多为外感风邪，肺失通调所致；若肿势较缓，下肢先肿，腰以下肿甚，多为脾肾阳虚，水湿泛滥所致。

（2）皮肤病证　主要表现为斑疹、水疱和疮疡等。

1）斑疹：斑和疹均为全身性疾病表现于皮肤的症状，虽常常并称，但实质有别。色红深紫，点大成片，平摊皮肤，抚之不碍手，压之不退色，为斑；色红浅淡，点小如粟，高出皮肤，抚之碍手，压之退色，为疹。由于病因不同，斑有阴斑与阳斑之分，疹有麻疹、风疹和隐疹之别。①阴斑和阳斑：若斑点大小不一，色淡红或紫暗，兼神疲脉虚等，为阳斑，多因脾气虚衰，血失统摄所致，为阳斑；若斑点呈片状，色深红或青紫，兼身热脉数等，为斑，多因外感温热邪毒，内迫营血外溢所致，为阴斑。②麻疹、风疹和隐疹：若发疹前有类似感冒症状，如发热、咳嗽、喷嚏、鼻流清涕和眼泪汪汪等，发病2~3日后，在颊黏膜可出现麻疹斑，发病3~4日后，开始出疹，疹色桃红，形似麻粒，先见于耳后发际，渐延及颜面、胸腹和四肢，疹发透彻后，按出疹顺序逐渐消退，有糠麸样脱屑，暂时性褐色沉着，多因外感风热时邪所致，为麻疹，属儿科常见传染病；若疹色淡红，细小稀疏，瘙痒不已，症状轻微，是临床上常见的皮肤疾病，多为外感风邪所致，为风疹；若疹色淡红带白，大小形态各异，瘙痒难忍，搔之增大增多，发无定处，出没迅速，反复发作，多为外感风邪，郁于皮肤，或身体过敏所致，为隐疹。

2）水疱：即皮肤上出现小水疱，成簇或散在，主要有白㾦、水痘、湿疹、热气疮、缠腰火丹等。①白㾦：即皮肤上出现白色小疱疹，晶莹如粟，高出皮肤，搔破流水，多发于颈胸，四肢偶见，面部不发，多为外感湿热之邪，郁于肌表，汗出不畅所致。②水痘：即皮肤上出现粉红色斑丘疹，随后迅速变成椭圆形小水疱，大小不等，分批出现，晶莹明亮，顶端无脐，浆液如水，皮薄易破，破后结痂，不留痘痕，多为外感时邪，内蕴湿热所致，属儿科常见的传染病。③热气疮：即口唇和鼻孔等周围皮肤，出现成簇粟米大小的水疱，出现灼热痒痛，多为外感风热，或肺胃蕴热上蒸所致。④湿疹：即皮肤出现红斑，随后迅速形成丘疹或水疱，破后渗液，形成红色湿润的糜烂面，多为风湿热邪蕴结，郁于肌肤，或血虚生风化燥，肌肤失养所致。⑤缠腰火丹：即一侧腰部或胸胁皮肤焮红,随后出现成簇小水疱,排列如带状,灼热刺痛,多为肝经湿热熏蒸肌肤所致。

3) 疮疡:主要表现为痈、疽、疔和疖等,都为发于皮肉筋骨的化脓性疾病。①痈:即患处红肿高大,根盘紧束,焮热疼痛,易于成脓,易消、易溃、易敛,多为湿热火毒蕴结,气血壅滞所致。②疽:即患处漫肿无头,皮色晦暗,病位较深,疼痛彻骨,难消、难溃、难敛,多为气血亏虚,寒痰凝滞所致。③疔:即患处形小如粟,坚硬如钉,麻木痒痛,好发于颜面和手足,多为外感风热蕴毒,或脏腑火毒炽盛所致。④疖:即患处形小而圆,起于浅表,肿痛不甚,易于成脓,脓出即愈,多为外感热毒,或湿热内蕴,气血壅滞所致。

三、望排出物

望排出物,指通过观察排出物形、色、质、量等的变化,以诊察疾病的方法。排出物是脏腑生理功能和病理活动的产物,包括排泄物、分泌物和某些病变产生的病理产物。望排出物可了解脏腑的功能状态及病性的寒热虚实,如色白清稀,多为寒证和虚证;而色黄稠浊,多为热证和实证。

(一) 望痰涎

1. 望痰　痰为水液代谢障碍产生的病理产物,与肺、脾和肾三脏关系密切,故望痰可诊察肺脾肾的功能状态以及病邪的性质。

(1) 寒痰　即痰白清稀量多,多因寒邪客肺,津液不化,聚而为痰,或脾阳不足,温运无力,湿聚为痰。

(2) 热痰　即痰黄质黏稠,甚则结块,多因邪热犯肺,肺热壅盛,煎灼津液所致。

(3) 燥痰　即痰少而黏,难于咳出,多为燥邪伤肺,肺津耗伤,或肺阴亏虚,肺失清肃所致。

(4) 湿痰　即痰白质稠量多,滑而易咯,多为脾失健运,水湿内停,聚而为痰。

(5) 咯血　若痰中带血或咳吐鲜血,多为热伤肺络,或虚火灼肺所致;若咯吐脓血腥臭痰,为肺痈,多因热毒壅肺,血败肉腐所致。

2. 望涎　涎为口腔分泌的黏液,由脾精所化,为脾气所摄,故望涎可诊察脾与胃的病变。

(1) 涎多清稀　多为脾胃阳虚,气不化津所致。

(2) 涎液黏稠　多为脾胃湿热,湿浊上泛所致。

(3) 口角流涎　若为小儿,多为脾虚不能摄津所致,亦可见于胃热、虫积和消化不良;若为成人,并伴口眼㖞斜,多为中风后遗症,或风邪中络所致。

(4) 睡中流涎　多为胃中有热,或宿食内停,痰热内蕴所致。

(二) 望呕吐物

呕吐由胃气上逆所致,望呕吐物形、色、质和量的变化,可了解呕吐的病因和病性的寒热虚实。

1. 寒呕　即呕吐物清稀无臭,多为胃阳不足,或寒邪犯胃所致。

2. 热呕　即呕吐物酸臭秽浊,多为热呕。因邪热犯胃,胃有实热所致。

3. 食积　即呕吐物酸腐臭秽,夹杂不消化食物,多为食滞胃脘,胃气上逆所致。

4. 痰饮　即呕吐清水痰涎伴胃脘有振水声,多为饮停胃脘,胃失和降所致。

5. 吐血　即呕吐物暗红有块,或吐血鲜红,夹有食物残渣,多为胃有积热,或肝火犯胃,或胃腑瘀血所致。

(三) 望二便

1. 望大便　大便的形成和排泄与脾、胃和大肠密切相关,同时受肺、肝和肾三脏功能的影响。故望大便可了解相关脏腑的功能状况及病性的寒热虚实。望大便时,应注意观察大便形、色、质、量和次数等的变化,正常情况下,大便色黄,软圆柱状,干湿适中。

(1) 寒湿泄泻　即大便清稀如水,伴腹胀或冷痛,多为外感寒湿,或过食生冷,脾失健运,清浊不分所致。完谷不化

(2) 湿热泄泻　即大便黄褐如糜,而有恶臭,伴肛门灼热,多为外感暑湿或湿热之邪,伤及胃肠,大肠传导失职所致。

(3) 脾虚泻　即大便稀溏,或如鸭溏,多为脾胃气虚或阳虚,运化失职所致。

(4) 五更泻　即大便完谷不化,每于黎明前腹泻,多为肾阳虚衰,火不暖土所致。

(5) 痢疾　即大便夹有黏冻或脓血,伴腹痛和里急后重,多为饮食不洁,湿热邪毒蕴结大肠,肠络受损所致。

(6) 大便灰白　即大便色灰白如陶土,多为肝胆疏泄失常,胆汁不能下注于肠以助消化所致。

(7) 大便秘结　即大便干燥硬结,排出困难,甚则燥结如羊屎,多为热盛伤津,或阴血亏虚,肠道失润,传导不利即所致。

(8) 大便出血　若血色鲜红,附在大便表面,或于排便前后滴出,为近血,多因风热灼伤肠络所致,如肠风下血、痔疮或肛裂出血等;若血色暗红,与大便混合,为远血,多因脾气亏虚,气不摄血,或胃肠热盛,灼伤脉络,迫血妄行,或胃肠瘀血、积滞所致。

2. 望小便　小便的形成和排泄与津液的代谢密切相关,同时有赖于肺、脾、肾、膀胱和三焦等脏腑功能的正常,故望小便可了解体内津液的盈亏及相关脏腑的功能状态。观察小便要注意颜色,尿质和尿量的变化。正常情况下,小便颜色淡黄,清净而

不混浊,

(1) 小便清长 多为阳虚气化无力,气不化津,下趋膀胱所致。

(2) 小便短赤 多为热盛伤津,或汗吐下后津亏,化源不足所致。

(3) 尿中带血 多为下焦热盛,或阴虚火旺,热伤血络,或湿热蕴结膀胱,或结石损伤血络,或脾肾气虚,统血无力所致。

(4) 尿有砂石 多为湿热蕴结膀胱,煎熬津液,日久结为砂石所致。

(5) 尿液浑浊 或如米泔水,或油腻如脂膏,多为脾肾亏虚,清浊不分,或下焦湿热,气化不利所致。

四、望小儿指纹

望小儿指纹,又称为"望小儿示指络脉",是观察 3 岁以内小儿示指掌侧前缘浅表络脉的形色变化,以诊察疾病的方法。

(一) 原理及意义

示指掌侧前缘浅表络脉与寸口脉同属手太阴肺经,故望示指络脉与寸口诊脉意义基本相同。再者,3 岁以内小儿寸口脉位短小,诊脉时又不容易配合,而示指络脉易于显露,并便于观察,故对 3 岁以内小儿采取望指纹来诊察病情。

(二) 方法

抱小儿于光亮处,医生用左手拇指和示指握住小儿示指末端,再以右手拇指从小儿示指掌侧指尖向指根部轻推几次,以使脉络显现得更明显,便于观察。

(三) 三关定位

1. 风关 即示指第 1 节(掌指横纹至第 2 节横纹之间)
2. 气关 示指第 2 节(第 2 节横纹至第 3 节横纹之间)
3. 命关 示指第 3 节(第 3 横纹至指端)

小儿指纹三关定位如图 8-2。

(四) 正常小儿指纹

1. 色泽 浅红略紫,隐隐显露于风关之内。
2. 形态 多为斜形,或单枝,粗细适中。

(五) 小儿指纹的变化

望小儿指纹,应重点观察其显隐、色泽、形态和长短等。望小儿指纹的辨证要领

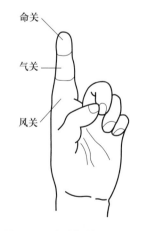

图 8-2 小儿指纹三关定位

为:浮沉分表里,红紫辨寒热,淡滞定虚实和三关测轻重。

1. 浮沉　小儿络脉的浮沉变化,主要反映病位的深浅。

(1) 络脉浮显　说明病邪在表,见于外感表证,多为外邪袭表,正气抗邪,鼓舞气血趋向于表所致。

(2) 络脉沉隐　说明病邪在里,见于外感病病邪入里,或内伤里证,多为邪气内阻,阻滞气血难于外达所致。

2. 色泽　络脉颜色的变化,主要反映病邪的性质。若色深浓而暗滞,多为邪气亢盛的实证;若色浅淡,多为正气虚衰的虚证。

(1) 络脉鲜红　主外感风寒,多为外邪袭表,气血趋向于表,指纹浮显所致。

(2) 络脉紫红　主里热证,多为里热炽盛,脉络扩张,气血壅滞所致。

(3) 络脉青色　主疼痛和惊风,多为痛则不通,脉络瘀滞,或肝风内动,筋脉拘急所致。

(4) 络脉紫黑　主血络郁闭,多为邪气亢盛,心肺虚衰,脉络瘀阻所致,病属危重。

(5) 络脉淡白　主脾虚和疳积,多为脾胃气虚,气血乏源,脉络不充所致。

3. 长短　络脉的长短,主要反映邪气之浅深,病情之轻重。

(1) 显于风关　提示邪气入洛,邪浅病轻。

(2) 透至气关　提示邪气入经,邪深病重。

(3) 达于命关　提示邪入脏腑,病情严重。

(4) 透关射甲　提示病情凶险,预后不良。

4. 形状　络脉的形状,主要反映病性的寒热虚实。

(1) 指纹增粗　分支明显,多为实证和热证。

(2) 指纹变细　分支不显,多为虚证和寒证。

五、望舌

望舌,指通过观察舌质、舌苔和舌下络脉的变化,以诊察疾病的方法,又称为"舌诊"。舌通过经络与脏腑相互联系,尤其与心和脾关系密切,故有"舌为心之苗,舌为脾之外候"之说。脏腑的气血皆上荣于舌,脏腑的病变也反映于舌,故通过观察舌象的变化,可测知内在脏腑的病变。望舌时,应重点观察舌质、舌苔和舌下络脉的变化;为获得准确的望舌信息,还需排除非疾病因素对舌象造成的影响。

(一) 望舌的原理

1. 舌与脏腑经络的关系　心主血脉藏神,心经之别系舌本;脾为气血生化之源,脾经连舌本散舌下;肾藏精主骨,肾经循喉咙夹舌本,肝藏血主筋,肝经络于舌本;肺主气司呼吸,肺经上咽喉连舌根。因此,一旦内在脏腑发生病变,舌象就会发生相应的变化。

2. 舌与气血津液的关系 舌体有赖气血的濡养和津液的滋润,舌体的形质和舌色与气血的盛衰与运行状态有关,舌体和舌苔的润燥与津液的盈亏有关,故通过观察舌质和舌苔,可以判断全身气血的盛衰和津液的盈亏。

3. 舌面分候不同的脏腑 舌面的脏腑部位划分,主要有以下 3 种方法,以五脏分属最为常用(图 8-3)。

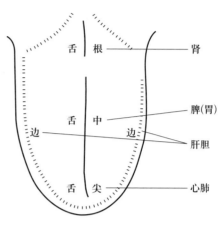

图 8-3 舌的五脏分属

(1) 以五脏分属 舌尖属心肺,舌中属脾胃,舌边属肝胆,舌根属肾。

(2) 以胃经分属 舌尖属上脘,舌中属中脘,舌根属下脘。

(3) 以三焦分属 舌尖属上焦,舌中属中焦,舌根属下焦。

(二) 望舌的方法

1. 望舌姿势 可让患者正坐或仰卧,面向光源,头略扬起,尽量张口,自然地将舌伸出口外,舌体放松,舌面平展,舌尖略向下。若伸舌过分用力,或舌体紧张卷曲,或伸舌时间过长,都会影响舌体的血液循环,引起舌色等的改变。

2. 望舌顺序 先望舌质,再望舌苔,按照舌尖、舌中、舌边和舌根的顺序依次观察,最后望舌下络脉。如果一次望舌不清,可让患者休息片刻,再重新望舌。

3. 刮苔和揩苔 用压舌板的边缘,以适中的力量,由舌根向舌尖刮 3~5 次,为刮舌,可鉴别舌苔的有根和无根。用棉签蘸生理盐水,在舌面上揩抹数次,可了解是否染苔。

4. 结合问诊 可询问舌体有无麻木和疼痛等异常感觉,以及舌的味觉和舌体的灵活度等,以协助诊断。

(三) 望舌的注意事项

1. 光线的影响 望舌以白天充足而柔和的自然光线为好,光照的强弱与色调,会影响判断的准确性。

2. 食物或药物影响 饮食或某些药物的摄入,会使舌象发生变化。如进食后,可使舌苔由厚变薄;饮水后,可使舌苔由燥变润;而进辛热食物,可使舌色由浅变红;长期服用某些抗生素,可产生黑腻苔或霉腐苔等。

某些食物或药物,也会使舌苔着色,称为“染苔”。如饮用牛奶、钡剂和椰汁等,可使舌苔变白变厚;食用蛋黄、橘子和核黄素等,可使舌苔染成黄色;服用黑褐色食品或药品,或吃橄榄和酸梅,或长期吸烟等,可使舌苔染成黑色。

3. 口腔因素影响　如牙齿残缺,可造成同侧舌苔偏厚;镶牙,可使舌边留下齿印;张开呼吸,可使舌苔变干等。

(四) 舌诊的内容和正常舌象

1. 舌诊的内容　脏腑的病变,主要反映在舌质和舌苔上,故望舌的内容,主要包括望舌质和望舌苔两个方面,必要时还要观察舌下络脉的变化。舌质,指舌的肌肉脉络组织,为脏腑气血之所荣;舌苔,指舌面上附着的一层苔状物,为胃气上蒸而成。

望舌质,应重点观察舌神、舌色、舌形和舌态等,以诊察脏腑的虚实和气血的盛衰;望舌苔,应重点观察苔质和苔色的变化,以判断病邪的性质、病位的深浅和邪正的消长。临床上望舌诊断疾病时,必须全面观察舌质与舌苔,只有进行综合分析,才能做出正确判断。

2. 正常舌象

(1) 生理特征　舌色淡红,舌质荣润,舌体柔软,大小适中,运动灵活;舌苔薄白,分布均匀,干湿适中,揩之不去,其下有根,简称"淡红舌,薄白苔",说明脏腑功能正常,胃气充足,气血津液充盈。

(2) 生理变异　舌象受年龄、性别、体质和气候环境等因素的影响,可以产生生理性变异,了解舌象的生理性变异,才能知常达变,以免造成误诊。

1) 年龄因素:儿童脾胃尚虚,生长发育较快,舌质多淡嫩,舌苔偏少易剥;老人脏腑功能减退,精气日渐衰亡,气血运行迟缓,舌色多暗红。

2) 性别因素:在男女性别上,舌象无明显差异。女性在月经期,舌体充血可舌色偏红,或舌尖边出现点刺,月经过后恢复正常。

3) 禀赋体质因素:因先天禀赋和体质的不同,舌象也可以出现一些差异,如先天性裂纹舌、齿痕舌和地图舌等,舌象长期如此,而无临床症状,无诊断意义。

4) 气候环境因素:由于气候环境的不同,舌象也发生相应的改变。如夏季暑湿盛,舌苔多厚腻;秋季多燥气,舌苔偏薄干;冬季多寒冷,舌苔常湿润等。

六、望舌质

望舌质,主要包括望舌神、望舌色、望舌形和望舌态 4 个方面。必要时,还要望舌下络脉的变化。

(一) 望舌神

舌神的有无,主要反映在舌质的荣枯和舌体的动态上。荣舌和枯舌的鉴别如表 8-3。

表8-3 荣舌和枯舌的鉴别

| 荣舌 | 有神舌 | 舌质红润,色泽光明,运动灵活 |
| 枯舌 | 无神舌 | 舌质干枯,色泽晦暗,运动失灵 |

1. 荣舌 即舌质红润,色泽光明,运动灵活,为有神之舌,是气血充盛的表现,多见于健康人,虽病也属善候。

2. 枯舌 即舌质干枯,色泽晦暗,运动失灵,为无神之舌,是气血衰败的征象,属病重恶候。

(二) 望舌色

舌色,即舌质的颜色,临床多分为淡红、淡白、红、绛和青紫5种,舌色特征及其主病的鉴别如表8-4。

表8-4 舌色特征及其主病的鉴别

舌色	特征	主病
淡红舌	舌色淡红润泽	见于健康人,或有病轻浅,气血未伤
淡白舌	较正常舌色浅淡	主气血两虚和阳虚,也主脱血和夺气
红舌	较正常舌色红,或呈鲜红色	主热证
绛舌	较红舌颜色更深,或略带暗红色	主里热亢盛,或阴虚火旺
青紫舌	全舌呈青紫色,或局部有青紫斑点	主气血瘀滞

1. 淡红舌 即舌色淡红润泽,为气血充足,胃气旺盛的表现。

若舌色淡红,多见于健康人,或有病轻浅,气血未伤。

2. 淡白舌 即较正常舌色浅淡,主气血两虚和阳虚,也主脱血和夺气。

若舌色淡白,舌体瘦薄,多为气血两虚;若舌色淡白,舌体胖嫩,多为阳虚水停;若舌色枯白,多为脱血夺气。

3. 红舌 即较正常舌色红,或呈鲜红色,主热证。

若舌色鲜红起芒刺,多为实热证;若舌色鲜红少苔,或有裂纹,或光红无苔,多为虚热证;若舌尖红有芒刺,多为心火上炎;若舌边红赤,多为肝胆有热。

4. 绛舌 即较红舌颜色更深,或略带暗红色,主里热亢盛,或阴虚火旺。

若舌绛有苔,多为温热病热入营血,或脏腑内热炽盛所致;若舌绛少苔,或无苔,或有裂纹,多为久病阴虚火旺,或热病后期阴液耗伤。

5. 青紫舌 即全舌呈现青紫色,或局部有青紫色斑点,主气血瘀滞。

若舌色淡红,泛现青紫,多为肺气壅滞,或肝郁血瘀,或气虚血瘀,也可见于先天性心脏病,或某些药物和食物中毒。若舌紫红或绛紫,干枯少津,多为热毒炽盛,内迫营血,气血壅滞。

(三) 望舌形

舌形,即舌质的形状,主要表现为老嫩、胖瘦、齿痕、裂纹和点刺等。舌形特征及其主病的鉴别如表8-5。

表8-5　舌形特征及其主病的鉴别

舌形	特征	主病
老嫩舌	老舌:舌质纹理粗糙,或皱缩,坚敛苍老 嫩舌:舌质纹理细腻,浮肿娇嫩,色浅淡	主实证 主虚证
胖瘦舌	胖大舌:舌体较正常大而厚 瘦薄舌:舌体较正常瘦而薄	主水湿,或痰饮内停 主气血两虚,或阴虚火旺
齿痕舌	舌体边缘有牙齿压迫的痕迹	主脾虚,或水湿内盛
肿胀舌	舌体肿大满口,不能闭口缩回或热毒上泛	主酒毒
点刺舌	舌面上有突起的红色或紫红色星点,或有摸之刺手的红色或黄黑色点刺	主脏腑热极,或血分热盛
裂纹舌	舌面上有多少不等,深浅不一,形状各异的裂沟或裂纹	主热盛伤阴,或血虚不润,或脾虚失养

1. 老嫩舌　舌质的老嫩,是辨别疾病虚实的标志之一。

(1) 老舌　即舌质纹理粗糙,或皱缩,坚敛苍老,多主实证。

(2) 嫩舌　即舌质纹理细腻,浮肿娇嫩,舌色浅淡,多主虚证。

2. 胖瘦舌

(1) 胖大舌　即舌体较正常大而厚,伸舌满口,多主水湿,或痰饮内停。

(2) 瘦薄舌　即舌体较正常瘦而薄,多主气血两虚,或阴虚火旺。

3. 齿痕舌　即舌体边缘有牙齿压迫的痕迹,多主脾虚,或水湿内盛。

若舌淡胖大而润,边有齿痕,多为阳虚水湿内停,或寒湿内盛;若舌淡红,边有齿痕,多为脾虚或气虚;若舌淡红而嫩,舌体不大,边有轻微齿痕,多为先天性齿痕舌。

4. 肿胀舌　即舌体肿大满口,不能闭口缩回,多主酒毒,或热毒上泛。

若舌体肿胀,其色红绛,多为心脾热盛;热毒上壅;若舌紫肿胀,多为邪热入血,夹酒毒上攻;若舌色青紫晦暗而肿胀,多为某些食物或药物中毒。

5. 点刺舌　即舌面上有突起的红色或紫红色星点,或有摸之刺手的红色或黄黑色点刺,主脏腑热极,或血分热盛。一般点刺越多,颜色越深,则邪热越甚。

若舌尖点刺,多为心火亢盛;若舌边点刺,多为肝胆火盛;若舌中点刺,多为胃肠热盛;若舌红生点刺,兼黄燥苔,多为气分热盛;若舌绛生点刺,兼少苔或无苔,多为热入营血。

6. 裂纹舌　即舌面上有多少不等,深浅不一,形状各异的裂沟或裂纹,多主热盛伤阴,或血虚不润,或脾虚失养。

若舌红绛而有裂纹,多为热盛伤阴;若舌淡白而有裂纹,多为血虚不润;若舌淡白胖嫩,边有齿痕,中有裂纹,多为脾虚不运。

(四) 望舌态

舌态,即舌的动态,如舌体柔软,运动灵活,伸缩自如,为正常舌态;如舌体痿软、强硬、歪斜、颤动、吐弄和短缩等,为异常舌态。舌态特征及其主病的鉴别如表8-6。

表8-6　舌态特征及其主病的鉴别

舌态	特征	主病
痿软舌	舌体软弱,无力伸缩回旋	主气血双虚,或热灼津伤,或阴亏至极
强硬舌	舌体失于柔和,板硬强直,屈伸不利,转动不灵	主热入心包,或高热伤津,或风痰阻络
歪斜舌	伸舌时舌体偏向一侧	主中风,或中风先兆
颤动舌	舌体震颤抖动,不能自主	主肝风内动
吐弄舌	舌伸口外不即回缩,或反复吐出而即回,或舔口唇四周,抖动不停	主心脾有热,或小儿智力发育不全
短缩舌	舌体短卷紧缩,不能伸长,或伸舌难以抵齿	主寒凝筋脉,或痰浊阻滞,或热盛伤津,或气血亏虚

1. 痿软舌　即舌体软弱,无力伸缩回旋,多主气血双虚,或热灼津伤,或阴亏至极。

若舌淡白无华而痿软,多为气血两虚;若舌红绛少苔或无苔而痿软,多为热极伤阴,或阴虚火旺;若舌红干而渐痿,多为肝肾阴亏,筋脉失养。

2. 强硬舌　即舌体失于柔和,板硬强直,屈伸不利,转动不灵,多主热入心包,或高热伤津,或风痰阻络。

若舌色红绛少津而强硬,多为邪热炽盛;若舌体强硬而胖大,兼厚腻苔,多为风痰阻络;若舌强语涩,伴肢体麻木和眩晕,多为中风先兆。

3. 歪斜舌　即伸舌时舌体偏向一侧,多主中风,或中风先兆。多为肝风内动,夹痰或夹瘀,阻滞一侧经络所致,常伴见口眼㖞斜,或半身不遂等。

4. 颤动舌　即舌体震颤抖动,不能自主,多为肝风内动之象。

若新病舌绛而颤动,多为热极生风;若舌红少津而颤动,多为阴虚生风,或肝阳化风;若酒毒内蕴,也可见舌体颤动。

5. 吐弄舌　主心脾有热,或见于小儿智力发育不全。

(1) 吐舌　即舌伸出口外,不即回缩,也可见于疫毒攻心,或正气已绝。

(2) 弄舌　即舌反复吐出而即回,或舌舔口唇四周,抖动不停,多为热盛动风之先兆。

6. 短缩舌　即舌体短卷紧缩,不能伸长,或伸舌难以抵齿,多主寒凝筋脉,或痰浊阻滞,或热盛伤津,或气血亏虚。

若舌短缩,色淡白或青紫而湿润,多为寒凝筋脉,舌脉挛缩,或气血俱虚,筋脉萎缩;若舌短缩而胖,苔滑腻,多为脾虚不运,痰浊阻滞;若舌短缩而红绛干燥,多为热盛伤津,筋脉挛急;若病中见舌短缩,是病情危重的表现。

(五) 望舌下络脉

舌下络脉,即舌系带两侧纵行的大络脉。正常情况下,它呈淡紫色,管径小于2.7 mm,长度不超过舌尖至舌下肉阜连线的 3/5,脉络无怒张、紧束、弯曲和增生等,排列有序,多数为单支,极少有双支。有时舌下络脉的变化,会早于舌象的变化,故望舌下络脉,是分析气血运行情况的重要依据。

1. 观察方法　让患者尽量张口,将舌向上腭方向翘起,舌尖轻抵上腭,舌体自然放松,使舌下络脉充分暴露。望舌下络脉时,应重点观察舌络的长短、粗细和颜色,以及有无怒张和弯曲等异常改变,然后观察周围小络脉的颜色和形态有无异常。

2. 异常舌络　若舌下络脉粗胀,有分支,或呈青紫和紫黑色,或舌下小络脉暗红和发紫,或舌下络脉曲张,有紫色瘀血结节,多为血瘀;若舌下络脉短而细,舌下小络脉不明显,伴舌色偏淡,多为气血不足。

七、望舌苔

望舌苔,主要包括望苔质和望苔色两个方面。正常情况下,舌苔薄白均匀,干湿适中,舌面的中根部稍厚。

(一) 望苔质

苔质,即舌苔的质地和形态。临床常见的苔质变化有薄厚、润燥、腻腐、剥落和真假等。苔质变化及其主病的鉴别如表 8-7。

表 8-7　苔质特征及其主病的鉴别

苔质	特征	主病
薄厚苔	薄苔:透过舌苔能隐约见到舌体 厚苔:不能透过舌苔见到舌体	主要反映邪气的浅深,和正气的盛衰
润燥苔	润苔:舌苔润泽,干湿适中 滑苔:舌面水分过多,扪之湿滑,甚则伸舌欲 燥苔:舌面水分过少,扪之无津,甚则舌苔干 糙苔:苔质干燥而粗糙,扪之碍手	主要反映津液的盈亏

续表

苔质	特征	主病
腻腐苔	腻苔:苔质细腻,颗粒细小,紧贴舌面,揩之不去 腐苔:苔质疏松,颗粒粗大,根底松浮,揩之易去	主湿浊、痰饮和食积
剥落苔	花剥苔:舌苔多处剥脱,仅斑驳残存少量舌苔 地图舌:舌苔不规则剥落,边缘突起,界限清楚 类剥苔:舌苔剥落处,舌面不光滑,仍有新生 镜面舌:舌苔全部剥落,舌面光滑如镜	主胃气不足或胃阴耗伤或气血两虚
真假苔	真苔:紧贴舌面,刮之难去,如从舌上生出 假苔:舌苔松腐,刮之即去,刮后舌面光洁	主胃气存亡和疾病预后

1. 薄厚苔　舌苔的薄厚,主要反映邪气的浅深和正气的盛衰。

(1) 薄苔　即透过舌苔能隐约见到舌体,多见于疾病初起,主邪在表。

(2) 厚苔　即不能透过舌苔见到舌体,多主邪盛入里,或内有痰饮和食积。

(3) 临床意义　若舌苔由薄转厚,提示邪气渐盛,或表邪入里,为病进;若舌苔由厚转薄,或舌上复生薄白苔,提示正气胜邪,或内邪外达,为病退。若薄苔突然增厚,为邪气极盛,迅速入里;若厚苔骤然消退,无新生白苔,为正不胜邪,或胃气暴绝。

2. 润燥苔　舌苔的润燥,主要反映津液的盈亏。根据舌苔润燥程度不同,有润苔、滑苔、燥苔和糙苔之分。

(1) 润苔　即舌苔润泽,干湿适中。润苔是正常舌苔的表现之一,若病,提示津液未伤。

(2) 滑苔　即舌面水分过多,扪之湿滑,甚则伸舌欲滴。滑苔为水湿内聚之征,主痰饮和水湿。

(3) 燥苔　即舌面水分过少,扪之无津,甚则舌苔干裂。燥苔提示津液已伤,主热盛津伤,阴液亏耗,或阳虚气不化津。

(4) 糙苔　即苔质干燥而粗糙,扪之碍手。糙苔可由燥苔进一步发展而成,多见于热盛伤津之重症。

(5) 临床意义　舌苔由润变燥,提示热重津伤,或津失输布;舌苔由燥变润,提示热退津复,或饮邪始化。

3. 腻腐苔　舌苔的腻腐,多主湿浊、痰饮和食积。

(1) 腻苔　即苔质细腻,颗粒细小,融合成片,如有油腻之状,紧贴舌面,揩之不去。腻苔多由湿浊内蕴,阳气被遏,湿浊痰饮停聚而成。

(2) 腐苔　即苔质疏松,颗粒粗大,如豆腐渣堆积舌面,根底松浮,揩之易去。腐苔多因阳热有余,蒸腾胃中秽浊之邪上泛所致。

(3) 临床意义　若病中腐苔渐退,续生薄白新苔,为正胜邪退之象;若病中腐苔脱落,不能续生新苔,为胃气衰败之证。

4. 剥落苔 苔质的剥落,主胃气不足、胃阴耗伤,或气血两虚。临床根据苔质剥落程度的不同,有花剥苔、镜面舌、地图舌和类剥苔之分。

(1) 花剥苔 即舌苔多处剥脱,舌面仅斑驳残存少量舌苔。

(2) 镜面舌 即舌苔全部剥落,舌面光滑如镜。

(3) 地图舌 即舌苔不规则剥落,边缘突起,界限清楚,形似地图。

(4) 类剥苔 即舌苔剥落处,舌面不光滑,仍有新生苔质颗粒。

(5) 临床意义 舌苔从全到剥,是胃的气阴不足,正气渐衰的表现;舌苔剥落后,复生新的薄白苔,为邪去正盛,胃气渐复之佳兆。苔质的剥落,还应与先天性剥苔鉴别。先天性剥苔,常在舌面中央人字沟之前,呈菱形,生来就有,多与先天禀赋有关。

5. 真假苔 苔质的真假,主胃气的存亡和疾病的预后。

(1) 真苔 即舌苔紧贴舌面,坚敛着实,刮之难去,如从舌体上生出。

(2) 假苔 即舌苔松腐,刮之即去,刮后舌面光洁。

(3) 临床意义 判断舌苔的真假,以有根和无根为标准。真苔为由胃气所生,是有胃气的征象,故有根;假苔是因胃气匮乏,不能续生新苔,是胃气衰败的征象,故无根。若病之初中期,舌见真苔且厚,为邪气壅盛,病较深重;若久病见真苔,说明胃气尚存。

(二) 望苔色

苔色,即舌苔的颜色。苔色的变化,主要有有白色、黄色和灰黑色3类,可单独出现,也可相兼出现。望苔色时,应结合苔质和舌质的变化,进行综合判断。苔色特征及其主病的鉴别如表8-8。

表8-8 苔质特征及其主病的鉴别

苔色	特征	主病
白苔	舌苔呈现白色	可为正常苔色;亦主表证、寒证、湿证和热证(特殊)
黄苔	舌苔呈现黄色	多主热证和里证
灰黑苔	苔色浅黑或深灰	多主热极或寒盛

1. 白苔 即舌苔呈现白色,可为正常苔色,亦主表证、寒证和湿证,特殊情况下,也主热证。

(1) 苔薄白而润,可为正常舌象,或为表证初起,或是里证病轻,或阳虚内寒。

(2) 苔薄白而滑,多为外感寒湿,或脾肾阳虚,水湿内停。

(3) 苔薄白而干,多为外感风热。

(4) 苔白而厚腻,多为湿浊内停,或痰饮食积。

(5) 苔厚腻而干,多为湿浊中阻,津液不能上承。

(6) 舌上布满白苔,白厚如积粉,扪之而不燥,多为外感温热。

（7）苔白燥裂，扪之粗糙如砂石，多为燥热伤津。

2. 黄苔　即舌苔呈现黄色，多主热证和里证。根据苔黄的程度，临床有浅黄、深黄和焦黄之分。苔色越黄，说明热邪愈甚。

（1）舌苔由白转黄，或黄白相兼，多为表证化热入里，或表里相兼阶段。

（2）薄黄苔，提示热势轻浅，多见于风热表证，或风寒化热入里初起。

（3）苔淡黄而润滑，多为阳虚水湿不化，或痰饮聚久化热。

（4）苔黄干燥，或中有裂纹，或黄黑相兼，多为热炽伤津，燥结腑实。

（5）苔黄质腻，多为湿热或痰热，或为食积化腐。

3. 灰黑苔　即灰苔和黑苔的并称，多主热极或寒盛。若苔色浅黑，为灰苔；若苔色深灰，为黑苔。二者不仅颜色浅深有别，而且主病轻重程度不同。黑色越深，病情越重。

（1）灰黑苔，多由白苔或黄苔转化而来，即可见于寒湿病中里寒之重症，亦可见于热性病中里热之重症。

（2）苔质的润燥，是辨别灰黑苔寒热属性的重要指征。若苔灰黑湿润，多为阳虚寒盛，或痰饮内停；若苔焦黑干燥，舌质干裂起刺，多为热极津枯之证。

八、舌象分析要点及舌诊的临床意义

（一）舌象分析要点

1. 察舌的神气和胃气　舌的神气，体现在舌的色泽及舌体的运动上；舌的胃气，体现在舌苔的生长情况方面。舌有神气和胃气，表明脏腑精气不衰，病情较轻，预后良好；舌无神气和胃气，表明脏腑精气已衰，病情较重，预后不良。

（1）有神舌和无神舌　舌之神气，主要来自对舌质的观察。若舌色淡红而鲜明，舌质滋润，舌体运动灵活，为有神舌；若舌色晦暗枯槁，舌体运动呆滞，为无神舌。

（2）有胃气之舌与无胃气之舌　舌之胃气，主要来自对舌苔的观察。若舌苔有根，提示胃气充足，为有胃气之舌；若舌苔无根，提示胃气衰败，为无胃气之舌。

2. 舌质和舌苔综合观察　舌质和舌苔的变化，反映的生理和病理意义各有侧重。舌质的神色形态，主要反映脏腑气血津液的情况；舌苔的变化，主要与感受病邪和病证的性质有关。因此，临床诊察疾病时，必须将舌质和舌苔的变化，综合起来进行分析和判断，才能为临床提供可靠依据。

（1）舌质或舌苔单方面异常　一般情况下，舌质或舌苔单方面变化，常提示病情单纯而不复杂。

如舌质正常，仅舌苔有变化，主要提示病邪的性质、病程的长短，病位的深浅和邪正的消长等，而正气尚未明显损伤；如舌苔正常，仅舌质有变化，则反映脏腑功能的强弱、气血津液的盛衰及输布情况等。

（2）舌质和舌苔均出现异常 表现为舌质和舌苔变化一致和不一致两种情况。

1）舌质和舌苔变化一致：常提示病因病机相同，所主病证一致，病变比较单纯。如舌质偏红，舌苔黄燥，主实热证；舌质红瘦，少苔或无苔，主虚热证；舌质淡嫩，舌苔白润，主虚寒证等。

2）舌质和舌苔变化不一致：常提示病因病机不同，所主病证不一致，病变比较复杂。如舌质红绛，舌苔白滑而腻，因红绛舌主里热炽盛，而苔白滑腻，多为寒湿、痰饮和湿浊内盛等。故必须结合舌质和舌苔的变化，综合分析才能做出正确判断。

（3）舌象的动态分析 在疾病发展过程中，随着病机和病情的不断变化，舌象也会随之而发生变化。故通过对舌象的动态分析，可了解疾病的进退和顺逆等。

在外感疾病中，若舌苔由薄变厚，提示邪气由表入里；而舌苔由白转黄，提示邪气有化热征象。若舌质由淡红变为红绛，舌苔干燥，为邪热充斥，气营两燔；若舌质红绛，少苔或无苔，为热入营血，气阴两伤。

在内伤杂病中，舌象的变化也有一定的规律。如中风患者，若舌色淡红，舌苔薄白，提示病情较轻，预后良好；若舌色由淡红转为暗红或紫暗，舌苔由薄白转为黄腻或焦黑，或舌下络脉青紫怒张，提示病情逐渐加重；若舌色由暗红或紫暗，逐渐转为淡红，舌苔逐渐转为薄白，提示病情趋向好转。

（二）舌诊的临床意义

舌与脏腑经络有密切关系，脏腑的病变反映于舌，而舌象的动态变化，也能反映疾病的本质，故舌诊在疾病诊断中，具有重要的临床意义。

1. 判断邪正的盛衰 邪正的盛衰状况，可在舌象上反映出来。

若舌质淡红，柔软灵活，说明正气充足，气血旺盛；舌色淡白，多为气血两虚，正气不足；舌苔有根，提示胃气充足；舌苔无根，提示胃气衰败；舌苔薄，说明邪气轻浅；若舌苔厚，说明邪气盛实。

2. 区别病邪的性质 不同性质的病邪，舌象上有不同的变化。

若外感风寒，苔多薄白而润；外感风热，苔多薄白而干，或呈浅黄；实热为病，舌质红绛，苔多黄燥；寒湿为病，舌质浅淡，苔多白滑；湿浊、痰饮和食积为患，苔多厚腻；内有瘀血，舌多紫暗，或有斑点，或舌下络脉怒张等。

3. 辨别病位的浅深 舌苔的薄厚及舌色变化，可以反映病位的浅深。

（1）在外感疾病中，若舌苔薄，多为疾病初起，病位较浅；舌苔厚，多为邪已入里，病位较深；舌质偏红，多为邪在气分；舌质红绛，多为邪入营分；舌质深绛，多为邪入血分。

（2）在内伤杂病中，若舌尖红，多为心火亢盛；舌边红，多为肝胆热盛；苔白厚腻，多为脾失健运；舌体颤动，多为肝风内动；舌体歪斜，多为中风，或中风先兆。

4. 推断病势的进退　　根据舌象的动态变化,可以推断病势的进退。

(1) 从舌苔上看,若舌苔由白变黄,由薄变厚,由润变燥,多为病邪由表入里,由轻转重,由寒化热,津液耗伤,为病进;舌苔由黄变白,由厚变薄,由燥变润,多为病邪由里出表,由重转轻,病邪渐去,津液复生,为病退。

(2) 从舌质上看,若舌色由淡红转为红绛,或绛紫,或舌面有芒刺和裂纹,多为邪热内入营血,有伤阴和化瘀血之势;为病进;若舌色由淡红转为淡白或淡紫,且湿润,舌体胖嫩,有齿痕,多为阳气受伤,阴寒内盛,病邪由表入里,由轻转重,亦为病进。

5. 估计病情的预后　　舌质的荣枯和胃气的有无,能够反映病情的轻重及预后。

若舌荣有神,舌面有苔,舌态正常,多为邪气不盛,正气未伤,胃气尚存,预后较好;若舌质枯槁,舌苔无根,舌态异常,多为邪气过盛,正气已衰,胃气已败,预后不良。

第二节　闻　诊

闻诊,是通过听声音和嗅气味收集病情资料,以诊察疾病的方法。听声音,是指听辨机体在疾病过程中语声、言语和气息的变化,以及脏腑功能失调所发出的咳嗽、呕吐和肠鸣等异常声响;嗅气味,是指嗅辨患者身体散发的气味与病室的气味。

人体的各种声音和气味,都是在脏腑生理活动和病理变化过程中产生的,故通过诊察各种声音和气味的异常变化,可以判断脏腑的功能状况和疾病的性质,为临床诊断疾病和辨证论治提供依据。闻诊,是医生获得客观体征的一个重要途径,故有"闻而知之谓之圣"之说。

一、听声音

听声音,是指听辨患者的语声、言语、呼吸、咳嗽、喷嚏、呕吐、呃逆、嗳气、太息、喷嚏、鼻鼾和肠鸣音等各种声响的高低、强弱、清浊和缓急等变化。声音的发出是肺、喉和舌等器官协调作用的结果,同时与肺、心和肾等脏腑有着密切关系。肺司呼吸,为气之主;肾主纳气,为气之根;心主神志,支配言语。因此,听辨声音不仅可以诊察发音器官的病变,而且可以判断脏腑的功能情况和病理变化。

(一) 正常声音

正常声音,是指人在正常生理状态下发出的声音。发声自然,音调和畅,言语清楚,应答自如,言与意符,是正常声音的特点,说明气血充盛,发音器官和脏腑功能正常。

但是,由于性别、年龄和禀赋等的差异,正常声音亦有高低、强弱和清浊等不同。

一般男性多声低而浊,女性多声高而清,儿童则声尖而脆,老人则声厚而沉,并存在个体差异。此外,语声的变化亦与情志密切相关,如喜时发声多欢悦,怒时发声多忿厉,哀时发声多悲惨,乐时发声多舒缓等。

(二) 病变声音

病变声音,是指疾病反映于语言、语声和机体其他声响等方面的变化。一般来说,在正常生理变化及个体差异以外的声音,均属病变声音。

1. 语声异常 主要指机体在疾病过程中语声的异常改变,表现在声重、音哑和失音、呻吟和惊呼等方面。通过听辨语声的变化,可以判断正气的盛衰、邪气的性质和病情的轻重。语声异常及其病因的鉴别如表 8-9。

表 8-9 语声异常及其病因的鉴别

语声异常	特征	病因
声重	语声重浊,或似有鼻音	多因外感风寒,或痰饮阻肺,肺气不宣所致
音哑 失音	音哑:语声嘶哑 失音:语而无声	多因外感风寒,或风热袭肺,或痰浊壅肺,或虚火灼肺,或暴怒叫喊,或妊娠胞胎阻碍所致
呻吟	不自主发出的痛苦声音	多因身有痛处,或胀满不舒所致
惊呼	突然发出的惊叫声	多因剧痛或惊恐所致,亦可见于精神失常

若语声高亢,洪亮有力,多言而躁动,多为阳证、实证和热证;若语声低微,细弱无力,少言而沉静,多为阴证、虚证和寒证。

(1) 声重 即语声重浊,沉闷而不清晰,或似有鼻音。多为外感风寒,或痰饮阻肺,肺气不宣,鼻窍不利所致。

(2) 音哑和失音 语声嘶哑,为音哑;即语而无声,为失音。音哑和失音,二者病因病机基本相同,只是病情程度有轻重之别,即音哑病轻,而失音病重。

1) 新病音哑或失音:多因外感风寒,或风热袭肺,或痰浊壅肺,肺气不宣,清肃失职所致,多为实证,即所谓"金实不鸣"。

2) 久病音哑或失音:多因精气耗伤,肺肾阴虚,虚火灼肺,以致津枯肺损,声音难出,多为虚证,即所谓"金破不鸣"。

3) 非疾病音哑或失音:多因暴怒叫喊,或持续高声宣讲,耗气伤阴,咽喉失润所致。

4) 妊娠后期音哑或失音:多因胞胎阻碍肾之络脉,肾之精气不能上荣咽喉所致。

(3) 呻吟 即患者不自主发出的痛苦声音。多因身有痛处或胀满不舒所致。新病呻吟,声高有力,多为实证;久病呻吟,声低无力,多为虚证,

(4) 惊呼 即患者突然发出的惊叫声。若其声尖锐,表情惊恐,多为剧痛或惊恐所致,亦可见于精神失常;若小儿阵发惊呼,多为受惊。

2. 语言异常　主要指言语应答及谈吐能力等的异常,表现在谵语、郑声、独语、错语、狂言和语謇等方面。心主神志,而言为心声,故语言异常主要反映心神的病变。语言异常及其病因的鉴别如表 8-10。

表 8-10　语言异常及其病因的鉴别

语言异常	特征	病因
谵语	神识不清,语无伦次,声高有力,伴身热烦躁	多为邪热亢盛,扰乱心神所致
郑声	神识不清,语言重复,时断时续,声音低弱	多因心气大伤,精神散乱所致
独语	自言自语,喃喃不休,见人则止,首尾不续	多因心气不足,神失所养,或气郁生痰,蒙蔽心窍所致
错语	神志清楚,但语言错乱,错后自知	实证多因痰浊、瘀血和气郁等阻遏心神所致;虚证多因心气不足,心神失养所致
狂言	精神错乱,狂躁妄言,语无伦次,不避亲疏	多因情志不遂,气郁化火,痰火互结,扰乱神明所致
语謇	神志清楚,思维正常,但语言不流利,言语不清晰	若因习惯而成,不属病态;若与舌强并见,多为风痰阻络所致

(1) 谵语　即神识不清,语无伦次,声高有力,伴身热烦躁。多为邪热亢盛,扰乱心神所致,多为实证。多见于外感热病,热入心包,或肠热腑实,痰热扰心等证。

(2) 郑声　即神识不清,语言重复,时断时续,声音低弱。多因久病心气大伤,精神散乱所致,多为虚证,多见于多种疾病的晚期,或病情危重阶段。

(3) 独语　即自言自语,喃喃不休,见人则止,首尾不续。多因心气不足,神失所养,或气郁生痰,蒙蔽心窍所致,多为虚证,多见于癫病和郁病。

(4) 错语　即神志清楚,但语言错乱,错后自知。即可见于实证,亦可见于虚证。实证多因痰浊、瘀血和气郁等,阻遏心神所致;虚证多因心气不足,心神失养所致,多见于久病体虚,或老年脏器虚弱之人。

(5) 狂言　即精神错乱,狂躁妄言,语无伦次,不避亲疏。多因情志不遂,气郁化火,痰火互结,扰乱神明所致,多为阳证和实证,多见于狂病和或伤寒蓄血证。

(6) 语謇　即神志清楚,思维正常,但语言不流利,言语不清晰。若因习惯而成,称为口吃,不属病态;若与舌强并见,多为风痰阻络所致,多见于中风先兆,或中风后遗症。

3. 呼吸异常　主要指呼吸频率、呼吸气息、呼吸音质以及呼吸通畅度等的异常,表现在喘、哮、短气和少气等方面。一般呼吸气粗而快,多为实证;呼吸气微而慢,多为虚证。呼吸异常及其病因的鉴别如表 8-11。

表 8-11　呼吸异常及其病因的鉴别

呼吸异常	特征	病因
喘	呼吸困难,短促急迫,甚者张口抬肩,鼻翼煽动,不能平卧	实喘多为寒热袭肺,痰热壅肺,或痰饮停肺所致;虚喘多为肺肾亏虚所致
哮	呼吸急促似喘,喉间有哮鸣音反复发作,缠绵难愈	多为痰饮内伏,复感外邪所致;也可因久居寒湿之地,或过食酸咸、生腥等诱发
短气	呼吸气急短促,数而不能接续,似喘而不抬肩,喉中无哮鸣声	虚证多为肺气不足,或元气亏损所致;实证多为痰饮气滞,或胃肠积滞所致
少气	呼吸微弱声低,气少不足以息	多为久病体虚,或肺肾气虚所致

（1）喘　即呼吸困难,短促急迫,甚者张口抬肩,鼻翼煽动,不能平卧。其发病与肺肾关系密切,临床有虚实之分。

1）实喘:发作急骤,声高息粗,胸中胀闷,唯以呼出为快,形体强壮,脉实有力,多为风寒或风热袭肺,或痰热壅肺,痰饮停肺,肺失肃降,肺气上逆所致。

2）虚喘:发病徐缓,声低息微,慌张气怯,息短不续,动则喘甚,唯以吸入为快,形体羸弱,脉虚无力,多为肺肾亏虚,肾不纳气所致。

（2）哮　即呼吸急促似喘,喉间有哮鸣音,常反复发作,而缠绵难愈。多为痰饮内伏,复感外邪引动而诱发;也可因久居寒湿之地,或过食酸咸、生腥等诱发。

临床上,哮与喘常同时出现,故常并称为哮喘,但二者有本质的区别。喘以气息言,即以呼吸困难和气息急促为主要表现;哮以声响言,即以喉间有哮鸣音为临床特征。喘未必兼哮,但哮必兼喘。

（3）短气　即呼吸气急短促,数而不能接续,似喘而不抬肩,喉中无哮鸣声。临床上,短气有虚证和实证之分。

1）虚证短气:声低息微,伴体弱神疲,肢倦乏力。多为肺气不足,或元气亏损所致。

2）实证短气:声高息粗,伴胸部窒闷,胸腹胀满。多为痰饮气滞,或胃肠积滞所致。

（4）少气　即呼吸微弱而声低,气少不足以息,形体状态一般无改变。多为久病体虚,或肺肾气虚所致。

4. 咳嗽　指肺气向上冲击喉间,气道受到刺激而发出的声响。前人认为,有声无痰谓之咳,有痰无声谓之嗽,有痰有声谓之咳嗽。咳嗽多见于肺系疾病,然其他脏腑的病变,也可累及肺脏,而引起咳嗽,故《内经》说:"五脏六腑皆令人咳,非独肺也。"

通过听辨咳嗽,可以判断病证的寒热虚实。临床上听辨咳嗽时,除应重点听辨咳嗽的声音外,还需结合伴随咳嗽咳出之痰的色、质和量,以及发病时间、病史和兼症等综合判断。

（1）咳声重浊,痰白清稀,鼻塞不通,多为外感风寒,多因风寒束肺,肺失肃降所致。

（2）咳声不扬,痰稠色黄,不易咳出,多属热证,多因热邪犯肺,肺失肃降所致。

（3）咳声紧闷,痰多易咳,多属实证,多因寒痰停聚于肺,肺气失宣所致。

（4）干咳无痰,或痰少而黏,多因燥热犯肺,或肺阴亏虚,清肃失职所致。

（5）咳声低微,声音无力,多属虚证,多为久病肺气虚损,宣降无力所致。

（6）咳声阵发,发则连声不绝,终止时有鸡啼样回声,为顿咳;因其病程较长,缠绵难愈,也称为百日咳,常见于小儿,多为风痰搏结,郁而化热,阻遏气道所致。

（7）咳声如犬吠,伴有声音嘶哑,吸气困难,喉中有伪膜,重擦出血,随之复生,为白喉,多因肺肾阴虚,火毒攻喉,或时行疫毒所致。

5. 呕吐　指胃内容物上逆,经口而出的一种表现,多为胃失和降,胃气上逆所致。前人认为,有物无声谓之吐,有声无物谓之呕,有声有物谓之呕吐。临床上不能截然分开,一般统称为呕吐。临床上根据呕吐声音的强弱,吐势的缓急,以及呕吐物的性质、气味和兼证等,可以判断病证的寒热虚实。一般暴病呕吐多实,久病呕吐多虚。

（1）呕声微弱,吐势徐缓,呕吐物清稀,多为虚寒证,常因脾胃阳虚,温运失司,胃气失和所致。

（2）呕声壮厉,吐势较猛,呕吐物黏稠,或酸或苦,多为实热证,常因热邪伤胃,胃气失和所致。

（3）呕吐呈喷射状,多为热扰神明,或头颅外伤所致,多属病重。

（4）呕吐酸腐食物,多为伤食,常因食滞胃脘,胃失和降所致。

（5）朝食暮吐,或暮食朝吐,多为胃反,常因脾胃阳虚所致。

（6）餐后呕吐,排除其他疾病,多为食物中毒,常因饮食不洁所致。

（7）口干欲饮,饮入即吐,多为水逆,多因痰饮停胃所致。

6. 呃逆　指从咽喉部发出的一种冲击声,声短而频,呃呃作响,不能自制。唐代以前称为“哕”,俗称“打呃”,是胃气上逆的一种表现。临床上,可根据呃声的高低强弱,间歇时间的长短,来判断病证的寒热虚实。一般呃声频作,声高有力,多属实证;呃声低沉,声弱无力,多属虚证。

（1）新病呃逆,其声有力,多为寒邪或热邪客于胃。

（2）久病重病呃逆不止,声低无力,多为胃气衰败之危候。

（3）偶尔呃逆,其声不高不低,短暂且无其他病史和兼证,多为饮食刺激,属一时性胃气上逆,不作为病态。

7. 嗳气　指胃中气体上出咽喉所发出的一种长而缓的声音,古称“噫”,俗称“打饱嗝”,也是胃气上逆的一种表现。根据嗳气声音的强弱和气味的不同,可以判断病证的寒热虚实。

（1）嗳气频作，声音响亮，嗳气后，脘腹胀满减轻，嗳气发作，多与情志有关，多为肝气犯胃。

（2）嗳气低沉，声音断续，无酸腐气味，伴纳呆食少，多为脾胃气虚。

（3）嗳气频作，无酸腐气味，伴脘腹冷痛，得温缓解，多为寒邪客胃，或胃阳亏虚。

（4）嗳气酸腐，伴脘腹胀满，厌食或食少，多为食滞胃脘。

（5）日常饱食，或饮碳酸饮料后，偶见嗳气，无其他兼证，不作为病态。

8. 太息　指情志抑郁不畅，或胸胁胀闷不舒时发出的长吁或短叹声，又称为"叹息"，多为情志不遂，肝气郁结的一种表现。

9. 喷嚏　指肺气上冲于喉鼻发出的声响，是气道不利的一种表现。

（1）若新病喷嚏频作，伴恶寒发热，鼻塞，流清涕，多因外感风寒所致。

（2）若季节变化，反复出现喷嚏，伴鼻痒和流清涕等，多为气虚和阳虚之体，易受风邪侵袭所致。

（3）常人偶发喷嚏，不作为病态。

10. 鼻鼾　指熟睡或昏迷时，喉鼻随呼吸发出的声响，是气道不利的一种表现。

（1）若熟睡时鼾声大，多为慢性鼻病，或睡姿不当所致。

（2）若昏迷不醒，鼾声不绝，多为热入心包，或中风入脏之危候。

（3）正常人入睡后有鼻鼾，而无其他症状，不作为病态。

11. 肠鸣　指腹中胃肠蠕动所产生的声响，正常情况下，肠鸣音低弱而和缓，一般难以直接闻及。腹中气机不和时，肠鸣音会增强，可直接闻及。临床上闻肠鸣音时，要结合其发生的频率、强度、音调和兼证等。

（1）若肠鸣音高亢频急，脘腹痞满，大便泄泻，多为风寒湿邪客于胃肠，胃肠气机紊乱所致。

（2）若肠鸣音稀少，多为肠道传导功能障碍所致；肠鸣音完全消失，腹部胀满，疼痛拒按，多为肠道气滞不通之重证。

（3）若腹部饥肠辘辘，得温、得食则减，受寒、饥饿加重，多为中气不足，胃肠虚寒所致。

（4）若胃脘如囊裹水，振动有声，起立行走，其声下移，多为水饮停聚于胃，中焦气机受阻所致。

二、嗅气味

嗅气味，指通过嗅辨病体气味与病室气味，以诊察疾病的方法。在疾病情况下，由于邪气侵扰，脏腑功能失调，气血运行失常，可导致体气、口气、分泌物和排泄物等气味异常。一般气味酸腐臭秽，多为实热；气味不重，或微有腥臭，多为虚寒。因此，通过嗅气味，可判断病证的寒热虚实。

（一）病体气味

病体气味，指患者身体散发出的各种异常气味，包括口气、汗气、痰涕之气、呕吐物之气和排泄物之气等。

1. 口气　即从口中散发的异常气味。正常情况下，呼吸或讲话时，口中无异常气味散出。

（1）口中散发臭气，为口臭，多与口腔不洁、龋齿和消化不良有关。

（2）口气酸臭，伴纳呆食少，脘腹胀满，多为食积胃肠。

（3）口气臭秽，多为胃热。

（4）口气臭秽，伴牙龈腐烂，多为牙疳。

（5）口气腐臭，或伴咳吐脓血，多为内有溃腐疮疡。

2. 汗气　即患者随汗出而散发的气味。

（1）汗气臭秽，多见于瘟疫，多为火毒内盛所致。

（2）汗气腥膻，多见于风湿、湿热和热病，多为风湿热久蕴于皮肤，或汗后衣服不洁所致。

（3）腋下汗气膻臊，为狐臭，多因湿热内蕴所致。

3. 痰涕之气　正常情况下，人体排出少量痰涕，一般无异常气味。

（1）咳痰清稀量多，无异味，多为寒证。

（2）咳痰黄稠味腥，多为热邪壅肺所致。

（3）咯吐浊痰脓血。腥臭异常，多为肺痈，多因热毒炽盛，血腐化脓所致。

（4）鼻流清涕，无异味，多为外感风寒。

（5）鼻流浊涕腥秽，状如鱼脑，为鼻渊，多因湿热上蒸所致。

4. 呕吐物之气　指经口而出的饮食物、痰涎和水液等的异常气味。

（1）呕吐物清稀，无臭味，多为胃寒。

（2）呕吐物腐臭秽浊，多为胃热。

（3）呕吐未消化食物，气味酸腐，多为食积。

（4）呕吐脓血，气味腥臭，多为内有痈疡。

5. 排泄物之气　指大小便及妇人经血和带下等的异常气味。

（1）大便之气　若大便臭秽难闻，多为肠中郁热；若大便溏泻而腥，多为脾胃虚寒；若大便泄泻，臭如败卵，或夹有未消化食物，矢气酸臭，多为伤食。

（2）小便之气　若小便臊臭，黄赤浑浊，多为膀胱湿热；若尿液味甜，散发出烂苹果气味，多为消渴病后期。

（3）经血之气　若经血臭秽，多为热证；若经血气腥，多为寒证。

（4）带下之气　若带下臭秽而黄稠，多为湿热；若带下腥臭而清稀，多为寒湿；若带下奇臭，颜色混杂，多为妇科恶性病变。

（二）病室气味

病室气味，由病体本身及其排出物等发出。病室充斥病体气味，说明病情危重。临床通过嗅辨病室的气味，可以推断病势的轻重，也可为诊断特殊疾病提供参考。

1. 病室血腥气味　多为失血证。
2. 病室尿臊气味　多为水肿晚期患者。
3. 病室烂苹果气味　多为消渴重证患者。
4. 病室蒜臭气味　多为有机磷农药中毒。
5. 病室腐臭气味　多为溃腐疮疡。
6. 病室臭气触人　多为瘟疫类疾病。
7. 病室尸臭气味　多为脏腑败坏。

课堂讨论

舌象的分析要点和舌诊的临床意义是什么？

知识拓展 //

常见染苔食物及药物

某些食物或药物，可使舌苔染色，称为"染苔"。如饮用牛奶、豆浆、椰汁或钡剂等，可使舌苔染成白色；进食橘子、柿子、蛋黄或核黄素等，可使舌苔染成黄色；进食各种黑褐色食品、药品，或食用酸梅、橄榄等，或长期吸烟，可使舌苔染成黑色或灰色。

另外，某些药物也会对舌象产生影响，如大量服用某些镇静剂，可使舌苔厚腻；长期服用某些抗生素，可使舌苔黑腻或霉腐苔等。

课后练一练

思考题

1. 面部五种病色的特征与主病。
2. 常见病态舌象的特征与主病。

（闫玉慧）

第三节 问 诊

问诊是医生通过对患者或陪诊者进行有目的、有步骤地询问,收集病史资料,以了解病情,诊察疾病的方法。

一、问诊的方法及注意事项

在问诊过程中,医生须抓住主症、明确主诉,并围绕主诉有目的地进行细致而详尽的询问。在问诊过程中,要边问边辨,问辨结合。问诊时的环境宜安静,问诊语言宜通俗,问诊内容忌片面,且绝不可凭个人主观意愿去暗示、套问问诊对象。

二、问诊的内容

问诊的内容主要包括一般情况、主诉、现病史、既往史、个人生活史、家族史等。

(一) 一般情况

一般情况包括患者的姓名、性别、年龄、婚否、民族、职业、籍贯、工作单位、现住址、电话号码等。

(二) 主诉

主诉是患者就诊时最感痛苦的症状、体征及持续时间。主诉不等于病名,要用具体的症状和体征来描述,文字要简洁精练,一般不超过 20 个字。如"咳嗽 1 周""胃脘灼痛 5 天,加重 1 天"等。

(三) 现病史

现病史是围绕主诉从起病到就诊时,疾病的发生、发展、变化以及诊治的经过。其内容包括发病情况、病变过程、诊治经过和现在症状四个部分。现在症状是辨证与辨病的重要依据,因内容繁多,单独进行讨论。

(四) 既往史

既往史,又称为"过去病史",主要包括患者既往健康状况和既往患病情况。素体健壮,现患疾病多为实证;素体虚弱,现患疾病多为虚证。患者既往患病情况,主要包括患者过去曾患过何种其他疾病,是否接受过预防接种,有无药物或其他物品的过敏史,做过何种手术治疗等。

(五) 个人生活史

个人生活史的内容,主要包括生活经历、精神情志、饮食起居和婚姻生育等。生活经历,有助于排除某些地方病或传染病。精神情志的变化,对某些疾病的发生、发展与变化有一定影响。素嗜肥甘者,多病痰湿;偏食辛辣者,易患热证;贪食生冷者,易患寒证;喜热恶凉者,多为阴偏盛;喜凉恶热者,多为阳偏盛;好逸恶劳者,常脾失健运,易生痰湿;起居失常,饮食无节,嗜酒过度者,易患肝胃疾病等。育龄期女性应询问其月经初潮年龄或绝经年龄、月经周期、行经天数和带下的色、质、量等变化。已婚女性还应询问其妊娠次数、生产胎数和有无流产、早产、难产等。

(六) 家族史

家族史主要包括患者的父母、兄弟姐妹、配偶、子女等直系亲属和配偶的健康和患病情况。有些遗传性疾病,如癫狂、痫病等,与血缘关系密切;有些传染性疾病,如肺痨、疫病等,与在一起生活的人密切接触有关。

三、问现在症

现在症是当前病理变化的反映,是问诊的主要内容,是辨证的主要依据。问现在症是对患者就诊时所感到的痛苦和不适,以及与疾病有关的全身情况进行详细询问。

知识拓展 //

十 问 歌

明代医家张介宾在《景岳全书·传忠录·十问》中创造性地提出了"十问"内容;清代医家陈念祖基于此内容,在《医学实在易》中总结提出了"十问歌":

一问寒热二问汗,三问头身四问便,五问饮食六胸腹,七聋八渴俱当辨,九问旧病十问因,再兼服药参机变,妇女尤必问经期,迟速闭崩皆可见,再添片语告儿科,天花麻疹全占验。

(一) 问寒热

问寒热是询问患者有无怕冷或发热的感觉。寒与热是疾病的常见症状,是辨别病邪性质和机体阴阳盛衰的重要依据。

寒是患者怕冷的感觉,临床上有恶风、恶寒、畏寒、寒战之别。患者遇风觉冷,避风则寒冷缓解,称为"恶风";患者自觉怕冷,加衣覆被或近火取暖,寒冷不能缓解,称为"恶寒";患者身寒怕冷,加衣覆被或近火取暖,寒冷缓解,称为"畏寒";患者恶寒重,全身发抖,称为"寒战"。

热是患者发热的感觉,即体温高于正常,或患者体温正常,但自觉全身或某一局部发热。如患者自觉胸中烦热,伴手足心热的"五心烦热";患者感觉有热自骨内向外蒸发的"骨蒸发热"。

1. 恶寒发热　恶寒发热是患者恶寒与发热同时出现,多见于外感病的初期阶段,主表证,是诊断外感表证的重要依据。恶寒,多因外邪袭表,卫阳被遏,肌腠失于温煦所致;发热,多因外邪袭表,卫阳被遏,邪正斗争,郁而发热所致。在外感疾病中,因邪在肌表,阻遏卫阳,肌表失于温煦,皆会出现或轻或重的恶寒表现,故又有"有一分恶寒,便有一分表证"的说法。

临床上常因感受外邪的性质不同,恶寒发热可分为三种类型。恶寒重发热轻,即患者感觉恶寒明显,伴有轻微发热,是外感风寒的特征,主风寒表证、风寒湿表证;发热重恶寒轻,即患者感觉发热较重,同时又感轻微怕冷,是外感风热的特征,主风热表证、暑热证;发热轻而恶风,即患者感觉有轻微发热,伴有恶风感,是外感风邪的特征,主伤风表证、燥邪伤表证。

恶寒发热在表证中比较多见,但不是只有表证才会出现,如疮疡在火毒内发的早期,或酿脓的中期,以及破溃而毒邪未去,正不胜邪的末期,皆会出现恶寒发热,这是邪正相搏的反映。

2. 但寒不热　是患者只感怕冷而不觉发热的症状,多因阴盛或阳虚所致,主里寒证。

3. 但热不寒　是患者只感发热而不觉怕冷,甚反恶热,多因阳盛或阴虚所致,主里热证。临床根据发热的轻重、时间、特点等不同,分为壮热、潮热、微热三种类型。

(1) 壮热:高热(体温在 39℃以上)持续不退,不恶寒反恶热。多因外邪入里,邪正相搏,阳热内盛,蒸达于外所致,主里实热证。

(2) 潮热:定时发热,或定时热甚,如潮汐之有定时。

1) 日晡潮热:日晡潮热是日晡即申时(下午 3~5 时)发热明显,或热势加重。常见于阳明腑实证,多兼见口渴冷饮,腹满硬痛,大便秘结等症。

2) 湿温潮热:午后发热明显且身热不扬(肌肤初扪之不觉很热,久扪即感灼手)。多因湿热内蕴所致,常见于湿温病,兼见头身困重、胸闷呕恶等症。

3) 阴虚潮热:午后及夜间发热,又称为"骨蒸潮热"。可见于阴虚内热证或温病热入营分。常表现为五心烦热,骨蒸潮热,多兼见盗汗、颧红、舌红少津等症。

(3) 微热:热势不高,一般在 37~38℃,或自觉发热。微热一般发热时间较长,属内伤发热,包括阴虚发热、气虚发热和小儿疰夏等。亦可因气郁、血瘀等所致。

4. 寒热往来　是恶寒与发热交替发作,又称为"往来寒热",因邪正相争,互为进退所致,主半表半里证,可见于少阳病和疟疾。寒热往来无定时主少阳病、半表半里证;寒热往来有定时多为疟疾。

(二) 问汗

汗为津液所化,是由阳气蒸化津液,从玄府达于体表而成。

1. 有汗

(1) 表证有汗:外感热病汗出,常见于风寒表虚证、风热表证。

(2) 里证有汗:常见于里热炽盛、阴虚内热、阳气亏虚、亡阳或亡阴等证。

2. 无汗　多见于风寒表实证,或阳气亏虚证,或津血亏虚证等。

3. 特殊汗出

(1) 自汗:即患者日间汗出不止,活动尤甚。多因阳气亏虚,不能固护肌表,玄府不密,津液外泄所致,常见于气虚或阳虚证,多兼见气短乏力、神疲畏寒、舌质淡、脉弱等症。

(2) 盗汗:即入睡之后汗出,醒后则汗止。因熟睡之时,卫阳入里,肌表不固,虚热蒸津外泄而睡时汗出;醒后卫阳复归于表,肌表固密,津液不能外泄而醒后汗止。常见于阴虚内热证或气阴两虚证,多兼见颧红潮热、口燥咽干、舌质红少苔等症。

(3) 战汗:即在病势严重之时,先见全身恶寒战栗而后汗出。多因急性热病邪正相争剧烈所致,是病变发展的转折点。临床上应注意观察战汗后病情的变化,如汗出热退,脉静身凉,为邪去正复,是病情好转的佳象;若汗出而身热不减,仍烦躁不安,脉来疾急,为邪胜正衰之危候。

(三) 问疼痛

疼痛的病机很多,可概括为虚实两类。实者为不通则痛,多因感受外邪、气滞血瘀、痰浊凝滞、食滞虫积等,阻滞脏腑、经络,闭塞气机,使气血运行不畅所致;虚者为不荣则痛,多因气血不足、阴精亏损,使脏腑经络失养所致。问疼痛,应注意询问疼痛的部位、性质、程度、时间、喜恶等。

1. 问疼痛的性质

(1) 冷痛　指疼痛有冷感而喜暖,遇热减缓,遇寒加重,属寒证。因寒邪阻络,收引凝滞所致者,属实寒证;因阳气不足,脏腑肢体失于温煦所致者,属虚寒证。常见于腰脊、脘腹、四肢关节等处。

(2) 灼痛　指疼痛有烧灼感而喜热,遇热加重,遇寒缓解,属热证。因火邪炽盛所致者,为实热证;因阴虚火旺所致者,为虚热证。常见于胁肋、胃脘、肌表等处。

(3) 胀痛　指疼痛有胀满感,且时发时止,属气滞证。常见于胸胁、脘腹、四肢等处,但头目胀痛,因多肝阳上亢、肝火上炎所致。

(4) 刺痛　指疼痛如针刺之状,部位固定,夜间尤甚,属瘀血证。常见于头部、胸胁、脘腹等处。

(5) 绞痛 指疼痛剧烈如刀绞,难忍、拒按,属实证。多因有形实邪阻闭气机,或寒邪凝滞气机所致。常见于真心痛、结石、蛔厥等病。

(6) 隐痛 指疼痛不甚剧烈,尚可忍耐,但绵绵不休而喜按,属虚证。多因精血亏损,或阳气不足,肌体失养所致。常见于头部、脘腹等处。

(7) 重痛 指疼痛有沉重感,属湿证。多因湿阻气机所致。常见于头部、四肢、腰部,甚则全身。但头部重痛,亦可因肝阳上亢,气血上壅所致。

(8) 酸痛 指疼痛有酸软感。多因湿邪侵袭肌肉关节,气血运行不畅,或肾虚骨髓失养所致。常见于四肢、腰背等处。

(9) 掣痛 指疼痛抽掣,或牵扯连及他处而痛,也称为引痛、彻痛。多因邪气阻滞,经脉不通,或筋脉失养所致。

(10) 走窜痛 指痛处游走不定或走窜攻痛。常见于胸胁脘腹、四肢关节等处。胸胁脘腹疼痛,且走窜不定者,称为"窜痛",多因气滞所致;肢体关节疼痛,且游走不定者,称为"游走痛",多见于风湿痹证。

(11) 固定痛 指痛处固定不移。常见于胸胁脘腹、四肢关节等处。胸胁脘腹疼痛,固定不移,多属瘀血所致;肢体关节疼痛,固定不移,多为寒湿痹证。

(12) 空痛 指疼痛有空虚感。常见于头部、小腹部等。多因气血精髓亏虚,组织器官失养所致。

总之,凡新病疼痛,痛势较剧,持续不解,痛而拒按者,多属实证;久病疼痛,痛势较缓,时作时止,痛而喜按者,多属虚证;冷痛喜温,遇寒加剧者,多属寒证;灼热疼痛,喜凉恶热者,多属热证。

2. 问疼痛的部位

(1) 头痛 根据头痛的具体部位,结合经络的循行,可确定病属何经。后枕连项背疼痛,病在太阳经;前额连及眉棱骨疼痛,病在阳明经;两侧头痛,病在少阳经;巅顶疼痛,病在厥阴经。

(2) 胸痛 指胸部疼痛,多属心肺病变所致。胸前虚里部位疼痛,或痛彻臂内者,病位在心;胸膺部位疼痛且咳喘者,病位在肺。常见于胸痹、真心痛、肺痈等。

(3) 胁痛 指胁部疼痛,多与肝胆病变有关。胁肋胀痛或窜痛,情志抑郁,胸闷善太息,多因情志不畅,肝气郁滞所致;胁肋灼痛,面红目赤,急躁易怒,口苦口干,多因肝胆火盛所致;胁肋胀痛,目黄,身黄,尿黄,纳呆,厌油腻,舌苔黄腻,脉弦滑数,多因肝胆湿热所致;胁肋刺痛,固定拒按,夜间尤甚,甚则胁下癥块,舌质紫暗,脉沉涩,多因瘀血所致;胸胁咳唾引痛,肋间饱满,咳逆喘促,舌苔白腻,脉弦滑,多因饮停胸胁所致。

(4) 腹痛 指胃脘以下、耻骨毛际以上部位疼痛。腹部的范围较广,可分为大腹、小腹、少腹3个部分。脐以上为大腹,属脾、胃;脐以下至耻骨毛际以上为小腹,属膀胱、胞宫、大小肠;小腹两侧为少腹,为足厥阴肝经所过之处。腹痛拒按,得食痛增,属实证,多因寒凝、热结、气滞、血瘀、食积、虫积等所致;腹痛喜按,得食痛减,属虚证,多因气虚、血虚、阳虚等所致。腹痛喜暖畏寒,得热痛减,属寒证;腹痛喜冷畏热,遇冷痛减,属热证。腹部胀痛,痛无定处,属气滞证;腹部刺痛,固定不移,属血瘀证。

(5) 腰痛 指腰脊正中或腰部两侧疼痛。腰脊或腰骶部冷痛重着,阴雨天加重,得热痛减,脉沉紧,属寒湿腰痛,多因寒湿阻络所致;腰部酸软而痛,属肾虚腰痛,多因肾虚失养所致;腰痛如针刺,或痛连下肢,属瘀血腰痛,多因瘀血阻络或腰椎病变所致;腰部绞痛,或钝痛、叩击痛,伴血尿或尿中有砂石,属石淋。

(6) 四肢痛 指四肢、肌肉、筋脉、关节等部位疼痛。常见于痹证,多因风寒湿邪侵袭,或湿热蕴结,痹阻经络所致。四肢疼痛,游走不定,属行痹,多因感受风邪为主所致;四肢疼痛剧烈,遇寒尤甚,得热痛缓,属痛痹,多因感受寒邪为主所致;四肢重着而痛,肌肤麻木不仁,属着痹,多因感受湿邪为主所致;四肢关节灼热肿胀而痛,属热痹,多因感受湿热邪气所致。

(四) 问头身胸腹

问头身胸腹,指问头身胸腹疼痛以外的其他不适,如头晕、胸闷、心悸、胁胀、腹胀、身重等。

1. 头晕 指患者自觉头脑有晕眩感,轻者闭目可缓解,重者感觉自身或景物旋转,站立不稳,闭目亦不能缓解。头晕,兼胀痛,烦躁易怒,舌红苔黄,脉弦数,多因肝火上炎所致;兼胀痛,头重脚轻,耳鸣,腰膝酸软,舌红少津,脉弦细,多因肝阳上亢,阳亢生风,扰动清窍所致;因过劳或突然站立而加重,甚至猝然昏倒,兼面白、心悸、神疲体倦,舌淡,脉细弱,多因气血亏虚,脑府失养所致;兼头重如物裹缠,胸闷呕恶,舌苔白腻,多因痰湿内阻,清阳不升,脑府失养所致。

2. 胸闷 指患者自觉胸部有痞塞满闷感,又称为胸痞、胸满。胸闷与心、肺、肝等脏气机不畅关系密切。胸闷兼心悸,气短,多因心气不足,心阳不振所致;兼心痛如刺,舌暗有瘀斑,多因心血瘀阻所致;兼咳喘痰多,多因痰湿阻肺所致;兼胁胀,善太息,多因肝气郁结所致;兼面舌唇淡白,多因心血亏虚所致。

3. 心悸 指患者经常自觉心跳、心慌、悸动不安,甚至不能自主。心悸是心神或心脏病变的反映,可由多种原因所致。兼面白、唇淡、头晕、气短,多因气血不足,心神失养所致;兼颧红、盗汗,多因阴虚火旺,热扰心神所致;兼气短乏力,自汗,肢厥,多因心阳亏虚所致;兼下肢或颜面浮肿,畏寒喘促,多因脾肾阳虚,水气凌心所致;兼短气喘息,心胸刺痛,舌质暗,多因心脉痹阻所致。

4. 腹胀 指患者自觉腹部胀满痞塞不舒,如物支撑,或兼腹部增大。腹胀是脾、胃肠、肝肾病变的反映。间歇性胀满而喜按,属虚证,多因脾胃虚弱所致;持续性胀满不减而拒按,属实证,多因食积胃肠或实热内结,阻塞气机所致。

5. 胁胀　指胁的一侧或两侧有胀满不舒感。胁胀是肝胆病变的反映。胁胀易怒，善太息，多因肝气郁结气致;胁胀口苦，舌苔黄腻，多因肝胆湿热所致。

6. 身重　指患者自觉身体有沉重酸困的感觉，如负重物，转侧挪动困难。身重是肺脾肾病变的反映。常因肺、脾、肾功能失调，水湿滞留肌肤、骨节，或温热耗伤气阴，机体失养所致。

7. 麻木　指患者肌肤感觉减退，甚至消失，又称为不仁。麻木常见于头面四肢，多因气血不足，肝风内动，痰湿瘀阻，肌肤失养所致。

(五) 问耳目

耳为肾窍，少阳经循行于耳后，故耳的病变常与肾和肝胆疾病有关。目为肝窍，五脏六腑之精气皆上注于目，故目的病变常与肝及其他脏腑疾病有关。

1. 耳鸣　指患者自觉耳内鸣响，如闻蝉鸣，或如潮声，妨碍听觉。凡突发耳鸣，声大如蛙鸣，或如潮声，按之鸣声不减，属实证，常因肝胆火盛，上扰清窍，或痰火郁结，壅阻清窍所致。凡渐觉耳鸣，声音细小，如闻蝉鸣，按之鸣声减轻或暂止，属虚证，常因肝肾阴虚，肝阳上扰，或肾虚精亏，髓海不充，耳失所养而成。

2. 耳聋　指患者有不同程度的听力减退，妨碍交谈，甚至听力丧失，不闻外声，亦称耳闭。凡新病暴聋者，属实证，常因肝胆火逆，或邪壅上焦，耳窍失灵所致。凡久病或年老渐聋者，属虚证，多因精气虚衰，不能上充清窍所致。

3. 目眩　指视物旋转动荡，如坐舟车，或眼前如有蚊蝇飞动之感。目眩兼头晕，称为眩晕。多因风火上扰，或痰湿上蒙等实邪闭阻清窍所致;亦多因中气下陷，清阳不升，或肝肾不足，精亏血虚所致。

4. 目痛　指单目或双目疼痛。目痛剧，属实证，痛微，属虚证。目赤而痛，兼头痛眩晕，烦躁易怒，多因肝火上炎所致;目赤肿痛，羞明多眵，多因肝经风热所致;眼珠胀痛，兼头痛头晕，视物昏花，瞳孔散大，属青风内障，即青光眼;两目隐痛，时作时止，多因肝肾阴虚，虚火上炎所致。

(六) 问睡眠

睡眠的情况与人体卫气的循行、阴阳的盛衰、气血的盈亏及心肾的功能密切相关。正常情况下，卫气昼行于阳经，阳气盛则醒;夜行于阴经，阴气盛则眠。凡机体气血充盈，阴平阳秘，心肾相交，则睡眠正常，精力充沛;机体阴阳失调，气血亏虚，心肾不交，则睡眠异常。问睡眠主要询问睡眠时间的长短、入睡的难易、有无多梦等情况，以了解机体阴阳气血的盛衰、心脾肝肾等脏腑功能的强弱。睡眠异常有失眠、嗜睡两种情况。

1. 失眠　指经常不易入睡，或睡后易醒，醒后不能复睡，或睡而不酣，时易惊醒，甚至彻夜不眠，又称"不寐""不得眠"。失眠是阳盛阴虚，阳不入阴，或阳虚阴盛，虚阳上扰,神不守舍的病理表现。凡患者不易入睡,兼心烦多梦,潮热盗汗,腰膝酸软,多因肾阴亏虚,或心火亢盛,心肾不交,扰乱心神所致;睡后易醒,兼心悸,纳少乏力,舌淡脉虚,多因心脾两虚,心神失养所致;失眠,伴急躁易怒,头痛目赤,舌红苔黄,脉弦数,多因肝郁化火,扰乱心神所致;睡中易惊醒,兼眩晕胸闷,胆怯易惊,心悸气短,脉弦细,多因心胆气虚,心神不安所致;夜卧不安,兼脘闷,嗳气,腹胀不舒,舌苔厚腻,多因食滞内停,浊气扰心所致,即"胃不和则卧不安"。

2. 嗜睡　指患者神疲困倦,睡意很浓,经常不自主地入睡,又称多寐、多睡眠。嗜睡是阳虚阴盛,阳不出阴的病理表现。困倦嗜睡,伴头目昏沉,胸闷脘痞,肢体困重,多因痰湿困脾所致;饭后嗜睡,兼神疲倦怠,食少纳呆,多因脾气虚弱所致;精神极度疲惫,欲睡而未睡,似睡而非睡(但欲寐状态),肢冷脉微,多因心肾阳虚,阴寒内盛所致。

知识拓展

嗜睡与昏睡的区别

嗜睡,指患者神疲困倦,时时欲睡,但呼之即醒,应答准确;昏睡,指患者日夜沉睡,神志模糊不清,不能正确应答,属昏迷范畴。昏迷,指神识昏聩,不省人事,或昏睡不醒,呼之不应,对外界刺激无任何反应。热性病,因热入心包,多见高热昏睡之象;中风病,因痰浊蒙蔽心神,多见昏睡,兼鼾声、痰鸣之象,属昏迷现象。

(七) 问饮食口味

问饮食口味,是对病理情况下的口渴、饮水、进食、口味等情况的询问。主要了解有无口渴、饮水多少、喜冷喜热、有无食欲、食量多少、食物的喜恶、口中有无异常味觉和气味等。询问饮食口味情况,可以了解体内津液的盈亏、输布是否正常,了解脾胃及相关脏腑功能的盛衰。

1. 口渴与饮水　口渴,指口干而渴的感觉,是临床常见的自觉症状。饮水,指实际饮水的多少。口渴与否、饮水多少与机体内津液的盈亏、输布情况和阴阳的盛衰有着密切的关系。询问患者口渴与饮水的情况,主要了解患者津液的盛衰和输布状态以及病性的寒热虚实。

(1) 口不渴　指患者口不渴,不欲饮水。主要反映是津液未伤,多见于寒证、湿证,或无明显燥热证。

(2) 口渴多饮　指患者口渴明显,饮水量多。主要反映是津液大伤,多见于燥证、热证。口干微渴,兼发热,多见于外感温热病初期,伤津较轻;大渴喜冷饮,兼壮热面赤,烦躁多汗,脉洪数,多见于里实热证;常因里热炽盛,津液大伤所致;口渴多饮,伴小便量多,多食易饥,体渐消瘦,属消渴,多因肾阴亏虚所致;大汗,或剧烈吐下,或大量利尿后,见口渴多饮,是因汗、吐、下、利,耗伤津液所致。

(3) 渴不多饮 指口渴但饮水不多,多因津伤不重,或津液未伤,而津液输布障碍,不能滋润口腔所致,常见于阴虚证、湿热证、痰饮内停、瘀血内停、温病营分证;口燥咽干,不多饮,兼颧红、盗汗,舌红少津,多因阴虚内热所致;渴不多饮,兼身热不扬,头身困重,脘闷,苔黄腻,多因湿热内蕴所致;口干但欲漱水而不欲咽,兼舌紫暗或有瘀斑,多因瘀血内阻,津不上承所致;口渴饮水不多,还可见于温病营分证,多因邪热入营,蒸腾营阴上承所致。

2. 食欲与食量 食欲,指进食要求和对进食的欣快感觉。食量,指进食的多少。食欲与食量,主要反映脾胃功能的盛衰。

(1) 食欲减退 食欲减退是疾病过程中常见的病理现象,包括不欲食、纳少与纳呆三种情况。不欲食,指不想进食,或食之无味,食量减少,又称为食欲不振。纳少,指进食量减少,常因不欲食引起。纳呆,指无饥饿之感和无进食要求,可食可不食,甚则恶食。新病食欲减退,多是正气抗邪的保护性反映,其病情较轻,预后良好;久病食欲减退,兼腹胀便溏,神疲倦怠,面色萎黄,舌淡脉虚,多因脾胃虚弱所致;食少纳呆,伴头身困重,脘闷腹胀,舌苔厚腻,多因湿浊困脾所致。

(2) 厌食 指患者厌恶食物或恶闻食味,又称为恶食。厌食兼嗳气酸腐,脘腹胀满,舌苔厚腻,多因饮食停滞所致;厌食油腻之物,兼脘腹痞闷,呕恶便溏,肢体困重,多因脾胃湿热所致;厌食油腻厚味,伴胁肋胀痛灼热,口苦泛呕,身目发黄,舌苔黄腻,多因肝胆湿热所致。妇女妊娠早期,见择食或厌食反应,属生理现象,多因妊娠后冲脉气逆所致;若反复出现恶心、呕吐、厌食,甚至食入即吐,则属病理现象,称为妊娠恶阻。

(3) 消谷善饥 指患者食欲过于旺盛,进食量多,食后不久即感饥饿,又称为"多食易饥"。多食易饥,兼牙龈肿痛、口渴心烦、尿赤便秘,多因胃火炽盛,腐熟太过所致;兼形体消瘦,多饮多尿,属消渴病;兼颈前肿物、心悸、多汗,多属瘿病;兼大便溏泄,属胃强脾弱。

(4) 饥不欲食 指患者有饥饿感,但不欲食,或进食不多。多因胃阴不足,虚火内扰所致。

(5) 除中 指患者病重,本不能食,突然能食,甚则暴食。多因脾胃之气将竭所致。

3. 口味 口味,指口中有无异常的味觉或气味。口味异常,是脾胃功能失常或其他脏腑病变的反映。

(1) 口淡 指口中无味,舌上味觉减退,又称口淡气味。患者口淡,饮食不香,食不知味,属寒证,多因脾胃气虚,食欲减退所致。

(2) 口苦 指口中有苦味。属热证,多因肝胆火旺,胆气上逆,或心火旺盛,或胃火炽盛所致。患者口苦,兼咽干、胸胁胀满,小便黄,大便干,多因肝胆火旺所致;患者口苦,兼心烦、失眠、口渴,小便短赤,多因心火亢盛所致;患者口苦,兼口渴,多食易饥,大便干,胃脘灼痛,齿龈溃烂,多因胃火炽盛所致。

(3) 口甜 指口中有甜味,又称口甘。多因脾胃湿热所致,常兼头身困重,脘闷不舒,口燥咽干,舌苔黄腻等症状。

(4) 口酸 指口中有酸味。口中酸馊,兼胁肋胃脘灼痛,易郁易怒,多因肝胃郁热,肝胃不和所致;口中酸馊,兼见脘腹胀满,多因饮食停滞所致。

(5) 口咸 指口中有咸味。多因肾虚,或寒水上泛所致。口咸兼头晕,腰痛胫酸,烦热咽干,多因肾阴亏虚所致;兼畏寒肢冷,腰膝冷痛,小便清长,多因肾阳不足,寒水上泛所致。

(八) 问二便

询问大小便状况,是判断相关脏腑病变与疾病寒热虚实的重要依据,可以了解机体消化功能的强弱、水液代谢的情况。

1. 问大便

(1) 便秘 指大便秘结不通,排便时间延长,或便次减少,又称大便难。大便干结,兼小便短赤,舌红苔黄,脉数,多因热伤津液所致;大便艰涩,排出困难,兼腹中冷痛,四肢不温,舌淡苔白,脉沉迟,多因寒结肠腑所致;大便秘结,兼面白无华,头晕目眩,心悸失眠,舌质淡嫩,脉细,多因津亏血虚所致;大便秘结,兼胸腹胀满,嗳气频作,舌苔薄,脉弦,多因气机郁滞所致;患者虽有便意,但临厕努挣乏力,难以排出,挣则汗出短气,便后乏力,舌淡嫩,脉虚,多因脾肺气虚所致。

(2) 泄泻 指便次增多,便质稀薄,甚至便稀如水样。水泻肠鸣,便次频多,兼脘腹痞闷,肢体困重,舌淡脉缓,多因湿浊困脾所致;泻下稀便,夹有不消化食物,兼脘腹胀满,嗳腐吞酸,苔厚脉滑,多因宿食停滞胃肠所致;腹痛肠鸣,泻后痛减,兼胸胁胀闷,每因恼怒紧张而泄泻,脉弦,多因肝郁乘脾所致;大便时溏时泻,兼食欲不振,食后脘腹胀满,舌淡苔白,脉细弱,多因脾胃气虚所致;黎明腹痛作泄,泻后则安,兼形寒肢冷,腰膝酸软,脉沉细,称为"五更泄",多因肾阳虚衰所致;泻下黄糜,兼腹痛,肛门灼热,舌苔黄腻,多因大肠湿热所致。

(3) 完谷不化 指大便中经常夹有较多未消化食物。多因脾胃虚寒,或肾阳虚衰所致。

(4) 溏结不调 指大便时干时稀。多因肝郁脾虚,肝脾不调所致;大便先干后稀,多因脾胃虚弱所致。

(5) 便血 指血液从肛门排出体外,或大便带血,或便血相混,或便后滴血,或全为血便。多因胃肠脉络受损所致。临床根据出血部位离肛门的远近,分为远血与近血。远血,指出血部位离肛门较远,便黑如柏油,或便血紫暗。近血,指出血部位离肛门较近,便血鲜红。

(6) 脓血便 指大便中夹有脓血,或黏液。脓血便常见于痢疾,多因湿热积滞,气血瘀滞,热腐脉络而化为脓血所致。

(7) 里急后重 是里急与后重的合称。里急,指腹痛窘迫,时时欲便,且欲泻之势紧急而不可耐。后重,指排便时,便量极少,肛门重坠,便出不爽,或欲便又无。多因肠道湿热所致,常见于痢疾。

2. 问小便 健康人在一般情况下,一昼夜排尿量为 1 000~1 800 ml,排尿次数白天 3~5 次,夜间 0~1 次。排尿次数和尿量可受饮水、气温、出汗、年龄等因素的影响而略有不同。

(1) 排尿次数增多 常见于下焦湿热,或下焦虚寒。新病小便频数,短赤而急迫,多因膀胱湿热,气化失职所致;久病小便频数,量多色清,或夜尿频数,多因下焦虚寒,膀胱失约所致。

(2) 排尿次数减少 指尿量较正常减少。常见于癃闭。癃,指小便不畅,点滴而出;闭,指小便不通,点滴不出。癃与闭只有程度的差别,皆因肾、膀胱与三焦气化失司,肺、脾、肾的通调、转输、蒸腾气化功能失常所致。癃闭因瘀血、结石、湿热、败精阻滞或阴部手术等阻塞尿路所致者,为实证;因久病,或老年气虚、阳虚所致者,为虚证。

(3) 尿量增多:指排尿次数、尿量皆明显超过正常量次。小便清长量多,常见于虚寒证、消渴。小便清长,兼畏寒肢冷,常见于虚寒证;兼多饮、多食、消瘦等症,属消渴,多因肾阴亏虚,开合失司所致。

(4) 尿量减少:指排尿次数、尿量皆明显少于正常量次。常见于实热证、伤津和水肿。小便短赤,兼发热面红,多因热盛伤津所致;小便短少,口燥咽干,皮肤干燥,多因汗、吐、下伤津所致;尿少水肿,多与肺失宣通、脾失运化、肾失气化有关。

(5) 排尿感异常:尿道涩痛,多因湿热蕴结,膀胱气化不利所致,常见于淋证;小便后点滴不尽,多因肾气不固,膀胱失约所致,常见于老年人,或久病体衰患者;小便不能随意识控制而自动遗出,称为"尿失禁",多因肾气不足,下元不固所致;成人或 3 周岁以上小儿,在睡眠中经常不自主排尿,多因禀赋不足、肾气亏虚,或肝经湿热所致。

(九) 问妇女

经(月经)、带(带下)、胎(妊娠)、产(产育)是女性的生理特点,也是诊断妇科疾病,或女性其他疾病的依据。

知识拓展 //

正 常 月 经

月经,指健康而发育成熟的女子有规律、周期性胞宫出血的生理现象。月经犹如海水之涨落,每月 1 次,信而有期,又称为"月信""月水""月事""经水"等。月经第一次来潮,称为初潮,多在 14 岁左右。49 岁左右月经闭止,称为绝经。月经周期一般为 28 天左右,行经天数 3~5 天,经量中等(50~100 ml),经色正红,经质不稀不稠,不夹血块。

1. 月经先期　指连续 2 个月经周期出现月经提前 7 天以上者。多因脾肾阳气不足,冲任不固,或热扰冲任,血海不宁所致。

2. 月经后期　指连续 2 个月经周期出现月经延后 7 天以上者。多因气血亏虚,肾精不足,血海失养,或气滞血瘀,寒凝血滞,痰湿阻滞,冲任不畅所致。

3. 月经先后无定期　指经期不定,连续 2 个月经周期出现月经时而提前、时而延后 7 天以上者,又称为"经期错乱"。多因肝气郁滞,或肾气不足,或瘀血阻滞,冲任失调所致。

4. 月经过多　指月经周期、经期基本正常,但经量较常量明显增多者。多因热迫血妄,或气不摄血,或瘀血阻滞所致。

5. 月经过少　指月经周期基本正常,但经量较常量明显减少,甚至点滴即净者。多因精血不足,或因寒凝、血瘀、痰阻所致。

6. 闭经　指年逾 18 周岁的女子,月经尚未来潮,或已行经后又中断,停经 3 个月及以上者。多因肝肾不足、气血虚弱、阴虚血燥,导致冲任不充,或痰湿阻滞、气滞血瘀等造成经血闭塞所致。妊娠期、哺乳期、绝经期的月经停闭,属生理现象。少女初潮后,又出现一时性停经,而无其他不适症状者,不作闭经论治。

7. 痛经　指正值经期,或行经前后,出现周期性小腹疼痛,或痛引腰骶,甚至剧痛难忍,又称为"经行腹痛"。经前或经期小腹胀痛或刺痛,拒按,经行不畅,脉弦者,多因气滞血瘀所致;经前或经期小腹冷痛,得温痛减,遇冷加重者,多因寒凝血瘀所致;经期或经后小腹隐痛,兼腰酸痛者,多因气血两虚,或肝肾亏虚所致。

8. 崩漏　指非行经期间,阴道内忽然大量出血,或持续下血,淋漓不止者。崩,即来势急,出血量多,又称为"崩中";漏,即来势缓,出血量少者,又称为"漏下";二者合称为崩漏。崩漏多因血热妄行、脾虚失摄、肾失封藏、瘀阻冲任等所致。

9. 白带　指带下色白量多,质稀如涕,淋漓不绝。多因脾肾阳虚,寒湿下注所致。带下色白质稠,状如凝乳,或呈豆腐渣状,气味酸臭,兼阴部瘙痒,多因湿浊下注所致。

10. 黄带　指带下色黄,质黏,气味臭秽,多因湿热下注所致。

(十) 问小儿

儿科古称"哑科",问诊小儿比较困难,主要通过询问陪诊者来获得有关疾病的资料。

小儿具有脏腑娇嫩,生机蓬勃,发育迅速等生理特点,生病时发病较快,变化较多,易虚易实。问小儿病除一般问诊内容外,还要注意结合小儿的生理特点,着重询问出生前后情况、预防接种、生长发育情况。

第四节 切　　诊

切诊包括脉诊和按诊两部分,是医生用手对患者体表的某些特定部位进行触、摸、按、压,以获取病情资料的诊察方法。

一、脉诊

脉诊亦名"切脉",是医生用手指切按患者身体某些特定部位的动脉,通过感知脉动应指的情况,以诊察疾病的方法。脉诊是中医的特色诊病方法,它可以测病因、知病位、审病机、辨病性、断预后,对临床有重要的指导意义。

(一) 诊脉部位及分候脏腑

1. 诊脉部位　寸口又称为"气口"或"脉口",是切按腕后高骨(桡骨茎突)内侧的动脉(桡动脉)的搏动,以诊察脉象,了解病情的方法。寸口脉又分为寸、关、尺三部(图8-4),两手共六部。以腕后高骨(桡骨茎突)定关位,关上(指端)一寸(同身寸)为寸,关下(肘端)一寸为尺。

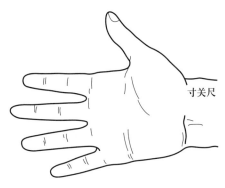

图8-4　寸口脉寸关尺示意

2. 分候脏腑　根据文献记载,寸口部位有不同的分候方法,而五脏相应定位是一致的,故目前常用以寸口部位分候脏腑,如表8-12。

表8-12　常用寸口脉分候脏腑

	左手	右手		左手	右手
寸	心	肺	尺	肾	命门(肾)
关	肝	脾、胃			

(二) 脉诊的方法

1. 时间　诊脉以清晨(平旦)未起床、未进食时为最佳,因此时机体气血平和,内外环境安定,脉象能比较真实地反映机体的生理病理情况。

2. 体位　诊脉时患者的体位是正坐位或仰卧位;前臂自然向前平展,保持与心脏同一水平,手腕放松,掌心向上,手指微微弯曲,并在腕关节下面垫上脉枕,充分暴露寸口,使气机通畅,以便诊察脉象。

3. 布指　诊脉时医生面对患者,以左手切按患者的右手,以右手切按患者的左手。首先以中指找到腕后高骨,向掌侧挪移,触到桡动脉搏动处定关,然后以示指按在关前一寸(指端)定寸,环指按在关后一寸(肘端)定尺。三指指端平齐,手指略呈弓形,与受诊者体表约成 45°,使指目酌情用力贴于脉搏搏动的部位,以中指诊察关部,示指诊察寸部,环指诊察尺部。布指疏密,要和患者的身高相适应,身高臂长者,布指略疏,身矮臂短者,布指略密。小儿因寸口部位较短,切脉时一般采用"一指定三关",不必细分寸、关、尺三部。

4. 指法　医师运用指力的轻重和手指的挪移,以探求最佳脉象的诊脉操作方法。正确的指法,可以获取丰富、准确的脉象信息。常用的指法有举法、寻法、按法、总按、单按。

(1) 举法　即轻取或浮取,手指用力较轻,按至肌肤,以诊察脉象的方法。

(2) 寻法　即中取,手指用力不轻不重,按至肌肉间,由轻到重,由重到轻,调节适当的指力,左右前后推寻,以找寻脉动最明显部位的诊察方法。

(3) 按法　即沉取或重取,手指用力较重,按至筋骨间,以诊察脉象的方法。

(4) 总按　即三指同时用大小相等的指力诊脉的方法,是从总体上诊察脉象。

(5) 单按　指用一个手指诊察寸、关、尺中的一部脉象的方法,目的是重点了解某一部脉象的情况。

动画

脉诊

(6) 平息　一呼一吸谓之一息。医生诊脉时应该保持呼吸调匀,清心宁神,以便以自己的呼吸次数计算患者的脉动次数。《素问·平人气象论》曰:"人一呼脉再动,一吸脉亦再动,呼吸定息,脉五动,闰以太息,命曰平人。"

(7) 候五十动　指每次诊脉的时间,应要求脉搏跳动不少于 50 次。故《黄帝内经》认为,诊寸口时要候五十动,始知五脏的盛衰变化。候五十动,以便准确地辨认脉象,并了解有无促、结、代脉等情况。目前,临床诊脉要求每手诊脉时间不应少于 1 分钟,两手以 3 分钟左右为宜。

视频

脉诊案例分析

(三) 正常脉象

正常脉象指人在健康状态下出现的脉象,又称为"平脉"或"常脉"。

正常脉象的特点　正常脉象表现为一息 4~5 至,相当于 70~90 次/分(成年人),不浮不沉,不大不小,不长不短,不快不慢,从容和缓,节律一致,应指中和,尺部沉取有力。其中三部有脉,应指和缓,是平脉有胃、有神、有根三大特征在脉象上的具体体现,也是精、气、神在脉象中的综合反应。

(1) 有胃　指脉象不浮不沉,不快不慢,不大不小,从容和缓,节律一致。脉有胃气,说明胃气充盛,气血调和。因此,脉之胃气反映了后天之本脾胃功能的盛衰。

(2) 有神　指脉象应指和缓,节律整齐。脉有神气,说明精气充盛。

(3) 有根　指尺脉有力,沉取不绝。脉有根,说明肾气充盛。

（四）脉位的变异

脉位的变异亦有因桡动脉解剖位置变异所致的。常见的斜飞脉和反关脉两种，不属病脉。斜飞脉，即脉象不见寸口，而是从尺部斜向虎口腕侧。反关脉，即寸口无脉，脉象完全显现在寸口的背侧（关后）。

（五）常见病脉及其临床意义

疾病反映于脉象的变化，称为"病理脉象"，简称"病脉"。常见二十八脉八类比较如表 8-13。

表 8-13 常见二十八脉分类比较

脉纲	脉名	脉象	主病
浮脉类	浮洪濡散芤革	轻取即得，重取稍减而不空	表证
		脉幅宽大，状如洪水，来盛去衰	热邪亢盛
		浮而细软，不任重按	虚证、湿证
		浮散无根，稍按则无	元气离散，脏腑之气将绝
		浮大中空，如按葱管	失血、伤阴、失精
		弦急中空，如按鼓皮	亡血、失精、小产、崩漏
沉脉类	沉伏牢	轻取不应，重按始得	里证
		重按推筋著骨始得	邪闭、厥证、痛极
		沉按实大弦长，坚牢不移	阴寒内实，疝气、癥瘕
迟脉类	迟缓涩结代	脉来迟慢，一息不足四至	寒证
		一息四至，脉来怠缓	脾虚、湿证
		往来艰涩，如轻刀刮竹	气滞血瘀，精伤血少，痰食内停
		脉来缓慢，时见一止，止无定数	阴盛气结，寒痰血瘀，癥瘕积聚
		脉来一止，止有定数，良久方来	脏气衰微，跌仆损伤，惊恐、痛证
数脉类	数促疾动	一息五至以上，来去较快	热证、虚证
		脉来急数，时见一止，止无定数	阳盛实热，气滞血瘀，气血虚衰
		一息七至以上，脉来急疾	阳极阴竭，元气将脱
		脉短如豆，滑数有力	痛证、惊恐
虚脉类	虚微细弱短	举之无力，按之空虚	虚证，多为气血两虚
		极细极软，似有似无，至数不明	阴阳气血诸虚，阳虚危候
		脉细如线，但应指明显	气血两虚，诸虚劳损，主湿
		柔细而沉	气血不足
		首尾俱短，不及本位	气病
实脉类	实滑紧长弦	举按均有力，来盛去亦盛	实证
		往来流利，应指圆滑，如盘走珠	痰饮食滞实热（妊娠，不为病脉）
		脉来绷急，如转绳索	寒证、痛证、宿食证
		首尾端直，超过本位	阳气有余，热证
		端直以长，如按琴弦	肝胆病、痛证、痰饮、疟疾

1. 浮脉　轻取即得,重按反减而不空。因其脉动部位表浅所致,"举之有余,按之不足",如水上漂木。主表证,亦见于内伤久病,虚阳外越之证

2. 沉脉　轻取不应,重按始得。其脉动显现部位较深,"举之不足,按之有余",如石沉水底。主里证。邪深郁于里,脉沉有力;脏腑虚衰,正气不足,则脉沉无力。

3. 迟脉　脉动一息不足四至(相当于脉搏每分钟60次以下)。主寒证,亦见于邪热结聚之里实热证。另外,运动员见迟脉多属于正常现象。

4. 缓脉　缓脉一息四至,但脉势纵缓、缓怠无力,缺乏紧张度。主脾胃虚弱,也主湿病。

5. 数脉　脉来一息五至以上而不满七至(相当于脉搏每分钟90~120次,来去较快,高于正常。主热证。

6. 虚脉　三部脉举、按、寻皆无力。虚脉以指感势力弱为特点,是一切无力脉的总称。主虚证。气虚,则脉道松弛,按之空豁;血虚,则脉细无力;阳虚,则迟而无力;阴虚,则数而无力。

7. 实脉　三部脉举、按、寻皆有力。脉来充盛有力,其势来盛去盛,为一切有力脉的总称。主实证。

8. 洪脉　脉体宽大有力,来盛去衰,状若洪水、滔滔满指。主热盛。

9. 细脉　脉细如线,应指明显。主气血两虚证、湿病。

10. 濡脉　浮细而软,应指无力。主虚证、湿证。

11. 弱脉　沉细而软。主阳气虚衰、气血俱虚。

12. 微脉　极细极软,按之欲绝,若有若无。主气血大虚、阳气衰微。

13. 滑脉　往来流利,如盘走珠,应指圆滑。主痰饮、食滞、实热证。

14. 涩脉　细迟短涩,往来艰涩不畅,如轻刀刮竹。主气滞、血瘀、精伤、血少。

15. 弦脉　端直而长,如按琴弦,从中直过,挺然指下。《脉经》谓其"按之如弓弦状"。主肝胆病、痛证、痰饮。

16. 紧脉　脉形紧急,如牵绳转索,按之左右弹指。脉感比弦脉更加绷急有力。主实寒证、痛证、宿食。

17. 结脉　缓而时止,止无定数。即脉率缓慢而有不规则的歇止,以脉率慢,节律不齐为主要特征。主阴盛气结、寒痰血瘀、气血虚弱。

18. 促脉　数而时一止,止无定数。即脉率较快而有不规则的歇止,以脉率快,节律不齐为主要特征。主阳盛实热、气血痰食停滞;亦见于脏气衰败。

19. 代脉　脉来时一止,止有定数,良久方还。脉来迟缓,脉力较弱,呈有规律的歇止,且间隔时间长。主脏气衰微、疼痛、惊恐、跌仆损伤。

(六) 相兼脉

相兼脉指由两种或两种以上单因素脉相兼出现,复合构成的脉象,又称为"复

合脉"。

浮紧脉：主表寒证、风寒痹疼痛。

浮缓脉：主太阳中风证。

浮数脉：主表热证。

沉迟脉：主里寒证。

浮滑脉：主表证夹痰。

沉细数脉：主阴虚内热或血虚。

沉涩脉：主血瘀，常见于阳虚而寒凝血瘀者。

沉缓脉：主脾肾阳虚，水湿停留诸证。

沉弦脉：主肝郁气滞或水饮内停。

弦紧脉：主寒证、痛证。

弦数脉：主肝郁化火、肝胆湿热或肝阳上亢等。

弦滑数脉：主肝火夹痰、肝胆湿热、肝阳上亢或痰火内蕴等。

弦细脉：主肝肾阴虚、血虚肝郁或肝郁脾虚等。

滑数脉：主痰热、湿热或食积内热。

二、按诊

按诊是医师用手触、摸、推、按压患者身体的某些部位，以了解患者局部冷热、润燥、软硬、压痛、肿块或其他异常变化的诊察方法。通过按诊不仅可进一步探明疾病的部位、性质和程度，同时也使一些病证表现进一步客观化。

(一) 按诊的方法

1. 按诊的体位　一般患者应取坐位或仰卧位，充分暴露受检部位。患者取坐位时，医生面对患者坐或站立，用左手扶患者，右手触摸按压某一局部。按胸腹时，患者须取仰卧位(必要时屈膝)，医生在患者右侧，用右手或双手对患者胸腹某些部位进行切按。

2. 按诊的手法　按诊手法主要有触、摸、按、叩四法。

(二) 按诊的内容

按诊的内容相当广泛，临床常用的主要有按胸胁、按脘腹、按肌肤、按手足等。

1. 按胸部　胸为心肺之所居，按胸部可了解心肺及虚里的病变情况。前胸高起，叩之清音者，多为肺胀、气胸；按之胸痛，叩之实音，常为饮停胸膈或痰热壅肺；青紫肿胀，疼痛拒按，多为胸部外伤。

诊虚里是按胸部的重要内容，虚里位于第4、第5肋间，心尖波动处，为诸脉之所宗。按虚里可测宗气之强弱,疾病之虚实,预后之吉凶。危急病寸口脉难凭时,诊虚里更有诊断价值。诊虚里时,患者取仰卧位,医生站在患者右侧,用右手平抚于患者虚里部,注意诊察动气之强弱、至数和聚散。正常情况下,虚里搏动不显,仅按之应手,动而不紧,缓而不怠,节律清晰,是心气充盛,宗气积于胸中,为平人之象。虚里搏动微弱者为不及,是宗气内虚之征;若动而应衣为太过,是宗气外泄之象;按之弹手,洪大而搏,或绝而不应者,是心气衰绝之候。

2. 按胁肋　肝胆位居右胁,其经脉分布两胁,故按胁肋主要是了解肝胆疾病。胁痛喜按,胁下按之空虚无力为肝虚;胁下肿块,刺痛拒按多为血瘀;胁下痛处色红,痛不可按,多为肝痈(肝脓肿)。

3. 按脘部(胃脘部)　主要诊察胃腑病证。按之硬满疼痛,多属邪聚胃脘之实证;按之濡软无痛,多属胃腑虚弱之虚证;按之胀满,辘辘有声,多属水饮停胃之证。

4. 按腹部　主要是诊断肝、脾、大肠、小肠、膀胱、胞宫及其附件组织的病证。腹部按之肌肤凉而喜温者,多属寒证;腹部按之肌肤热而喜凉者,多属热证;腹痛喜按者,多属虚证;腹痛拒按者,多属实证。腹满有虚实之别,若按之饱满充实而有弹性,有压痛者,多属实满;若按之虚软而缺乏弹性,无压痛者,多属虚满。腹部胀大如鼓者,称为鼓胀。鼓胀有气鼓和水鼓之分,如腹胀叩之如鼓,小便自利者,为气鼓;按之如囊裹水,小便不利者,为水鼓。腹部肿块,推之不移,痛有定处,为"癥积",病属血分;推之可移,痛无定处,为"瘕聚",病属气分。

5. 按肌肤　指触摸某些部位的肌肤,通过肌肤的寒热、润燥、滑涩、疼痛、肿胀、疮疡等不同表现,来分析疾病的寒热虚实及气血阴阳盛衰的诊断方法。

(1) 诊肌肤的寒热　肌肤的寒热,可以了解阴阳的盛衰、疾病的表里虚实和邪气的轻重。肌肤寒冷,体温偏低者,多为阳气衰少;肌肤灼热,体温升高者,多为阳盛实热;肌肤温热,汗出如油,脉躁疾无力者,多为亡阴之征;肌肤厥冷,冷汗淋漓,脉微欲绝者,多为亡阳之征。身灼热而肢厥冷者,多属阳盛格阴之真热假寒证;外感病,汗出热退身凉,多为表邪已解;皮肤无汗而灼热者,多为热甚;身热初按热甚,久按热反轻者为热在表;久按其热反甚为热在里;皮肤不热,红肿不显,多为阴证;皮肤灼热而红肿疼痛,多为阳证。

(2) 诊肌肤的滑润和燥涩　肌肤的滑润和燥涩,可以了解汗出与否及气血津液的盈亏。一般而言,皮肤干燥者,尚未出汗;皮肤干瘪者,津液不足;皮肤湿润者,身已出汗;皮肤滑润者,为气血旺盛;皮肤枯涩者,为气血不足;肌肤甲错者,为血虚失荣或瘀血内阻。

(3) 诊肌肤疼痛的程度　肌肤的疼痛程度,可以辨别疾病的虚实。肌肤濡软,按之痛减,为虚证;硬痛拒按者,为实证;轻按即疼痛者,病在表浅;重按方痛者,病在深部。

(4) 诊肌肤肿胀程度　肌肤的胀肿程度,可以辨别水肿和气肿。按之凹陷,不能即起者,为水肿;按之凹陷,举手即起者,为气肿。

(5)诊疮疡 肌肤疮疡的寒热、软硬,可以辨别病证的阴阳寒热。肿而坚硬不热者,属寒证;肿而灼热压痛者,属热证;根盘平塌漫肿者,属虚证;根盘收束隆起者,属实证;患处坚硬,多为无脓;边硬顶软,多为有脓。

6. 按手足 按手足是通过触摸患者手足部位的冷热,来判断疾病的寒热虚实以及表里内外顺逆。手足俱冷,多属阳虚寒盛之寒证;手足俱热,多属阳盛热炽之热证。热证见手足热者,属顺候;热证见手足逆冷者,属逆候。手足背热甚,多属外感发热;手足心热甚,多属内伤发热。额上热甚于手心热者,多为表热;手心热甚于额上热者,多为里热。小儿若指尖发凉,为惊厥先兆;中指独热,主外感风寒;中指尖独冷,为麻痘将发之兆。此外,诊手足寒温对判断阳气存亡,推断疾病预后,具有重要意义。

课后练一练

一、思考题

1. 何谓主诉?

2. 现病史包括哪几个方面的内容?

3. 试述寒热的机制、常见寒热表现及其临床意义。

4. 何为平脉? 平脉有何特征?

5. 试比较虚、微、细、弱的脉象和主病。

二、自测题

自测题

(姜 涛)

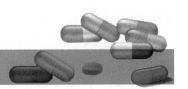

第九章
辨证

- 掌握八纲辨证及脏腑辨证中各证候的临床表现及辨证要点。
- 了解六经辨证、卫气营血辨证和三焦辨证方法。

思维导图

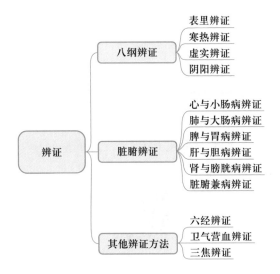

　　辨证,是认识和诊断疾病的方法,是运用中医学的基本理论,通过望、闻、问、切等方法收集有关疾病的所有资料,对所收集的资料进行综合分析,确定疾病的病因、病位、病性和邪正盛衰关系以及证名的过程。

　　中医临床上常用的辨证方法:八纲辨证、脏腑辨证、六经辨证、卫气营血辨证和三焦辨证。其中八纲辨证是各种辨证方法的纲领,脏腑辨证是各种辨证方法的落脚点。六经、卫气营血、三焦辨证,主要运用于外感性疾病,具有很强的针对性。六经辨证是外感伤寒的辨证方法,卫气营血辨证是外感温病的辨证方法,而三焦辨证主要针对温热病。这些辨证方法各自具有不同的适用范围,但在临床上往往又相互联系和补充。

第一节 八 纲 辨 证

八纲,即表、里、寒、热、虚、实、阴、阳八个辨证纲领。通过四诊将所得病情资料进行分析综合,归纳为八类不同的证候,以探求疾病的病位病性、邪正盛衰和疾病类型,这就是八纲辨证的过程。

疾病的病理变化及临床表现尽管是极其复杂的,但都可以用八纲加以归纳。如疾病的类别,可分为阴证与阳证;病位的浅深,可分为表证与里证;疾病的性质,可分为寒证与热证;邪正的盛衰,可分为实证与虚证。八纲辨证是从各种辨证方法的个性中概括出来的共性,运用八纲辨证可起到执简驭繁、提纲挈领的作用,因此,八纲是辨证的总纲。学习和掌握八纲辨证,对辨证论治具有指导性意义。

一、表里辨证

表里是辨别疾病病位内外深浅和病势进退的一对纲领。表与里是一个相对的概念。就躯壳与内脏而言,躯壳为表,内脏为里;就脏与腑而言,腑为表,脏为里;就经络与脏腑而言,经络为表,脏腑为里等。因此,对于病位,我们应该相对地理解。一般身体的皮毛、肌腠、经络为外,属于表证;脏腑、气血、骨髓为内,属于里证。表里辨证,在外感病辨证中有重要的意义。

(一) 表证

表证是指六淫疫疠邪气侵犯人体的皮毛、肌腠、口鼻、经络所产生的证候。

1. 临床表现　恶寒(或恶风)发热,头身疼痛,苔薄白,脉浮,兼有鼻塞、流涕、喷嚏、咽喉痒痛、咳嗽等证。

2. 证候特点　多见于外感病的初期,一般起病急,病程短,病位浅,病轻易治。

3. 证候类型　一般分为三类。

(1) 表寒证　又称为风寒束表证,以外感寒邪为主。其特点是恶寒重,发热轻,无汗,头痛身疼,鼻塞流涕,舌苔薄白而润,脉浮紧。

(2) 表热证　又称为风热犯表证,以外感热邪为主。其特点是发热重,恶寒轻,咽痛口渴,舌边尖稍红,苔薄白而干(或微黄),脉浮数。

(3) 伤风证　又称为风袭表虚证,以外感风邪致营卫不和为主。其特点是恶风,微发热,汗出,头痛,脉浮缓。

（二）里证

里证是指疾病深入脏腑、气血、骨髓的一类证候。

1. 临床表现　里证病因复杂，病位广泛，症状繁多，难以用几个症状全面概括，但其一般证候特征是无新起恶寒发热并见，以脏腑症状为主要表现，常以或寒或热，或虚或实的形式出现。

2. 证候特点　多见于外感病的中、后期及一切内伤病。一般病位较深，病情较重，病程较长。

（三）半表半里证

半表半里证是指邪正相搏处于表里进退之间的一类证候。在六经辨证中通常称为少阳病证。

临床表现　寒热往来，胸胁苦满，心烦喜呕，默默不欲饮食，口苦咽干，目眩，脉弦。

（四）表证和里证的鉴别

辨别表证和里证，主要审察其寒热、舌象、脉象等变化（表9-1）。

表9-1　表证与里证鉴别

证类	寒热	舌象	脉象	其他症状
表证	恶寒发热并见	舌苔薄白，舌质变化不明显	脉浮	以头身痛，鼻塞流涕，咽喉痒痛，喷嚏微咳，内脏证候不明显
里证	但热不寒或但寒不热	变化多样	脉沉	以内脏证候为主症，烦躁神昏，胸闷胸痛，腹痛呕吐，便秘腹泻，尿短赤或清长

二、寒热辨证

寒热是辨别疾病性质的一对纲领。寒证与热证反映机体阴阳偏盛与偏衰。阴盛或阳虚表现为寒证；阳盛或阴虚表现为热证。

（一）寒证

寒证是感受寒邪或阳虚阴盛，导致产生以寒冷为主要表现的一类证候，包括表寒、里寒、实寒、虚寒等证。

1. 临床表现　各类寒证的临床表现不尽一致，常见的有恶寒喜暖，面色苍白，肢冷蜷卧，口淡不渴，痰、涎、涕清稀，小便清长，大便稀溏，舌质淡，苔白润或白滑，脉迟或紧等。

2. 证候特点　症状多以冷、白、稀、润为特征。

(二) 热证

热证是感受热邪或阴虚阳亢,导致产生以温热为主要表现的一类证候,包括表热、里热、实热、虚热等证。

1. 临床表现　各类热证的证候表现也不尽一致,常见的有恶热喜冷,口渴喜冷饮,面红目赤,烦躁不宁,痰、涕黄稠,小便短赤,大便干结,舌质红,苔黄而干燥,脉数等。

2. 证候特点　症状多以热、黄、稠、干为特征。

(三) 寒证和热证的鉴别

辨别寒证与热证,不能孤立地根据某一症状做出判断,应对疾病的全部表现进行综合观察、分析,尤其是寒热的喜恶,口渴与不渴;面色的赤白,四肢的凉温,以及二便,舌象、脉象等方面更应细致观察。寒证与热证鉴别如表9-2。

表 9-2　寒证与热证鉴别

证类	寒热喜恶	口渴	面色	四肢	分泄物	二便	舌象	脉象
寒证	喜温恶寒	口不渴或渴喜热饮	白或青	冷凉	清稀	小便清长,大便稀溏	舌质淡苔白润	迟或紧
热证	喜凉恶热	渴喜冷饮	红赤	温热	稠浊	小便短赤,大便干结	舌质红苔黄燥	数

三、虚实辨证

虚实是辨别邪正盛衰的一对纲领。虚指正气不足;实指邪气盛实。虚实辨证,可以掌握患者邪正盛衰的情况,为治疗提供依据。

(一) 虚证

虚证是指人体正气虚弱所导致的各种临床表现的病理概括。

1. 临床表现　各种虚证的表现极不一致,很难全面概括,常见的面色淡白或萎黄,精神萎靡,神疲乏力,心悸气短,形寒肢冷,自汗,大便滑脱,小便失禁,舌体胖,舌质淡嫩,脉虚沉迟,或为五心烦热,消瘦颧红,口咽干燥,盗汗潮热,舌质红,少苔,脉虚细数。

2. 证候特点　虚证病因病机多为先天禀赋不足,后天失调和疾病耗损,主要表现在伤阴或伤阳两个方面。一般起病慢,病程长,气血、津液、精髓耗损过多,临床表现为不足,松弛,无力,衰退和体弱。

(二) 实证

实证是指导人体感受外邪,或体内病理产物堆积而产生的各种临床表现的病理概括。

1. 临床表现　由于病因不同,实证的表现亦极不一致,常见的表现为发热,腹胀痛拒按,胸闷,烦躁,甚至神昏谵语,呼吸气粗,痰涎壅盛,大便秘结,或下利,里急后重,小便不利,淋沥涩痛,舌质苍老,舌苔厚腻,脉实有力。

2. 证候特点　实证病因病机多为邪气侵袭,邪正相争;内脏机能失调,功能障碍,病理产物壅滞停积体内。一般为邪盛正不虚,起病急,病程短,临床表现为有余,结实,强盛,亢进,体壮。

(三) 虚证和实证的鉴别

虚证与实证的表现已分别介绍,但从临床来看,有一些症状可出现于实证,也可见于虚证。例如,腹痛,虚证实证均可发生。因此,要鉴别虚实,必须四诊合参,通过望形体,舌象,闻声息,问起病,按胸腹,脉象等多方面进行综合分析。虚证和实证的鉴别如表9-3。

表 9-3　虚证和实证鉴别

证类	精神	寒热	动态	声息	疼痛	舌象	脉象
虚证	萎靡	畏寒微热	喜静,蜷卧	声低气微	隐痛喜按	舌体胖,舌质淡嫩	脉虚无力
实证	兴奋	恶寒壮热	喜动,伸足仰卧	声高气粗	剧痛拒按	舌坚敛苍老,苔多厚腻	脉实而有力

四、阴阳辨证

阴阳是八纲辨证的总纲。阴阳分别代表事物相互对立的两个方面,因此在诊断上,将一切疾病分为阴阳两个主要方面。它可概括其他六个方面的内容,即表、热、实属阳;里、寒、虚属阴。故八纲又称为"两纲六要"。

(一) 阴证

凡符合"阴"的一般属性的证候,称为阴证。里证、寒证、虚证都属阴证范围。

1. 临床表现　不同的疾病,所表现的阴性证候不尽相同,各有侧重,一般常见的表现有面色苍白或暗淡,精神萎靡,身重蜷卧,形寒肢冷,倦怠无力,语声低怯,纳差,口淡不渴,大便稀溏,小便清长。舌体胖,舌质淡嫩,脉沉迟,或弱或细涩。

2. 证候特点　脏腑功能低下,机体反应衰减,症状比较隐晦,病情变化较慢。

(二)阳证

凡符合"阳"的一般属性的证,称为阳证。表证、热证、实证都属于阳证范围。

1. 临床表现　不同的疾病表现的阳性证候也不尽相同。一般常见的表现有面色红赤,恶寒发热,肌肤灼热,心烦,躁动不安,语声粗浊或骂詈不休,呼吸气粗,喘促痰鸣,口渴引饮,大便秘结或奇臭,小便短赤、涩痛,舌质红绛,苔黄黑生芒刺,脉象浮数,洪大或滑实。

2. 证候特点　脏腑机能亢进,症状比较明显,病情变化较快。

(三)阴证和阳证的鉴别

阴证和阳证的鉴别,按四诊对照,如表9-4。

表9-4　阴证和阳证鉴别表

证类	望诊	闻诊	问诊	切诊
阴证	面色苍白或暗淡,身重蜷卧,倦怠无力,萎靡不振,舌质淡而胖嫩,舌苔润滑	语声低微,静而少言,呼吸怯弱,气短	大便气腥臭,饮食减少,口中无味,不烦不渴,或喜热饮,小便清长或短少	腹痛喜按,身寒足冷,脉象沉微细涩,弱迟无力
阳证	面色潮红或通红,身热喜凉,狂躁不安,口唇燥裂,舌质红绛,苔色黄或老黄,甚则燥裂,或黑而生芒刺	语声壮厉,烦而多言,呼吸气粗,喘促痰鸣,狂言叫骂	大便或硬或秘,或有奇臭,恶食,口干,烦渴引饮,小便短赤	腹痛拒按,身热足暖,脉象浮洪数大或滑实而有力

(四)亡阴证和亡阳证的鉴别

阴阳辨证除了以上内容,还包括亡阴证和亡阳证。亡阴证和亡阳证的鉴别,如表9-5。

表9-5　亡阴证和亡阳证鉴别

证类	汗	四肢	舌象	脉象	其他
亡阴证	汗热,味咸,不黏	温和	红干	细数无力	身热,烦躁不安,口渴,喜冷饮
亡阳证	汗凉,味淡,微黏	厥冷	白润	微细欲绝	身冷,蜷卧神疲,口淡,喜热饮

1. 亡阴证　是指体内阴液严重丧失而欲枯竭所表现的危重证候。亡阴证的产生,可因久病阴亏进一步发展而来,或因高热持续、汗出不止、暴吐暴泻、严重烧伤致阴液

暴失所致。

临床表现　汗热、味咸,面赤唇干,口渴欲饮,皮肤干燥皱瘪,身体灼热而恶热,虚烦躁扰,小便极少或无尿,舌质红干,脉疾而按之无力。

2. 亡阳证　是指体内阳气极度衰微而表现出阳气欲脱的危重证候。亡阳证的产生,可因久病阳虚而致也可因暴病而致阳气大伤,还可因汗、下、失血等而致阳随阴脱,也有中毒、严重外伤、痰瘀阻塞心窍而致阳气暴脱者。

临床表现　冷汗淋漓、味淡,神志淡漠,手足逆冷,肌肤不温,呼吸气微,面色苍白,舌质淡而润,脉微欲绝等病情危重的表现。

微课

八纲辨证

课堂讨论

医院急诊科来了一批车祸的患者,应该先抢救"默默无闻"的患者还是"鬼哭狼嚎"的患者呢?

知识拓展 //

八纲证候间的关系

八纲中,表里寒热虚实阴阳,各自概括一方面的病理本质。然而,病理本质的各个方面是互相联系着的,即寒热病性、邪正相争不能离开表里病位而存在,反之,也没有可以离开寒热虚实等病性而独立存在的表证或里证。因此,用八纲来分析、判断、归类证候,并不是彼此孤立、绝对对立、静止不变的,而是相互间可有兼夹、错杂,可有中间状态,并随病变发展而不断变化。临床辨证时,不仅要注意八纲基本证候的识别,更应把握八纲证候之间的相互关系,只有将八纲联系起来对病情做综合性分析和考察,才能对证候有比较全面、正确的认识。八纲证候间的相互关系,主要可归纳为证候错杂(表现为表里同病、寒热错杂、虚实夹杂),证候转化(包括表里出入、寒热转化、虚实转化),证候真假(包括寒热真假、虚实真假)。

第二节　脏　腑　辨　证

脏腑辨证,是根据脏腑的生理功能、病理表现,对疾病证候进行归纳,借以推究病机,判断病变的部位、性质、邪正盛衰情况的一种辨证方法,是临床各科的诊断基础,是辨证体系中的重要组成部分。脏腑辨证包括心与小肠病辨证、肺与大肠病辨证、脾与胃病辨证、肝与胆病辨证、肾与膀胱病辨证、脏腑兼病辨证。

脏腑病变复杂多变,要学好脏腑辨证,首先必须掌握脏腑病变的共有症状。其次要联系学过的八纲辨证,及时比较学习。

一、心与小肠病辨证

心与小肠经脉相互络属,两者相为表里。心的病变主要表现为血脉运行失常及神志异常两个方面。心的病证有虚实。虚证多由久病伤正、禀赋不足、思虑伤心等因素导致心气心阳受损,心阴、心血亏耗;实证多由痰阻、火扰、寒凝、气滞等引起。心病常见症状有心悸怔忡、心烦、失眠多梦、健忘、神昏、谵语、心前区憋闷疼痛、舌疮、脉结代等。小肠的病变主要反映在清浊不分,转输障碍等方面,常见症状有尿赤涩、灼痛、尿血等。

(一)心气虚、心阳虚与心阳暴脱证

心气虚证,是指心气不足,鼓动无力,以心悸为主症的虚弱证候。

心阳虚证,是指心阳虚衰,温运失司,虚寒内生所表现的虚寒证候。

心阳暴脱证,是指心阳衰极,阳气暴脱所表现的危重证候。

1. 临床表现　心气虚进一步发展可成心阳虚,心阳虚进一步发展可成心阳暴脱,因而三证临床表现有相似处,具体如表9-6。

表9-6　心气虚、心阳虚、心阳暴脱三证鉴别

证类	相同点	不同点
心气虚证	心悸气短,神疲倦怠,活动则甚	自汗体乏,面色无华,舌色浅淡,脉细弱
心阳虚证		畏寒肢冷,心胸憋闷,面唇青紫,脉结代
心阳暴脱		四肢厥逆,冷汗淋漓,气息微弱,脉微欲绝

2. 辨证要点　心气虚证,以心悸、胸闷和气虚症状并见为辨证要点;心阳虚证,以心气虚和阳虚症状并见为辨证要点;心阳暴脱证,以心阳虚和亡阳症状并见为辨证要点。

(二)心血虚与心阴虚证

心血虚证,是指血液亏虚,不能濡养心脏及心神所表现的证候。

心阴虚证,是指心阴亏损,不能濡养心脏,虚热内生所表现的证候。

1. 临床表现　血为阴,两者同类而不同性,血与阴各有其功能,临床鉴别,具体如表9-7。

2. 辨证要点　心血虚证以心悸、失眠、健忘与血虚症状共见为辨证要点。心阴虚证以心悸、心烦、失眠多梦与阴虚症状共见为辨证要点。

表 9-7　心血虚与心阴虚证鉴别

证类	相同点	不同点
心血虚证	心悸,失眠,多梦	头晕健忘,面色无华,唇舌浅淡,脉细
心阴虚证		五心烦热,潮热颧红,舌质红少津,脉细数

(三) 心火亢盛证

心火亢盛证,是指心火内炽所表现的证候。

1. 临床表现　心中烦怒,夜寐不安,发热,面赤,口渴,溲黄便干,舌尖红绛,或口舌生疮,脉数有力。甚则狂躁谵语,或见吐血、衄血,或见肌肤疮疡,红肿热痛。

2. 辨证要点　以发热,心烦,失眠,吐衄,口舌生疮,小便涩痛伴实热见症为辨证要点。

(四) 心脉痹阻证

心脉痹阻证,是指心脏脉络瘀血、痰浊、寒凝、气滞等致病因素作用下导致痹阻不通所表现的证候。

1. 临床表现　心悸怔忡,心胸憋闷作痛,痛引肩背内臂,时发时止。因致病因素不同又有不同表现,具体如表 9-8。

表 9-8　心脉痹阻证的病因鉴别

致病因素	共同症状	不同症状	
		疼痛特点	临床表现
瘀血	心悸怔忡,心胸憋闷疼痛,痛引肩背内臂,时发时止	痛如针刺	舌紫暗有紫斑、紫点,脉细涩
痰浊		闷痛	体胖痰多,身重困倦,舌苔白腻,脉沉滑
寒凝		突发剧痛,得温痛减	畏寒肢冷,舌质淡苔白,脉沉迟或沉紧
气滞		胀痛,发作与精神因素有关	舌质淡红,苔薄白,脉弦

2. 辨证要点　以心悸怔忡,心胸憋闷作痛,痛引肩背内臂,时发时止为辨证要点。

(五) 痰蒙心窍证

痰蒙心窍证,是指痰浊蒙闭心窍,以神志异常为主症的证候。

1. 临床表现　面色晦滞,脘闷呕恶,意识模糊,语言不清,喉有痰声,甚则昏不知人,舌苔白腻,脉滑。或精神抑郁,表情淡漠,神志痴呆,喃喃自语,举止失常。或突然昏仆,不省人事,口吐痰涎,喉中痰鸣,两目上视,手足抽搐,口中发出猪羊叫声。

2. 辨证要点　以神志不清,精神抑郁,喉有痰声,舌苔白腻为辨证要点。

(六) 痰火扰心证

痰火扰心证,是指痰火扰乱心神,以神志异常为主症的证候。

1. 临床表现　发热气粗,面红目赤,痰黄而稠,喉间痰鸣,躁狂谵语,舌质红,苔黄腻,脉滑数,或见心烦失眠,痰多胸闷,头晕目眩,或见语言错乱,哭笑无常,不避亲疏,狂躁妄动,打人毁物,力逾常人。

2. 辨证要点　以高热,痰盛,神志不清,躁狂谵语为辨证要点。

(七) 小肠实热证

小肠实热证,是指心火下移,小肠里热炽盛所表现的实热证候。

1. 临床表现　心烦口渴,口舌生疮,小便短赤涩,尿道灼痛,甚至尿血,舌尖红,苔黄,脉数有力。

2. 辨证要点　以心火热炽及小便短赤、涩痛为辨证要点。

二、肺与大肠病辨证

肺居胸中,经脉下络大肠,与大肠相为表里。肺的病变,主要为肺失宣降,肺气上逆,或腠理不固及水液代谢方面的障碍,常见症状有咳嗽、咳痰、气喘、胸痛、咯血、鼻塞流涕等。大肠的病变主要是传导功能失常,常见症状有便秘和泄泻。

(一) 肺气虚证

肺气虚证,是指肺气不足,卫表不固所表现的虚弱证候。

1. 临床表现　咳喘无力,动则益甚,咳痰清稀,少气懒言,声音低怯,面色淡白,或自汗畏风,易于感冒,舌质淡,苔白,脉弱。

2. 辨证要点　以咳喘无力,气少不足以息,自汗和气虚症状并见为辨证要点。

(二) 肺阴虚证

肺阴虚证,是指肺阴不足,虚热内扰所表现的虚热证候。

1. 临床表现　干咳无痰,或痰少而黏,口燥咽干,形体消瘦,午后潮热,五心烦热,颧红,盗汗,或痰中带血,声音嘶哑,舌质红少苔或少津,脉细数。

2. 辨证要点　以干咳无痰,或痰少而黏和阴虚内热证共见为辨证要点。

(三) 风寒束肺证

风寒束肺证,是指外感风寒,肺卫失宣所表现的证候。

1. 临床表现　咳嗽,痰白清稀,鼻塞流清涕,头痛恶寒,轻度发热,无汗,苔白,脉浮紧。

2. 辨证要点　以咳嗽,痰白清稀兼见风寒表证为辨证要点。

(四) 风热犯肺证

风热犯肺证,是指外感风热,肺卫失宣所表现的证候。

1. 临床表现　咳嗽,痰黄黏稠,鼻塞流浊涕,发热,微恶风寒,口干咽痛,舌尖红,苔薄黄,脉浮数。

2. 辨证要点　以咳嗽,痰黄与风热表证共见为辨证要点。

(五) 燥邪犯肺证

燥邪犯肺证,是指外感燥邪,侵犯肺卫,耗伤津液所表现的证候。

1. 临床表现　干咳无痰,或痰少而黏,不易咳出,口、唇、鼻、咽、舌干燥,或微发热恶寒,或胸痛咯血,舌苔薄而干燥,脉数。

2. 辨证要点　以干咳少痰,口鼻干燥伴有轻微表证为辨证要点。

风寒犯肺证、风热犯肺证、燥邪犯肺证鉴别如表 9-9。

表 9-9　风寒犯肺证、风热犯肺证、燥邪犯肺证鉴别

证类	相同点	不同点
风寒犯肺证	都为感受外邪,病在皮毛与肺,临床上表证与咳嗽并见	恶寒重发热轻,头身痛,无汗,流清涕,苔薄白,脉浮紧
风热犯肺证		恶寒轻发热重,咽痛,有汗,流浊涕,苔薄黄,脉浮数
燥邪犯肺证		发热恶风,口鼻干燥,舌苔薄而干燥,脉浮数或浮紧

(六) 肺热炽盛证

肺热炽盛证,是指邪热内盛于肺,肺失清肃而出现的实热证候。

1. 临床表现　发热,口渴,咳嗽,气喘,鼻煽气灼,胸痛,咽喉红肿疼痛,小便短赤,大便秘结,舌质红,苔黄,脉数。

2. 辨证要点　以咳喘胸痛及里实热证为辨证要点。

(七) 痰湿阻肺证

痰湿阻肺证,是指痰湿阻滞肺系所表现的证候。

1. 临床表现　咳嗽,痰色白量多,易咯出,胸闷,甚则气喘痰鸣,舌质淡,苔白腻,脉滑。

2. 辨证要点　以咳嗽痰多,质黏色白,易咯出为辨证要点。

(八) 痰热壅肺证

痰热壅肺证,是指痰热互结,壅闭于肺,致使肺失宣降而表现的实热证候。又称为痰热阻肺证。

1. 临床表现　咳嗽,咳痰黄稠而量多,胸闷,气喘息粗,甚则鼻翼煽动,或喉中痰鸣,烦躁不安,发热口渴,或咳吐脓血腥臭痰,胸痛,大便秘结,小便短赤,舌质红,苔黄腻,脉滑数。

2. 辨证要点　以咳喘,咳痰黄稠而量多,或脓血腥臭痰伴里实热证为辨证要点。

(九) 大肠湿热证

大肠湿热证,是指湿热下注大肠,大肠传导失职所表现的证候。

1. 临床表现　腹痛,下痢脓血,里急后重,或暴注下泻,色黄而臭,伴见肛门灼热,小便短赤,身热口渴,舌质红,苔黄腻,脉滑数或濡数。

2. 辨证要点　以腹痛,排便次数增多,或下痢脓血,或下黄色稀水为辨证要点。

(十) 大肠津亏证

大肠津亏证,是指津液亏损,不能濡润大肠所表现的证候。

1. 临床表现　大便秘结干燥,难以排出,常数日一行,口干咽燥,或伴见口臭,头晕等症,舌质红少津,苔黄,脉细涩。

2. 辨证要点　以病久而势缓,大便干燥,难以排出为辨证要点。

三、脾与胃病辨证

脾胃位于中焦,经脉互为络属,具有表里的关系。脾的病变主要反映在运化功能的失常和统摄血液功能的障碍,以及水湿潴留,清阳不升等方面,脾病常见症状有腹胀、腹痛、泄泻、便溏、浮肿、出血等。胃的病变主要反映在食不消化,胃失和降,胃气上逆等方面,胃病常见脘痛、呕吐、嗳气、呃逆等症。

(一) 脾气虚证

脾气虚证,是指脾气不足,运化失司所表现的证候。

1. 临床表现　腹胀纳少,饭后尤甚,大便溏薄,倦怠乏力,少气懒言,面色萎黄,形体消瘦或浮肿,舌质淡,苔白,脉缓或弱。

2. 辨证要点　以胃脘隐痛胀满,纳少,便溏伴有气虚证共见为辨证要点。

(二) 脾阳虚证

脾阳虚证,是指脾阳虚衰,温运失司,阴寒内生所表现的证候。

1. 临床表现　腹胀纳少,腹痛喜温喜按,畏寒肢冷,大便溏薄,小便不利,或肢体困重,或周身浮肿,或白带量多清稀,舌体胖,舌质淡,苔白滑,脉沉迟无力。

2. 辨证要点　以脾失健运和寒象表现为辨证要点。

(三) 脾气下陷证

脾气下陷证,是指脾气亏虚,升举无力,清阳下陷所表现的证候。

1. 临床表现　脘腹重坠作胀,食后尤甚,或便意频数,肛门重坠;或久痢不止,甚或脱肛;或子宫下垂;或小便浑浊如米泔。伴见少气乏力,肢体倦怠,声低懒言,头晕目眩,舌质淡,苔白,脉弱。

2. 辨证要点　以脾气虚证和内脏下垂为辨证要点。

(四) 脾不统血证

脾不统血证,是指脾气亏虚不能统摄血液,血溢脉外所表现的证候。

1. 临床表现　各种出血症状,如便血,尿血,肌衄,齿衄,或妇女月经过多,崩漏等。常伴见食少便溏,神疲乏力,少气懒言,面色无华,舌质淡苔白,脉细弱。

2. 辨证要点　以各种慢性出血症,伴气血两虚症状为辨证要点。

(五) 寒湿困脾证

寒湿困脾证,是指寒湿内阻,中阳受困而表现的证候。

1. 临床表现　脘腹痞闷不舒,甚则胀痛,食少便溏,泛恶欲吐,口淡不渴,头身困重,面色晦暗,或肌肤面目发黄,黄色晦暗如烟熏,或肢体浮肿,小便短少,舌体胖,舌质淡,苔白腻,脉濡缓或沉细。

2. 辨证要点　以脘腹痞闷不舒,食少便溏和寒湿内停的表现为辨证要点。

(六) 湿热蕴脾证

湿热蕴脾证,是指湿热内蕴中焦,脾失健运所表现的证候。

1. 临床表现　脘腹痞闷,纳呆厌食,呕恶口苦,肢体困重,便溏尿黄,或面目肌肤发黄,色泽鲜明如橘子色,皮肤发痒,或身热不扬,汗出热不解,舌质红,苔黄腻,脉濡数。

2. 辨证要点　以脘腹痞闷,口苦厌食,身目发黄和湿热内阻的症状为辨证要点。

(七) 胃阴虚证

胃阴虚证,是指胃阴不足,胃失濡润、胃失和降所表现的证候。

1. 临床表现　胃脘隐隐灼痛,饥不欲食,口燥咽干,大便干结,胃脘嘈杂,或脘痞不舒,或干呕呃逆,舌质红,少苔或少津,脉细数。

2. 辨证要点　以胃脘隐隐灼痛,饥不欲食和阴虚证共见为辨证要点。

(八) 食滞胃脘证

食滞胃脘证,是指食物停滞胃脘不能腐熟所表现的证候。

1. 临床表现　胃脘胀闷疼痛拒按,厌食,嗳腐吞酸,或呕吐酸腐食物,吐后胀痛得减,或矢气便溏,泻下物酸腐臭秽,舌苔厚腻,脉滑。

2. 辨证要点　以胃脘胀闷疼痛拒按,厌食,嗳腐吞酸为辨证要点。

(九) 胃寒证

胃寒证,是指阴寒凝滞胃腑所表现的证候。

1. 临床表现　胃脘冷痛,痛势暴急,遇寒加剧,得温则减,口淡不渴,或口泛清水,或恶心、呕吐,或伴见胃中水声辘辘,舌苔白滑,脉弦或迟。

2. 辨证要点　以胃脘冷痛,痛势暴急和寒象共见为辨证要点。

(十) 胃热证

胃热证,是指胃火内炽,胃失和降所表现的证候。

1. 临床表现　胃脘灼痛,疼痛拒按,渴喜冷饮,嘈杂吞酸,或消谷善饥,或牙龈肿痛,齿衄口臭,大便秘结,小便短赤,舌质红,苔黄,脉滑数。

2. 辨证要点　以胃脘灼痛拒按,消谷善饥,口臭伴实热见症为辨证要点。

四、肝与胆病辨证

肝位于右胁,胆附于肝,肝胆经脉相互络属,肝与胆相表里。肝的病变主要表现在疏泄失常,血不归藏,筋脉不利等方面。胆病常见口苦、身目发黄、失眠和胆怯易惊等情绪的异常。肝的病变较为广泛和复杂,如胸胁少腹胀痛、窜痛,情志活动异常,头晕胀痛,手足抽搐,肢体震颤,以及目瘱,月经不调,睾丸胀痛等,常与肝有关。胆病常见口苦、身目发黄、失眠和胆怯易惊等情绪的异常。

(一) 肝气郁结证

肝气郁结证,是指肝失疏泄,气机郁滞而表现的证候。

1. 临床表现　情志抑郁易怒,喜太息,胸胁、两乳或少腹胀闷窜痛,胸闷,或咽部有异物感,或颈部瘿瘤,或癥块。妇女月经不调,甚则闭经。

2. 辨证要点　以情志抑郁,肝经所过部位发生胀闷疼痛,以及妇女月经不调等为辨证要点。

(二) 肝火上炎证

肝火上炎证,是指肝火旺盛,气火上逆所表现的证候。

1. 临床表现 头晕胀痛,面红目赤,口苦,口干,急躁易怒,不眠或噩梦纷纭,胁肋灼痛,便秘尿黄,耳鸣如潮,吐血,衄血,舌质红,苔黄,脉弦数。

2. 辨证要点 以肝脉循行部位的头、目、耳、胁表现的实火炽盛症状作为辨证要点。

(三) 肝血虚证

肝血虚证,是指肝脏血液亏虚,肝失濡养所表现的证候。

1. 临床表现 眩晕耳鸣,面白无华,爪甲不荣,夜寐多梦,视力减退或雀目。或见肢体麻木,关节拘急不利,手足震颤,肌肉跳动,妇女常见月经量少、色淡,甚则经闭,舌质淡,苔白,脉弦细。

2. 辨证要点 以筋脉、爪甲、两目、肌肤等失养以及全身血虚的病理现象为辨证要点。

(四) 肝阴虚证

肝阴虚证,是指肝脏阴液亏虚,虚火内生所表现的证候。

1. 临床表现 头晕耳鸣,两目干涩,面部烘热,胁肋灼痛,五心烦热,潮热盗汗,口咽干燥,或见手足蠕动,舌质红,少苔或少津,脉弦细数。

2. 辨证要点 以头目、筋脉、肝络失润和阴虚证共见为辨证要点。

(五) 肝阳上亢证

肝阳上亢证,是指肝肾阴虚,肝阳偏亢所表现的证候。

1. 临床表现 眩晕耳鸣,头目胀痛,面红目赤,急躁易怒,心悸健忘,失眠多梦,腰膝酸软,头重脚轻,舌质红少苔,脉弦有力或脉弦细数。

2. 辨证要点 以头晕胀痛,腰膝酸软,头重脚轻为辨证要点。

> **课堂讨论**
> 患者肝阳上亢证一定会有现代医学所讲的高血压吗?

(六) 肝风内动证

肝风内动证,是指患者出现眩晕欲仆,震颤,抽搐等动摇不定症状为主要表现的证候。临床上又分为肝阳化风、热极生风、阴虚动风、血虚生风四种。

1. 肝阳化风证,是指肝阳亢逆无制而表现的动风证候。

（1）临床表现 眩晕欲仆,头摇而痛,项强肢颤,语言謇涩,手足麻木,步履不稳,或猝然昏倒,不省人事,口眼㖞斜,半身不遂,舌强不语,喉中痰鸣,舌质红,苔白或腻,脉弦有力。

（2）辨证要点 以平素有肝阳上亢的病史结合突然出现肝风内动的症状为辨证要点。

2. 热极生风证,是指热邪亢盛引动肝风所表现的证候。

（1）临床表现 高热神昏,躁热如狂,手足抽搐,颈项强直,两目上视,甚则角弓反张,牙关紧闭,舌质红绛,苔黄燥,脉弦数。

（2）辨证要点 以高热,神昏与肝风共见为辨证要点。

3. 阴虚动风证,是指阴液亏虚,虚风内动所致的证候。

（1）临床表现 手足蠕动,眩晕耳鸣,颧红,盗汗,咽干口燥,形体消瘦,舌质红,少苔或少津,脉细数。

（2）辨证要点 以阴虚与动风见症为辨证要点。

4. 血虚生风证,是指血虚筋脉失养,虚风内动的证候。

（1）临床表现 手足震颤,肢体麻木,眩晕耳鸣,面色无华,爪甲不荣,妇女月经量少,舌质淡,苔白,脉细。

（2）辨证要点 以血虚与动风见症为辨证要点。

因肝风内动四证在临床表现及病因上各有不同,病性也有虚实之别,鉴别如表9-10。

表9-10 肝风内动四证鉴别

证类	病性	辨证要点	舌象	脉象
肝阳化风	虚实夹杂 上实下虚	眩晕欲仆,头摇而痛,项强肢颤,突然昏倒,不省人事,口眼㖞斜,半身不遂,舌强不语	舌质红,苔白或腻	弦有力
热极生风	实证	高热＋动风（抽搐）	舌质红绛,苔黄燥	弦数
阴虚动风	虚证	阴虚＋动风	舌质红,少苔	弦细数
血虚生风	虚证	血虚＋动风	舌质淡,苔白	细弱

（七）寒凝肝脉证

寒凝肝脉证,是指寒邪凝滞肝脉所表现的证候。多因感受寒邪而发病。

1. 临床表现 少腹牵引睾丸坠胀冷痛,或阴囊收缩引痛,受寒则甚,得热则缓,舌苔白滑,脉沉弦或迟。

2. 辨证要点　以少腹牵引阴部坠胀冷痛为辨证要点。

(八)肝胆湿热证

肝胆湿热证,是指湿热蕴结肝胆,疏泄失职所表现的证候。

1. 临床表现　胁肋灼热胀痛,胁下痞块,腹胀,口苦,纳少呕恶,大便不调,小便短赤,或寒热往来,或身目发黄,或阴囊湿疹,或睾丸肿痛,或带浊阴痒,舌质红,苔黄腻,脉弦数。

2. 辨证要点　以胁肋部胀痛,纳呆,尿黄,舌质红,苔黄腻为辨证要点。

(九)胆郁痰扰证

胆郁痰扰证,是指胆失疏泄,痰热内扰所表现的证候。

1. 临床表现　头晕、目眩、耳鸣,惊悸不宁,烦躁不寐,口苦呕恶,胸闷太息,舌质红,舌苔黄腻,脉弦滑。

2. 辨证要点　以眩晕、耳鸣或惊悸失眠,舌苔黄腻为辨证要点。

五、肾与膀胱病辨证

肾左右各一,位于腰部,其经脉与膀胱相互络属,故两者相为表里。肾藏元阴元阳,为人体生长发育之根,脏腑机能活动之本,一有耗伤,则诸脏皆病,故肾多虚证。膀胱多见湿热证。

肾的病变主要反映在生长发育,生殖机能,水液代谢的异常方面,临床常见症状有腰膝酸软而痛,耳鸣耳聋,发白早脱,齿牙动摇,阳痿遗精,精少不育,女子经少经闭,以及水肿,二便异常等。膀胱的病变主要反映为小便异常及尿液的改变,临床常见尿频、尿急、尿痛、尿闭以及遗尿、小便失禁等症。

(一)肾阳虚证

肾阳虚证,是指肾脏阳气虚衰,温煦失职,虚寒内生所表现的证候。

1. 临床表现　腰膝酸软冷痛,畏寒肢冷,尤以下肢为甚,精神萎靡,面色㿠白或黧黑,或男子阳痿,女子宫寒不孕;或大便久泄不止,完谷不化,五更泄泻;或浮肿,腰以下为甚,按之没指,甚则腹部胀满,全身肿胀,心悸,咳喘,舌体胖,舌质淡苔白,脉沉弱。

2. 辨证要点　以全身机能低下伴寒象为辨证要点。

(二)肾阴虚证

肾阴虚证,是指肾脏阴液不足,虚热内扰所表现的证候。

1. 临床表现　腰膝酸痛,眩晕耳鸣,失眠多梦,男子遗精早泄,女子梦交,经少经闭,或见崩漏,形体消瘦,潮热盗汗,五心烦热,咽干,颧红,溲黄便干,舌质红,少苔或少津,脉细数。

2. 辨证要点　以腰膝酸痛,耳鸣,失眠多梦,男子遗精,女子梦交和阴虚内热证共见为辨证要点。

(三) 肾气不固证

肾气不固证,是指肾气亏虚,固摄无权所表现的证候。

1. 临床表现　神疲耳鸣,腰膝酸软,小便频数清长,或尿后余沥不尽,或遗尿失禁,或夜尿频多。男子滑精早泄,女子白带清稀,胎动易滑,舌质淡,苔白,脉沉弱。

2. 辨证要点　以滑精,滑胎,带下,小便失控,伴气虚见症为辨证要点。

(四) 肾不纳气证

肾不纳气证,是指肾气虚衰,气不归元所表现的证候。

1. 临床表现　久病咳喘,呼多吸少,气不得续,动则喘息益甚,自汗神疲,声音低怯,腰膝酸软,舌质淡,苔白,脉沉弱。或喘息加剧,冷汗淋漓,肢冷面青,脉浮大无根;或气短息促,面赤心烦,咽干口燥,舌质红,脉细数。

2. 辨证要点　以久病咳喘,呼多吸少,气不得续,动则益甚和肺肾气虚表现为辨证要点。

(五) 肾精不足证

肾精不足证,是指肾精亏损表现的证候。

1. 临床表现　男子精少不育,女子经闭不孕,性功能减退。小儿发育迟缓,身材矮小,智力和动作迟钝,囟门迟闭,骨骼痿软。成人早衰,发脱齿摇,耳鸣耳聋,健忘恍惚,动作迟缓,足痿无力,精神呆钝等。

2. 辨证要点　以生长发育迟缓,生殖功能减退及成人早衰表现为辨证要点。

(六) 膀胱湿热证

膀胱湿热证,是湿热蕴结膀胱所表现的证候。

1. 临床表现　尿频,尿急,排尿艰涩,尿道灼痛,尿黄赤浑浊或尿血,或有砂石,小腹痛胀迫急,或伴发热,腰酸胀痛,舌质红,苔黄腻,脉滑数。

2. 辨证要点　以尿频,尿急,尿痛,尿黄为辨证要点。

六、脏腑兼病辨证

当疾病发展到一定程度,常可以出现两个或两个以上脏腑相继或同时发病者,即为脏腑兼病。

人体每一个脏腑虽然有它特殊的功能,但它们彼此之间却是密切联系的,因此在发病时往往不是孤立的,而是相互关联的。脏腑兼病在临床上证候复杂,证型较多,现介绍常见的辨证分型。

(一) 心肾不交证

心肾不交证,是指心肾水火既济失调所致的证候。

1. 临床表现　心烦不寐,心悸健忘,头晕耳鸣,腰酸遗精,五心烦热,口燥咽干,舌质红,脉细数。或伴见腰部下肢酸困发冷。

2. 辨证要点　以心烦不寐,腰酸遗精,伴虚热症状为辨证要点。

(二) 心肾阳虚证

心肾阳虚证,是指心肾两脏阳气虚衰,阴寒内盛所致的证候。

1. 临床表现　畏寒肢冷,心悸怔忡,小便不利,肢体浮肿,或唇甲青紫,舌质淡暗或青紫,苔白滑,脉沉微细。

2. 辨证要点　以心悸,水肿,全身机能活动低下并见虚寒症状为辨证要点。

(三) 心脾两虚证

心脾两虚证,是指脾气虚弱,心血不足所致的证候。

1. 临床表现　心悸怔忡,失眠多梦,眩晕健忘,面色萎黄,食欲不振,腹胀便溏,神倦乏力,或皮下出血,妇女月经量少色淡,淋漓不尽等。舌质淡嫩,脉细弱。

2. 辨证要点　以心悸失眠,面色萎黄,神疲食少,腹胀便溏和慢性出血为辨证要点。

(四) 心肝血虚证

心肝血虚证,是指心肝血液亏虚所致的证候。

1. 临床表现　心悸健忘,失眠多梦,眩晕耳鸣,面白无华,两目干涩,视物模糊,爪甲不荣,肢体麻木,震颤拘挛,妇女月经量少,色淡,甚则经闭。舌质淡,苔白,脉细弱。

2. 辨证要点　以心悸失眠,目、筋、胞宫失养和血虚证共见为辨证要点。

(五) 肝火犯肺证

肝火犯肺证,是指肝火炽盛,上逆犯肺所致的证候。

1. 临床表现　胸胁灼痛,急躁易怒,头晕目赤,烦热口苦,咳嗽阵作,痰黏,量少色黄,甚则咳血,舌质红,苔薄黄,脉弦数。

2. 辨证要点　以胸胁灼痛,急躁易忽,目赤、口苦、咳嗽伴实热症状为辨证要点。

（六）肝脾不调证

肝脾不调证,是指肝失疏泄,脾失健运所致的证候。

1. 临床表现　胸胁胀满窜痛,喜太息,情志抑郁或急躁易怒,纳呆腹胀,便溏不爽,肠鸣矢气,或腹痛欲泻,泻后痛减。舌苔白或腻,脉弦。

2. 辨证要点　以胸胁胀满窜痛,易怒,纳呆腹胀,便溏为辨证要点。

（七）肝胃不和证

肝胃不和证,是指肝失疏泄,胃失和降所致的证候。

1. 临床表现　脘胁胀闷疼痛,嗳气,呃逆,嘈杂吞酸,烦躁易怒,舌质红,苔薄黄,脉弦或带数象。或巅顶疼痛,遇寒则甚,得温痛减,呕吐涎沫,形寒肢冷,舌质淡,苔白滑,脉沉弦紧。

2. 辨证要点　本证临床常见有两种表现:①肝郁化火,横逆犯胃型,以脘胁胀痛,吞酸嘈杂,舌质红,苔黄为辨证要点;②寒邪内犯肝胃型,以巅顶痛,吐涎沫,舌质淡,苔白滑为辨证要点。

（八）肝肾阴虚证

肝肾阴虚证,是指肝肾阴液亏虚所致的证候。

1. 临床表现　头晕目眩,耳鸣健忘,失眠多梦,咽干口燥,腰膝酸软;胁痛,五心烦热,颧红,盗汗,男子遗精,女子经少。舌质红少苔,脉细数。

2. 辨证要点　以胁痛,腰膝酸软,耳鸣遗精与阴虚内热证共见为辨证要点。

（九）脾肺气虚证

脾肺气虚证,是指脾肺两脏气虚所致的虚弱证候。

1. 临床表现　久咳不止,气短而喘,痰多稀白,食欲不振,腹胀,便溏,声低懒言,疲倦乏力,面色㿠白,甚则面浮足肿。舌质淡,苔白,脉细弱。

2. 辨证要点　以咳喘,纳少、腹胀、便溏与气虚证共见为辨证要点。

（十）脾肾阳虚证

脾肾阳虚证,是指脾肾阳气亏虚所致的证候。

1. 临床表现　面色㿠白,畏寒肢冷,腰膝或下腹冷痛,久泻久痢,或五更泄泻,或下利清谷,或小便不利,面浮肢肿,甚则腹胀如鼓。舌体胖,舌质淡,苔白滑,脉沉细。

2. 辨证要点　以腰膝、下腹冷痛,久泻久痢,浮肿与阳虚证并见为辨证要点。

微课

脏腑辨证

第三节 其他辨证方法

一、六经辨证

六经辨证是由张仲景结合伤寒病证的传变特点创立的治疗外感病的辨证方法,以六经(太阳经、阳明经、少阳经、太阴经、少阴经、厥阴经)为纲,将外感病演变过程中所表现的各种证候,总结归纳为三阳病(太阳病、阳明病、少阳病),三阴病(太阴病、少阴病、厥阴病)。凡是正气未衰、抗病能力强、病势亢盛的,为三阳病证;抗病力衰减,病势虚弱的,为三阴病证。六经辨证揭示了病邪由表及里的传变规律及病理变化。传变是疾病本身发展过程中固有的某些阶段性的表现,也是人体脏腑经络相互关系发生紊乱而依次传递的表现。六经病有传经、直中、合病、并病四种传变。传经是病邪从外侵入,逐渐向里传播,由这一经的证候转变为另一经的证候。一般按太阳—阳明—少阳—太阴—少阴—厥阴规律相传。直中是病邪初起不从三阳经传入,而直中三阴经者。合病是两经或三经同时发病者。并病是一经之证未愈,又见他经证候的者。

根据六经所系的脏腑经络及其气化功能失常,六经病证分为太阳病证、阳明病证、少阳病证、太阴病证、少阴病证、厥阴病证。

(一) 太阳病证

太阳病证,是指邪自外入或病由内发,致使太阳经脉及其所属脏腑功能失常所出现的证候,包括太阳经证和太阳腑证。临床常见的是因外邪侵袭、邪在肌表,经气不利的太阳经证,可分为太阳中风证和太阳伤寒证。太阳腑证,是指太阳经邪不解,内传入腑所表现出的临床证候。

1. 太阳中风证 是指风邪侵袭肌表,卫阳不固,营阴不能内守而外泄出现的一种证候。临床上亦称为表虚证。

(1) 临床表现 发热,汗出,恶风,脉浮缓,或见鼻鸣,干呕。

(2) 辨证要点 以恶风、发热、汗出、脉浮缓为辨证要点。

2. 太阳伤寒证 是指寒邪侵袭肌表,卫阳被束,营阴郁滞所表现出的证候。临床上亦称为表实证。

(1) 临床表现 恶寒发热,头项强痛,身体疼痛,无汗而喘,脉浮紧。

(2) 辨证要点 以恶寒发热、无汗而喘、头身疼痛、脉浮紧为辨证要点。

3. 太阳蓄水证 是指外邪不解,内舍于太阳膀胱之腑,膀胱气化失司,水道不畅而致蓄水所表现出的证候。

(1) 临床表现 小便不利,小腹胀满,发热烦渴、渴欲饮水,水入即吐,脉浮或浮数。

(2) 辨证要点　以小便不利,烦渴欲饮,饮入则吐为辨证要点。

4. 太阳蓄血证　是指外邪入里化热,随经深入下焦,邪热与瘀血相互搏结于膀胱少腹部位所表现出的证候。

(1) 临床表现　少腹急结,硬满疼痛,如狂或发狂,小便自利或不利,或大便色黑,舌质紫或有瘀斑,脉沉涩或沉结。

(2) 辨证要点　以少腹拘急,小便不利,脉沉涩或沉结为辨证要点。

(二) 阳明病证

阳明病证,是指太阳病未愈,病邪逐渐亢盛入里,或本经起病而邪热炽盛所表现出的证候,可分为阳明经证和阳明腑证。

1. 阳明经证　是指邪热亢盛,充斥阳明之经,腑气不通所表现的证候。

(1) 临床表现　身大热,汗大出,口大渴,脉洪大;或喘促气粗,心烦谵语,舌质红,苔黄燥。

(2) 辨证要点　以大热、大汗、大渴、脉洪大为辨证要点。

2. 阳明腑证　是指阳明经邪热不解,与肠中糟粕互结所表现出的证候。

(1) 临床表现　日晡潮热,手足濈然汗出,脐腹胀满疼痛,拒按,大便秘结,甚者神昏谵语,狂乱不得眠,舌苔黄厚干燥,或起芒刺,甚至焦黑燥裂,脉沉实或滑数。

(2) 辨证要点　以潮热、汗出、便秘、苔黄燥、脉沉实等为辨证要点。

(三) 少阳病证

少阳病证,是指人体受外邪侵袭,邪正纷争于半表半里之间所表现的证候。

(1) 临床表现　往来寒热,胸胁苦满,默默不欲饮食,心烦喜呕,口苦,咽干,目眩,苔薄白,脉弦。

(2) 辨证要点　以往来寒热、胸胁苦满、心烦口苦为辨证要点。

(四) 太阴病证

太阴病证,是指邪犯太阴,脾胃衰弱所表现的证候。

(1) 临床表现　腹满而吐,食不下,大便泄泻,口不渴,四肢欠温,脉沉缓或弱。

(2) 辨证要点　以腹满而痛、腹泻等虚寒表现为辨证要点。

(五) 少阴病证

少阴病证,是指伤寒病后期,病在心肾所表现的虚弱证候,可分为少阴寒化证和少阴热化证。

1. 少阴寒化证　是指心肾阳虚,病邪从阴化寒,阴寒内盛所表现出的证候。

（1）临床表现　但寒不热,但欲寐,四肢厥冷,下利清谷,呕不能食,或食入即吐,或身热反不恶寒,甚至面赤,脉微细。

（2）辨证要点　以畏寒肢冷、下利清谷、脉微细为辨证要点。

2. 少阴热化证　是指阴虚阳亢,从阳化热伤阴所表现出的证候。

（1）临床表现　心烦不寐,口燥咽干,小便短赤,舌质红,脉细数。

（2）辨证要点　以心烦不得眠及阴虚证候为辨证要点。

（六）厥阴病证

厥阴病证,是指病至厥阴,机体阴阳调节功能发生紊乱所表现出的寒热错杂,厥热胜复的临床证候。

1. 临床表现　消渴,气上冲心,心中疼热,饥不欲食,食则吐蛔。

2. 辨证要点　以上热下寒,胃热肠寒证为辨证要点。

二、卫气营血辨证

卫气营血辨证,是清代医学家叶天士首创的一种论治外感温热病的辨证方法。根据病邪所侵入的深浅程度,分为卫分证、气分证、营分证、血分证四个不同证候。一般温热病邪侵入人体,先起于卫分,卫分不解则传入气分,气分不解则传入营分,营分有热,动血耗阴则累及血分。卫气营血辨证反映了外感热病病邪由浅到深不同发展阶段及不同层次的病理变化。在外感温热病过程中,卫气营血的证候传变有顺传、逆传两种传变。顺传起于卫分,依次传入气分、营分、血分,标志着邪气深入,病情加重。逆传是不依上述次序传变,在发病初期直接出现气分、营分或血分证。

（一）卫分证

卫分证,是指温热病邪侵犯人体肌表,卫外功能失调所表现的证候。

1. 临床表现　发热,微恶风寒,少汗,头痛,全身不适,口微渴,舌边尖红,苔薄黄,脉浮数,或有咽喉肿痛。

2. 辨证要点　以发热与恶寒并见,发热较重,恶风(寒)较轻,舌边尖红,苔薄黄,脉浮数为辨证要点。

（二）气分证

气分证,是指温热病邪内传脏腑,正盛邪实,正邪剧争,阳热亢盛所表现的证候。

1. 临床表现　发热,不恶寒反恶热,心烦,口渴,汗出,尿赤,舌质红,苔黄,脉数有力;或咳喘,胸痛,咳吐黄稠痰;或心烦懊恼,坐卧不安;或自汗,喘急,烦闷,渴甚,苔黄燥,脉数;或胸痞,烦渴,下利,谵语。

2. 辨证要点　以发热不恶寒,舌红苔黄,脉数有力为辨证要点。

(三) 营分证

营分证,是指温热病邪内陷,心神被扰的深重阶段表现的证候。

1. 临床表现　身热夜甚,口渴不甚,心烦不寐,甚或神昏谵语,斑疹隐现,舌质红绛,脉细数。

2. 辨证要点　以身热夜甚,心烦不寐,舌质红绛,脉细数为辨证要点。

(四) 血分证

血分证,是指温热邪气深入血分,热盛动血、伤阴、动风的危重阶段所表现的证候。

1. 临床表现　身热夜甚,躁扰不宁,神昏谵妄,斑疹透露,色紫黑,吐衄、便血、尿血,舌质深绛,脉细数;或抽搐,颈项强直,两目上视,甚至角弓反张,脉弦数;或持续低热,暮热早凉,五心烦热,口燥咽干,耳聋,消瘦,舌少津,脉虚细。

2. 辨证要点　以身热夜甚,神昏谵语,抽搐或手足蠕动,斑疹,吐衄,舌红绛,脉细数为辨证要点。

三、三焦辨证

三焦辨证,是清代医学家吴鞠通首创的一种论治外感温热病的辨证方法。根据三焦所系的脏腑经络及其气化功能失常,分为上焦病证、中焦病证、下焦病证三个不同证候。三焦辨证反映了外感热病在不同部位及不同发展阶段的病理变化。在外感温热病过程中,三焦病的证候传变有顺传、逆传两种传变。顺传起于上焦,依次传入中焦、下焦,标志着邪气深入,病情加重。逆传是不依上述次序传变,在发病初期直接出现中焦、下焦病证。

知识拓展

在中医基础理论中,对于三焦部位的划分是:一般从咽喉至胸膈属上焦;脘腹属中焦包括脾胃肝胆;下腹及二阴属下焦包括大小肠、肾及膀胱。但在三焦辨证中,下焦主要包括肝肾两脏,强调了肝肾两脏在人体中的重要地位。

(一) 上焦病证

上焦病证,是指温热病邪侵袭人体,从口鼻而入,自上而下,肺卫受邪所表现的证候。

1. 临床表现　发热,微恶风寒,头痛,汗出,咳嗽,口渴,舌边尖红,脉浮数;或但热不寒,咳嗽,气喘,口渴,苔黄,脉数;或舌謇肢厥,神昏谵语。

2. 辨证要点　以发热,汗出,咳嗽,气喘,或神昏谵语为辨证要点。

(二) 中焦病证

中焦病证,是指温病内传,脾胃受邪所表现的证候。

1. 临床表现　身热面赤,腹满便秘,口燥咽干,口渴饮冷,神昏谵语,苔黄或焦燥,脉沉有力;或面色淡黄,头身困重,汗出热不解,身热不扬,脘闷呕恶,小便不利,大便不爽或溏泄,苔黄滑腻,脉细而濡数。

2. 辨证要点　以发热口渴,腹满便秘,或身热不扬,呕恶便溏为辨证要点。

(三) 下焦病证

下焦病证,是指温邪久留不退,劫灼下焦,肝肾受损所表现的证候。

1. 临床表现　身热颧红,手足心热甚于手足背,口燥咽干,神疲耳聋,脉象虚大;或手足蠕动,心中憺憺大动,神倦脉虚,舌绛少苔,甚或时时欲脱。

2. 辨证要点　以身热颧红,手足蠕动,舌绛少苔为辨证要点。

课后练一练

一、思考题

1. 何谓八纲辨证?说出八纲辨证的意义。

2. 何谓脏腑辨证?说出脏腑辨证的意义。

3. 心与小肠辨证有哪些证型?各证型的辨证要点是什么?

二、自测题

自测题

（杨丽蓉）

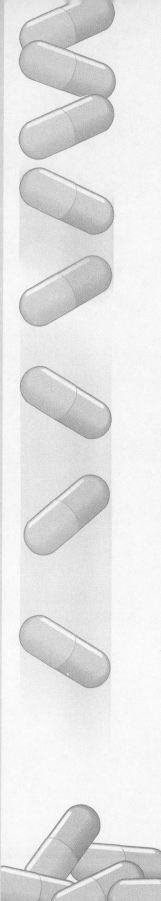

下篇

方药基础
知识

第十章
中药总论

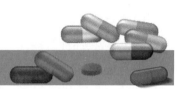

学习目标

- 掌握中药药性理论；中药性能的含义、内容；四气五味、升浮沉降、归经、毒性的含义及代表药物的作用；中药配伍的目的、配伍七情及配伍原则；中药配伍禁忌。
- 熟悉中药的产地、采收与贮藏。
- 了解中药的用法、中药的炮制。

思维导图

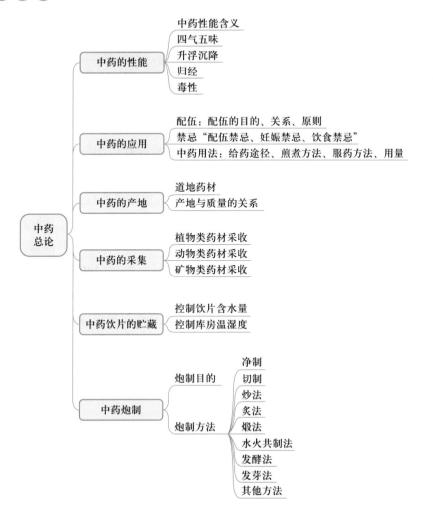

中药总论
- 中药的性能
  - 中药性能含义
  - 四气五味
  - 升浮沉降
  - 归经
  - 毒性
- 中药的应用
  - 配伍：配伍的目的、关系、原则
  - 禁忌"配伍禁忌、妊娠禁忌、饮食禁忌"
  - 中药用法：给药途径、煎煮方法、服药方法、用量
- 中药的产地
  - 道地药材
  - 产地与质量的关系
- 中药的采集
  - 植物类药材采收
  - 动物类药材采收
  - 矿物类药材采收
- 中药饮片的贮藏
  - 控制饮片含水量
  - 控制库房温湿度
- 中药炮制
  - 炮制目的
  - 炮制方法
    - 净制
    - 切制
    - 炒法
    - 炙法
    - 煅法
    - 水火共制法
    - 发酵法
    - 发芽法
    - 其他方法

中药学有着数千年的发展历史,为保障民族繁衍昌盛做出了巨大的贡献。我国药材资源丰富,品种繁多,仅古籍所载就有3 000种以上,发展至今已达12 800余种。

中药是在中医药理论指导下认识和使用的药物总称。中药学是研究中药基本理论和各种中药的来源、采制、性能、功效、临床应用等知识的一门学科。中药大多来源于自然界,包括植物、动物和矿物,少量为化学加工品。

第一节　中药的产地、采收与贮藏

一、中药的产地

我国辽阔的疆域,水土、气候、日照、生物分布等各不相同的生态环境,为中药材的生长提供了丰厚的自然条件。许多优质药材的生产,无论品种、产量、质量都有一定的地域性,形成了不少带有气候土壤特征的"道地药材"。"道"曾是古代的行政区划,"地"指地域或地区。"道地药材"作为优质药材的专用名词,是指某一产地出产或采用特定工艺技术生产、临床疗效突出、货真质优、炮制考究、有地域性特点的药材,是中药学中控制药材质量的一项独具特色的综合判别标准。如四川的黄连、川芎、附子、川贝、川楝子;江苏的薄荷、苍术;广东的砂仁、陈皮;东北的人参、细辛、五味子;云南的茯苓;河南的地黄、牛膝、菊花、山药;山东的阿胶、瓜蒌、金银花、沙参等。然而,自然环境条件的改变,过度采挖,栽培技术的进步,产区经济结构变化等多种因素,皆可导致药材道地的变迁,而药材的品质和疗效始终是确定道地药材的主要标准。

随着医疗事业的发展,中药材需求量日益增加,而很多药材生产周期较长,产量有限,单靠强调道地药材产区扩大生产,已无法满足药材需求。因此,进行药材的引种栽培以及药用动物的驯养,成为解决道地药材不足的重要途径。目前,我国已能对不少名贵或短缺药材进行异地引种,对药用动物进行驯养,并不断取得成效。如原依靠进口的西洋参在国内引种成功,天麻原产贵州而今在陕西等地大面积引种,人工培育牛黄,人工养鹿取茸,人工养麝及活麝取香,人工培养虫草菌等。当然引种与培育的同时必须确保该品种原有的品质与疗效。

二、中药的采收与贮藏

中药的采收应选在其有效成分量与质都达到最佳时。在千百年发展中,人们积累了丰富的中药采收经验,"三月茵陈四月蒿,五月砍来当柴烧;春秋挖根夏采草,浆果初熟花含苞",就是在中药发展过程中人们对中药采收时间重要性的认识。

（一）植物类药材的采收与贮藏

植物类药材的根、茎、叶、花、果实等各器官的生长成熟期有明显的周期性和季节性，其采收时节和方法应该以入药部位的生长特性为依据，在有效成分含量最高时进行。

1. 全草类 多数在植物充分生长或刚开花时采收。地上部分入药的，只需割取根以上的地上部分，如益母草、荆芥、薄荷、紫苏等；带根全草入药的，则连根拔起全株，如鱼腥草、半边莲、紫花地丁等。

2. 叶类 通常在花蕾将开放或正盛开时进行采收。此时植物生长茂盛，药力雄厚，最适于采收，如大青叶、艾叶、枇杷叶等。但有些品种较特殊，需在特定时节采集，如桑叶须在深秋或初冬经霜后采集，习称"霜桑叶"。以茎叶同时入药的藤本植物与此相同，如忍冬藤、首乌藤等。

3. 花类 一般在花正开放时、含苞欲放、花刚开放三种时候采收。由于花朵次第开放，因此要分次适时采摘，如菊花、旋覆花等；有些花要求在含苞欲放时采摘花蕾，如金银花、辛夷等；有的在刚开放时采摘最好，如月季花等；而红花则宜于花冠由黄色变为橙红色时采收；但如蒲黄之类以花粉入药的，则须于花朵盛开时采收。

4. 果实和种子类 除枳实、青皮、乌梅等少数药材要在果实未成熟时采收果实或果皮外，多数都在果实成熟时采收，如栀子、小茴香等。有的在成熟经霜后采摘为佳，如川楝子经霜变黄时采收。以种子入药的，如干果成熟后很快脱落，或果壳裂开，种子散失，如肉豆蔻、牵牛子、苏子等，最好在开始成熟时适时采取。容易变质的浆果，如枸杞子、女贞子等，在略熟时于清晨或傍晚采收为好。

5. 根和根茎类 古时以阴历二月、八月为佳，认为春初"津润始萌，未充枝叶，势力淳浓""至秋枝叶干枯，津润归流于下"。早春二月，新芽未萌，深秋时节，多数植物的地上部分停止生长，在这两个时节，药物的营养物质多贮存于地下部分，有效成分含量高，此时采收质量好，如天麻、地黄、知母、大黄、玉竹等。也有少数药材例外，如半夏、延胡索等则以夏季采收为宜。

6. 树皮和根皮类 通常在春、夏时节剥取树皮。此时植物生长旺盛，不仅质量较佳，而且树木枝干内浆汁丰富，形成层细胞分裂迅速，树皮易于剥离，且药效较强，如黄柏、秦皮、厚朴。但肉桂多在十月采收，因此时油多容易剥离。至于根皮类药材，则与根和根茎类似，通常在秋后苗枯，或早春萌发前挖根后剥取，或趁鲜抽去木心，如地骨皮、牡丹皮等。

（二）动物类药材的采收与贮藏

动物类药材因品种不同，采收各异。具体时间，以保证药效及容易获得为原则，一般而言，潜藏在地下的小动物，宜在夏末秋初时捕捉，如全蝎、土鳖虫等。亦有例外，如蝉蜕就在夏秋季节黑蚱羽化时采收,蛇蜕多在三四月份蛇蜕皮时采收,桑螵蛸须在秋、冬季采收,并用开水煮烫以杀死虫卵。小昆虫类药物,应在夏秋季节数量较多的活动期捕获。大动物四季可捕捉,但宜在秋季。例外的有,驴皮应在冬至后剥取,其皮厚质佳;鹿茸须在清明后 45~60 天截取,过时则角化。

视频

中药的采集

(三) 矿物类药材的采收与贮藏

矿物类药材大多可随时采收。

第二节　中药的炮制

中药炮制是按照中医药理论,根据临床用药和调剂、制剂的不同要求,以及药材自身特性所采取的一项独特的制药技术。古代将炮制称为炮炙、修治、修事等。中药炮制是否得当,直接关系到药效,不可太过或不及,"不及则功效难求,太过则性味反失"。少数毒性和烈性药物的合理炮制,更是确保用药安全的重要措施。

一、炮制的目的

炮制的目的可以归纳为以下七个方面。

1. 纯净药材,保证用量准确　中药材在采集中常混有泥沙以及残留的非药用部位等,必须进行严格的分离和洗刷,使其达到规定的净度,保证药材品质和用量准确。如益母草除去泥沙,辛夷去枝梗,巴戟天去心,枇杷叶刷去毛,蛤蚧去鳞片及头足等。

2. 改变药物的性状,便于制剂和贮存　大多数药材需干燥处理,使其含水量降低,且药材干燥过程中能杀死霉菌,避免霉烂变质,有利于贮存、制剂、运输。如全草类药材切制成段、根及根茎类药材切制成片、皮类及叶类药材切制成丝等。

3. 降低或消除药物的毒副作用,确保用药安全　具有毒副作用的药物,经过炮制可以明显降低其毒性或副作用,从而保证用药安全。如苍耳子、川乌、草乌、附子等生用内服易于中毒,经炒、煮等炮制操作后,毒性大大地降低,可提高用药安全性。

4. 增强药物功能,提高临床疗效　在炮制过程中,有的药物通过添加辅料炮制,能起到增强疗效作用。如醋炙延胡索,能增强止痛作用;蜜炙麻黄,能增强止咳平喘作用;酒炙川芎,能增强活血行气作用。

5. 改变药物性能,扩大应用范围　药物经过某些炮制处理,能在一定程度上改变药物的某些性能和功效,以适应不同的病情和体质的需要。如生地黄经蒸制加工为熟地黄,其药性由凉转温,从长于清热凉血,变为长于补血的熟地黄;如生何首乌,经黑豆汁蒸后,其功效由解毒,消痈,截疟,润肠通便转变为补肝肾,益精血,乌须发,强筋骨。

6. 矫臭矫味,便于服用　采用漂洗、酒炙、醋炙、麸炒等方法处理,能消除某些药物的腥臭和怪味,利于服用。如酒炙蕲蛇、麸妙僵蚕,醋炙五灵脂等。

7. 引药归经,便于定向用药　有的药物经炮制后,可使药物专于归某经,便于定向用药。如延胡索经醋炙后,有助于归入肝经;大黄酒炙后,引药上行,可用于清上焦湿热;黄柏经盐炙后,则药力下行,功专入肾。

二、常用的炮制方法

中药炮制方法有着悠久的历史,内容丰富,方法多样,现行的炮制方法是在前人炮制经验的基础上不断总结、发展而充实起来的,主要分为以下几个方面。

(一) 净制

净制即净选加工。可根据具体情况,分别使用挑选、筛选、风选、水选等方法,去掉灰屑、杂质及非药用部分,以达到净制要求。如簸除植物类药物中的碎叶、皮屑等;刮去黄柏、厚朴的栓皮;刷去枇杷叶、石韦等一些叶类药材的叶背面密被的绒毛等。

(二) 切制

切制时,除鲜切、干切外,均须进行软化处理,常用软化方法有淋、洗、泡、润、漂等。亦可使用回转式减压浸润罐、气相置换式润药箱等软化设备。软化处理时应注意药材的大小分档,少泡多润,防止有效成分流失。切后应及时干燥,以保证质量。切制品有片、段、块、丝等。饮片切制规格如表 10-1。

表 10-1　饮片切制规格

切制品		规格		举例
极薄片		片厚 0.5 mm 以下		羚羊角
薄片		片厚 1~2 mm		白芍
厚片		片厚 2~4 mm		山药
斜片	瓜子片	片厚 2~4 mm	斜度小	桂枝
	马蹄片		斜度稍大而体粗	大黄
	柳叶片		斜度大而细	黄芪
直片(顺片)		片厚 2~4 mm		附子
丝	细丝	宽 2~3 mm		黄柏
	宽丝	宽 5~10 mm		荷叶
段		长 10~15 mm		夏枯草
块		8~12 mm^3		阿胶

其他不宜切制者,如豆蔻、酸枣仁等果实种子类药材调剂时须捣碎以便煎煮。

(三) 炮炙

1. 炒　分为清炒和加固体辅料炒。需炒制者应为干燥品,且大小分档;炒时火力应均匀,不断翻动。应掌握加热温度、炒制时间及程度要求。

清炒:取待炮制品,置炒制容器内,用文火炒至规定程度时,取出,放凉。依据炒制程度不同,分为炒黄,如炒莱菔子、炒蔓荆子等;炒焦,如焦山楂、焦栀子等;炒炭,如荆芥炭、白茅根炭等。

加固定辅料炒依据所加辅料的不同可分为麸炒、米炒、土炒、砂炒、蛤粉炒和滑石粉炒等。

麸炒:先将炒制容器加热,至撒入麸皮即刻烟起,随即投入待炮制品,迅速翻动,炒至表面呈黄色或深黄色时,取出,筛去麸皮,放凉。除另有规定外,每100 kg待炮制品,用麸皮10~15 kg。如麸炒枳壳。

米炒:先将炒锅烧热,再加入定量的米,用中火炒至冒烟时,投入净药物,拌炒至一定程度,取出,筛去米,晾凉。一般每100 kg药物,用米20 kg。如米炒党参。

土炒:将灶心土研成细粉,置炒锅内,用中火加热,炒至土粉呈灵活状态时投入净药物。翻炒至药物表面均匀挂上一层土粉,并透出香气时,取出,筛去土粉,晾凉。每100 kg净药物,用土粉25~30 kg。如土炒白术。

砂炒:取洁净河砂置炒制容器内,用武火加热至滑利状态时,投入待炮炙品,不断翻动,炒至表面鼓起、酥脆或至规定的程度时,取出,筛去河砂,放凉。河砂以掩埋待炮炙品为度。如需醋淬时,筛去辅料后,趁热投入醋液中淬酥,如砂炒穿山甲等。

蛤粉炒:取碾细过筛后的净蛤粉,置锅内,用中火加热至翻动较滑利时,投入待炮炙品,翻炒至鼓起或成珠、内部疏松、外表呈黄色时,迅速取出,筛去蛤粉,放凉。除另有规定外,每10 kg待炮炙品,用蛤粉30~50 kg,如蛤粉炒阿胶等。

滑石粉炒:取滑石粉置炒制容器内,用中火加热至灵活状态时,投入待炮炙品同炒,翻炒至鼓起、酥脆、表面黄色或至规定程度时,迅速取出,筛滑石粉,放凉。除另有规定外,每100 kg待炮炙品,用滑石粉40~50 kg,如滑石粉炒水蛭等。

2. 炙　是待炮炙品与液体辅料共同拌润,并炒至一定程度的方法。

液体辅料炒根据辅料类别,分为酒炙法、醋炙法、盐炙法、姜炙法、蜜炙法、油炙法等。

酒炙:取待炮炙品,加黄酒拌匀,闷透,置炒制容器内,用文火炒至规定的程度时,取出,放凉。除另有规定外,一般用黄酒,每100 kg待炮炙品,用黄酒10~20 kg。如酒炙川芎等。

醋炙:取待炮炙品,加醋拌匀,闷透,置炒制容器内,用文火炒至规定的程度时,取出,放凉。除另有规定外,每100 kg待炮炙品,用米醋20 kg,如醋炙香附、醋炙甘遂等。

盐炙:取待炮炙品,加盐水拌匀,闷透,置炒制容器内,以文火加热,炒至规定的程度时,取出,放凉。除另有规定外,每 100 kg 待炮炙品,用食盐 2 kg。如盐水炙杜仲等。

姜炙:姜炙时,应先将生姜洗净,捣烂,加水适量,压榨取汁,姜渣再加水适量重复压榨一次,合并汁液,即为"姜汁"。姜汁与生姜的比例为1∶1。取待炮炙品加姜汁拌匀,置锅内,用文火炒至姜汁被吸尽,或至规定的程度时,取出,晾干。除另有规定外,每 100 kg 待炮炙品用生姜 10 kg,如姜炙厚朴等。

蜜炙:蜜炙时,应先将炼蜜加适沸水稀释后,加入待炮炙品中拌匀,闷润,置炒制容器内,用文火炒至规定程度时,取出,放凉。蜜炙时,用炼蜜。除另有规定外,每 100 kg 待炮炙品用炼蜜 25 kg,如蜜炙黄芪等。

油炙:羊脂油炙时,先将羊脂油置锅内加热溶化后去渣,加入待炮炙品拌匀,用文火炒至油被吸尽,表面光亮时,摊开,放凉,如油炙淫羊藿等。

3. 煅　包括明煅、暗煅和煅淬。

明煅:取待炮炙品,砸成小块,置适宜的容器内,煅至酥脆或红透时,取出放凉,碾碎。含有结晶水的矿物类药材,不要求煅红,但需使结晶水蒸发至尽,或全部形成蜂窝状的块状固体,如煅牡蛎、煅石膏等。

暗煅(扣锅煅):药物在高温缺氧条件下煅烧成炭的方法称为暗煅,又称为密闭煅。即将净制或切制后的药物均匀地铺放于煅锅内,上覆盖一个较小的扣锅,两锅的接缝处用盐泥严密封固,扣锅上压一重物,待封泥稍干后,武火加热煅烧至规定程度。适用于煅制质地疏松,炒炭易灰化及某些中成药在制备过程需要综合制炭的药物。

煅淬:将净药材按明煅的方法煅烧至红透后,迅速投入冷水或规定的液体辅料中骤然冷却淬酥的炮制方法。淬后不仅易于粉碎,且辅料被其吸收,可发挥预期疗效,如醋淬自然铜、黄连煮汁煅淬炉甘石等。

4. 蒸　取待炮炙品,大小分档,按各品种炮制项下的规定,加清水或液体辅料拌匀、润透,置适宜的蒸制容器内,用蒸汽加热至规定程度,取出,稍晾,拌回蒸液,再晾至六成干,切片或段,干燥。如酒蒸大黄可缓和泻下作用;何首乌经反复蒸、晒后,不再有泻下之功,而具有补肝肾、益精血之力。

5. 煮　取待炮炙品大小分档,按各品种炮制项下的规定,加清水或规定的辅料共煮透,至切开内无白心时,取出,晾至六成干,切片,干燥。如醋煮芫花可以减低毒性。甘草汁煮远志可以协同补脾益气,安神益智等。

6. 燀　将多量的清水加热至沸,再把药物(或药物连同具孔盛器)投入沸水中,翻动片刻(5~10 分钟),烫至种皮由皱缩至膨胀,易于挤脱时,快速捞出,放冷水中稍浸,凉后取出。搓开种皮与种仁,晒干,除去或分离种皮。如燀苦仁。

7. 其他制法　有发酵法、发芽法、制霜法、复制法、烘焙法、煨制法、提净法、水飞法、干馏法等技术。

▶ 视频

中药的炮制

第三节 中药的性能

中药的性能是运用中医药基本理论对中药作用的基本性质和特征的高度概括，简称为药性。其实质是指药物与治疗作用相关的性质，基本内容包括四气五味、升降浮沉、归经、毒性等。

中医理论认为人体疾病的发生发展，都是由于各种致病因素作用于人体，导致阴阳气血偏盛偏衰或脏腑经络机能活动失常的结果。因此，药物治病的基本作用，不外是扶正祛邪，消除病因，纠正阴阳气血偏盛偏衰，恢复脏腑经络的正常生理功能。药物之所以能够发挥这些作用，则依赖于其所具有的性质，前人也称之为偏性。

药性理论是我国历代医家在长期医疗实践中，以阴阳、脏腑、经络学说为依据，根据药物的各种性质及所表现出来的治疗作用总结出来的用药规律。它是祖国医学理论体系中的一个重要组成部分，是学习、研究、运用中药所必须掌握的基本理论知识。

一、四气五味

四气五味合称性味，是药物性能的重要标志之一。《神农本草经》序录云："药有酸咸甘苦辛五味，又有寒热温凉四气"。这是有关四气五味的最早概括。每味药物都有四气五味的不同，因而也就具有不同的治疗作用。

（一）四气

四气，也称为四性，是指药物的寒热温凉四种药性。它反映了药物对人体阴阳盛衰、寒热变化的作用倾向。

四气之中，寒凉属阴，温热属阳，寒凉与温热是相对立的两种药性，而寒与凉、温与热之间则是程度上的不同，即"凉次于寒""温次于热"。有些文献还用"大热""大寒""微温""微凉"加以描述，也仅表示"寒"或"热"的程度强弱。此外，还有一类平性，是指药物寒热之性不很明显，药性比较平和，但也并非绝对的平性，仍有偏凉偏温的不同，只是寒热之性不显著，故不称五气，仍称四气。

中药四气的确定依据是由药物作用于人体所产生的不同反应和所获得的不同疗效总结出来的，它与所治疗疾病的性质是相对的。凡能减轻或消除热证的药物，一般具有寒凉之性。如患者表现为高热烦渴、面红目赤、咽喉肿痛、脉洪数，属于阳热证，用石膏、知母等药物治疗后，上述症状得以缓解或消除，说明它们的药性是寒凉的；凡能减轻或消除寒证的药物，一般具有温热之性。如患者表现为脘腹冷痛、大便溏泻等，属于中焦虚寒证，用附子、干姜等药物治疗后，上述症状得以缓解或消除，说明它们的药性是温热的。

一般来讲,寒凉药分别具有清热泻火、凉血解毒、滋阴除蒸、泻热通便、清热利尿、清化热痰、清心开窍、凉肝息风等作用;而温热药则分别具有温里散寒、补火助阳、温经通络、温阳利水、引火归元、回阳救逆等作用。

四气理论主要用以指导临床用药的原则,如"寒者热之,热者寒之""疗寒以热药,疗热以寒药"。药性寒热只能反映药物对人体阴阳盛衰、寒热变化的影响,不能反映药物的具体作用。因此,必须与其他性质结合应用,才能正确地反映药物的特点。

(二) 五味

五味,是指药物的辛、甘、酸、苦、咸五种不同的味。另外,还有淡味和涩味,但通常认为,淡附于甘,涩附于酸,故仍称五味。

五味的确定,首先是通过口尝辨别滋味,它是药物真实味道的反映,如黄连味苦,甘草味甘,芒硝味咸等。然而,随着对药物作用认识的不断丰富,一些药物的作用很难用其滋味来解释,因此采用了以作用推定其"味"的方法。如葛根,本不具有辛味,但因其具有解肌透疹等发散作用,就标注其味辛。这也就是"基于口尝,定于临床"的原则。因此,五味不仅与药物的真实味道有关,更重要的是药物功效的重要标志。

五味所代表药物的作用及主治病证如下。

辛:能散能行,具有发散、行气、活血、开窍、化湿等作用。常用于表证、气滞、血瘀、神昏窍闭、湿邪内阻等证。

甘:能补能缓能和,具有补益、和中、缓急止痛、缓和药性等作用。常用于正气虚弱、脾胃不和、拘挛疼痛等证。如补虚药大多具有甘味,甘草、大枣能缓和药性,蜂蜜、饴糖能缓急止痛。

酸:能收能涩,具有收敛、固涩的作用。常用于虚汗、久咳、久泻、遗精遗尿、崩漏带下等证。如五味子、乌梅、芡实等。

苦:能泄能燥能坚,多具有清泻(清热泻火),降泻(降泻肺、胃之气),通泻(通利大便),燥湿和坚阴(泻火存阴)等作用。常用于里热证、气逆、喘证、便秘、湿证、阴虚火旺等。如栀子、芦根清热泻火,苦杏仁、葶苈子降气平喘,大黄、芒硝泻热通便,龙胆、苦参清热燥湿,黄柏、知母泻火存阴等。

咸:能软能下,具有软坚散结、泻下等作用。常用于瘿瘤、瘰疬、痰核、癥瘕、便秘等证。如海藻、昆布消散瘰疬,芒硝软坚泻下,鳖甲软坚消癥等。

淡:能渗能利,具有渗湿、利尿等作用。常用于水肿、脚气、小便不利等。如茯苓、猪苓、薏苡仁、泽泻等。

涩:与酸味药的作用相似,多用治虚汗、泄泻、尿频、遗精、滑精、出血等证。如乌梅涩肠止泻、白及收涩止血等。

五味与四气一样,也具有阴阳属性。

《内经》云："辛、甘、淡属阳，酸、苦、咸属阴"。五味还可通过五行与五脏、五色等配合起来。如"酸入肝（属木）、苦入心（属火）、甘入脾（属土）、辛入肺（属金）、咸入肾（属水）"。这在中药炮制理论中，有着广泛的应用。

四气与五味不是孤立的，必须把四气和五味结合起来，才能准确地辨别药物的作用。一般来讲，气味相同，作用相近，同一类药物大都如此，如辛温的药物多具有发散风寒的作用，甘温的药物多具有补气助阳的作用。有时气味相同，又有主次之别，如黄芪甘温，偏于甘以补气，锁阳甘温，偏于温以助阳。气味不同，作用必不同。如黄芩苦寒，能清热燥湿，人参甘温，则人补元气。而气同味异、味同气异者，药物的作用则各有不同。至于一药兼有数味，则标志其治疗范围的扩大。一般临床用药是既用其气，又用其味。因此，既要熟悉四气五味的一般规律，又要掌握每一药物气味的特殊治疗作用及气味配合的规律，才能更好地指导临床用药。

知识拓展

中药五味的现代研究

中药的功效取决于其有机物质和无机元素的含量和种类，因此五味的药理作用离不开其所含有的化学成分。现代医学研究表明，以有机酸和鞣质为主要有效成分的酸味药一般具有收敛和固涩的作用；以生物碱、苷类、苦味质为主要有效成分的苦味药一般具有泻下、泻火、降逆、燥湿的作用；以糖类、苷类、氨基酸、蛋白质、维生素为主要成分的甘味药一般具有补养缓和的作用；以挥发油、苷类、生物碱为主要有效成分的辛味药一般具有发散、行气、止痛的作用；以无机盐和碘为主要有效成分的咸味药一般具有软坚、润下的作用。

五味

二、升降浮沉

升降浮沉是指药物对人体作用的趋向性，是说明药物作用趋势的概念。升即上升，趋向于上；降，即下降，趋向于下；浮，即向外发散，趋向于外；沉，即向内收敛，趋向于内。

药物的升降浮沉是和疾病所表现出的病势相对而言的。由于疾病在病势上常常表现出向上（如呃逆、呕吐、喘息），向下（如脱肛、遗尿、崩漏、泻泄），向外（如自汗、盗汗），向内（表证未解而入里）；在病位上则有在表（如外感表证），在里（如血分热证），在上（如目赤肿痛），在下（如腹水、尿闭）等不同。因此，能够针对病情，改善或消除这些病证的药物，也就分别具有升降浮沉的作用趋向。

升降浮沉反映了药物的作用趋向，也反映了药物的基本作用。一般升浮类药物，多具有解表、透疹、宣肺、散寒、开窍、升阳、涌吐等作用,适宜于病位在上在表及病势下陷的病证,如表证、腹泻、脱肛、神昏窍闭等。沉降类药物,多具有清热、泻下、利水渗湿、重镇安神、潜阳息风、降逆、平喘、消导等作用,适宜于病位在下在里和病势上逆的病证。如里热证、水肿、热结便秘、咳喘、呕吐、肝阳上亢。

运用升降浮沉指导用药时,病位在上在表者,宜升浮不宜沉降;病位在下在里者,宜沉降不宜升浮;病势上逆者,宜降不宜升;病势下陷者,宜升不宜降。另外,升和降是针对病势而言,主要用以纠正疾病的病势,而浮和沉则是针对病位而言,主要用以对应疾病所在的部位。因此,还应该根据"同病位,逆病势"的原则选用药物。

药物的升降浮沉主要与四气五味、药物质地轻重有密切关系,并受到炮制和配伍的影响。

一般来讲,凡味属辛、甘,气属温、热的药物,大都是升浮药,如桂枝、升麻、生姜等;凡味属苦、酸、咸,性属寒、凉的药物,大都是沉降药,如大黄、芒硝等。

此外,如汪昂《本草备要》云:"轻清升浮为阳,重浊沉降为阴""凡药轻虚者,浮而升;重实者,沉而降"。一般来讲,花、叶、皮、枝等质轻的药物大多为升浮药,如紫苏叶、菊花、蝉蜕等;而种子、果实、矿物、贝壳及质重者大多都是沉降药,如紫苏子、枳实、牡蛎、赭石等。当然,某些药也有特殊性,如旋覆花虽然是花,但功能降气消痰、止呕止逆,药性沉降;蔓荆子虽是果实,但功能疏散风热、清利头目,药性升浮。故有"诸花皆升,旋覆独降;诸子皆降,蔓荆独升"之说。此外,部分药物还具有双向性,如川芎能上行头目、下行血海。

炮制亦可影响药物升降浮沉的性能。李时珍说:"升降在物,亦在人为"。如酒制升提,姜制发散,醋制收敛,盐制下行等。如黄连,属于沉降药,清热燥湿、泻火解毒,经酒炙后,则可引药上行,清上焦湿热。

同样,药物的升降浮沉通过配伍也可发生转化。一般来讲,少量升浮药配伍大量沉降药能随之下降;反之,少量沉降药配伍大量升浮药中也能随之上升。

三、归经

归经是指药物对于机体某些部位的选择性作用。即某药对某些脏腑经络的病变起着主要或特殊的治疗作用,而对其他经的作用较小,甚至没有作用。归是作用的归属,经是作用的部位,归经指明了药物治病的适用范围,实质是药物作用定位的概念。

归经是以脏腑经络理论为基础,以所治具体病证为依据而确定的。由于经络能沟通人体内外表里,因此一旦机体发生病变,体表病变可以通过经络影响内在脏腑;反之,内在脏腑病变也可以反映到体表。由于发病所在脏腑及经络循行部位不同,临床上所表现的症状则各不相同。如心经病变多见心悸失眠;肺经病变常见胸闷喘咳;肝经病变每见胁痛抽搐等证。临床用朱砂、酸枣仁能治心悸失眠,说明它们归心经;

用桔梗、麻黄能治愈喘咳、胸闷,说明它们归肺经;而选用柴胡、延胡索能治胁痛则说明它们能归肝经。至于一药能归数经,则表示其治疗范围的扩大。如桂枝归肺与心经,它既能发汗解肌,治疗外感风寒表证,又能温通经脉,治疗寒凝血滞诸痛证。由此可见,归经理论是通过脏腑辨证用药,从临床疗效观察中总结出来的用药理论。

另外,还有通过五行理论,依据药物自身的形、色、味、质地等进行归经的方法。如"辛入肺,甘入脾,酸入肝,苦入心,咸入肾""青入肝,赤入心,黄入脾,白入肺,黑入肾""磁石、赭石重镇入肝""桑叶、菊花轻浮入肺",等等。但这种归纳方法,缺乏普遍指导意义,应注意理解。

四、毒性

毒性是药物性能的重要标志之一,它是掌握药性必须注意的问题。由于中药应用历史悠久,在不同的历史时期,毒性的含义也不完全相同。

古代从广义的毒性讲,通常包含三个方面的含义。

毒药是一切药物的总称。如《周礼·天官》曰:"医师掌医之政令,聚毒药以供医事",《内经》曰:"毒药攻邪,五谷为养"等,其中所讲的毒药,实质就是药物。

毒是中药的偏性。中药治疗疾病的基本方法是以偏纠偏,就是用药物的偏性来纠正机体阴阳气血的偏盛偏衰和脏腑经络功能的失调。药物之所以具有治疗作用,正是因为其具有偏性。

毒是药物毒副作用大小的标志。古人常用无毒、小毒、常毒、大毒、剧毒来区分药物毒副作用的强弱。如《素问·五常政大论》曰:"大毒治病,十去其六;常毒治病,十去其七;小毒治病,十去其八;无毒治病,十去其九……无使过之,伤其正也。"《神农本草经》也是以药物毒性的大小、有毒无毒作为分类依据的。

综上所述,古代药物毒性的含义较广,既认为毒药是药物的总称,毒性是药物的偏性,又认为毒性是药物毒副作用大小的标志。后世本草书籍在药物性味下标明"有毒""大毒""小毒"等,则大都指药物毒副作用的大小。

现代所讲的毒性多为狭义的药物毒性含义,即指药物对机体所产生的不良影响及损害性,包括有急性毒性、亚急性毒性、亚慢性毒性、慢性毒性和特殊毒性(致癌、致畸胎、致突变、成瘾)等。毒药一般是指对机体发生化学或物理作用,能损害机体引起功能障碍疾病,甚至死亡的物质。

副作用不同于毒性作用。它是指在常用剂量时出现的与治疗目的无关的作用。如苦杏仁既可止咳平喘,又可润肠通便,若用治咳喘,则通便就是副作用。副作用一般比较轻微,对机体危害不大,停药后可自行消失。

掌握药物毒性强弱,对指导临床用药有着十分重要的意义。首先,要针对患者体质的强弱、疾病的轻重缓急,恰当选择药物并确定剂量,中病即止,以防过量和蓄积中毒。同时,要注意配伍禁忌,严格遵守毒药的炮制工艺,并选择适当的制剂形式和给药方式。此外,还要注意个体差异,适当调整用量。其次,根据中医"以毒攻毒"的原则,在保证用药安全的前提下,也可采用某些毒药治疗某些疾病。如用藤黄治疗疔疮恶肿,砒霜治疗白血病等,让有毒中药更好地为临床服务。再次,掌握药物的毒性及其中毒后的临床表现,便于诊断中毒原因,以便及时采取抢救措施。

第四节　中药的应用

临床应用中药要做到安全、有效、合理,就必须注意中药应用的原则和方法,以达到理、法、方、药的统一。中药的应用主要包括配伍、用药禁忌、剂量和用法等内容。

一、配伍

配伍,是指根据病情需要和药性特点,有目的地选择两种或两种以上药物配合使用。合理的配伍,既能确保用药安全,又能提高药物的疗效,而不合理的配伍,不但会降低或丧失药物的疗效,还会产生毒副作用,影响用药安全。

(一) 配伍目的

配伍的目的主要有以下几个方面。

1. 适应复杂的病情　单味药的作用局限,对于复杂多变的病情,往往不能兼顾全面,合理的配伍,可以起到事半功倍的疗效。如治疗阳明腑实证,症见腹满硬痛、便秘与里热炽盛,选用大黄、厚朴、枳实、芒硝四药配伍,组成大承气汤。

2. 提高药物的疗效　单味药的力量有限,对于沉重病势者,需配伍应用,增强疗效。如桑叶与菊花配伍,能明显提高对风热感冒、咳嗽等症的疗效。

3. 降低或消除药物的毒副作用　个别药物具有毒性及副作用,单味应用不安全,配伍后使临床用药更安全。如干姜在协同增强附子温里散寒作用的同时,还能减轻附子的毒副作用。

4. 扩大药物的治疗范围　如金银花配连翘、薄荷等治外感风热,配黄连、生地等治热入营血。

药物的配伍应用是中医用药的主要方式,而药物按一定配伍原则和剂量比例加以组合,制成适当剂型,即为方剂。方剂是药物配伍应用的主要形式。

(二) 配伍关系

前人把药物间的配伍关系概括为单行、相须、相使、相畏、相杀、相恶、相反七种情况,简称"七情"配伍。"七情"的提法首见于《神农本草经》。

1. 单行 即用单味药治疗疾病。此法针对性强、简便易行,主要用于病情比较单纯者。如清金散单用黄芩,治轻度肺热咳血;独参汤单用大剂量人参,治虚脱的危险病证,补气救脱以应急。

2. 相须 两种性能功效相类似的药物合用,可以增强原有疗效。如红花配伍桃仁,能增活血化瘀的功效;白术配伍苍术,能增强健脾燥湿的功效。

3. 相使 两种性能功效有共性的药物合用,一药为主,一药为辅,辅药能提高主药的疗效。如补气利水的黄芪配伍利水渗湿的茯苓,茯苓能增强黄芪补气利水的疗效。

4. 相畏 一种药物的毒性或副作用能被另一种药物减轻或消除。如天南星畏生姜,即天南星的毒性能被生姜减轻或消除。

5. 相杀 一种药物能减轻或消除另一种药物的毒性或副作用。如生姜杀天南星,即生姜能减轻或消除天南星的毒性。其实相畏和相杀是同一种配伍关系的两种不同的说法。

6. 相恶 两药合用,一种药物能使另一药物原有功效降低或消除。如人参恶莱菔子,两药合用,人参的补气功效与莱菔子的破气功效相互牵制而疗效降低。又如乌贼骨与金银花配伍,其中的钙与金银花中的绿原酸结合,影响吸收,降低疗效。

7. 相反 两药合用,能产生剧烈的毒副作用。如"十八反""十九畏"中的药对,都属此种情况。

▶ 视频

中药的配伍

课堂讨论
病因"七情"与中药配伍"七情",虽都称为"七情",但其实并没有联系,请同学们讨论各包含哪些内容?

(三) 配伍原则

"七情"之中,除单行之外,其余六个配伍关系可以归纳为四类。

1. 协同、增效作用 相须、相使属于此种,药物配伍后可相互协同,增强原有疗效,临床用药时应充分利用。

2. 减毒反应 相畏、相杀属于此种,药物配伍后能减轻或消除原有的毒副作用,临床应用毒性药或烈性药时必须考虑选用。

3. 拮抗作用 相恶属于此种,药物配伍后可相互拮抗,降低或消除原有功效,临床用药时应加以注意。

4. 增毒反应 相反属于此种,药物配伍后可产生或增强毒副作用,属于配伍禁忌,临床用药时应禁止使用。

对于配伍关系的应用,《神农本草经》中已有详尽的概括:"凡此七情,合和视之,当用相须、相使者良,勿用相恶、相反者,若有毒宜制,可用相畏、相杀者,不尔,勿合用也"。

二、禁忌

为了保证用药的安全有效,避免毒副作用的产生,需注意用药禁忌。中药的用药禁忌包括配伍禁忌、妊娠用药禁忌、服药饮食禁忌等内容。

(一) 配伍禁忌

配伍禁忌,是指在一般情况下不宜相互配伍使用的药物。因此类药物配伍后可降低或消除原有功效,甚至产生或增强毒副作用。上节所讲的"相恶""相反"就属此类。金元时期,将中药配伍禁忌概括为"十八反""十九畏",并编成歌诀:

1. 十八反歌首见于张子和的《儒门事亲》:"本草明言十八反,半蒌贝蔹及攻乌,藻戟遂芫俱战草,诸参辛芍叛藜芦。"

即:乌头反半夏、贝母、瓜蒌、白及、白蔹;甘草反甘遂、大戟、芫花、海藻;藜芦反人参、丹参、玄参、沙参、细辛、芍药。据现行药典记载,川贝母、浙贝母、天花粉亦不能与乌头、川乌、附子同用;南沙参、北沙参、苦参、西洋参、党参、赤芍、白芍均反藜芦。

2. 十九畏歌最早见于明代刘纯的《医经小学》:"硫黄原是火中精,朴硝一见便相争。水银莫与砒霜见,狼毒最怕密陀僧。巴豆性烈最为上,偏与牵牛不顺情。丁香莫与郁金见,牙硝难合京三棱。川乌草乌不顺犀,人参最怕五灵脂。官桂善能调冷气,若逢石脂便相欺。大凡修合看顺逆,炮爁炙煿莫相依。"

即:硫黄畏朴硝、水银畏砒霜、狼毒畏密陀僧、巴豆畏牵牛子、丁香畏郁金、牙硝畏三棱、川乌、草乌畏犀角、人参畏五灵脂、肉桂畏赤石脂。

十八反、十九畏作为配伍禁忌,历代医药学家遵信者居多,认为反药同用会增强毒性、损害机体。现代临床及实验研究有反药同用引起中毒的报道,如贝母与乌头同用,巴豆与牵牛子同用等引起中毒反应。但在古今方剂中亦有反药同用的例证:如海藻玉壶汤中甘草与海藻同用、甘遂半夏汤中甘草与甘遂同用、感应丸中巴豆与牵牛、十香返魂丹中丁香与郁金同用等,认为反药同用可起到相反相成的效能。目前,对待十八反、十九畏的态度是,在作用机制没有弄清楚之前,尤其在调剂处方时,必须严格遵守十八反、十九畏的规定。

(二) 妊娠用药禁忌

妊娠禁忌,指妇女妊娠期间,除中断妊娠、引产外,应避免使用的药物。妊娠禁忌的理由除了有可能引起妇女堕胎之外,还有可能产生对母体不利、对胎儿不利、对产程不利、对小儿生长发育不良等副作用。主要包括妊娠禁用药和妊娠慎用药两类。

1. 禁用药　多为毒性较强、药性峻猛及堕胎作用较强之品。

毒性中药：水银、砒霜、雄黄、轻粉、斑蝥、蟾酥、马钱子、川乌、草乌、半夏。

催吐药：胆矾、藜芦、瓜蒂。

峻下逐水药：红大戟、京大戟、牵牛子、芫花、甘遂、巴豆、巴豆霜、丁公藤、商陆。

破血逐瘀药：三棱、莪术、全蝎、土鳖虫、蜈蚣、斑蝥、水蛭、麝香、干漆。

2. 慎用药　主要为活血化瘀药、行气药、泻下药、温里药中的部分药物。

活血化瘀药：牛膝、川芎、红花、桃仁、姜黄、牡丹皮。

行气药：枳实。

泻下药：大黄、芒硝、番泻叶、芦荟。

温里药：附子、肉桂。

现代研究认为，上述药物有的能增强子宫收缩，可引起流产，如莪术、桃仁、红花等；有的可刺激子宫内膜，产生炎症反应引起流产，如芫花等；有的可导致胎儿畸形，如半夏等；有的能终止妊娠引起流产、不孕，如水蛭、冰片等。随着对妊娠禁忌药的认识逐渐深入，无论是从用药安全的角度，还是从优生优育的角度，都应当给予高度的重视。

总之，对于妊娠禁忌药，在一般情况下，应尽量避免使用。如果孕妇患病非用不可，则应注意辨证准确，掌握好剂量和疗程，并通过恰当的炮制与配伍，尽量减轻药物对妊娠的危害，做到临床用药的安全、有效。

（三）服药饮食禁忌

服药饮食禁忌，是指服药期间禁食某些食物，简称服药食忌，俗称忌口。其目的是避免降低疗效，引发不良反应，导致病情恶化，影响患者康复。

一般而言，患病期间，患者的脾胃功能有所减弱，应忌食生冷、辛辣、油腻、腥膻、有刺激性的食物。此外，根据病情的不同，饮食禁忌也有所区别。

1. 寒性病应忌食生冷类食物。

2. 热性病应忌食辛辣、油腻、煎炸类食物。

3. 胸痹患者应忌食肥肉、脂肪、动物内脏及烟、酒等。

4. 肝阳上亢，头晕目眩、烦躁易怒者应忌食胡椒、辣椒、大蒜、烟、酒等。

5. 脾胃虚弱者应忌食油炸黏腻、寒冷固硬、不易消化类的食物。

6. 脱病患者应忌食鱼、虾、蟹等腥膻发物和辛辣刺激性的食物。

三、用法

用法，是指中药的应用方法，是合理用药的重要内容。主要有给药途径与剂型、煎煮方法和服药方法。

（一）中药的给药途径及剂型

中药的传统给药途径,除口服和皮肤给药外,还有吸入、舌下给药、黏膜表面给药、直肠给药、阴道给药等多种途径。现代又增加了皮下注射、肌内注射、穴位注射和静脉注射等。

给药途径是影响药物疗效的因素之一。给药途径不同,会影响药物的吸收速度,体内分布和作用强度。有的药物甚至必须以某种特定途径给药,才能发挥某些治疗作用,如芒硝吹喉治疗急性咽炎、急性扁桃体炎。

临床用药时具体选择何种给药途径,除考虑不同的给药途径的特点外,还应注意对剂型的选择。传统中药剂型中,有供口服的汤剂、丸剂、散剂、酒剂、膏滋剂、露剂等;供皮肤用的软膏剂、硬膏剂、散剂、丹剂、涂搽剂、熏剂、灸剂、熨剂等;供体腔用的栓剂、药条、钉剂等。现代又发展了中药注射剂、胶囊剂、颗粒剂、气雾剂、膜剂等新剂型,扩大了中药的应用形式。由于剂型不同,药物在机体内被吸收的情况不同,因而呈现的生物利用度也有很大差异。常用的几类剂型按其吸收速率由慢到快的顺序为:丸剂、片剂、散剂、栓剂、汤剂、酒剂、皮下注射剂、肌内注射剂、气雾剂、静脉注射剂。

（二）煎煮方法

中药的疗效除与剂型的类别有关外,还与制剂工艺有着密切的关系。由于汤剂是临床最常采用的剂型,且大多由病家自制,在一定程度上会因煎煮方法的差异而影响疗效,如徐灵胎在《医学源流论》中指出"煎药之法,最宜深讲,药之效不效,全在于此"。

1. 煎药器皿 以砂锅、瓦罐、搪瓷和不锈钢器皿为好,因其导热均匀、化学性质稳定。忌用铁、铜、铝等金属器皿,以防发生化学反应而降低疗效,甚至产生毒副作用。

2. 煎药用水 必须用新鲜无异味,洁净无杂质、无污染,含矿物质少的水。

3. 加水量 按理论推算,应为饮片吸水量、浸煎过程中药材吸收量、蒸发量和煎煮后所需药液量的总和。实际操作中,先加冷水浸泡,药材充分浸透后,经适当加压,用水量以液面高出饮片 2~3 cm 为宜。质地坚硬、黏稠或需久煎的药物加水量比一般药物略多;质地疏松,煎煮时间较短的药物,则液面淹没药物即可。

4. 浸泡时间 一般药物浸泡 30 分钟左右,种子、果实类可浸泡 1 小时。夏天气温高,可适当缩短浸泡时间;冬天气温低,可适当延长浸泡时间。

5. 煎煮火候及时间 煎煮中药还应注意火候和时间要适宜。

（1）先武后文 一般药物适用,即先用大火,沸后用小火保持微沸状态 20 分钟左右,以免药汁溢出或过快熬干。

（2）武火急煎　即先用急火迅速煮沸，后用慢火维持 10~15 分钟，以免有效成分遭到破坏。此法适用于解表药和芳香化湿药、理气药等芳香性药物。

（3）文火久煎　即用文火煮沸后维持 30~60 分钟，以保证有效成分的充分煎出。此法适用于矿物类、骨角类、贝壳类和补益类药物。

6. 趁热滤汁　药物煎好后，应趁热滤取药汁，防止某些有效成分因温度降低而析出沉淀，同时药渣也会吸附药效成分，对疗效产生一定影响。

7. 煎煮次数　一般而言，一剂药至少应该煎煮 2 次，最好 3 次。因为煎煮时药物的有效成分首先会溶解在饮片组织内的水液中，然后扩散到药材外部的水液中。当饮片内外溶液浓度相同时，渗透压达到平衡，有效成分就不再溶出。此时将药液滤出，加水重煎，有效成分才会继续溶出。

8. 汤液处置　一般采用两种方法，第一种是煎后服用，即第一次煎煮的药液第一次服用，第二次煎煮的药液第二次服用，以此类推，此法简易卫生，但缺点是药液浓度每次不同；第二种是混匀分服，将多次煎煮好的药汁混合，根据服用次数分成等份后服用，此法能保证药液浓度相同，但不易保管而使有效成分部分损失。采用何种方式应视客观条件而定。

9. 特殊煎法　一般药物可以同时煎煮，但部分药物因其质地、性能和临床应用的不同，在煎煮方式上有其特殊要求，主要有以下几种情况。

（1）先煎　指提前煎煮一段时间，再与群药共煎。需先煎的药物主要有两类，第一类为质地坚硬的药材，如磁石、赭石、牡蛎、石决明等矿物类、贝壳类药物，因其有效成分不易煎出，应打碎先煎，煮沸后约 30 分钟后，再下其他药物；第二类为通过延长煎煮时间可降低毒性的中药，如川乌、附子等，也宜先煎 0.5~1 小时，以降低其毒烈之性。

（2）后下　指待群药煎煮将成时再投入，煮沸 5~15 分钟即可。需后下的药物主要有两类，第一类为气味芳香，久煎有效成分易挥发的中药，如薄荷、豆蔻；第二类为有效成分久煎易破坏的药物，如番泻叶、钩藤等。

（3）包煎　指在煎煮时需用纱布包裹。第一类为质地过轻或较细的药物，因其漂浮在药液上面，不便煎煮和服用，如蒲黄、海金沙等；第二类为富含淀粉、黏液质的药物，煎煮时容易粘底、焦煳，如车前子、葶苈子等；第三类为含有绒毛的药物，对咽喉有刺激性，如辛夷、旋覆花等。

（4）另煎　指需单独煎煮的药，主要为贵重中药，如人参、西洋参、鹿茸等，以免其有效成分被其他药吸附。

（5）烊化　主要为阿胶、鹿角胶等胶类药物，煎煮时容易黏附他药或粘底，应先行烊化，再与其他药汁兑服。

（6）冲服　指用煎好的药汁冲化服用，主要为入水即化的药物，如芒硝，及原为汁液的药物，如竹沥、蜂蜜等。

（三）服药方法

口服，是中药临床主要的给药途径。口服给药的效果除受到剂型、煎煮方法等因素的影响外，还与服药次数、冷热和时间等服药方法有关。

1. 服药次数　一般疾病多采用每日 1 剂，每剂分 2 次或 3 次服用。病情急重者，可每隔 4 小时左右服药 1 次，昼夜不停，使药力持续，顿挫病势；病情缓轻者，亦可间日服或煎汤代茶，以缓治。

应用发汗药、泻下药时，如药力较强，一般以得汗、得下为度，不必尽剂，以免损伤正气。呕吐患者宜小量频服，以免因量大致吐。

2. 服药冷热　一般汤药多宜温服。但寒证用热药宜热服；热证用寒药宜冷服；解表发汗药，不仅宜热服，服药后还需温覆取汗。真寒假热用热药宜凉服；真热假寒用寒药宜温服。

此外，对于丸、散等固体药剂，除特别规定外，一般宜用温开水送服。

3. 服药时间　具体服药时间应根据胃肠状况、病情需要、药物特性来决定。

（1）饭前服　因饭前胃肠中空虚，有利于药物的消化吸收。多数药物和补益药、治疗胃肠疾病的药等宜在饭前 1 小时左右服用。

（2）饭后服　因饭后胃肠中存有较多食物，可减少药物对胃肠的刺激。消食健胃药和对胃肠有刺激的药物宜在饭后 1 小时左右服用。

（3）空腹服　清晨胃肠中空虚，药物能迅速进入胃肠之中，充分发挥药效。驱虫药、泻下药等宜用。

（4）睡前服　顺应人体生理节律，并发挥药物疗效。安神药、缓下药、涩精止遗药等宜在睡前 0.5~1 小时服用。

（5）定时服　有些药物应在疾病定时发作前服用才能见效，如截疟药应在发病前 2 小时服用。

（6）随时服　病情急险，则当不拘时服，以便及时救助。

知识拓展 //

新型中药饮片——中药配方颗粒

中药配方颗粒是由单味中药饮片经提取、分离、浓缩、干燥、制粒、包装等生产工艺而制成的，供中医临床配方使用的颗粒。在使用时，将每味药的颗粒混合后用温开水冲服，"以冲代煎"，故也称为免煎颗粒。具有使用方便、便于携带、调配的优点，但也具有价格高、"共煎"问题等弊端。

四、用量

用量，又称为剂量，一般指单味药的成人内服一日量；也有指在方剂中药物之间的比例分量，即相对剂量。

单味中药的成人每日内服常用剂量，除剧毒药、峻烈药、精制药及某些贵重药外，一般干品 5~10 g，部分为 15~30 g，新鲜药物为 30~60 g。

（一）古今计量单位及换算

现在我国对中药的计量采用公制，即 1 千克 =1 000 g。在实际工作中，当在实际工作需对古方剂中的剂量进行换算时，通常按规定以近似值进行换算，如下：

一两（16 进位制）=30 g

一钱（16 进位制）=3 g

一分（16 进位制）=0.3 g

一厘（16 进位制）=0.03 g

（二）用量确定依据

剂量是确保用药安全、有效、合理的重要因素之一。《普通毒理学导论》认为："毒药本身并不是毒药，剂量可使其成为毒药"。尽管中药大多安全剂量幅度大，但用量得当与否，直接影响药效的发挥、临床的疗效及主治病证的改变，故对中药剂量的使用应采取科学谨慎的态度。临床上主要从药物因素、用药方法、患者情况和环境气候等诸因素综合考虑确定剂量。

1. 药物因素

（1）药材质量　质优力强类药物用量宜小；质次力弱类药物用量可大。

（2）药材质地　花叶类质轻药用量宜小；金石、贝壳类质重药用量可大；干品用量宜小，鲜品用量可大。

（3）药物性味　药性较强、作用强烈、药味较浓药用量宜小，如延胡索、黄连、大黄等；药性较弱、作用温和、药味较淡药用量可大，如山药、桔梗、白芷等。

（4）有毒无毒　毒性较大的药物，应将剂量严格控制在安全范围内；毒性较小的药物变化幅度可稍大。

2. 用药方法

（1）方药配伍　单味药应用时用量可大，复方应用时用量宜小；在复方中作主药时用量可大，作辅药时用量宜小。

（2）剂型变化　入汤剂时用量可大，入丸、散剂时用量宜小。

（3）使用目的　由于用药目的不同，同药物的用量亦可不同，如槟榔行气消积时用量 6~15 g,驱除绦虫时须用 60~120 g。

3. 患者情况

(1) 年龄 小儿发育未全,老人气血渐衰,对药物耐受力较弱,用量较之青壮年宜小。小儿 5 岁以下通常为成人用量的 1/4;6 岁以上可按成人用量减半。

(2) 性别 一般情况男女用量差别不大,但妇女在月经期、妊娠期,用活血祛瘀通经药时宜减少用量。

(3) 体质 体质强壮者用量可大,体质虚弱者用量宜小。

(4) 病程 新病患者用量可大,久病多体虚,用量宜小。

(5) 病势 病急危重者用量可大,病缓轻微者用量宜小。

(6) 职业及生活习惯 以辛热药疗疾时,素日不喜食辛辣热物或常处高温下作业的人用量宜轻,反之用量则重;使用发汗解表药时,体力劳动者用量可大,脑力劳动者用量宜小。

4. 环境气候因素 在确定药物剂量时,还应考虑居住环境气候的冷暖、地域的干燥或潮湿等方面的因素,做到因地、因时制宜,以增减用量。如北方气候干燥,辛燥发散药物用量宜轻,南方气候潮湿,辛燥发散药物用量宜重。

中药学总论

岗 位 对 接

一、处方分析

案例:张某,男,53 岁。以胸闷、咳嗽、咳痰、气喘 3 年伴加重 2 周为主诉。诊断为慢性支气管炎肺气肿,曾用抗感染、镇咳、化痰、雾化等方法治疗,疗效不佳。改用中药汤剂。医师开具处方主要内容如下:

天南星 6 g,半夏 6 g,天麻 10 g,白附子 6 g,旋覆花 3 g,桔梗 3 g,甘草 3 g

当晚服用汤剂一剂后,出现胸闷、乏力、口唇发紫。立即送往医院,经诊断为乌头碱中毒,立即静脉滴注阿托品抢救。经调查,为调剂人员误将白附子调配成白附片所致。

分析:由于调剂人员失误将白附子调配成白附片,而白附片在临床应用时需要采用特殊煎煮方式——先煎,以降低毒性。此外,本处方中还含有半夏,与白附片属于配伍禁忌,在一起应用,会增强毒副作用。

二、用药指导

情境:一位顾客到药店抓了三剂中药,在调剂人员配完中药饮片后,该顾客咨询回家怎么煎药,调剂人员回答:"很简单,就是加三碗水,然后煎成一碗水就行了。"

请学生结合本章所学内容,给顾客解答清楚煎药方法。

课后练一练

一、思考题

1. "十八反""十九畏"都包括哪些不能在一起应用的药对。

2. 请举例说明中药的特殊煎法。

3. 中药的配伍关系主要可归纳为哪些？在临床用药时应怎样对待？

二、自测题

自测题

（王玉霞）

第十一章
解表药

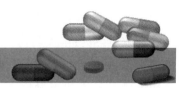

学习目标

- 掌握解表药的概念、功效、分类、性能特点、适应证;掌握常见解表类药物的药性、功效与应用。
- 熟悉解表药的使用注意事项。
- 了解解表类中药的用法、用量。

思维导图

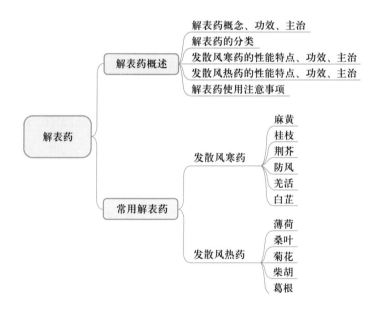

以发散表邪为主要功效,治疗表证的药物,称为解表药。

解表药大多辛散轻扬,主入肺、膀胱经,具有发汗解表的作用。主要适用于表证,症见恶寒、发热、头痛、身痛,无汗或有汗不畅、脉浮等。部分药物还兼有利水消肿、止咳平喘、透疹、止痛、消疮等作用,可用治水肿、咳喘、麻疹、风疹、风湿痹痛、疮疡初起等兼有表证者。解表药分为发散风寒药和发散风热药两类。

发散风寒药:本类药物性味辛温,以发散风寒为主要功效,适用于风寒表证,症见恶寒发热、无汗或汗出不畅、头痛身痛、口不渴、舌苔薄白、脉浮紧等。部分药物还可用于治疗咳喘、水肿、痹证、疮疡初起等兼有风寒表证者。

视频

解表药概述

发散风热药:本类药物性味辛凉,以发散风热为主要功效,适用于风热表证或温病初起,症见发热、微恶风寒、咽干口渴、头痛目赤、舌苔薄黄、脉浮数等。某些药物尚可用治目赤多泪、咽喉肿痛、麻疹不透以及风热咳嗽等。

使用解表药,对于多汗、热病伤津、久患疮痈、失血、阴虚发热等病证,应慎用。解表药用量不宜过大,注意汗出有度。不宜久煎,以免降低疗效。

第一节 发散风寒药

麻黄 Mahuang

《神农本草经》

【来源】 为麻黄科植物草麻黄 *Ephedra sinica* Stapf.,中麻黄 *Ephedra intermedia* Schrenk et C. A. Mey. 或木贼麻黄 *Ephedra equisetina* Bge. 的干燥草质茎。

【处方用名】 麻黄、炙麻黄、麻黄绒。

【性味归经】 辛、微苦,温。归肺、膀胱经。

【功效】 发汗散寒,宣肺平喘,利水消肿。

【应用】

1. 风寒表实证 麻黄辛温散寒,善宣肺气、开腠理、透毛窍而发汗解表,发汗力强,为发汗解表之要药。治疗外感风寒所致的恶寒重、发热轻、无汗、头身疼痛、鼻塞流涕等风寒表实证,常与桂枝、防风等配伍。

2. 喘咳实证 本品入肺经,可宣降肺气,善平喘,常与苦杏仁等降气止咳平喘药配合使用。①治疗恶寒发热、头身疼痛、无汗、喘咳、痰涎清稀而量多,麻黄既能发散风寒以解表,又能宣肺平喘。②若肺热壅盛,高热喘急者,多与石膏、苦杏仁,甘草配伍,以清肺平喘,如麻杏石甘汤。

3. 风水水肿 本品宣肺解表,宜于风邪袭表,肺失宣降的水肿、小便不利兼有表证者,常与甘草同用,如甘草麻黄汤。

【用法用量】 煎服 2~10 g。麻黄发散风寒宜生用,平喘宜蜜炙用。

【使用注意】 ①本品发汗宣肺力强,体虚出汗,肺肾虚喘以及高血压病、心脏病患者慎用。②注意不良反应。服用不当,可致心悸、烦躁等。

知识拓展

药性和缓的麻黄绒

麻黄作为发汗解表的要药,现代药理研究证明其具有镇咳、扩张气管、缓和鼻黏膜充血的作用。但其峻猛的发汗作用,却不适用于小儿、老人及体弱者。可通过炮制加工成麻黄绒的方法,来缓和它的作用。具体的加工方法为:将麻黄草质茎置铁研船或铜冲中进行碾制,碾至麻黄的草质茎破裂成绒状,髓部组织破坏,筛去药屑,即得。为了使其药性更加缓和,同时进一步增强止咳平喘的功效,还可将制备得到的麻黄绒用炼蜜进行拌炒制备蜜炙麻黄绒,其辛散发汗作用最为缓和。

▶ 视频

麻黄

桂枝 Guizhi

《名医别录》

【来源】 为樟科植物肉桂 *Cinnamomum cassia* Presl. 的干燥嫩枝。

【处方用名】 桂枝、桂枝尖、嫩桂枝。

【性味归经】 辛、甘,温。归心、肺、膀胱经。

【功效】 发汗解肌,温通经脉,助阳化气,平冲降气。

【应用】

1. 风寒表证 本品发汗力和缓,可治疗多种风寒表证。①外感风寒表实无汗证,常与麻黄同用加强发汗解表之功,如麻黄汤。②外感风寒表虚汗出者,与白芍等同用以调和营卫,如桂枝汤。

2. 寒凝血滞诸痛证 本品辛散温通,能温助阳气,通行血脉而止痛。①风湿痹证之肩臂疼痛,配附子、生姜等温经散寒,如桂枝附子汤。②脾胃虚寒腹痛,配饴糖、白芍等温中散寒,如小建中汤。③寒凝经脉之痛经、闭经,配当归、吴茱萸等温经活血,如温经汤。④胸痹心痛,配枳实、薤白等通阳散结,如枳实薤白桂枝汤。

3. 心悸、痰饮及蓄水证 本品能助阳化气。①心阴阳两虚之心动悸、脉结代,如炙甘草汤。②阳虚气化不利所致痰饮、蓄水证。

4. 奔豚气 本品能平冲降气,与茯苓、吴茱萸等同用,可用于治疗寒水上逆型奔豚气,如桂枝加桂汤。

【用法用量】 煎服,3~10 g。

【使用注意】 ①本品辛温助热,外感热病、阴虚火旺、血热妄行者忌用。②孕妇慎用。

▶ 视频

桂枝

荆芥　Jingjie

《神农本草经》

【来源】　为唇形科植物荆芥 *Schizonepeta tenuifolia* Briq. 的干燥地上部分。

【处方用名】　荆芥、荆芥穗、荆芥炭、芥穗炭。

【性味归经】　辛,微温。归肺、肝经。

【功效】　解表散风,透疹,消疮。

【应用】

1. 外感表证、头痛　本品性较平和,表寒、表热均可应用。①风寒表证,与防风、羌活等同用发散表寒,如荆防败毒散。②风热表证,配伍金银花、连翘等,以疏散风热,如银翘散。

2. 麻疹不透、风疹瘙痒　本品祛风止痒,宣散疹毒。①表邪外束,小儿麻疹不透,常与蝉蜕、薄荷等同用,如透疹汤。②风疹瘙痒,多与防风、苦参等同用,如消风散。

3. 疮疡初起兼有表证　偏风寒者,配伍羌活、川芎等;偏风热者,配伍金银花、连翘等。

此外,荆芥炒炭能止血,可用于吐血、衄血、便血、痔血、崩漏等多种出血病证。

【用法用量】　煎服,5~10 g。止血需炒炭用。

【使用注意】　表虚有汗者慎服。

知识拓展

炭药止血理论

"炭药止血"是指某些中药,经炒炭或煅炭等炮制加工后,具有止血、促进血凝的作用。该理论由元代医家葛可久在《十药神书》中首次提出。如生地黄经炒炭后可凉血止血、熟地黄经炒炭后可补血止血、蒲黄炒炭后可化瘀止血等。

防风　Fangfeng

《神农本草经》

【来源】　为伞形科植物防风 *Sa poshnikovia divaricata*(Turez.)Schischk. 的干燥根。

【处方用名】　防风、炒防风、关防风。

【性味归经】　辛、甘,微温。归膀胱、肝、脾经。

【功效】　祛风解表,胜湿止痛,止痉。

【应用】

1. 外感表证、头痛　本品微温而不燥,甘缓而不峻,功善疗风,为风药中之润剂,风寒、风热表证均可使用。

2. 风湿痹痛　本品既散肌表风邪,又除经络留湿,止痛力好。①风寒湿痹,配伍羌活、独活、防己等。②风湿热痹,配伍秦艽、忍冬藤、地龙等。

3. 破伤风　本品为治风之通药,既可祛外风,又可息内风。用治风毒内侵,引动内风,角弓反张的破伤风证,常与天南星、白附子、天麻等同用,如玉真散。

【用法用量】　煎服,5~10 g。

【使用注意】　阴虚火旺、血虚发痉者慎用。

课堂讨论

中药学将一些常相须为用的药物配合,简称为药对,它们在功效上往往存在相似的地方,又有各自的特点,对其加以比较,能加深对药物功效的认识。如荆芥与防风,因为经常同时出现在处方中,所以许多中医师在开具处方时会将它们们合写为“荆防”,这一现象,被称为并开药名。荆芥与防风都能祛风解表,功效与应用有何不同?

羌活　Qianghuo
《药性论》

【来源】　为伞形科植物羌活 *Notopterygium incisun* Ting ex H. T. Chang 或宽叶羌活 *Notopterygium forbesii* Boiss. 的干燥根茎和根。

【处方用名】　羌活、川羌活、西羌活。

【性味归经】　辛、苦,温。归膀胱、肾经。

【功效】　解表散寒,祛风除湿,止痛。

【应用】

1. 外感风寒或风寒夹湿,头身疼痛　羌活具有较强的发散风寒、止痛作用,适用于风寒感冒或风寒夹湿之头痛项强、肢体酸痛、恶寒发热者,如九味羌活丸。

2. 风寒湿痹,肩臂疼痛　羌活能祛风寒湿邪,通利关节而止痛,且作用部位偏上,故善治腰以上风寒湿痹,尤宜于肩背肢节疼痛者。

【用法用量】　煎服,3~10 g。

【使用注意】　本品气味浓烈,用量过多,易致呕吐,故脾胃虚弱者慎用。血虚痹痛、阴虚头痛者慎用。

白芷　Baizhi
《神农本草经》

【来源】　为伞形科植物白芷 *Angelica dahurica* (Fisch. ex Hoffm.) Benth. etHook.f. 或

杭白芷 *Angelica dahurica*（Fisch. ex Hoffm.）Benth. et Hook.f. var. *formosana*（Boiss.）Shan et Yuan 的干燥根。

【处方用名】　白芷、香白芷、杭白芷、川白芷。

【性味归经】　辛，温。归胃、大肠、肺经。

【功效】　解表散寒，祛风止痛，宣通鼻窍，燥湿止带，消肿排脓。

【应用】

1. 风寒表证　白芷发表散风、芳香通窍，常与防风、羌活等药同用，治疗外感风寒头痛、鼻塞。

2. 阳明头痛、牙痛、鼻渊　白芷辛散而燥，以祛阳明经风寒湿邪而止头额疼痛见长，且芳香上达，善通鼻窍，故为治阳明头痛、牙痛、鼻渊之要药。①偏头痛，前额、眉棱骨痛，配合川芎、防风等，如川芎茶调散。②牙痛，属风寒者，配伍细辛；风热者，配伍石膏、黄连等。③鼻渊头痛，配伍苍耳子、辛夷等，如苍耳子散。

3. 带下证　白芷善燥湿以止带，用于寒湿、湿热带下过多。①寒湿带下，配伍白术、茯苓等利湿健脾药。②湿热带下，配伍黄柏、车前子等以清热利湿止带。

4. 疮痈肿毒　本品为外科常用药，配伍金银花、当归、穿山甲等同用治疗痈疽初起，红肿热痛，还可与瓜蒌、贝母等配伍治疗乳痈肿痛。

此外，本品外用可治皮肤风湿瘙痒，如荨麻疹、湿疹等。

【用法用量】　煎服，3~10 g。外用适量，研散掺敷，或水煎洗渍。

【使用注意】　本品性燥，阴虚火旺及痈肿溃后者慎服。

其他发散风寒药如表 11-1。

表 11-1　其他发散风寒药

药名	性味归经	功效	主治	用法用量
香薷	辛，微温。归肺、胃经	发汗解表，化湿和中	用于暑湿感冒，恶寒发热，头痛无汗，腹痛吐泻，水肿，小便不利	3~10 g，发汗力强，表虚有汗及暑热证忌用
紫苏	辛，温。归肺、脾经	解表散寒，行气和胃	用于风寒感冒，咳嗽呕恶，妊娠呕吐，鱼蟹中毒	5~10 g
生姜	辛，微温。归肺、脾、胃经	解表散寒，温中止呕，化痰止咳，解鱼蟹毒	用于风寒感冒，胃寒呕吐，寒痰咳嗽，鱼蟹中毒	3~10 g
细辛	辛，温。归心、肺、肾经	解表散寒，祛风止痛，通窍，温肺化饮	用于风寒感冒，头痛，牙痛，鼻塞流涕，鼻衄，鼻渊，风湿痹痛，痰饮喘咳	1~3 g，散剂每次服 0.5~1 g，外用适量
藁本	辛，温。归膀胱经	祛风，散寒，除湿，止痛	用于风寒感冒，巅顶疼痛，风湿痹痛	3~10 g

续表

药名	性味归经	功效	主治	用法用量
苍耳子	辛,苦,温;有毒。归肺经	散风寒,通鼻窍,祛风湿	用于风寒头痛,鼻塞流涕,鼻衄,鼻渊,风疹瘙痒,湿痹拘挛	3~10 g
辛夷	辛,温。归肺、胃经	散风寒,通鼻窍	用于风寒头痛,鼻塞流涕,鼻衄,鼻渊	3~10 g,包煎,外用适量

第二节　发散风热药

薄荷　Bohe
《新修本草》

【来源】　唇形科植物薄荷 *Mentha haplocalyx* Briq. 的干燥地上部分。

【处方用名】　薄荷、苏薄荷、薄荷叶、薄荷梗。

【性味归经】　辛,凉。归肺、肝经。

【功效】　疏散风热,清利头目,利咽,透疹,疏肝行气。

【应用】

1. 风热感冒,风温初起　本品辛凉清散,为疏散风热常用之品。多与金银花、连翘等配伍,治疗风热感冒或温病初起阶段。

2. 头痛,目赤,喉痹,口疮　本品善疏散上焦风热,清头目、利咽喉。治风热上攻,头痛目赤,常与桑叶、菊花、蔓荆子等散风热、清头目之品同用。治风热壅盛,咽喉肿痛,多配伍牛蒡子、桔梗等以散风热、利咽喉。

3. 风疹,麻疹　本品芳香透达,有宣毒透疹之效。治麻疹初起,风热外束,疹出不透,常与蝉蜕、牛蒡子等同用。治风疹瘙痒,可与苦参、白鲜皮同用,以祛风透疹止痒。

4. 胸胁胀闷　本品兼入肝经,能舒畅肝气,与柴胡、白芍、当归等配伍治疗肝郁气滞证,如逍遥丸。

【用法用量】　煎服,3~8 g,宜后下。其叶长于发散,梗长于疏肝。

【使用注意】　本品芳香辛散,有发汗耗气之弊,故体虚多汗者不宜使用。

知识拓展

薄荷与药学

　　薄荷是药物制剂中用途非常广泛的原料,既可作为处方中的组成药,也可作为矫味剂、透皮吸收促进剂、抗刺激剂。其产品在医药上的入药方式主要有三种:薄荷干叶或薄荷全草用于中草药煎剂或中成药方剂;薄荷脑晶体用于中成药或西药配方;薄荷素油或精油用于中西药配方。此外,薄荷还广泛地用于牙膏、食品、烟草、酒、清凉饮料、化妆品、香皂中。

桑叶　Sangye
《神农本草经》

【来源】　为桑科植物桑 *Morus alba* L. 的干燥叶。

【处方用名】　桑叶、霜桑叶、炙桑叶。

【性味归经】　甘、苦,寒。归肺、肝经。

【功效】　疏散风热,清肺润燥,清肝明目。

【应用】

1. 风热感冒、头痛、咳嗽　本品既能疏散风热以解表,又能清泄肺热而止咳,治疗风热感冒或温病初起,发热、头痛、咳嗽等症,常配伍菊花,如桑菊饮。

2. 肺热燥咳　桑叶有清肺润燥止咳之功,蜜炙者尤佳。用于燥热伤肺之咳嗽痰少、咽干,常配伍杏仁等,如桑杏汤。

3. 头晕、目赤昏花　本品可清泄肝火,平抑肝阳。用于:①肝火或肝经风热所致目赤涩痛、多泪等,常配伍菊花、夏枯草等清肝明目之品。②肝阴不足之视物昏花,配伍黑芝麻,如桑麻丸。③肝阳上亢,头痛,眩晕,常配伍菊花、石决明等。

【用法用量】　煎服,5~10 g;可外用煎水洗眼。

【使用注意】　疏散风热,清肝明目多用生品,润肺止咳多用蜜制品。

菊花　Juhua
《神农本草经》

【来源】　为菊科植物菊 *Chrysanthemum morifolium* Ramat. 的干燥头状花序。

【处方用名】　菊花、白菊花、黄菊花、亳菊花、滁菊花、贡菊花、杭菊花、怀菊花、甘菊花。

【性味归经】　甘、苦,微寒。归肺、肝经。

【功效】　散风清热,平肝明目,清热解毒。

【应用】

1. 风热感冒、发热头痛　本品长于疏散上焦风热而清利头目。既可用于风热感冒或温病初起,又可配伍川芎、白芷等治疗风热上攻头晕、目眩及偏正头痛,如菊花茶调散。

2. 肝阳眩晕,目赤肿痛,眼目昏花　菊花有清肝明目、平抑肝阳之功,常于治疗目疾。①肝经风热或肝火上攻之目赤肿痛,多配伍桑叶、夏枯草等清肝明目药。②肝肾阴虚之眼目昏花,常配伍枸杞子、熟地黄等药,共起滋补肝肾、益阴明目之功,如杞菊地黄丸。③肝阳上亢之头痛、眩晕,常与石决明、钩藤配伍,以增强平肝阳之效;或配伍山楂、决明子、夏枯草等,如山菊降压片。

3. 疮痈肿毒　常与金银花、蒲公英、紫花地丁等清热解毒药同用。

【用法用量】　煎服,5~10 g。

【使用注意】　疏散风热多用黄菊花,平肝明目多用白菊花。

视频

菊花

课堂讨论

桑叶与菊花的功效有哪些相似的地方,又有哪些不同?

柴胡　Chaihu

《神农本草经》

【来源】　为伞形科植物柴胡 *Bupleurum chinense* DC. 或狭叶柴胡 *Bupleurum scorzonerifolium* Willd. 的干燥根。

【处方用名】　柴胡、北柴胡、南柴胡、醋柴胡、酒柴胡。

【性味归经】　苦、辛,微寒。归肝、胆、肺经。

【功效】　疏散退热,疏肝解郁,升举阳气。

【应用】

1. 外感发热、少阳证　①外感发热,以柴胡制成的单方或复方制剂,如柴胡口服液,治疗外感发热有较好的解热作用。②本品为治疗少阳证的要药,症见寒热往来、胸胁苦满、口苦咽干等。多与黄芩等配伍同用,如小柴胡汤。

2. 肝郁气滞证　本品能疏肝解郁,调经止痛,用于肝郁气滞之胸胁胀痛、月经不调,常与当归、白芍等同用,如逍遥丸。

3. 气陷,久泻脱肛　本品长于升举脾胃清阳之气,用治气虚下陷所致的神疲发热、久泻脱肛、胃下垂、子宫脱垂等症,常与升麻、黄芪等同用,如补中益气丸。

【用法用量】　煎服,3~10 g。

【使用注意】　柴胡醋炙后,疏肝解郁力增强,酒炙柴胡长于升阳止泻。本品性升散,对于肝阳上亢、阴虚火旺及气机上逆者慎用。

知识拓展

动画

柴胡

柴胡作为治疗肝郁证的要药,临床应用历史较长,并且现代实验研究表明其对多种原因引起的发热均有明显的解热作用,具有毒性低,退热快的特点,基础药效成分为柴胡皂苷和挥发油。此外,还具有抗菌、抗病毒、保肝、免疫双向调节等多种药理作用。

葛根　Gegen

《神农本草经》

【来源】　为豆科植物野葛 *Pueraria lobata*(Willd.)Ohwi. 的干燥根。习称"野葛"。

【处方用名】 葛根、干葛、煨葛根。

【性味归经】 甘、辛,凉。归脾、胃、肺经。

【功效】 解肌退热,生津止渴,透疹,升阳止泻,通经活络,解酒毒。

【应用】

1. 感冒发热、项背强痛 本品既能发散表邪,又能解肌退热,用治外感表证,发热恶寒、无汗、项背强痛者。

2. 热病口渴、阴虚消渴 本品甘凉,清热同时能够生津止渴。①热病伤津口渴,常与芦根、天花粉等同用。②阴虚消渴,多配天花粉、麦冬等同用,如玉泉丸。

3. 麻疹不透 本品有透发麻疹之功,用治麻疹初起,表邪外束,疹出不畅者,常与升麻、芍药、甘草等同用,如升麻葛根汤。

4. 泄泻痢疾 本品清透邪热,又能升发清阳而止泻止痢。①表邪未解,邪热入里之痢疾,常配伍黄芩、黄连等清热燥湿药,如葛根芩连汤。②脾虚泄泻,多配伍党参、白术等补气健脾药,如白术七味散。

5. 胸痹心痛 本品还具有通经活络作用,治疗多种与瘀血相关的心脑血管疾病,如眩晕头痛、中风偏瘫、胸痹心痛等,可单用,如愈风宁心片,亦可配伍三七、丹参、山楂等。

6. 酒醉不醒或饮酒过度 葛根可解酒毒,治疗饮酒过度,或由饮酒引起的损伤脾胃,所致的呕吐、烦渴、纳差,单用鲜葛根捣汁服或配伍葛花、豆蔻、砂仁等,如葛花解醒汤。

【用法用量】 煎服,10~15 g。

【使用注意】 退热、生津、透疹宜生用;升阳止泻宜煨用。

知识拓展

粉 葛

为甘葛藤的干燥根。性味甘、辛,凉。归脾、胃经。功能同葛根。之前同称"葛根"入药,现分开"葛根"和"粉葛"两药。

其他发散风热药如表11-2。

表11-2 其他发散风热药

药名	性味归经	功效	主治	用法用量
牛蒡子	辛、苦,寒。归肺、胃经	疏散风热,宣肺透疹,解毒利咽	用于风热感冒,咳嗽痰多,麻疹,风疹,咽喉肿痛,痄腮,丹毒,痈肿疮毒	6~12 g

续表

药名	性味归经	功效	主治	用法用量
蝉蜕	甘,寒。归肺、肝经	疏散风热,利咽,透疹,明目退翳,解痉	用于风热感冒,咽痛音哑,麻疹不透,风疹瘙痒,目赤翳障,惊风抽搐,破伤风	3~6 g
升麻	辛、微甘、微寒。归肺、脾、胃、大肠经	发表透疹,清热解毒,升举阳气	用于风热头痛,齿痛,口疮,咽喉肿痛,麻疹不透,阳毒发斑,脱肛,子宫脱垂	3~10 g
蔓荆子	辛、苦、微寒。归膀胱、肝、胃经	疏散风热,清利头目	风热感冒,头晕目眩,目赤多泪,目暗不明,牙龈肿痛	5~10 g

岗 位 对 接

用药指导

情境:张某,男,36岁。因天气骤冷,未及时添加衣物,出现恶寒发热,鼻塞流清涕,身痛无汗,舌苔薄白,脉浮紧。

处方1:桑叶9 g,连翘9 g,牛蒡子6 g,桔梗6 g,荆芥4 g,广藿香6 g。

处方2:麻黄6 g,桂枝6 g,柴胡6 g,羌活6 g,辛夷4 g(包煎),甘草3 g。

请根据给出的病例:

1. 在上述处方中选出合适的一个,并做分析。

2. 根据解表药使用注意事项,对选出处方的煎煮与使用注意事项对患者进行用药交代。

课后练一练

一、思考题

1. 试比较麻黄与桂枝的功效异同。

2. 香薷有夏月麻黄之称,亦可用治风寒感冒与水肿,请查阅资料比较两者在药性、兼有功效方面有何区别?

二、自测题

自测题

第十二章
清热药

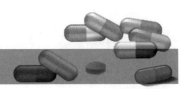

学习目标

- 掌握清热药的概念、功效、分类、性能特点、适应证;掌握常见清热类药物的药性、功效与应用。
- 熟悉清热药的使用注意事项。
- 了解清热类中药的用法、用量。

思维导图

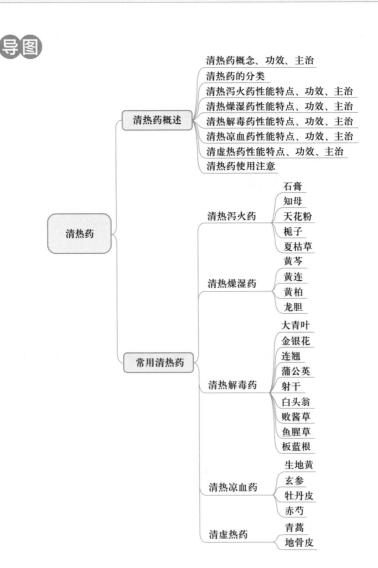

清热药
- 清热药概述
  - 清热药概念、功效、主治
  - 清热药的分类
  - 清热泻火药性能特点、功效、主治
  - 清热燥湿药性能特点、功效、主治
  - 清热解毒药性能特点、功效、主治
  - 清热凉血药性能特点、功效、主治
  - 清虚热药性能特点、功效、主治
  - 清热药使用注意
- 常用清热药
  - 清热泻火药
    - 石膏
    - 知母
    - 天花粉
    - 栀子
    - 夏枯草
  - 清热燥湿药
    - 黄芩
    - 黄连
    - 黄柏
    - 龙胆
  - 清热解毒药
    - 大青叶
    - 金银花
    - 连翘
    - 蒲公英
    - 射干
    - 白头翁
    - 败酱草
    - 鱼腥草
    - 板蓝根
  - 清热凉血药
    - 生地黄
    - 玄参
    - 牡丹皮
    - 赤芍
  - 清虚热药
    - 青蒿
    - 地骨皮

清热药药性寒凉,按"热者寒之"的原则用于里热证,通过清热泻火、解毒、凉血及清虚热等功效,达到热清病愈的目的。主要用于温热性疾病、痈肿疮毒、湿热泻痢及阴虚发热等症所呈现的里热证。清热药分为清热泻火药,清热燥湿药,清热解毒药,清热凉血药,清虚热药五类。

清热泻火药以清泄气分邪热为主,主要用于热病邪入气分而见高热、口渴、汗出、烦躁,甚或神昏谵语,脉象洪大等气分实热证。体虚而有里热证时,应注意扶正祛邪,可配伍补虚药同用。

清热燥湿药性味苦寒,有清热燥湿功效,并能清热泻火,主要用于湿热证及火热证。湿热内蕴,多见发热、苔腻、尿少等症状,如肠胃湿热所致的泄泻、痢疾、痔瘘等,肝胆湿热所致的胁肋胀痛、黄疸、口苦;下焦湿热所致的小便淋漓涩痛、带下等湿热证,以及诸脏腑火热证。本类药物多伐胃伤阴,故一般用量不宜太大。凡脾胃虚寒、津伤阴亏者当慎用。如需用者,可与健胃及养阴药同用。

清热解毒药能清解热毒或火毒,主要适用于痈肿疔疮、丹毒、瘟毒发斑、痄腮、咽喉肿痛、热毒下痢、虫蛇咬伤、癌肿、水火烫伤以及其他急性热病等。本类药物药性寒凉,中病即止,不可久服,以免伤及脾胃。

清热凉血药主要用于营分、血分实热证。如温热病热入营分,热灼营阴,心神被扰,症见舌绛、身热夜甚、心烦不寐、脉细数,甚则神昏谵语、斑疹隐隐;热入血分,迫血妄行,症见舌色深绛、吐血衄血、尿血便血、斑疹紫暗等。

清虚热药以清虚热、退骨蒸为主,主要适用于肝肾阴虚,虚火内扰所致的骨蒸潮热、午后发热、手足心热、虚烦不寐、盗汗遗精、舌红少苔、脉细而数等症,亦可用于温热病后期,邪热未尽,伤阴耗液,而致夜热早凉、热退无汗、舌红脉细数等症。使用本类药物常配伍清热凉血及养阴清热之品,以标本兼顾。

应用清热药时,应辨别热证属气分还是血分,属实热还是虚热,并以整个病情来决定主次先后,如有表证的,当先解表或表里同治;气分热兼血分热的,宜气血两清。本类药物药性寒凉,易伤脾胃,凡脾胃气虚,食少便溏者慎用;热证易伤津液,苦寒药物又易化燥伤阴,故阴虚患者亦当慎用;阴盛格阳、真寒假热之证,禁用清热药。使用本类药物,须中病即止,防克伐太过,损伤正气。

第一节　清热泻火药

石膏　Shigao

《神农本草经》

【来源】　石膏 *Cypsum* 硫酸盐类矿物硬石膏族石膏,主含含水硫酸钙($CaSO_4 \cdot 2H_2O$)。全年可采挖,除去杂质,研细生用或煅用。

【处方用名】 石膏、生石膏、煅石膏。

【性味归经】 辛、甘,大寒。归肺、胃经。

【功效】 清热泻火,除烦止渴;外用敛疮生肌。

【应用】

1. 温热病气分实热证 本品为清肺胃实热的要药。见高热、烦渴、脉洪大等,常与知母相须为用,如白虎汤。若邪热深入,气血两燔,见高热不退、发斑,可配水牛角、牡丹皮、玄参等清热凉血药,如清瘟败毒饮。胃火上炎的牙痛、头痛,配知母、生地黄、牛膝等,如玉女煎。肺热咳喘,配麻黄、杏仁等,如麻杏石甘汤。

2. 疮疡溃而不敛、湿疹、水火烫伤等 可单用或配青黛、黄柏等外用。

【用法用量】 煎服,15~60 g。内服生用,打碎先煎30分钟;外用火煅研末。

【使用注意】 内服只用于实证,虚证不宜用。煅石膏严禁内服。脾胃虚寒、阴虚内热忌服。

知识拓展

矿物药—石膏

石膏是一种用途广泛的工业材料和建筑材料,可用于水泥缓凝剂、石膏建筑制品、模型制作、医用食品添加剂、硫酸生产、纸张填料、油漆填料等。石膏主要成分为含水硫酸钙,还含有人体所需的 Al、Mn、Fe、Zn、Cu 等微量元素,具有解热,增强机体免疫功能,止渴,提高肌肉和外周神经的兴奋性等作用。

知母 Zhimu
《神农本草经》

【来源】 为百合科多年生草本植物知母 *Anemarrhena asphodeloides* Bge. 的根茎。切片入药,生用或盐水炒用。

【处方用名】 肥知母、毛知母、知母肉。

【性味归经】 苦、甘,寒。归肺、胃、肾经。

【功效】 清热泻火,滋阴润燥。

【应用】

1. 温热病肺胃实热证 见高热、烦渴、脉洪大等,常与石膏相须为用,如白虎汤。用于肺热咳嗽或阴虚燥咳,常与贝母同用,如二母散。

2. 阴虚火旺,肺肾阴虚所致的骨蒸潮热、盗汗、心烦等 常与黄柏相须为用,配入养阴药中,如知柏地黄丸。用于阴虚消渴、口渴、多饮、多尿者,常与天花粉、五味子合用,如玉液汤。

【用法用量】 煎服,6~12 g。清热泻火生用;滋阴降火宜盐水炒用。

【使用注意】 本品性寒质润,有滑肠之弊,脾虚便溏者不宜用。

> **课堂讨论**
>
> 石膏与知母的功效有哪些相似的地方,又有哪些不同?

天花粉　Tianhuafen

《神农本草经》

【来源】 为葫芦科多年生宿根草质藤本植物栝楼 *Trichosanthes kirilowii* Maxim. 或双边栝楼 *Trichosanthes rosthornii* Harms 的干燥根。鲜用或切成段、块、片,晒干用。

【处方用名】 天花粉、花粉、瓜蒌根、栝楼根。

【性味归经】 甘、微苦,微寒。归肺、胃经。

【功效】 清热泻火,生津止渴,消肿排脓。

【应用】

1. 热病口渴,消渴多饮　本品甘寒,善清胃热而养胃阴,有生津止渴之效。用于热病津伤,口燥烦渴,常与芦根、麦冬等同用;用于阴虚内热,消渴多饮,常与葛根、山药等同用,如玉液汤。

2. 肺热燥咳　本品能清肺热而润肺燥,常与天冬、生地黄、麦冬等同用,如滋燥饮。

3. 痈肿疮疡　本品内服、外用,均有清热泻火、排脓消肿功效。内服多与金银花、贝母、皂角刺等配伍以消肿毒,如内消散。

【用法用量】 煎服,10~15 g。

【使用注意】 不宜与川乌、制川乌、草乌、制草乌、附子同用。

知识拓展

天花粉中的"毒"物

天花粉蛋白分离提纯于中药天花粉中的碱性植物蛋白,属于 I 型核糖体失活蛋白,具有 RNA N- 糖苷酶活性,能够水解真核细胞核糖体的腺苷酸,抑制细胞蛋白质的合成,因此其具有多种药理活性。天花粉蛋白临床用于妊娠中期引产及治疗恶性葡萄胎、宫外孕等妇科疾病,研究深入发现天花粉蛋白在抗病毒、调节免疫和抗肿瘤等方面亦有作用。

栀子　Zhizi

《神农本草经》

【来源】 为茜草科长绿灌木植物栀子 *Gardenia jasminoides* Ellis 的干燥成熟果实。生用、炒焦或炒炭用。

【处方用名】 生山栀、焦栀子、山栀子、炒栀子。

【性味归经】 苦,寒。归心、肺、三焦经。

【功效】 泻火除烦,清热利湿,凉血解毒;外用消肿止痛。

【应用】

1. 热扰心神之证　常与淡豆豉合用,以宣泄邪热,解郁除烦,如栀子豉汤。若火毒炽盛,高热烦躁,神昏谵语,三焦俱热者,又常与黄芩、黄连、黄柏同用,如黄连解毒汤。

2. 湿热黄疸　配茵陈蒿、大黄等,如茵陈蒿汤。

3. 血热妄行的各种出血证　本品有凉血止血作用,每与白茅根、生地黄、黄芩同用。尚可消肿止痛,用于跌打损伤,可生用研末,醋调外敷。用于热毒疮疡,多配金银花、连翘、蒲公英等清热解毒药。

【用法用量】 煎服,6~10 g。外用生品适量,研末调敷。栀子皮(果皮)偏达表去肌肤之热;栀子仁(种子)偏走里而清内热。生用能清热泻火除烦,炒焦炒炭用于凉血止血。

【使用注意】 苦寒伤胃,脾虚便溏、食少者忌用。

知识拓展

多种妙用的栀子

栀子的成熟果实是常用中药,叶、花、根亦作药用。从成熟果实亦可提取栀子黄色素,在民间作染料应用,在化妆等工业中用作天然着色剂原料,又是一种品质优良的天然食品色素,没有人工合成色素的副作用,且具有一定的医疗效果。它着色力强,颜色鲜艳,具有耐光、耐热、耐酸碱性、无异味等特点,可广泛应用于糕点、糖果、饮料等食品的着色上。花可提制芳香浸膏,用于多种花香型化妆品和香皂香精的调合剂。栀子可作盆景植物,称为"水横枝",花大而美丽、芳香,还可广植于庭园供观赏。

夏枯草　Xiakucao

《神农本草经》

【来源】 为唇形科多年生草本植物夏枯草 *Prunella vulgaris* L. 的干燥果穗。夏季采收,晒干。

【处方用名】 夏枯草、枯草穗、枯草。

【性味归经】 苦、辛,寒。归肝、胆经。

【功效】 清肝泻火,明目,散结消肿。

【应用】

1. 肝火上炎,目赤肿痛,头痛眩晕 本品能清泄肝火,清头目,常配石决明、菊花、蝉蜕等药同用。亦可用于肝阴不足,目珠疼痛,至夜尤甚者,常配当归、枸杞子等。

2. 瘰疬瘿瘤 本品辛以散结,苦以泻热,有良好的清肝散结之功。用于肝郁化火,痰火凝聚,结于颈项而致的瘰疬、瘿瘤等病证,常配伍海藻、昆布、玄参等。

此外,本品的清泄肝火作用,现代常用于高血压病属肝热、阳亢之证者,有清肝降压之效。

【用法用量】 煎服,9~15 g。

【使用注意】 脾胃虚弱者慎用。

知识拓展

凉茶配方——夏枯草

在我国的南方地区分布着一种习性有点奇怪的常见杂草——夏枯草,它的奇怪之处就在于一到夏天就枯萎,夏天艳阳高照,正是万物生长的季节,可是夏枯草却偏偏选择在这个时候枯萎。一进入夏季,南方地区高温湿热,此时南方人总喜欢喝一些凉茶,降火去暑。夏枯草正是"王老吉""何其正"等众多凉茶品牌的主要成分之一。

其他清热泻火药如表 12-1。

表 12-1 其他清热泻火药

药物	药性	功效	主治	用量
芦根	甘、寒。归肺、胃经	清热泻火,生津止渴,除烦,止呕,利尿	热病烦渴,肺热咳嗽,肺痈咳吐脓血痰,胃热呕哕,热淋涩痛	15~30 g
决明子	甘、苦、咸、寒。归肝、大肠经	清热明目,润肠通便	头痛眩晕,目暗不明,目赤涩痛,羞明多泪,肠燥便秘	9~15 g
竹叶	甘、辛、淡、寒。归心、胃、小肠经	清热泻火,除烦,生津,利尿	热病烦渴,口舌生疮,小便短赤涩痛	6~15 g
淡竹叶	甘、淡、寒。归心、胃、小肠经	清热泻火,除烦止渴,利尿通淋	用于热病烦渴,小便赤涩淋痛,口舌生疮	6~10 g

视频

清热泻火药

药物	药性	功效	主治	用量
谷精草	辛、甘、平。归肝、肺经	疏散风热,明目退翳	用于风热目赤,肿痛羞明,眼生翳膜,风热头痛	5~10 g
青葙子	苦,微寒。归肝经	清肝泻火,明目退翳	用于肝热目赤,眼生翳膜,视物昏花,肝火眩晕	9~15 g

第二节　清热燥湿药

黄芩　Huangqin

《神农本草经》

【来源】　为唇形科多年生草本植物黄芩 *Scutellaria baicalensis* Georgi 的根。生用、酒炒或炒炭用。

【处方用名】　枯黄芩、黄芩片、酒黄芩、条芩、子芩。

【性味归经】　苦,寒。归肺、胆、脾、大肠、小肠经。

【功效】　清热燥湿,泻火解毒,凉血止血,安胎。

【应用】

1. 湿温、泻痢、黄疸　善清上焦湿热。用于湿温发热,见胸闷、苔腻,配滑石、通草、白蔻仁等,如黄芩滑石汤。若湿热中阻,痞满呕吐,常与黄连、干姜、半夏等配伍,辛开苦降,如半夏泻心汤。若大肠湿热,泄泻痢疾,可与黄连、葛根同用,如葛根芩连汤。用治湿热黄疸,则与茵陈、栀子同用。

2. 肺热证、少阳证、疮疡肿毒　入肺能清肺泻火,以清肺热为长,常用于肺热咳嗽,单用即可,如清金丸。兼入少阳胆经,与柴胡同用,有和解少阳之功,如小柴胡汤。治火毒炽盛的疮疡肿毒,咽喉肿痛,常与金银花、连翘、牛蒡子等同用。

3. 血热吐衄　常配伍生地、白茅根、三七等凉血止血药。

4. 胎热不安　配当归、白术等,如当归散。

【用法用量】　煎服,3~10 g。清热宜生用,安胎宜炒用,止血多炒炭用,清上焦热宜酒炒。

【使用注意】　脾胃虚寒不宜使用。

知识拓展

条芩、枯芩、酒黄芩、黄芩炭之区别

陶弘景提出,圆者名子芩,破者名宿草,其腹中皆烂,故名腐肠。子芩为新根,中间实心,现在称为条芩。腐肠即旧根,中间空心,外黄内黑,现在称为枯芩。酒黄芩为黄芩经酒制而成,外表棕褐色,切面黄棕色,略带焦斑,中心部分有的呈棕色,略有酒气。黄芩炭为黄芩经炒制成炭而成,表面黑褐色,断面中心棕黄色。

条芩和枯芩为黄芩的两种不同规格,两者在价格上有较大区别;酒黄芩和黄芩炭为黄芩的两种加工品,功效与黄芩不一样,应区别使用。

黄连 Huanglian
《神农本草经》

【来源】 为毛茛科多年生草本植物黄连 *Coptis chinensis* Franch. 或三角叶黄连 *Coptis deltoidea* C.Y.cheng et Hsiao 或云连 *Coptis teeta* Wall. 的根茎。生用、姜炙、酒炙、吴茱萸水炒用。

【处方用名】 黄连、酒黄连、姜黄连、萸黄连。

【性味归经】 苦,寒。归心、脾、胃、肝、胆、大肠经。

【功效】 清热燥湿,泻火解毒。

【应用】

1. 善清中焦湿热,为治湿热泻痢的要药 治泻痢腹痛、里急后重,配木香如香连丸。用于泻痢身热,配葛根、黄芩、甘草,如葛根芩连汤。若湿热中阻,脘痞呕恶者,常与干姜、半夏配伍,如半夏泻心汤。治皮肤湿疮,可用黄连制成软膏外敷。

2. 热盛火炽、高热烦躁 本品泻火解毒,尤善清心经火热。若三焦热盛,高热烦躁,常与黄芩、黄柏、栀子等同用,如黄连解毒汤。若水亏火旺,心烦不眠,常配黄芩、阿胶、白芍等同用,如黄连阿胶汤。若心火亢盛,迫血妄行,吐血衄血,可与黄芩、大黄同用,如泻心汤。兼清肝火,治肝火犯胃、肝胃不和者,配吴茱萸,如左金丸。

此外,本品善清胃火,可用于胃火炽盛的呕吐,常与竹茹、橘皮、半夏同用。胃火牙痛,常与石膏、升麻、牡丹皮同用,如清胃散。

【用法用量】 煎服,2~5 g,外用适量。炒用能降低寒性,姜汁炙用清胃止呕,酒炙清上焦火,猪胆汁炒泻肝胆实火。

【使用注意】 本品大苦大寒,过服久服易伤脾胃,脾胃虚寒者忌服。苦燥伤津,阴虚津伤者慎用。

知识拓展 ///

天然抗生素——黄连素

黄连素（小檗碱）是一种重要的生物碱,从黄连、黄柏等中药中提取,具有显著的抑菌作用。黄连素能对抗病原微生物,对多种细菌如痢疾杆菌、结核杆菌、肺炎球菌、伤寒杆菌及白喉杆菌等都有抑制作用,其中对痢疾杆菌作用最强,临床主要用于治疗细菌性痢疾和肠胃炎,副作用较小。

黄柏　Huangbo

《神农本草经》

【来源】 为芸香科植物黄皮树 *Phellodendron chinense* Schneid. 的干燥树皮。生用或盐水炙、酒炙、炒炭用。

【处方用名】 盐黄柏、川黄柏、川柏、炒黄柏、炙黄柏。

【性味归经】 苦,寒。归肾、膀胱经。

【功效】 清热燥湿,泻火解毒,退热除蒸。

【应用】

1. 善清下焦湿热　用于痢疾、黄疸、带下、淋证、足膝肿痛。用于湿热痢疾,可与黄连、白头翁同用,如白头翁汤。用于湿热黄疸,配栀子、甘草,如栀子柏皮汤。用于湿热带下,配车前子、山药,如易黄汤。用于足膝肿痛,配苍术、牛膝,即三妙丸。治热淋,可与竹叶、木通等清热利尿通淋药同用。

2. 疮疡肿毒　可内服,配黄连、栀子等;可外用,研细末调猪胆汁外涂。治湿疹,可配荆芥、苦参等煎服。

3. 阴虚发热、骨蒸盗汗及遗精等证　黄柏有退虚热、制相火之效,常与知母相须为用,并配以地黄、龟甲之类养阴药以滋肾阴,泻相火,如知柏地黄丸、大补阴丸。

【用法用量】 煎服,3~12 g。外用适量。清热燥湿解毒多生用;泻火除蒸退热多盐水炙用。

【使用注意】 脾胃虚寒者,不宜使用。

> **课堂讨论**
>
> 黄芩、黄连与黄柏在功效、应用上的相同与不同之处有哪些?

龙胆　Longdan

《神农本草经》

【来源】　为龙胆科植物条叶龙胆 *Gentiana manshurica* Kitag.、龙胆 *Gentiana scabra* Bge.、三花龙胆 *Gentiana triflora* pall. 或坚龙胆 *Gentiana rigescens* Franch. 的干燥根及根茎。秋季采挖,晒干,切段,生用。

【处方用名】　龙胆、龙胆草、坚龙胆。

【性味归经】　苦,寒。归肝、胆经。

【功效】　清热燥湿,泻肝胆火。

【应用】

1. 肝胆湿热证　本品大苦大寒,尤善清下焦肝胆湿热。用治湿热下注,阴肿阴痒,女子带下黄稠,男子阴囊肿痛,湿疹瘙痒等,常配黄柏、苦参、苍术等药;用治肝胆湿热,黄疸尿赤,可与茵陈、栀子、黄柏等同用。

2. 肝胆实热所致之胁痛、口苦、目赤、耳聋等症　配黄芩、木通等,如龙胆泻肝汤。用于肝经热盛,热极生风所致之高热惊厥、手足抽搐,配钩藤、牛黄、黄连同用,如凉惊丸。

【用法用量】　煎服,3~6 g。

【使用注意】　脾胃虚寒者不宜用。阴虚津伤者慎用。

其他清热燥湿药如表 12-2。

表 12-2　其他清热燥湿药

药名	性味归经	功效	主治	用法用量
苦参	苦,寒。归心、肝、胃、大肠、膀胱经	清热燥湿,杀虫,利尿	湿热泻痢,便血,黄疸,带下,阴肿阴痒,湿疮,湿疹,皮肤瘙痒,疥癣麻风,滴虫病,热淋	4.5~9 g
秦皮	苦、涩,寒。归肝、胆、大肠经	清热燥湿,收涩止痢,止带明目	湿热泻痢,赤白带下,肝热目赤肿痛,目生翳膜	6~12 g
白鲜皮	苦,寒。归脾、胃、膀胱经	清热燥湿,祛风解毒	用于湿热疮毒、黄水淋漓,湿疹风疹,疥癣疮癞,风湿热痹,黄疸,尿赤	5~10 g。外用适量。煎汤洗

第三节　清热解毒药

金银花　Jinyinhua

《新修本草》

【来源】　为忍冬科多年生半常绿缠绕木质藤本植物忍冬 *Lonicera japonica* Thund. 的干燥花蕾或带初开的花。生用,炒用或制成露剂使用。

【处方用名】 金银花、银花、忍冬花、双花、二花、南银花。

【性味归经】 甘,寒。归肺、心、胃经。

【功效】 清热解毒,疏散风热。

【应用】

1. 痈肿疔疮 本品甘寒,清热解毒,散痈消肿,为治一切痈肿疔疮阳证的要药。可单用煎服或以鲜品捣烂外敷,亦可配合蒲公英、野菊花、紫花地丁等,以加强解毒消肿作用,如五味消毒饮。用于热毒痢疾,可单用生品浓煎频服或配黄连、白头翁等药。若用于肺痈咳吐脓血者,常与鱼腥草、芦根、桃仁等同用,以清肺排脓。

2. 外感风热,温病初起 本品甘寒,芳香疏散,善散肺经热邪,清心胃热毒。常与连翘、薄荷、牛蒡子等配伍,如银翘散。若热入营血,舌绛神昏,心烦少寐者,本品有透热转气之功,常与生地黄、黄连等配伍,如清营汤。

此外,金银花的挥发性成分,制成银花露,有清热解暑作用,可用于暑热烦渴,咽喉肿痛,以及小儿热疮、痱子等症。

【用法用量】 煎服,6~15 g。

【使用注意】 脾胃虚寒及气虚疮疡脓清者忌用。

知识拓展

金 银 花 水

金银花煲水后对小孩湿疹等皮肤瘙痒有一定的治疗作用,对畜禽的多种致病菌、病毒有抑制作用,在动物饲养过程中若能添加一定剂量的金银花藤或叶粉或金银花水,对预防和治疗动物的温病发热、风热感冒、咽喉炎症、肺炎、痢疾、肿疡溃疡、丹毒、蜂窝织炎等症均有相当好的作用。

连翘 Lianqiao
《神农本草经》

【来源】 为木樨科连翘 *Forsythia suspensa* (Thunb.) Vahl. 的果实。白露前采初熟果实,色尚青绿,称为青翘。寒露前采熟透果实则为黄翘。以青翘为佳,生用。青翘采得后即蒸熟晒干,筛取籽实作连翘心用。

【处方用名】 连翘、老连翘、连召。

【性味归经】 苦,微寒。归肺、心、小肠经。

【功效】 清热解毒,消痈散结,疏散风热。

【应用】

1. 痈肿疮毒,瘰疬痰核 本品苦寒,主入心经,"诸痛痒疮,皆属于心"。本品既能清心火,解疮毒,又能散气血凝聚,兼有消痈散结之功,故有"疮家圣药"之称。治痈肿疮毒,常与金银花、蒲公英、野菊花等同用,如五味消毒饮。治疗瘰疬痰核,常与夏枯草、贝母、玄参等同用。

2. 外感风热或温病初起,发热、头痛、口渴等证　连翘能清热解毒透邪,并善清心而散上焦之热。常与金银花相须为用,并配伍牛蒡子、薄荷等药同用,如银翘散。连翘心长于清心泻火,治热入心包,高热、烦躁、神昏之证,常与玄参、麦冬、莲子心配伍,如清宫汤。

本品还可治热淋涩痛,多与竹叶、木通、白茅根等同用,兼有清心利尿之功。

【用法用量】 煎服,6~15 g。

【使用注意】 脾胃虚寒及气虚疮疡脓清者不宜用。

蒲公英　Pugongying

《新修本草》

【来源】 为菊科多年生草本植物蒲公英 *Taraxacum mongolicum* Hand. -Mazz 、碱地蒲公英 *Taraxacum borealisinense* Kitam. 或同属数种植物的干燥全草。鲜用或生用。

【处方用名】 蒲公英、公英、黄花地丁、婆婆丁。

【性味归经】 苦,甘,寒。归肝、胃经。

【功效】 清热解毒,消肿散结,利尿通淋。

【应用】

1. 热毒痈肿疮疡及内痈等证　本品苦以泄降,甘以解毒,寒能清热兼散滞气,为清热解毒,消痈散结之佳品。治痈肿疔毒,常配伍金银花、紫花地丁、野菊花等,如五味消毒饮。治乳痈,可单用,鲜品内服或捣敷,也可与全瓜蒌、金银花等药同用。若配鱼腥草、芦根、冬瓜仁,可用于肺痈咳吐脓痰,胸痛等证。配赤芍、牡丹皮、大黄等,可用于肠痈热毒壅盛之证。与板蓝根、玄参等配伍,还可用于咽喉肿痛。鲜品外敷,可用治毒蛇咬伤。

2. 湿热黄疸及小便淋沥涩痛　前者多与茵陈、栀子等配伍,后者多和白茅根、金钱草等同用。

【用法用量】 煎服,10~15 g。外用鲜品适量捣敷或煎汤熏洗患处。

【使用注意】 用量过大,可致缓泻。

知识拓展

美丽低调的蒲公英

蒲公英常被中药界誉为具有清热解毒,抗感染作用的"八大金刚"之一,具有广谱抗菌素的作用,在一定程度上可代替抗菌素。蒲公英可治疗妇女乳痈水肿、咽炎、急性扁桃体炎和其他热毒诸症,对感冒、淋病、黄疸及对肝功能失调引起的皮肤病有很好的疗效。其煎剂对金黄色葡萄球菌、溶血性链球菌有很强的杀菌作用。蒲公英还是天然的利尿剂和助消化圣品。

大青叶 Daqingye

《名医别录》

【来源】 为十字花科植物菘蓝 *Isatis indigotica* Fort. 的叶片。鲜用或晒干生用。

【处方用名】 大青叶、青叶、板蓝叶、靛蓝叶。

【性味归经】 苦,寒。归心、胃经。

【功效】 清热解毒,凉血消斑。

【应用】

1. 喉痹口疮,丹毒痈肿 本品苦寒,既清心胃二经实火,又善解瘟疫时毒,有解毒利咽之效。用治心胃火盛,瘟毒上攻,发热头痛,痄腮喉痹,咽喉肿痛,口舌生疮诸症,常以鲜品捣汁内服,或配入玄参、山豆根、黄连等复方使用;用治丹毒痈肿等症,可用鲜品捣烂外敷,或与蒲公英、紫花地丁、蚤休等药同煎内服。

2. 热入营血,温毒发斑 本品苦寒,善解心胃二经实火热毒,咸寒入血分,又能凉血消斑,故可用治热入营血,心胃毒盛,气血两燔,温毒发斑等证,常与栀子等同用。本品还可用治风热表证,温病初起,发热头痛,口渴咽痛等症,常与金银花、连翘、牛蒡子等药同用。

【用法用量】 煎服,9~15 g。

【使用注意】 脾胃虚寒者忌用。

板蓝根 Banlangen

《新修本草》

【来源】 为十字花科植物菘蓝 *Isatis indigodica* Fort. 的根。秋季采挖,除去泥沙,晒干。

【处方用名】 板蓝根、蓝根、南板蓝根。

【性味归经】 苦,寒。归心、胃经。

【功效】 清热解毒,凉血利咽。

【应用】 用于温热病发热、头痛、痄腮、痈肿疮毒、丹毒、大头瘟疫等多种热毒炽盛之证 本品有清热解毒凉血之功,而更以解毒、利咽散结见长。如用于外感风热发热头痛或温病初起有上述证候者,常与金银花、连翘、荆芥等同用;治大头瘟疫,头面红肿、咽喉不利等证,常配伍玄参、连翘、牛蒡子等,如普济消毒饮。

【用法用量】 煎服,9~15 g。

【使用注意】 脾胃虚寒者忌用。

"神药" 板蓝根

板蓝根通常被人们当作没有毒副作用、可以当茶喝的药物,疫病发生时,人们总会第一个想起板蓝根,最早记载板蓝根的《神农本草经》也将其列为"无毒、多服久服不伤人",所以现实中板蓝根的滥服非常严重。板蓝根药性苦、寒,不可滥服。在临床中使用板蓝根冲剂造成小儿过敏反应、消化系统和造血系统损害的病例屡见不鲜。据研究,板蓝根对消化道有刺激作用,有的患者口服板蓝根后胃肠绞痛和消化道出血。

鱼腥草　Yuxingcao

《名医别录》

【来源】 为三白草科植物蕺菜 *Houttuynia cordata* Thunb. 的干燥地上部分。夏季茎叶茂盛花穗多时采割,除去杂质,晒干。

【处方用名】 鱼腥草、蕺菜。

【性味归经】 辛,微寒。归肺经。

【功效】 清热解毒,消痈排脓,利尿通淋。

【应用】

1. 肺痈咳吐脓血,及肺热咳嗽,痰稠等证　本品寒能泄降,辛以散结,主入肺经,以清肺见长,为治疗痰热壅肺,发为肺痈,咳吐脓血之要药,常与桔梗、芦根、瓜蒌等药同用。治热咳,可配伍黄芩、贝母、知母等药。用于热毒疮疡,本品可解毒消痈,常配伍野菊花、蒲公英、连翘等药;也可捣烂外用。

2. 热淋,小便涩痛之证　本品可清热除湿,利尿通淋,可同海金沙、石苇、金钱草等配伍。此外,本品又能清热止痢,还可用治湿热泻痢。

【用法用量】 煎服,15~25 g,不宜久煎;鲜品用量加倍,水煎或捣汁服。外用适量,捣敷或煎汤熏洗患处。

【使用注意】 虚寒证及阴证疮疡忌服。

药食同源——鱼腥草

鱼腥草在长江以南广泛分布,不少当地人喜欢其腥膻的味道,所以凉拌鱼腥草、鱼腥草炒鸡蛋、鱼腥草粥等在南方地区很常见。鱼腥草地上部分中的可溶性糖、蛋白质和粗脂肪含量极高,地下部分则具有丰富的维生素。

　　鱼腥草的腥味不大好闻,但是鱼腥草的药用价值正在于此,散发出这种味道的是一种叫鱼腥草素(癸酰乙醛)的化学物质,具有抗菌消炎作用,可有效地抑制金黄色葡萄球菌、流感嗜血菌、肺炎链球菌等病菌生长,但炒熟加热会破坏鱼腥草素,抗菌作用消失。

射干　Shegan
《神农本草经》

　　【来源】　为鸢尾科多年生草本植物射干 *Belamcanda chinensis*(L.)DC. 的根茎。除去苗茎、须根,洗净,晒干,切片。

　　【处方用名】　射干、乌扇。

　　【性味归经】　苦,寒。归肺经。

　　【功效】　清热解毒,消痰、利咽。

　　【应用】　咽喉肿痛,咳喘痰多　本品苦寒泄降,清热解毒,入肺经,清肺泻火,降气消痰,消肿。治疗咽喉肿痛,可单用,捣汁含咽,或以醋研汁噙,引涎出即可;亦可与黄芩、桔梗、甘草等同用。用于痰热咳喘,常与桑白皮、马兜铃、桔梗等同用,如射干马兜铃汤。若寒痰气喘,咳嗽痰多等症,应与细辛、生姜、半夏等温肺化痰药配伍,如射干麻黄汤。

　　【用法用量】　煎服,3~10 g。

　　【使用注意】　孕妇忌用或慎用。

白头翁　Baitouweng
《神农本草经》

　　【来源】　为毛茛科植物白头翁 *Pulsatilla chinensis*(Bge.)Regel 的根。春秋二季采挖,除去泥沙,干燥。

　　【处方用名】　白头翁。

　　【性味归经】　苦,寒。归胃、大肠经。

　　【功效】　清热解毒,凉血止痢。

　　【应用】　热毒血痢　本品苦寒降泄,清热解毒,凉血止痢,尤善于清胃肠湿热及血分热毒,为治热毒血痢的良药。可单用,或配伍黄连、黄柏、秦皮同用,如白头翁汤。近年来,临床用本品治疗细菌性痢疾及阿米巴痢疾,均有良好的效果。

　　此外本品与秦皮配伍,煎汤外洗,可用治阴痒(滴虫阴道炎)。与柴胡、黄芩、槟榔配伍,还可用于治疗疟疾。

　　【用法用量】　煎服,9~15 g。

　　【使用注意】　虚寒泻痢忌服。

知识拓展 ///

白头翁主要含两类成分:毛茛苷及其分解产物和三萜皂苷,具有抗菌,抗阿米巴原虫,抑制阴道滴虫、皮肤真菌、酵母菌、白念珠菌及抗肿瘤、抗组胺等作用。

败酱草 Baijiangcao
《神农本草经》

【来源】 为败酱科多年生草本植物黄花败酱 *Patrinia scabiosaefolia* Fisch. ex Link., 白花败酱 *P. villosa* Juss. 的带根全草。秋季采收,洗净,阴干,切段,生用。

【处方用名】 败酱、败酱草、败丈。

【性味归经】 辛、苦,微寒。归胃、大肠、肝经。

【功效】 清热解毒,消痈排脓,祛瘀止痛。

【应用】

1. 热毒痈肿,并善治内痈,尤多用于肠痈 本品能泻热解毒,散结排脓。以本品配薏苡仁、附子,即薏苡附子败酱散,可治肠痈脓已成者;治疗肠痈脓未成者,多用与金银花、牡丹皮等配伍。亦可治肺痈发热,咳唾脓血,以之配鱼腥草、芦根、桔梗等同用。治热毒疮疖,内服并以鲜品捣敷患处,均有一定的疗效。

2. 血滞之胸腹疼痛 本品能祛瘀止痛,可单用煎服,或与五灵脂、香附、当归等同用。

【用法用量】 煎服,6~15 g。外用适量。

【使用注意】 脾胃虚弱,食少泄泻者忌服。

其他清热解毒药如表 12-3。

表 12-3 其他清热解毒药

药名	性味归经	功效	主治	用法用量
穿心莲	苦,寒。归心、肺、大肠、膀胱经	清热解毒,凉血消肿	风热感冒,温病初起,咽肿,口舌生疮,顿咳劳嗽,肺痈吐脓,虫蛇咬伤,湿热泻痢,热淋涩痛,湿疹瘙痒	6~9 g,外用适量
紫花地丁	苦、辛,寒。归心、肝经	清热解毒,凉血消肿	疔疮肿毒,痈疽发背,丹毒,乳痈,肠痈,毒蛇咬伤,目赤肿痛,外感发热	15~30 g
贯众	苦,寒。有小毒。归肝、胃经	清热解毒,杀虫	时疫感冒,风热头痛,温毒发斑,疟腮,疮疡肿毒,血热崩漏,虫积腹痛	4.5~9 g

续表

药名	性味归经	功效	主治	用法用量
山豆根	苦,寒;有毒。归肺、胃经	清热解毒,消肿利咽	火毒蕴结,乳蛾喉痹,咽喉肿痛,齿龈肿痛,口舌生疮	3~6 g
马勃	辛,平。归肺经	清肺利咽,止血	风热郁肺,咽痛音哑,咳嗽,衄血,创伤出血	2~6 g,外用适量,敷患处
马齿苋	酸,寒。归肝、大肠经	清热解毒,凉血止血,止痢	热毒血痢,痈肿疔疮,丹毒,虫蛇咬伤,湿疹,便血,痔血,崩漏下血	9~15 g,外用适量,捣敷患处
半边莲	辛,平。归心、小肠、肺经	清热解毒,利尿消肿	痈肿疔疮,蛇虫咬伤,鼓胀水肿,湿热黄疸,湿疹湿疮	9~15 g
大血藤	苦,平。归大肠、肝经	清热解毒,活血,祛风止痛	肠痈腹痛,热毒疮痈,经闭痛经,跌打损伤,风湿痹痛	9~15 g
白花蛇舌草	微苦、甘,寒。归胃、大肠、小肠经	清热解毒,利湿通淋	痈肿疮毒,咽喉肿痛,毒蛇咬伤,热淋涩痛,湿热黄疸,癌肿	15~60 g
野菊花	苦、辛,微寒。归肝、心经	清热解毒,泻火平肝	用于疔疮痈肿,目赤肿痛,头痛眩晕	9~15 g。外用适量。煎汤外洗,或制膏外敷
青黛	咸,寒。归肝经	清热解毒,凉血消斑,泻火定惊	用于温毒发斑,血热吐衄,胸痛咳血,口疮,痄腮,喉痹,小儿惊痫	1~3 g。宜入丸散用,外用适量。
土茯苓	甘、淡,平。归肝、胃经。	除湿解毒,通利关节	用于湿热淋浊,带下,痈肿,瘰疬,疥癣,梅毒及汞中毒,肢体拘挛	15~60 g
白蔹	苦,微寒。归心、胃经	清热解毒,消痈散结,敛疮生肌	用于痈疽发背,疔疮瘰疬,水火烫伤	5~10 g。外用适量。煎汤洗
鸦胆子	苦,寒。有小毒。归大肠、肝经	清热解毒,截疟止痢,外用腐蚀赘疣	用于痢疾,疟疾;外治赘疣,鸡眼	0.5~2 g。用龙眼肉包裹吞服,外用适量

第四节 清热凉血药

生地黄 Shengdihuang

《神农本草经》

【来源】 为玄参科多年生草本植物地黄 *Rehmannia glutinosa* Libosch. 的干燥块根。鲜用或干燥切片生用。

【处方用名】 生地、生地黄、大生地。

【性味归经】 甘,寒。归心、肝、肾经。

【功效】 清热凉血,养阴生津。

【应用】

1. 温热病热入营分 见身热口干,舌绛神昏等症,配水牛角、黄连、玄参等,如清营汤。对温热病热入血分,血热毒盛,吐血衄血,斑疹紫黑,可与水牛角、赤芍、牡丹皮同用。用于血热妄行的出血症,常与侧柏叶、荷叶、艾叶等同用,如四生丸。

2. 津伤口渴、内热消渴 本品甘寒,清热养阴,生津止渴。治内热消渴,常与葛根、天花粉等配伍,如玉泉散。治温热伤阴,肠燥便秘,可与玄参、麦冬同用,如增液汤。

【用法用量】 煎服,鲜地黄 12~30 g,生地黄 10~15 g。鲜地黄味甘苦性大寒,作用与干地黄相似,滋阴之力稍逊,但清热生津,凉血之力较强。

【使用注意】 本品性寒而滞,脾虚湿滞腹满便溏者,不宜使用。

知识拓展

生地黄与熟地黄的来源

生地黄为鲜地黄的根,于 10—11 月采摘鲜地黄后生晒、火烘均可,注意控制火力,边烘晒边发汗,当块根变软、外皮变硬、里面变黑即可取出,堆放 1~2 天使其回潮后,再炕至干燥即成。

熟地黄为生地黄的加工品,将生地黄用酒拌匀,用锅蒸至内外黑润,取出晒干即成。

玄参 Xuanshen

《神农本草经》

【来源】 为玄参科多年生草本植物玄参 *Scrophularia ningpoensis* Hemsl. 的根。生用。

【处方用名】 玄参、黑元参、乌元参。

【性味归经】 苦、甘、咸,微寒。归肺、胃、肾经。

【功效】 清热凉血,滋阴降火,解毒散结。

【应用】

1. 温热病热入营分,伤阴耗液 见身热口干,舌绛等症,配生地黄、黄连、连翘等,如清营汤。邪陷心包,神昏谵语之证,可配伍连翘心、麦冬等,如清宫汤。对温热病热入血分,血热毒盛,吐血衄血,斑疹紫黑,可与犀角(水牛角代)、赤芍、牡丹皮同用,如犀角地黄汤。用于肺热燥咳,咽喉肿痛,可与贝母、百合等配伍,如百合固金汤。

2. 咽喉肿痛,瘰疬痰核,痈肿疮毒 治外感瘟毒,热毒壅盛之咽喉肿痛,大头瘟疫,常与薄荷、连翘、板蓝根等同用,如普济消毒饮。治痰火郁结之瘰疬痰核,多与贝母、生牡蛎同用,如消瘰丸。用于痈肿疮毒,多配金银花、连翘、紫花地丁等同用,若配金银花、甘草、当归,可治脱疽,如四妙勇安汤。

【用法用量】 煎服,9~15 g。

【使用注意】 不宜与藜芦同用。

课堂讨论

地黄与玄参的功效有哪些相似的地方,又有哪些不同?

牡丹皮 Mudanpi
《神农本草经》

【来源】 为毛茛科植物牡丹 *Paeonia suffruticosa* Andr. 的根皮。生用或炒用。

【处方用名】 牡丹皮、丹皮。

【性味归经】 苦、辛,微寒。归心、肝、肾经。

【功效】 清热凉血,活血散瘀。

【应用】

1. 温热病热入血分而发斑疹,及血热妄行的吐血衄血 本品能清热凉血,以去血分郁热而收化斑、止血之效,可与赤芍、生地黄同用。用于温病后期,邪伏阴分,津液已伤,夜热早凉,热退无汗之证。本品辛寒,善于清透阴分伏热,常与鳖甲、生地黄、知母等同用,如青蒿鳖甲汤。

2. 血滞经闭、痛经、癥瘕 常与桃仁、赤芍、桂枝同用,如桂枝茯苓丸。治跌打损伤,瘀肿疼痛,常配当归、乳香、没药等。用于疮疡肿毒,可与金银花、连翘、蒲公英等同用。用治肠痈初起,多配伍大黄、桃仁、芒硝等,如大黄牡丹皮汤。

【用法用量】 煎服,6~12 g。散热凉血生用,活血散瘀酒炒用,止血炒炭用。

【使用注意】 血虚有寒,月经过多及孕妇慎用。

知识拓展

丹 皮 之 家

细丹皮:为选过原丹皮后,余下的较细者。

骨丹皮:为细丹皮未抽去木心者。

刮丹皮:又名粉丹皮,为植物牡丹根皮刮去外皮者。

凤丹皮:又名凤丹,为产于安徽铜陵地区凤凰山者,品质最优。

川丹皮:产于四川省垫江、灌县者。

东丹皮:又名东丹,产于山东菏泽等地者。安徽凤凰山牡丹花色不如菏泽牡丹,但凤凰山丹皮较厚,药效好,产量高。

赤芍　Chishao

《药品化义》

【来源】　为毛茛科多年生草本植物芍药 *Paeonia lactiflora* Pall. 或川赤芍 *Paeonia veitchii* Lynch 的根。生用或炒用。

【处方用名】　赤芍、赤芍药、川赤芍。

【性味归经】　苦,微寒。归肝经。

【功效】　清热凉血,散瘀止痛。

【应用】

1. 温热病热入营血,斑疹吐衄　本品苦寒,主入肝经,善走血分,能清肝火,除血分郁热而有凉血止血、散瘀消斑之功。用于温热病热入血分,斑疹紫黑,常配生地黄、牡丹皮同用。

2. 血热瘀滞,经闭、痛经　常与益母草、丹参、泽兰同用。治血瘀癥瘕,常与桃仁、牡丹皮、桂枝同用,如桂枝茯苓丸。治跌打损伤,瘀肿疼痛,常配当归、乳香、没药等。用于疮疡肿毒,可与金银花、连翘、蒲公英等同用。

【用法用量】　煎服,6~12 g。

【使用注意】　不宜与藜芦同用。

其他清热凉血药如表 12-4。

表 12-4　其他清热凉血药

药名	性味归经	功效	主治	用法用量
紫草	甘,咸,寒。归心、肝经	清热凉血,活血解毒,透疹消斑	血热毒盛,斑疹紫黑,麻疹不透,疮疡,湿疹,水火烫伤	5~10 g,外用适量,煎膏或用植物油浸泡涂擦

续表

药名	性味归经	功效	主治	用法用量
水牛角	苦，寒。归心、肝经	清热凉血，解毒定惊	温病高热，神昏谵语，惊风，癫狂，血热毒盛，斑疹，吐血衄血，咽肿，痈肿疮疡	15~30 g。先煎3小时以上

第五节 清虚热药

青蒿 Qinghao
《神农本草经》

【来源】 为菊科一年生草本植物黄花蒿 *Artemisia annua* L. 的地上部分。夏秋二季采收。鲜用或阴干，切段入药。

【处方用名】 黄花蒿、青蒿、青蒿梗、香蒿。

【性味归经】 苦、辛，寒。归肝、胆经。

【功效】 清虚热，退骨蒸，解暑热，截疟。

【应用】

1. 温病后期，余热未清，夜热早凉，热退无汗，或热病后低热不退 本品苦寒，辛香透散，善于清透阴分伏热，常与鳖甲、生地黄、知母等同用，如青蒿鳖甲汤。用于阴虚发热，劳热骨蒸，常与银柴胡、胡黄连、鳖甲、知母等同用，如清骨散。

2. 感受暑邪，发热头痛口渴 本品芳香而散，善解暑热，故可治上述感受暑邪之证，常与连翘、茯苓、滑石等同用。

3. 疟疾寒热 可单用较大剂量鲜品捣汁服，或随证配伍黄芩、通草等。

【用法用量】 煎服，6~12 g，入煎剂宜后下。

【使用注意】 脾胃虚弱，肠滑泄泻者忌服。

知识拓展

屠呦呦与青蒿素

20 世纪 60 年代，疟原虫对奎宁类药物已经产生了抗药性，严重影响疟疾的治疗效果。屠呦呦受中药典籍《肘后备急方》启发，创造性地研制出抗疟新药——青蒿素和双氢青蒿素，青蒿素及其衍生物能迅速消灭人体内疟原虫，对恶性疟疾有很好的治疗效果，被誉为"拯救 2 亿人口"的发现。2015 年 10 月屠呦呦获 2015 年诺贝尔生理学或医学奖，成为第一个获得诺贝尔自然学奖的中国人。

地骨皮　Digupi

《神农本草经》

【来源】　为茄科落叶灌木植物枸杞 *Lycium chinensis* Mill. 或宁夏枸杞 *Lycium barbarum* L. 的根皮。初春或秋后采挖,剥取根皮,晒干,切段入药。

【处方用名】　地骨皮、地骨、骨皮、枸杞根。

【性味归经】　甘,寒。归肺、肝肾经。

【功效】　凉血退蒸,清肺降火。

【应用】

1. 阴虚血热,骨蒸潮热,盗汗等证　本品善清虚热,常与知母、鳖甲等同用,如地骨皮汤。用于血热妄行的吐血、衄血等症,可与白茅根、侧柏叶等药同用。

2. 肺热咳喘　本品能清泄肺热,热去则肺气清肃而咳喘自止,常与桑白皮、甘草同用,如泻白散。

此外,本品于清热除蒸泄火之中,兼有生津止渴的作用,可与生地黄、天花粉、五味子等同用,治内热消渴。

【用法用量】　煎服,9~15 g。

【使用注意】　外感风寒发热及脾虚便溏者不宜用。

知识拓展///

地骨皮含甜菜碱、β- 谷甾醇、蜂花酸、亚油酸、桂皮酸、多种酚类物质及皂苷等,具有解热、降血糖、降血脂、降血压及抗菌等作用。

其他清虚热药如表 12-5。

表 12-5　其他清虚热药

药名	性味归经	功效	主治	用法用量
白薇	苦、咸,寒。归胃、肝、肾经	清热凉血,利尿通淋,解毒疗疮	阴虚发热,骨蒸劳热,血虚发热,温病发热,热淋,血淋,痈肿疮毒,虫蛇咬伤,咽喉肿痛,阴虚外感	5~10 g
银柴胡	甘,微寒。归肝、胃经	清虚热,除疳热	阴虚发热,骨蒸劳热,小儿疳积发热	3~10 g
胡黄连	苦,寒。归肝、胃、大肠经	退虚热,除疳热,清湿热	阴虚发热,骨蒸潮热,疳积发热,湿热泻痢,黄疸尿赤,痔疮肿痛	3~10 g

岗位对接

用药指导

情境:患者女,16岁。4月3日因"发热5天"为主诉来诊。患者6天前出现发热,微恶寒,口微渴,无汗。自服"感冒灵"后出汗,恶寒消失,但身热更甚,口渴而欲饮,大汗,舌质红,脉数。

处方1:石膏50 g,知母18 g,甘草(炙)6 g,粳米9 g。

处方2:青蒿6 g,鳖甲15 g,生地黄15 g,知母6 g,牡丹皮9 g。

请根据给出的病例:

1. 在上述处方中选出合适的一个,并做分析。

2. 根据清热药使用注意事项,对选出处方的煎煮与使用注意事项对患者进行用药交代。

课后练一练

一、思考题

1. 根据清热药的主要性能可分几类? 各写出两味代表药物。

2. 试述清热药的使用注意事项。

3. 比较石膏与知母,黄芩、黄连与黄柏,金银花与连翘,牡丹皮与赤芍性能、功效与应用之异同点。

4. 石膏配知母,黄连配木香,知母配黄柏各有什么意义?

二、自测题

自测题

（蔡　伟）

第十三章
泻下药

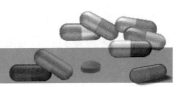

- 掌握泻下药的概念、功效、分类、性能特点、适应证;掌握常见泻下类药物的药性、功效与应用。
- 熟悉泻下药的使用注意事项。
- 了解泻下类中药的用法、用量。

思维导图

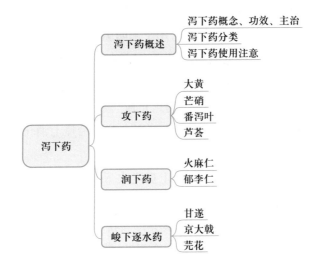

```
                                    泻下药概念、功效、主治
                        泻下药概述      泻下药分类
                                    泻下药使用注意

                                    大黄
                                    芒硝
                        攻下药       番泻叶
                                    芦荟
            泻下药
                                    火麻仁
                        润下药       郁李仁

                                    甘遂
                        峻下逐水药     京大戟
                                    芫花
```

　　凡是以通便泻热,攻积逐水为主要功效,用于治疗里实证的药物,称为泻下药。

　　泻下药多味苦性寒,入大肠经,能泻下通便,以排除胃肠积滞、燥屎及有害物质(毒、瘀、虫等);或清热泻火,使实热壅滞之邪通过泻下而清解;或逐水退肿,使水湿停饮随二便排出。主要适用于大便秘结,胃肠积滞,实热内结及水肿停饮等里实证。

　　泻下药可分为攻下药、润下药及峻下逐水药。其中攻下药和峻下逐水药泻下作用峻猛,尤以后者为甚,润下药作用较为缓和。

　　使用泻下药应注意:①里实兼表邪者,当先解表后攻里或表里双解,以免表邪内陷;里实而正虚者,应与补益药同用,攻补兼施,使攻邪而不伤正。②攻下及峻下逐水药作用峻猛,或具有毒性,易伤正气及脾胃,须严格炮制法度,控制用量,防止中毒,故年老体虚、脾胃虚弱者当慎用。③妇女胎前产后及经期应当慎用或忌用。

视频

攻下药

第一节 攻 下 药

大黄 Dahuang

《神农本草经》

【来源】 为蓼科植物掌叶大黄 *Rheum palmatum* L.、唐古特大黄 *Rheum tanguti-cum* Maxim.ex Balf. 或药用大黄 *Rheum officinale* Baill. 的干燥根及根茎。

【处方用名】 生大黄、酒大黄、熟大黄、大黄炭。

【性味归经】 苦,寒,归脾、胃、大肠、肝、心包经。

【功效】 泻下攻积,清热泻火,凉血解毒,逐瘀通经,利湿退黄。

【应用】

1. 积滞便秘 本品有较强的泻下作用,能荡涤肠胃,推陈致新,为治疗积滞便秘之要药。又因其苦寒沉降,善能泄热,故实热便秘尤为适宜。①常与芒硝、厚朴、枳实配伍,以增强泻下攻积之力,为急下之剂,用于阳明腑实证,如大承气汤。②若大黄用量较轻,与麻仁、杏仁、蜂蜜等润肠药同用,则泻下力缓和,用于肠胃燥热,脾津不足之大便秘结,如麻仁丸、麻仁润肠丸。

2. 血热吐衄 本品苦寒降泄,善于泻火止血。常与黄连、黄芩同用,治血热妄行之吐血、衄血、咯血,如泻心汤。现代临床单用大黄粉治疗上消化道出血,有较好的疗效。

3. 目赤、咽喉咽肿 本品苦降,能使上炎之火下泄,用于火邪上炎所致的目赤肿痛、咽喉肿痛、牙龈肿痛等证,可与黄芩、栀子等同用治火邪上炎,如凉膈散。

4. 热毒疮疡、烧烫伤 本品内服外用均可。内服能清热解毒,并借其泻下通便作用,使热毒下泄。①治热毒痈肿疔疮,常与金银花、蒲公英、连翘等同用。②治疗肠痈腹痛,可与牡丹皮、桃仁、芒硝等同用,如大黄牡丹汤。③治烧烫伤,可单用粉或配地榆粉,用麻油调敷患处。

5. 瘀血证 本品性通泄,入血分,调血脉,具有较好的活血逐瘀通经作用,为治疗瘀血证的常用药物。①治跌打损伤、瘀血肿痛,常与当归、红花、穿山甲等同用,如复元活血汤。②治妇女瘀血经闭,可与桃核、桂枝等配伍,如桃核承气汤。

6. 湿热痢疾、黄疸、淋证 本品具有泻下通便,导湿热外出之功,可用治湿热黄疸、尿赤便秘。①如治肠道湿热积滞的痢疾,单用一味大黄即可见效,或与黄连、黄芩、白芍等同用。②治湿热黄疸,常配茵陈、栀子,如茵陈蒿汤。③治湿热淋证,常配木通、车前子、栀子等,如八正散。

【用法用量】　煎服,3~15 g。外用适量。生大黄泻下力较强,欲攻下者宜生用,且入汤剂应后下,或用开水泡服,久煎则泻下力减弱;酒炙大黄泻下力较弱,活血作用较好,宜用于瘀血证;大黄炭则多用于出血证。

【使用注意】　①本品为峻烈攻下之品,易伤正气,如非实证,不宜妄用。②本品苦寒,易伤胃气,脾胃虚弱者慎用。③本品性沉降,且善活血祛瘀,故妇女怀孕、月经期、哺乳期应忌用。

知识拓展

大黄中的化学成分及药理作用

大黄主要含蒽醌衍生物,主要包括游离型蒽醌及结合型蒽醌,其中游离型蒽醌有大黄酸、大黄素、芦荟大黄素及大黄素甲醚,具有良好的抗菌活性;结合型蒽醌主要有大黄酸-8-葡萄糖苷、大黄素甲醚葡萄糖苷及番泻苷等,具有良好的泻下活性,其中以番泻苷的泻下作用最强。

芒硝　Mangxiao

《名医别录》

【来源】　为含硫酸盐类矿物芒硝族芒硝经加工精制而成的结晶体,主含含水硫酸钠($NaSO_4 \cdot 10H_2O$)。

【处方用名】　芒硝、皮硝、元明粉、玄明粉。

【性味归经】　咸、苦,寒。归胃、大肠经。

【功效】　泻下攻积,润燥软坚,清热消肿。

【应用】

1. 积滞便秘　本品咸、苦,寒,有泻热通便,润燥软坚之功,常用于肠胃实热积滞,大便燥结。常与大黄相须为用,以增强泻下通便作用,如大承气汤、调胃承气汤。现代临床亦常用于胆石症腹痛便秘者。

2. 咽痛、口疮、目赤及痈疮肿痛　本品外用有清热消肿作用。治疗咽喉肿痛、口舌生疮,常与硼砂、冰片、朱砂制成散剂外用,如冰硼散;或以芒硝置西瓜中制成的西瓜霜外用;治疗目赤肿痛,可用芒硝置豆腐上化水或用玄明粉配制眼药水,外用滴眼;治乳痈初起,可用本品化水或用纱布包裹外敷;治肠痈初起,可与大黄、大蒜同用,捣烂外敷;治疗痔疮肿痛,可用本品煎汤外洗;治疗丹毒,可用本品化水后外涂。

【用法用量】　一般不入煎剂,待汤剂煎得后,冲入药汁内或开水溶化后服用。6~12 g。外用适量。

【使用注意】　孕妇及哺乳期妇女慎用,不宜与硫黄、三棱同用。

番泻叶 Fanxieye

《饮片新参》

【来源】 为豆科植物狭叶番泻 *Cassia angusti folia* Vahl. 或尖叶番泻 *C.acutifolia* De-lile. 的干燥小叶。

【处方用名】 番泻叶。

【性味归经】 甘、苦,寒。归大肠经。

【功效】 泻下通便。

【应用】

1. 热结便秘 本品苦寒,既泻下导滞,又清导实热,治疗于便秘、习惯性便秘及老年便秘。大多小剂量单味泡服,起缓泻通便作用;亦可与枳实、厚朴配伍,以增强泻下导滞的作用。

2. 腹水肿胀 本品能泻下行水消胀,用于腹水肿胀,可单味泡服,或与牵牛子、大腹皮同用。

【用法用量】 煎汤宜后下或温开水泡服,2~6 g。

【使用注意】 妇女哺乳期、月经期及孕妇忌用。大剂量服有恶心、呕吐、腹痛等不良反应。

芦荟 Luhui

《药性论》

【来源】 为百合科植物库拉索芦荟 *Aloe barbadensis* Miller 叶的汁液浓缩干燥物。

【处方用名】 芦荟。

【性味归经】 苦,寒。归肝、胃、大肠经。

【功效】 泻下通便,清肝,杀虫。

【应用】

1. 热结便秘 本品苦寒,既能泻下通便,又能清肝火,除烦热,常用于热结便秘,兼见心肝火旺、烦躁失眠之证,常与朱砂配伍,如更衣丸。

2. 烦躁抽搐 本品有较好的清肝火作用,并有除烦定惊的作用,用治肝经实火引起的便秘溲赤、头晕头痛、烦躁易怒、惊风抽搐等证,常与龙胆草、栀子、青黛等同用,如当归芦荟丸。

3. 小儿疳积 本品可杀虫疗疳,用于小儿疳积证。常与人参、使君子等配伍,如肥儿丸。

此外,取其杀虫之效,可外用治疗癣疮。

【用法用量】 宜入丸散,2~5 g。外用适量。

【使用注意】 脾胃虚弱、食少便溏及孕妇忌用。

视频

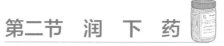

润下药

第二节 润下药

火麻仁 Huomaren

《神农本草经》

【来源】 为桑科植物大麻 *Cannabis sativa* L. 的干燥成熟果实。

【处方用名】 火麻仁。

【性味归经】 甘,平。归脾、胃、大肠经。

【功效】 润肠通便。肠燥便秘。

【应用】 本品甘平,质润,能润肠通便,又有滋养补虚作用,适用于老人、产妇及体弱津血不足的肠燥便秘证,可单用,亦常与桃仁、瓜蒌仁、杏仁等润肠通便药同用,或与大黄、枳实、厚朴等配伍,以加强通便作用,如麻仁丸。

【用法用量】 煎服,10~15 g,打碎入煎。

郁李仁 Yuliren

《神农本草经》

【来源】 为蔷薇科植物欧李 *Prunus humilis* Bge.,郁李 *P. japonica* Thunb. 或长柄扁桃 *P.pedunculata* Maxim. 的干燥成熟种子。

【处方用名】 郁李仁。

【性味归经】 辛、苦、甘,平。归脾、大肠、小肠经。

【功效】 润肠通便,利水消肿。

【应用】

1. 肠燥便秘 本品润肠通便作用类似火麻仁而较强,且润中兼可行大肠之气滞。常用于肠燥便秘而有大肠气滞之证,可与火麻仁、柏子仁、桃仁等同用,如五仁丸。

2. 水肿胀满、脚气浮肿 本品能下气利水消肿。用于治疗水肿胀满及脚气浮肿,兼二便不利之证。

【用法用量】 煎服,6~10 g。

【使用注意】 孕妇慎用。

视频

峻下逐水药

第三节 峻下逐水药

甘遂 Gansui

《神农本草经》

【来源】 为大戟科植物甘遂 *Euphorbia kansui* T.N.Liou ex T.P.Wang 的干燥块根。

【处方用名】 甘遂、醋甘遂。

【性味归经】 苦,寒;有毒。归肺、肾、大肠经。

【功效】 泻水逐饮,消肿散结。

【应用】

1. 水肿、鼓胀、胸胁停饮 本品苦寒性降,善行经隧之水湿,泻下逐饮力峻,药后可连续泻下,使潴留水饮随二便排出体外。凡水肿、大腹鼓胀、胸胁停饮,正气未衰者,均可用之。

2. 风痰癫痫 本品能荡涤痰涎。临床上与朱砂研末为丸服用,如遂心丹。

3. 痈肿疮毒 本品外用能消肿散结,可用甘遂末调敷患处。

【用法用量】 炮制后多入丸散,0.5~1.5 g。生品只供外用,适量。

【使用注意】 本品峻泻有毒,虚弱及孕妇忌用。反甘草。

京大戟 Jingdaji
《神农本草经》

【来源】 为大戟科植物大戟 Euphorbia bekinensis Rupr. 的干燥根。

【处方用名】 京大戟,醋大戟。

【性味归经】 苦,寒;有毒。归肺、脾、肾经。

【功效】 泻水逐饮,消肿散结。

【应用】

1. 水肿、鼓胀 本品苦寒,作用类似甘遂而稍逊,适用于水肿、鼓胀,二便不利,常与甘遂、芫花等同用,如十枣汤。

2. 痰饮积聚 本品可用于治痰湿水饮停滞,胸膈胁肋隐痛。

3. 痈肿疮毒、瘰疬痰核 本品苦寒,可消肿散结,内服外用均可。

【用法用量】 煎服,1.5~3 g;入丸散服,每次 1 g。外用适量。内服醋制用,以降低毒性。

【使用注意】 虚弱者及孕妇忌用。反甘草。

芫花 Yuanhua
《神农本草经》

【来源】 为瑞香科植物芫花 Daphne genkwa Sieb.et Zucc. 的干燥花蕾。

【处方用名】 芫花、醋芫花。

【性味归经】 苦、辛,温;有毒。归肺、脾、肾经。

【功效】 泻水逐饮,祛痰止咳,杀虫疗疮。

【应用】

1. 水肿鼓胀 本品泻水逐饮作用与甘遂、京大戟相似而力稍逊,适用水肿,鼓胀,二便不利且正气未衰等证。常与甘遂、京大戟及牵牛子等同用。

2. 痰饮咳喘 本品能消胸中痰饮,又具有祛痰止咳之功,可用于胸胁停饮所致的咳喘。

3. 头疮、白秃、顽癣及痈肿　本品外用能杀虫疗疮,用治头疮、白秃、顽癣及痈肿,可用本品研末,猪脂调膏擦患处。

【用法用量】　煎服,1.5~3 g;入丸散服,每次 0.6~0.9 g。外用适量。内服醋制用,以降低毒性。

【使用注意】　虚弱者及孕妇忌用。反甘草。

岗 位 对 接

用药指导

情境:

张某,42 岁,数日不大便,脘腹胀满疼痛,苔黄厚而干,脉沉实有力。

请根据给出的病例:

1. 分析描述症状并进行辨证。

2. 应选用本章哪些中药治疗?

课后练一练

一、思考题

1. 试比较大黄与芒硝的性能及功效异同。

2. 大黄不同炮制品临床应用有何区别?

二、自测题

自测题

(闫志慧)

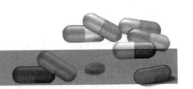

第十四章
祛风除湿药

思维导图

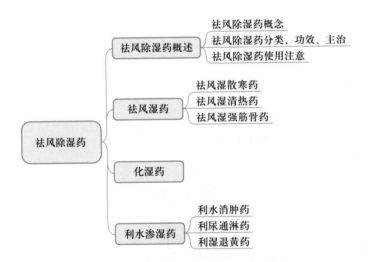

　　以祛除风湿、化湿运脾或渗利水湿为主要功效治疗风湿痹症、湿阻中焦或水湿内停证的药物,称为祛风湿除湿药。按功效不同,又分为祛风湿药、芳香化湿药及渗水利湿药。

　　祛风湿药味多辛苦,性或温或凉,主入肝、脾、肾经。善于祛风湿、除痹证,部分药物还兼有通络、活血、止痛及补肝肾等作用。主要用于风湿痹证之关节疼痛、屈伸不利、筋脉拘挛等。

　　化湿药辛香温燥,能醒脾和胃、燥湿化浊舒畅气机等作用。主要用于湿阻中焦、脾阳被困,运化失常导致的脘腹痞满、食少倦怠、舌苔白腻等。此外,湿温、暑湿初起,亦可用之。利水渗湿药味多甘淡,归膀胱、小肠经。主要用于水湿内停所导致的水肿、胀满、小便不利,以及湿邪为患或湿热所致诸证,如淋浊、湿痹、黄疸、湿温、腹泻等。

祛风湿除湿药易伤阴液,故阴虚者应慎用。

第一节　祛风湿药

祛风湿药根据其药性和功效的不同,分为祛风湿散寒药、祛风湿清热药、祛风湿强筋骨药三类。

1. 祛风湿散寒药　性味辛、苦,温燥,有祛风除湿,散寒止痛的功效,主要适用于风寒湿痹证。

2. 祛风湿清热药　性味多为辛、苦,寒,具有祛风湿,清热通络之功,主要用于风湿热痹证。

3. 祛风湿强筋骨药　既祛风湿,又兼有一定的补肝肾,强筋骨的作用,常用于风湿日久,肝肾虚损,腰膝酸软,走路乏力等。

祛风湿药易伤阴耗血,使用时应注意阴血亏虚者应慎用。

▶ 视频

祛风湿散寒药

一、祛风湿散寒药

独活　Duhuo
《神农本草经》

【来源】　为伞形科植物重齿毛当归 *Angelica pubescens Maxim.f.biserrata* Shan et Yuan 的干燥根。

【处方用名】　独活。

【性味归经】　辛、苦,微温。归肾,膀胱经。

【功效】　祛风湿,止痛,解表。

【应用】

1. 风寒湿痹　本品为治风寒湿痹之要药,因主入足少阴肾经,故善治腰背及下半身酸重疼痛。治风寒湿痹,关节肌肉、腰背手足疼痛,可配伍当归、白术、肉桂等,如独活汤。治痹证日久正虚,腰膝酸软,关节屈伸不利,需配伍桑寄生、杜仲、牛膝等,如独活寄生汤。

2. 风寒挟湿表证　本品能祛风散寒除湿解表。治风寒夹湿,外感头痛如裹,昏沉胀重,可配伍羌活、藁本、防风等,如羌活胜湿汤。治疗外感风寒湿邪,兼有里热,可配防风、羌活、黄芩等,如大羌活汤。

3. 牙痛,头痛 本品能发散郁火,可用于治疗风火牙痛,常配伍石膏、升麻、川芎等。本品善入肾经而搜伏风,治疗少阴头痛(头晕头痛连及齿颊),可配伍细辛、川芎等,如独活细辛汤。

此外,独活善于祛风除湿,用于皮肤风湿瘙痒证。

【用法用量】 煎服,3~10 g。外用适量,煎汤外洗。

【使用注意】 阴虚血燥者慎用。

知识拓展

羌活和独活的异同

羌活和独活功效相似,皆有祛风湿止痛作用,但羌活性较燥烈,尤善发汗解表,常用于痛在上半身的风寒湿痹;独活性较缓和,发汗力不及羌活,常用于痛在下半身的风寒湿痹。如周身皆痛,则二者皆可用,相得益彰。如用于头痛,羌活善治足太阳经头痛,独活善治足少阴经头痛。

威灵仙 Weilingxian

《新修本草》

【来 源】 为毛茛科植物威灵仙 *Clematis chinensis* Osbeck., 棉团铁线莲 *C. hexapetala* Pall. 或东北铁线莲 *C. manshurica* Rupr. 的干燥根及根茎。

【处方用名】 威灵仙。

【性味归经】 辛、咸,温。归膀胱经。

【功效】 祛风湿,通络止痛。

【应用】

1. 风湿痹痛 本品辛散温通,性猛善走,通行十二经,既能祛风湿,又能通经络而止痛,为治风湿痹痛要药。凡风湿痹痛、肢体麻木、筋脉拘挛、屈伸不利者皆可应用,尤宜于风邪偏盛,拘挛掣痛者。

2. 骨鲠咽喉 本品味咸,能软坚而消骨鲠,可先将本品煎汤,再加醋、砂糖适量,分数次含口中,慢慢咽下。

此外,本品也可用于痰饮、噎膈、痞积等。

【用法用量】 煎服,6~10 g。外用适量。

【使用注意】 气血虚弱者慎服。

▶ 视频

祛风湿清热
药

二、祛风湿清热药

防己 Fangji

《神农本草经》

【来源】 为防己科植物粉防己 *Stephania tetrandra* S. Moore 的干燥根。

【处方用名】 防己、粉防己、汉防己。

【性味归经】 苦,寒。归膀胱、肺经。

【功效】 祛风湿,止痛,利水消肿。

【应用】

1. 风湿痹证 本品能祛风湿通络,治疗风湿痹痛湿邪偏盛为要药。治疗寒湿痹痛可与乌头、肉桂、白术等配伍,如防己汤。因其性寒,可用于湿热痹痛。可与滑石、薏苡仁、杏仁、连翘配伍,如宣痹汤。

2. 水肿,小便不利 本品苦寒降泄,善走下行,能清湿热利小便,尤以泄下焦膀胱湿热见长。如治风水证,常与黄芪、白术、甘草等配伍,如防己黄芪汤。

3. 脚气 本品能治疗脚气足胫肿痛、重着、麻木。可与吴茱萸、槟榔、木瓜等配伍。

【用法用量】 煎服,5~10 g。

【使用注意】 本品苦寒易伤正气,胃弱阴虚体弱者慎服。

秦艽 Qinjiao

《神农本草经》

【来源】 为龙胆科植物秦艽 *Gentiana macrophylla* Pall.,麻花秦艽 *G. straminea* Maxim.,粗茎秦艽 *G. crassicaulis* Duthie ex Burk. 或小秦艽 *G. dahurica* Fisch. 的干燥根。

【处方用名】 秦艽。

【性味归经】 辛、苦,平。归胃、肝、胆经。

【功效】 祛风湿,清湿热,止痹痛,退虚热。

【应用】

1. 风湿痹痛 本品能祛风湿,通络止痛。风湿痹痛、筋脉拘挛、骨节酸疼或手足不遂等,无问寒热新久均可配伍应用。其性偏寒,兼有清热作用,善治痹证属热者,多配防己、牡丹皮、络石藤、忍冬藤等。如痹证属寒者,可配羌活、独活、桂枝、附子等。

2. 中风不遂 本品能祛风邪,舒经络,可用于中风、口眼㖞斜,言语不利。如恶风恶寒者,可与升麻、葛根、防风等同用,如秦艽升麻汤。

3. 骨蒸潮热 本品能清热除蒸,治疗阴虚骨蒸潮热。治疗骨蒸,可与青蒿、鳖甲、地骨皮等同用,如秦艽鳖甲散。如治肺痿劳咳,体虚自汗,可配人参、鳖甲、柴胡等,如秦艽扶羸汤。

4. 湿热黄疸 本品能清肝胆湿热而退黄。可单用,亦可与茵陈蒿、栀子、大黄等同用。

此外,本品能治痔疮、肿毒等。

【用法用量】 煎服,3~10 g。

视频

祛风湿强筋
骨药

三、祛风湿强筋骨药

桑寄生 Sangjisheng
《神农本草经》

【来源】 为桑寄生科植物桑寄生 *Taxillus chinensis*(DC.)Danser 的干燥带叶茎枝。

【处方用名】 桑寄生。

【性味归经】 苦、甘,平。归肝、肾经。

【功效】 祛风湿,补肝肾,强筋骨,安胎。

【应用】

1. 风湿痹证 本品祛风湿长于补肝肾,强筋骨,对痹证日久,伤及肝肾,腰膝酸软,筋骨无力者尤宜,常与独活、杜仲、牛膝、桂心等同用,如独活寄生汤。

2. 崩漏经多、妊娠漏血、胎动不安 本品能补肝肾,养血而固冲任,安胎。治肝肾亏虚、月经过多、崩漏、妊娠下血、胎动不安者,常配阿胶、续断、菟丝子等,如寿胎丸。

【用法用量】 煎服,9~15 g。

五加皮 Wujiapi
《神农本草经》

【来源】 为五加科细柱五加 *Acanthopanax gracilistylus* W.W.Smith 的干燥根皮,习称"南五加皮"。

【处方用名】 五加皮、南五加皮。

【性味归经】 辛、苦,温。归肝、肾经。

【功效】 祛风除湿,补肝肾,强筋骨,利水消肿。

【应用】

1. 风寒湿痹 本品辛能散风,温能祛寒,为强壮祛风湿药,尤宜于老人及久病体虚者。可单用浸酒饮,亦可与当归、牛膝、地榆等配伍,如五加皮酒。治疗风湿痹痛,筋脉拘挛,可与木瓜、松节配伍,如五加皮散。

2. 筋骨痿软 本品能补肝肾,强筋骨,用于肝肾不足,腰膝酸软。治疗肝肾亏虚,腰膝酸软,可与杜仲、牛膝等配伍;治疗小儿行迟,可与龟甲、牛膝、木瓜等配伍。

3. 水肿 本品温肾利水,治水肿。可与茯苓皮、生姜皮、地骨皮配伍,如五皮散。

【用法用量】 煎服,5~10 g。酒浸或入丸散。

其他祛风湿药如表 14-1。

表 14-1 其他祛风湿药

药名	性味归经	功效	主治	用法用量
木瓜	酸,温。归肝、脾经	舒筋活络,和胃化湿	风湿痹证,脚气水肿、吐泻转筋	煎服,6~9 g
川乌	辛、苦,热;有大毒。归心、肝、肾、脾经	祛风湿,温经止痛	风寒湿痹,心腹冷痛、寒疝疼痛、跌打损伤	炮制后用,煎服,1.5~3 g,宜先煎、久煎。外用适量
蕲蛇	甘、咸,温;有毒。归肝经	祛风,通络,止痉	风湿顽痹、中风半身不遂,小儿惊风、破伤风,麻风、疥癣、皮肤瘙痒	煎汤,3~9 g,研末吞服,每次 1~1.5 g,一日 2~3 次,或酒浸、熬膏、入丸散服
桑枝	微苦,平。归肝经	祛风通络,行水消肿	风湿痹痛、四肢拘挛,水肿、脚气浮肿	煎服,9~15 g
豨莶草	辛、苦,寒。归肝、肾经	祛风湿,利关节,解毒	风湿痹痛、中风半身不遂,风疹、湿疮、疮痈	煎服,9~12 g。外用适量
雷公藤	苦、辛,寒;有大毒。归心、肝经	祛风湿,活血通络,消肿止痛,杀虫解毒	风湿顽痹,麻风、顽癣、湿疹、疥疮、皮炎、疔疮肿毒	煎汤,1~6 g,宜久煎,外用适量
狗脊	苦、甘,温。归肝、肾经	祛风湿,补肝肾,强腰膝	风湿痹证,腰膝酸软、下肢无力,遗尿、白带过多	煎服,6~12 g
千年健	苦、辛,温。归肝、肾经	祛风湿,强筋骨	风寒湿痹	煎服,5~10 g,或酒浸服

▶ 视频

第二节 化 湿 药

化湿药

广藿香 Guanghuoxiang

《名医别录》

【来源】 为唇形科植物广藿香 *Pogostemon cablin*(Blanco)Benth. 的干燥地上部分。

【处方用名】 广藿香、藿香、藿香叶、藿香梗、鲜藿香。

【性味归经】 辛、微温。归脾、胃、肺经。

【功效】 化湿,解暑,止呕。

【应用】

1. 湿阻中焦 本品能运脾胃、调中焦、化湿浊,是治疗湿阻中焦的常用药。治疗湿浊困脾、中焦不和可配伍苍术、厚朴、半夏等,如不换金正气散。

2. 暑湿证、湿温初起 本品能散表寒,化湿浊,用于治疗暑月外感风寒、内伤湿滞证。

3. 呕吐　本品能化湿,和中止呕,尤适用于脾胃湿浊引起的呕吐。

【用法用量】　煎服,3~10 g。鲜品加倍。

【使用注意】　阴虚血燥者不宜用。

知识拓展

藿香中的化学成分

植物广藿香和藿香中主要化学成分为挥发油和黄酮类化合物。

广藿香中挥发油约为 1.5%,主要含广藿香酮和广藿香醇等,另有多种倍半萜类化合物,黄酮类主要为芹黄素、鼠李黄素和商陆黄素等。

藿香中挥发油约为 0.28%,主要含甲基胡椒酚,另含有茴香醚和茴香醛等,黄酮类主要含刺槐黄素、藿香苷及藿香素等。

砂仁　Sharen

《药性论》

【来源】　为姜科植物阳春砂 *Amomum villosum* Lour.,绿壳砂 *Amomum villosum* Lour.var.*xanthioides* T.L.Wu et Senjen 或海南砂 *Amomum longiligulare* T.L.Wu 的干燥成熟果实。

【处方用名】　砂仁、缩砂仁、阳春砂。

【性味归经】　辛,温。归脾、胃、肾经。

【功效】　化湿开胃,温脾止泻,理气安胎。

【应用】

1. 脾胃气滞、湿阻中焦证　本品能散能通,入脾胃两经,能化湿行气温中,治疗脾胃湿阻及气滞所致脾胃不和诸证,尤宜于寒湿气滞。如治疗脾胃气虚夹湿,可配伍人参、茯苓、薏苡仁及白术等,如参苓白术散;如治疗脾胃气滞,食入不化者,可配伍枳实、白术,如香砂枳术丸。

2. 虚寒吐泻　本品能温中健脾、和胃调中。常用于治疗虚寒吐泻、冷痢证。

3. 妊娠恶阻及胎动不安　本品能行气和中安胎。常用于肝气郁结、胃失和降而致妊娠恶阻证。如治妊娠胃虚气逆,呕吐不食,可以砂仁为末,入姜汁时服,如缩砂丸。

【用法用量】　煎服,3~6 g,后下。用时捣碎。

【使用注意】　阴虚血燥者慎用。

苍术　Cangzhu
《神农本草经》

【来源】 为菊科植物茅苍术 *Atractylodes lancea*（Thunb.）DC. 或北苍术 *Atractylodes chinensis*（DC.）Koidz 的干燥根茎。

【处方用名】 苍术、茅苍术、北苍术、炒苍术。

【性味归经】 辛、苦,温。归脾、胃、肝经。

【功效】 燥湿健脾,祛风散寒,明目。

【应用】

1. 湿阻中焦证　本品芳香性燥入脾胃经,能燥湿健脾。常用于湿阻中焦,脾失健运所致脘腹胀满、恶心、呕吐、大便溏薄、倦怠乏力、舌苔白腻等,常与厚朴、陈皮等配伍,如平胃散。

2. 风湿痹证　本品功善燥湿,治痹证湿胜者尤宜,亦可用于风胜之行痹及寒重之痛痹。治疗湿热下注而致热痹,常与黄柏同用,如二妙散或与石膏、知母等配伍,如白虎加苍术汤。

3. 风寒夹湿表证　本品长于散风寒、祛湿邪,主治风寒夹湿表证,症见恶寒发热、头身疼痛、无汗鼻塞,常与羌活、白芷、细辛等配伍,如神术散。

此外,本品尚能明目,用于夜盲症及眼目昏涩。可单用,或与羊肝、猪肝蒸煮同食。

【用法用量】 煎服,3~9 g。

【使用注意】 本品苦温燥烈,故阴虚内热、气虚多汗者忌用。

厚朴　Houpo
《神农本草经》

【来源】 为木兰科植物厚朴 *Magnolia officinalis* Rehd.et Wils. 或凹叶厚朴 *Magnolia officinalis* Rehd.et Wils.var. *biloba* Rehd.et Wils 的干燥干皮、根皮及枝皮。

【处方用名】 厚朴、川朴、炒厚朴、姜厚朴、制厚朴。

【性味归经】 苦、辛,温。归脾、胃、肺、大肠经。

【功效】 燥湿消痰,下气除满。

【应用】

1. 湿阻中焦、脾失健运　本品能燥湿、下气除满,为行气除胀之要药。治疗痰气郁结,梅核哽喉,可配伍半夏、苏叶、茯苓等,如半夏厚朴汤。

2. 食积气滞、腹胀便秘　本品能行气消痞,消积导滞,常用于食积不化、脘腹胀痛。如治疗积滞较重者,可配伍大黄、枳实等,如大承气汤。

3. 痰饮喘咳　本品能燥湿痰,降肺气,能消痰涎而平咳喘。可治疗痰多壅肺、胸闷气逆证,可配伍紫苏子、肉桂、当归等,如苏子降气汤。

【用法用量】 煎服,3~10 g。

【使用注意】 体虚及孕妇慎用。

第三节　利水渗湿药

利水渗湿药味多甘淡,主归膀胱、小肠经,作用趋向偏于下行。根据其性能特点和功效主治病证的不同,利水渗湿药可分为利水消肿药、利尿通淋药、利湿退黄药三类。

1. 利水消肿药　以渗利水湿,消除水肿为主要功效,适用于水湿内停所致的水肿、小便不利等病证。常与健脾药合用,治疗脾虚水湿运化无力之水肿,与补肾温阳药合用,治疗肾阳虚水湿内停之水肿。

▶视频

利水渗湿药概述

2. 利尿通淋药　以具有利尿通淋,清利湿热为主要功效,适用于以小便频数,灼热淋沥涩痛为主的热淋、石淋、血淋。

3. 利湿退黄药　以清利湿热,利胆退黄为主要功效,适用于湿热黄疸证。

使用利水渗湿药时,应注意本类药物易耗伤津液,对阴亏津少、肾虚遗精遗尿者,宜慎用或忌用。孕妇慎用。

一、利水消肿药

茯苓　Fuling
《神农本草经》

【来源】　为多孔菌科真菌茯苓 *Poria cocos*(Schw.)Wolf 的干燥菌核。

【处方用名】　茯苓、白茯苓、云苓。

【性味归经】　甘、淡,平。归心、肺、脾、肾经。

【功效】　利水渗湿,健脾,宁心。

【应用】

1. 水肿、小便不利　本品为利水消肿之要药,可治疗各种类型水肿。治疗水湿停滞,小便不利,水肿胀满,可与桂枝、白术、泽泻配伍,如五苓散。治疗脾肾阳虚衰,水湿内停,可与附子、白术、生姜配伍,如真武汤。

2. 脾虚　本品能健脾补中,渗水利湿而止泻。治疗脾胃虚弱,食少纳呆、倦怠乏力,可与人参、白术、甘草配伍,如四君子汤。

3. 心悸、失眠　本品益心脾而宁心安神。治疗心脾两虚,气血不足之心悸怔忡、失眠健忘,可与人参、当归、酸枣仁等配伍,如归脾汤。

【用法用量】　煎服,10~15 g。

【使用注意】　虚寒精滑者忌用。

知识拓展 //

茯苓中的化学成分

茯苓菌核主要含茯苓多糖和三萜类成分,茯苓多糖主要含茯苓聚糖、茯苓次聚糖,三萜类成分主要含茯苓酸、松苓酸及松苓新酸等。具有利尿、抗肿瘤、保肝、抗衰老及调节免疫等作用。临床上常用于治疗肿瘤、肝炎、心律失常、失眠等病证。

薏苡仁　Yiyiren

《神农本草经》

【来源】　为禾本科植物薏苡 *Coix lacryma-jobi* L.var.ma-yuen（Roman.）Stpf 的干燥成熟种仁。

【处方用名】　薏苡仁、炒薏苡仁。

【性味归经】　甘、淡,凉。归脾、胃、肺经。

【功效】　利水渗湿,健脾止泻,除痹,排脓。

【应用】

1. 水肿、小便不利　本品甘淡利湿,功似茯苓而力稍弱,对脾虚湿滞者尤为适宜。治脾虚湿盛之水肿脚气、小便不利,常与茯苓、泽泻、猪苓等配伍。

2. 脾虚泄泻　本品有渗湿,健脾止泻作用。治疗脾虚湿盛所致食少泄泻,常与党参、白术、山药等配伍,如参苓白术散。

3. 肺痈肠痈　本品上清肺热,下利肠胃之湿,能排脓消痈。治疗咳吐脓痰之肺痈,常与苇茎、冬瓜仁、桃仁配伍,如苇茎汤。治疗肠痈,可与附子、败酱草等配伍,如薏苡败酱散。

4. 湿痹拘挛　本品渗湿除痹,能通利关节,缓和拘挛。治疗湿痹而筋脉拘挛者,常与独活、防风、苍术配伍,如薏苡仁汤。

【用法用量】　煎服,9~30 g。清利湿热宜生用,健脾止泻宜炒用。

【使用注意】　津液不足者慎用。

二、利尿通淋药

车前子　Cheqianzi

《神农本草经》

【来源】　为车前科植物车前 *Plantago asiatica* L. 或平车前 *Plantago depressa* Willd. 的干燥成熟种子。

【处方用名】 车前子、盐车前子。

【性味归经】 甘,寒。归肝、肺、肾、小肠经。

【功效】 清热利尿通淋,渗湿止泻,明目,祛痰。

【应用】

1. 淋证涩痛　本品善能清热利尿通淋,热淋尤为适宜。常用于热结膀胱湿热下注所致小便淋沥涩痛,可与木通、滑石、山栀等配伍,如八正散。

2. 泄泻　本品能利水湿,分清浊而止泻。治湿盛引起的水泻尤为适宜,可单用,也可与香薷、猪苓等配伍,如车前子散。

3. 肝火上炎、目赤肿痛　本品善清肝火而明目。治疗肝经风热所致目赤肿痛,常与菊花、夏枯草、决明子等配伍。治疗肝肾阴亏,两目昏花,常与菟丝子、熟地黄等同用,如驻景丸。

4. 痰热咳嗽　本品可清肺化痰,可用于治疗肺热咳嗽,痰多黄稠,常与苦杏仁、桔梗瓜蒌等配伍。

【用法用量】 煎服,9~15 g。包煎。

【使用注意】 车前子包煎时,布不宜包得过紧,以免车前子在煎煮膨胀后,影响有效成分的析出,降低疗效。

木通　Mutong
《神农本草经》

【来源】 为木通科植物木通 *Akebia quinata* (Thunb.) Decne、三叶木通 *Akebia trifoliata* (Thunb.) Koidz. 或白木通 *Akebia trifoliata* (Thunb) Koidz.var.australis (Diels) Rehd. 的干燥藤茎。

【处方用名】 木通。

【性味归经】 苦,寒。归心、小肠、膀胱经。

【功效】 利尿通淋,清心除烦,通经下乳。

【应用】

1. 热淋涩痛、水肿　本品有清热利尿通淋作用。治疗膀胱湿热,小便短赤、淋沥涩痛常与车前子、滑石等配伍。治疗血淋,可与小蓟、生地黄、蒲黄等同用,如小蓟饮子。

2. 口舌生疮　本品能上清心经之火,下泄小肠之热。治心火上炎,口舌生疮,或心火下移小肠,心烦、尿赤等证,常与竹叶、生地黄等配伍,如导赤散。

3. 经闭、乳少　本品有通利血脉,调经止痛下乳的作用。治疗血瘀经闭,常与红花、桃仁、当归、丹参等配伍。治疗产后乳汁不通或乳少,常与王不留行、穿山甲、通草等配伍。

【用法用量】 煎服,3~6 g。

【使用注意】 本品用量不宜过大。孕妇慎用,内无湿热者、儿童与年老体弱者慎用。

三、利湿退黄药

茵陈 Yinchen
《神农本草经》

【来源】 为菊科植物滨蒿 *Artemisia scoparia* Waldst.Et Kit. 或茵陈蒿 *Artemisia capillaris* Thunb. 的干燥地上部分。春季幼苗高6~10 cm时采收或秋季花蕾长成时采割。春季采收的习称"绵茵陈",秋季采割的称"茵陈蒿"。

【处方用名】 茵陈蒿、茵陈、绵茵陈。

【性味归经】 苦、辛,微寒。归脾,胃,肝,胆经。

【功效】 清利湿热,利胆退黄。

【应用】

1. 黄疸 本品可祛湿热、利黄疸,为治黄疸要药,如治疗湿热黄疸,症见身目发黄,属阳黄者,常与石膏、栀子等配伍,即三物茵陈蒿汤;如治疗寒湿阴黄,肤色黯晦,肢体逆冷者,可与附子、干姜等配伍,如茵陈四逆汤。

2. 湿疮瘙疹 本品入肝经血分,可解毒疗疮,用于治疗湿热内蕴所致的湿疹、疥疮等证。可单味煎汤外洗,也可配伍黄柏、土茯苓等。

【用法用量】 煎服,6~15 g。外用适量,煎汤熏洗。

【使用注意】 血虚萎黄者慎用。

金钱草 Jinqiancao
《本草纲目拾遗》

【来源】 为报春花科植物过路黄 *Lysimachia christinae* Hance 的干燥全草。

【处方用名】 金钱草。

【性味归经】 甘、咸,微寒。归肝,胆,肾、膀胱经。

【功效】 利湿退黄,利尿通淋,解毒消肿。

【应用】

1. 湿热黄疸 本品能利湿退黄,为治湿热黄疸常用药。治疗湿遏热伏,肝失疏泄,胆汁溢于肌肤发黄者,常与栀子、虎杖、茵陈等配伍。治疗肝胆结石,常与茵陈、大黄、木香等清热泻下排石,理气止痛。

2. 石淋、热淋 本品能利尿通淋,排出结石,为利湿排石常用药。治疗石淋,可单用大剂量煎汤代茶饮,或与海金沙、鸡内金、石韦等利尿通淋排石药配伍。

3. 痈肿疔疮、虫蛇咬伤 本品能清热解毒消肿。治疗疮痈肿毒、毒蛇咬伤,可用鲜品捣汁内服,或捣烂以渣外敷。

【用法用量】 煎服,15~60 g。鲜品加倍。外用适量。

其他利水渗湿药如表 14-2。

表 14-2　其他利水渗湿药

药名	性味归经	功效	主治	用法用量
猪苓	甘、淡,平。归肾、膀胱经	利水渗湿	水肿、小便不利、泄泻	煎服,6~12 g
泽泻	甘、淡,寒。归肾、膀胱经	利水渗湿,泄热	水肿、小便不利、泄泻;淋证、遗精	煎服,6~10 g
滑石	甘、淡,寒。归膀胱、肺、胃经	利尿通淋,清热解暑,外用祛湿敛疮	热淋、石淋;暑湿、湿温;湿疮、湿疹、痱子	煎服,10~20 g
萆薢	苦,平。归肾、胃经	利湿去浊,祛风除痹	膏淋、白浊;风湿痹证	煎服,9~15 g
海金沙	甘、咸,寒。归膀胱、小肠经	清热利湿,通淋止痛	淋证	煎服,6~15 g。包煎
石韦	甘、苦,微寒。归肺、膀胱经	利尿通淋,清热止咳,凉血止血	热淋、血淋、石淋;肺热咳喘;血热出血	煎服,6~12 g
虎杖	微苦,微寒。归肝、胆、肺经	利湿退黄,清热解毒,散瘀止痛,化痰止咳	湿热黄疸、淋浊、带下;水火烫伤、痈肿疮毒、毒蛇咬伤;血瘀经闭、痛经、跌打损伤;肺热咳嗽	煎服,9~15 g。外用适量

岗 位 对 接

用药指导

情境 1:

李某,49 岁,农民,几天前在水田劳作后出现下肢疼痛,然后出现膝关节肿胀,活动障碍,关节部位热痛,皮肤潮红,冷敷后痛减。

情境 2:

张某,女,51 岁,1 年前因饮食不节,身热下利,呕吐,但遗留胃脘痞闷、倦怠、大便溏薄等症状。面色晦滞,舌质红,苔黄厚腻,脉沉弦数。

情境 3:

陈某,女,29 岁。发热 3 周,皮肤黄染 1 周后就诊。患者全身不适,食欲不振,恶心,呕吐,右上腹不适,皮肤发黄如橘色,尿色黄,小便不利。

请根据给出的病例:

1. 分析描述症状并进行辨证。

2. 应选用本章哪些中药治疗?

课后练一练

一、思考题

1. 试比较羌活与独活的功效异同。

2. 试比较苍术与厚朴的功效异同。

3. 茯苓与车前子均治泄泻,所治证型有何不同?

二、自测题

自测题

（闫志慧）

第十五章
温里药

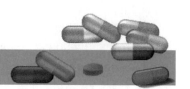

学习目标

- 掌握温里药的概念、功效、分类、性能特点、适应证;掌握常见温里类药物的药性、功效与应用。
- 熟悉温里药的使用注意事项。
- 了解温里类中药的用法、用量。

思维导图

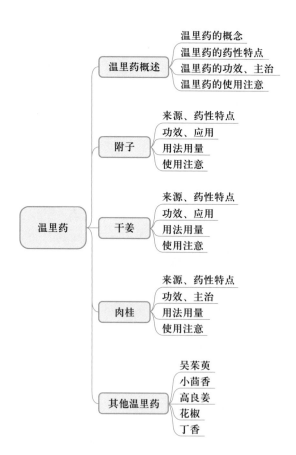

温里药是指以温里散寒,治疗里寒证为主的一类药物,又称为祛寒药。

第一节　总　　论

温里药大多性味辛温,善走脏腑以达温中祛寒、温经通络、回阳救逆之功。主要用于治疗寒邪直中入里以致寒凝脏腑的实寒证以及寒邪克犯脏腑导致脏腑阳气衰微的虚寒证,同时还可用于治疗寒邪凝滞经脉而致经脉痹阻证。温里药主要归经为肝、脾、胃、肾经,因此由寒湿困阻脾阳而导致脾胃之气失于运化,升降失职,症见脘腹冷痛、喜温喜按、呕吐泄泻;寒滞肝脉、气机不畅而致少腹冷痛、寒疝腹痛或厥阴头痛;肾阳不足,症见形寒肢冷、面色苍白、腰膝冷痛、症见咳嗜胸闷、痰白清稀等证均可使用温里药治疗。临床中应结合辨证,根据寒证的虚实、表里、轻重、缓急以及病变脏腑的不同随证治之。伴有表证未解者当配解表散寒药,以达表里双解之功,若兼有气滞血瘀者,还需配以行气活血通络药,以达温经散寒,行气止痛之效。

本类药物多辛温燥烈,易耗伤阴血,凡有实热证、阴虚火旺、津血亏虚者忌用;孕妇宜值用。暑热、秋燥之季,用最宜少。部分药物有毒,尤应注意炮制、配伍及用法用量。

▶ 视频

温里药

第二节　各　　论

附子　Fuzi

《神农本草经》

【来源】　本品为毛茛科植物乌头 Aconitum carmichaelii Debx. 的子根加工品。主产于四川,湖北、湖南、云南、贵州、陕西等地也有栽培。6月下旬至8月上旬挖出全株,除去母根、须根及泥沙,摘取子根(附子),即是泥附子,需立即加工。

【处方用名】　盐附子、黑顺片、白附片。

【性味归经】　辛、甘,大热,有毒。归心、肾、脾经。

【功效】　回阳救逆,补火助阳,散寒止痛。

【应用】

1. 寒凝阳虚证　本品辛甘温煦,有温补脏腑阳气之功,心、脾、肾诸脏阳虚衰微者均可用之,素体阳虚,筋脉挛急,脘腹冷痛,配以白芍、甘草温阳化气,养阴合营,缓急止痛,如芍药甘草附子汤;肾阳不足、命门火衰之腰膝冷痛、遗精阳痿、宫寒不孕、夜尿频数者,常与肉桂相须为用,如右归丸;脾阳不足,中虚脏寒而致脘腹冷痛,食少纳呆,呕恶下利,完谷不化,可配以干姜、白术、炙甘草,如附子理中丸;治疗阳虚不化,水气内停所致畏寒肢冷,形体浮肿,小便不利,腹痛下利者,与白术、白芍、茯苓等同用,如真武汤;治疗阳虚兼有大便秘结,脘腹冷痛者,与大黄、细辛同用,如大黄附子细辛汤。

2. 亡阳证 本品为纯阳辛温燥热之品,其性善行,可急补命门之火,峻补亡脱之元阳,尤善治疗亡阳厥逆之证,被称为"回阳救逆第一品药"。治疗大汗淋漓、四肢厥冷、脉微欲绝之亡阳证,常与干姜、甘草同用,如四逆汤;治亡阳证兼有气脱着,可配以大补元气之红参,如参附汤;治疗面青,四肢厥逆,腹痛身冷,可以附子去皮研末,以姜汁、冷酒调服,如回阳散。

3. 寒痹证 本品辛散温通善行,有温通经络,散寒止痛之功。治疗寒湿之邪流于经络,而致肢节肿大变形,筋脉疼痛,皮肤麻木不仁,可加黄芪、白芍等温阳益气,缓急止痛,如乌头汤;风寒湿邪痹阻经络而致痹痛者可与桂枝、白术、甘草同用,如甘草附子汤。

【用法用量】 内服:煎汤,5~15 g,回阳救逆可用 18~30 g;或入丸、散。宜先煎 30 分钟至 1 小时。

【使用注意】 ①阴虚阳盛,真热假寒及孕妇均禁服。服药时不宜饮酒,不宜以白酒为引。②反半夏、瓜蒌、白蔹、白及、贝母。本品用之不当,可引起中毒。

知识拓展

《本草正义》:附子,本是辛温大热,其性善走,故为通行十二经纯阳之要药。外则达皮毛而除表寒,里则达下元而温痼冷,彻内彻外,凡三焦经络,诸脏诸腑,果有真寒,无不可治。但生者尤烈,如其群阴用事,汩没真阳,地加于天,仓猝暴病之肢冷肤清,脉微欲绝,或上吐下泻,澄澈清冷者,非生用不为功。而其他寒症之尚可缓缓图功者,则皆宜用炮制,较为驯良。惟此物善腐市肆中皆是盐制之药,而又浸之水中,去净咸味实则辛温气味,既一制于盐之咸,复再制于水之浸,久久炮制,真性几于尽失,故用明附片者,必以干姜、吴萸等相助为理方有功用,独以钱许,其力甚缓。

干姜 Ganjiang
《神农本草经》

【来源】 为姜科姜属植物姜 Zingiber officinale Rosc. 根茎的干燥品。主产于四川、贵州等地。10—12 月茎叶枯萎时挖取根茎,烘干。干燥后去粗皮即成。

【处方用名】 干姜。

【性味归经】 辛,热。归脾、胃、肾、心、肺经。

【功效】 温中散寒,回阳通脉,温肺化饮。

【应用】

1. 寒滞中焦 症见脘腹冷痛、喜温喜按、畏寒肢冷、食少纳呆、呕吐下利等。本品辛温燥热,主入中焦脾胃而温中散寒,健运中阳,凡寒邪克犯中焦,无论虚寒或实寒证均可适用。治胃寒呕吐,脘腹虚冷,下利完谷,与高良姜同用,如二姜丸;治寒邪直中脾胃,脘腹冷痛,畏寒肢冷,下利清稀,配以人参、白术、炙甘草,如理中丸。

2. 脾肾阳虚证 干姜主入脾、肾经,性温补辛散,能温中健脾,化气行水,温肾助阳,宣散水湿。治疗脾肾阳虚,水气内停之阴水。症见身半以下肿甚,手足不温,胸腹胀满,大便溏薄等,配以厚朴、白术、茯苓等,如实脾饮。

3. 用于寒饮喘咳 本品辛热行散,可温化水湿痰饮,入肺经可宣散寒痰水饮,症见形寒背冷、咳喘胸闷、痰多清稀。常与麻黄、细辛、半夏、五味子同用,如小青龙汤。

【用法用量】 内服:煎汤,5~10 g。

【使用注意】 本品辛热燥烈,阴虚有热、血热妄行者及孕妇慎用。

知识拓展

附子与干姜均为辛温行散之品,附子辛温善行,走而不守,干姜虽有辛散之性,但守而不走,两者常相须为用,主治脾肾阳虚而致中下焦虚寒证,相辅相成,故有"附子无姜不热"之说。且附子归脾肾二经,具有回阳救逆之功,主温补肾阳,补命门之火,善治亡阳证,为回阳救逆之要药;干姜主归肺脾二经,温中力强,主治中焦脾阳虚损,有温中健脾之功,兼能温肺化饮,长于治疗寒邪克犯上中焦之证,为温阳化气之要药。另外,附子尚能散寒止痛,主治寒邪克犯筋骨之寒痹证。

肉桂 Rougui
《神农本草经》

【来源】 为樟科樟属植物肉桂 Cinnamomum cassia Presl 的干皮、枝皮。主产于福建、广东、广西、海南、云南等地,尤以广西栽培为多。以秋季8—9月采剥的品质为优,阴干,加工产品有桂通、板桂、企边桂和油桂。生用。

【处方用名】 官桂、大桂、玉桂。

【性味归经】 辛、甘,大热。归脾、肾、心、肝经。

【功效】 补火助阳,引火归元,散寒止痛,温经通脉。

【应用】

1. 下元虚衰,火不归元 本品辛温入肾经,功能助阳补火,善引火归元,症见阳痿虚冷,腰膝酸软,畏寒肢冷,阳痿遗精,精冷不育等症,配以熟地黄、山药、山茱萸等,如右归丸温补肾阳,添精益髓;舌强难语,足废不用,口干不渴,足冷面赤之喑痱证,配以附子、熟地黄、山茱萸、巴戟天等,如地黄饮子;咳喘痰多,胸闷气短,呼多吸少,腰痛脚弱,肢体倦怠之上实下虚咳喘证可配以苏子、半夏、当归等温肾纳气,化痰平喘,如苏子降气汤。

2. 脏腑虚寒,气化失司 干姜主入脾、肾经,性温补辛散,能温中健脾,化气行水,温肾助阳,宣散水湿。治疗脾肾阳虚,水气内停之阴水,症见身半以下肿甚,手足不温,胸腹胀满,大便溏薄等,配以厚朴、白术、茯苓等,如实脾饮。症见泻利无度,滑脱不禁,甚至脱肛坠下,脐腹冷痛等症,与人参、白术、当归、诃子、罂粟壳等相配为真人养脏汤温补脾肾,涩肠固脱。小儿下痢赤白,腹痛不可,可以黄连等量相配为桂连丸治之。

3. 寒凝经脉,气滞冷痛　本品辛温,善行散,能温散风寒湿邪,性味芳香可行气宣痹止痛。痹证日久,肝肾两虚,症见腰膝冷痛酸软,痿弱无力,关节屈伸不利,皮肤麻木不仁等,配独活、桑寄生、杜仲、牛膝等,如独活寄生汤;用治冲任虚寒,寒凝血瘀,经脉瘀阻而致经闭腹痛,月经量少,痛经等症可配以当归、川芎、小茴香等,如少腹逐瘀汤。

4. 寒滞肝脉,疝气腹痛　本品入肝、肾经,性辛温,能散寒止痛,祛除肝肾不足所致寒凝肝脉之小腹疼痛,睾丸坠胀冷痛,疝气痛等症,与当归、枸杞子、小茴香、乌药等相配成暖肝煎行气散寒,暖肝温肾而止痛。

5. 阴疽、流注　本品温阳散寒,温通血脉,畅通气血运行,配以熟地黄、麻黄、鹿角胶、白芥子等温阳化气,养血通脉治疗骨疽、流注、鹤膝风等证,方用阳和汤。

【用法用量】　煎服,2~5 g,宜后下或焗服。研末冲服,每次 1~2 g。

【使用注意】　本品辛温燥烈,阴虚火旺,里有实热,血热妄行出血及孕妇均禁服。畏赤石脂。

课堂讨论

附子与肉桂的功效有哪些相似的地方,又有哪些不同?

其他温里药如表 15-1。

表 15-1　其他温里药

药名	性味归经	功效	主治	用法用量
吴茱萸	辛、苦,热。有小毒。归肝、脾、胃、肾经	散寒止痛,降逆止呕,助阳止泻	寒凝疼痛,畏寒呕吐,虚寒泄泻	煎服,1.5~4.5 g。外用适量
小茴香	辛,温。归肝、肾、脾、胃经	散寒止痛,理气和胃	寒疝,睾丸坠胀,痛经,少腹冷痛,中焦虚寒气滞证	煎服,3~6 g。外用适量
高良姜	辛,热。归脾、胃经	散寒止痛,温胃止呕	胃寒冷痛,胃寒呕吐	煎服,3~6 g。研末服
花椒	辛,温。归脾、胃、肾经	温中止痛,杀虫止痒	寒凝腹痛,寒湿吐泻,虫积腹痛,湿疹,阴痒	煎服,3~6 g。外用适量,煎汤熏洗
丁香	辛,温。归脾、胃、肺、肾经	温中降逆,散寒止痛,温肾助阳	胃寒呕吐,呃逆,脘腹冷痛,阳痿,宫寒不孕	煎服,1~3 g。外用适量

岗位对接

用药指导

情境:李某,胃痛暴作,甚则拘急挛痛,遇寒加剧,得热则减,口淡不渴,喜温喜热,舌淡苔白,脉沉细。

处方1:附子10 g(先煎),人参10 g(另煎),干姜6 g,炒白术15 g,炙甘草10 g

处方2:饴糖30 g,桂枝10 g,白芍15 g,生姜6 g,大枣10 g,炙甘草10 g。

请根据给出的病例:

1. 在上述处方中选出合适的一个,并做分析。

2. 根据温里剂使用注意事项,对选出处方的煎煮与使用注意事项对患者进行用药交代。

课后练一练

一、思考题

1. 简述温里药的主治病证有哪些? 使用温里药时有什么注意事项?

2. 试述肉桂与桂枝在性味归经、功效及主治病证中有什么异同点?

二、自测题

自测题

（梁　爽）

第十六章

理气药

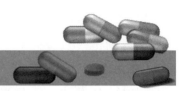

思维导图

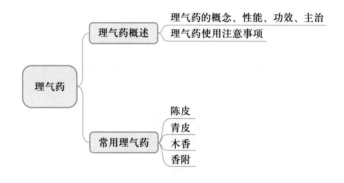

第一节 总　论

凡是以疏畅气机为主要功效,主治气滞或气逆证的药物,称为理气药,亦称行气药。部分行气力强者,则称为破气药。

本类药味大多辛苦性温,气味芳香,主入脾、胃、肝、肺经,功主理气健脾、疏肝解郁、理气宽胸、行气止痛、破气散结。具有理气健脾功效的药物,主要用于治脾胃气滞所引起的脘腹胀痛、不思饮食、呕恶吞酸,便秘或溏泻等;具有疏肝解郁功效的药物,主要用于治肝郁气滞所引起的胸胁满胀、乳房胀痛、疝气疼痛、月经不调、急躁多怒或抑郁不乐等;具有理气宽胸功效的药物,主要用于治肺失宣降所引起的胸闷不畅、咳嗽气喘等。

应用时根据不同证候选择相应的药物配伍使用。脾胃气滞若是由于饮食积滞者,当配消食药或泻下药；由于湿热阻滞者，当配清热燥湿药；由于寒湿困脾者，当配苦温燥湿药；由于脾胃气虚者，当配补中益气药。肝郁气滞若是由于肝经受寒者，当配暖肝散寒药；由于瘀血阻滞者，当配活血化瘀药；由于肝血不足者，当配补血养肝药。肺气壅滞若是由于痰饮阻肺者，当配化痰止咳平喘药；由于外邪袭肺者，当配宣肺解表药。

本类药性多辛温香燥，易耗气伤阴，故气虚阴亏者当慎用。破气药孕妇应当忌用。本类药物气味多芳香，不宜久煎。

第二节　各　　论

陈皮　Chenpi

《神农本草经》

【来源】　本品系芸香科植物橘 *Citrus reticulata* Blanco 或其栽培变种的干燥成熟果皮，药材可分为"陈皮"和"广陈皮"。生用。

【处方用名】　橘皮、陈皮、广陈皮、新会皮。

【性味归经】　苦、辛，温。归脾、肺经。

【功效】　理气健脾，燥湿化痰。

【应用】

1. 脾胃气滞证　本品辛行温通、芳香醒脾，为理气健脾之要药。尤宜用治脾胃气滞之呕泻及湿阻气滞者，常与苍术、厚朴等药相伍；用治脾虚气滞所致的脘腹胀满、腹痛喜按者，常与党参、白术、茯苓等药相伍；用治胃虚夹热所致的呕恶、脘胀者，常与竹茹、半夏及党参等药相伍。

2. 湿痰、寒痰咳嗽等病证　本品为治痰之要药。用治湿痰壅滞所致的胸膈满闷、咳嗽痰多色白者，常与半夏、茯苓等药相伍；用治寒痰咳嗽所致的痰多清稀者，常与干姜、细辛等药相伍。

【用量用法】　3~10 g，煎服。

知识拓展

橘皮自古以来以陈久者为佳，故名陈皮。橘皮鲜品较为辛辣，气燥而烈，久置之后辛辣之味减弱，行而不峻，温而不燥，故而临床每每多用陈皮。中药中常有"六陈"之说，即除陈皮外，还有半夏、枳实、麻黄、吴茱萸及狼毒，上述六药在使用前均需放置。

青皮　Qingpi

《神农本草经》

【来源】　本品是芸香科植物橘 *Citrus reticulata* Blanco 及其栽培变种的干燥幼果或未成熟果实的外层果皮。生用。

【处方用名】　青橘皮、青柑皮、青皮、醋青皮。

【性味归经】　苦、辛,温。归肝、胆、胃经。

【功效】　疏肝破气,消积化滞。

【应用】

1. 肝郁胸胁胀痛　可配疏肝解郁的柴胡、郁金、香附等药。乳房胀痛或结块,可配柴胡、浙贝母、橘叶等疏肝理气、散结药。乳痈肿痛,可配金银花、蒲公英等解毒消痈之品。寒疝疼痛,多与乌药、小茴香等散寒止痛之品同用,如天台乌药散。气滞血瘀之癥瘕积聚、久疟痞块等,多与破血消癥药同用。

2. 食积气滞,脘腹胀痛　常与行气止痛的木香同用,如木香槟榔丸;若气滞甚者,可配枳实、大黄等破气消积之品。

【用量用法】　3~9 g,煎服。醋炙疏肝止痛力强。

【使用注意】　气虚者当慎用。

知识拓展

　　橘皮与青皮两药性味均为辛苦温,能行气化滞,用治气滞证。其中,橘皮性温而不峻,行气力较缓,且能健脾,故在行气之中多用治脾胃气滞证或脾虚气滞证,尤善治寒湿阻中之脾胃气滞证;还能燥湿化痰,为治痰之要药,常用治湿痰或寒痰咳嗽。而青皮性较峻烈,苦泄辛散力强,故能破气;因主入肝,故能疏肝理气,散结止痛,用治肝气郁滞诸证;还能消积化滞,用治食积气滞证。

木香　Muxiang

《神农本草经》

【来源】　本品系菊科多年生草本植物木香 *Aucklandia lappa* Decne. 的干燥根。生用或煨用。

【性味归经】　辛、苦,温。归脾、胃、大肠、三焦、胆经。

【功效】　行气止痛,健脾消食。

【应用】　用于多种气滞证　本品可升可降,通调三焦,尤善行脾胃、大肠之气滞,为行气止痛之要药。用治脾胃气滞证,常与理气健脾等药相伍;用治大肠气滞证,常与清热燥湿、行气导滞等药相伍;用于肝胆气滞证,常与疏肝理气、清热利湿退黄药相伍。

【用量用法】　3~6 g,煎服。生用行气力强,煨用则力缓而用于止泻。

【使用注意】 阴虚火旺者当慎用。

香附 Xiangfu

《名医别录》

【来源】 本品系莎草科多年生草本植物莎草 *Cyperus rotundus* L. 的干燥根茎。生用或醋炙用。用时碾碎。

【处方用名】 香附、醋香附。

【性味归经】 辛、微苦、微甘,平。归肝、脾、三焦经。

【功效】 疏肝解郁,理气宽中,调经止痛。

【应用】

1. 肝郁气滞诸痛证 本品为疏肝解郁、行气止痛之要药,无论寒热虚实皆可应用。用治肝郁气滞之胁肋胀痛者,常与柴胡、枳壳等疏肝行气药相伍;用治寒疝腹痛者,常与乌药、小茴香等行气散寒止痛药相伍;用治寒凝气滞、肝郁犯胃之脘腹胀痛者,常与高良姜相伍。

2. 肝郁月经不调、痛经及乳房胀痛等病证 本品为调经止痛之要药。常与当归、柴胡及青皮等药相伍。

【用量用法】 6~10 g,煎服。醋炙止痛作用增强。

其他行气药如表16-1。

表16-1 其他行气药

药物	药性	功效	主治	用量
枳实	苦、辛,微寒。归脾、胃、大肠经	破气消积,化痰散痞	积滞内停,痞满胀痛,泻痢后重,大便不通,痰滞气阻,胸痹,结胸,脏器下垂	3~10 g
川楝子	苦,寒;有小毒。归肝、胃、小肠、膀胱经	疏肝泄热,行气止痛,杀虫	肝郁化火,胸胁、脘腹胀痛,疝气疼痛,虫积腹痛	3~10 g
沉香	辛、苦,微温。归脾、胃、肾经	行气止痛,温中止呕,纳气平喘	胸腹胀闷疼痛,胃寒呕吐、呃逆,肾虚气逆、喘急	1~1.5 g
薤白	辛、苦,温。归心、肺、胃、大肠经	通阳散结,行气导滞	胸痹胸痛,脘腹痞满、胀痛,泻痢后重	5~10 g
乌药	辛,温。归肺、脾、肾、膀胱经	行气止痛,温肾散寒	寒凝气滞,胸腹胀痛,气逆喘咳,疝痛,经寒腹痛,膀胱虚冷,遗尿,尿频	6~10 g
佛手	辛、苦、酸,温。归肝、脾、胃、肺经	疏肝理气,和胃止痛,燥湿化痰	肝胃气滞,胸胁胀痛,胃脘痞满,食少呕吐,咳嗽痰多	3~10 g
大腹皮	辛,微温。归脾、胃、大肠、小肠经	行气导滞,利水消肿	食积气滞之脘腹痞胀、嗳气吞酸,大便秘结或泄而不爽,水肿,小便不利	5~10 g
柿蒂	苦、涩,平,归胃经	降逆止呃	胃气上逆所致呃逆	6~10 g

理气药

岗 位 对 接

用药指导

情境:任某,女,34岁。产后3个月余,乳汁量不足,倦怠乏力,嗜卧,纳少,进而出现子宫脱垂。患者家属自行购买了补中益气丸,服用2周余患者自觉体力渐增,但随后又出现脘腹痞满,不思饮食等症状。

请完成任务:

1. 患者自行服用本丸剂后出现的病情改善做何解释?

2. 该患者随后出现的症状如何处理? 为什么?

课后练一练

一、思考题

1. 为何说香附是"气病之总司,女科之主帅"?

2. 橘皮、青皮同出一物,两者功效和应用有何异同?

二、自测题

自测题

(陈春苗)

第十七章
消食药

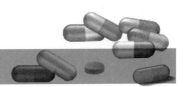

学习目标

- 掌握消食药的概念、功效、性能特点、应用。
- 掌握常见消食药的药性、功效与应用。
- 掌握相似药物功效、应用的异同点。
- 了解消食类中药的用法、用量。

思维导图

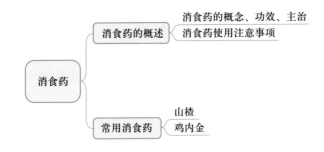

消食药的概念、功效、主治
消食药的概述
消食药使用注意事项

消食药

山楂
常用消食药
鸡内金

第一节　总　论

以消化食积为主要功效，治疗饮食积滞证的药物，称为消食药。

消食药大多味甘，性平或微温，主入脾、胃经，具有消化食积，以及健胃和中的作用，使食积得消，食滞得化，脾胃之气得以恢复。主要适用于饮食积滞证，症见宿食停留，饮食不消所致的脘腹胀满、不思饮食、嗳腐吞酸、恶心、呕吐、泻下腐臭或便秘矢气，以及脾胃虚弱，消食不良者。此外，部分消食药又兼行气、活血、祛痰等作用。

本类药物多数效力虽缓，但消食药体现的治法属于中医的消法，不乏耗气之弊，气虚食积者当调养脾胃为主，消食药不宜过用久服，以免耗伤正气。对于病情急重者，消食药缓不济急，应配合其他药物或方法予以治疗。

▶ 视频

消食药的概述

285

第二节　各　论

山楂　Shanzha

《新修本草》

【来源】 为蔷薇科植物山里红 *Crataegus pinnatifida* Bge. var. *major* N.E.Br. 或山楂 *Crataegus pinnatifida* Bge. 的干燥成熟果实。主产于山东、河南、河北、辽宁，秋季果实成熟时采收。切片，干燥。生用或炒黄、炒焦、炒炭用。

【处方用名】 山楂、炒山楂、焦山楂、山楂炭。

【性味归经】 酸、甘，微温。归脾、胃、肝经。

【功效】 消食健胃，行气散瘀，化浊降脂。

【应用】

1. 饮食积滞证　山楂酸甘，微温不热，能消各种饮食积滞，尤善消肉食油腻积滞。凡肉食积滞之脘腹胀满、嗳腐吞酸、腹痛便溏，单用有效，亦可与其他消食药神曲、麦芽同用以增效，如大山楂丸；若食积气滞、脘腹胀痛较甚者，可给予木香、青皮等配伍，以增强行气导滞之力，如匀气散（《证治准绳》）。

2. 瘀阻胸腹痛、痛经　本品有一定的活血化瘀、止痛的作用。治疗瘀血阻滞之胸腹疼痛，产后瘀阻腹痛、恶露不尽或痛经，经闭等，亦可与川芎、桃仁、红花等活血化瘀药同用以增效。

此外，本品有降脂、降血压等现代药理作用，现多作为中老年保健饮品。

【用法用量】 煎服 9~12 g。生山楂、炒山楂多用于消食化瘀，焦山楂、山楂炭多用于止泻止痢。

【使用注意】 脾胃虚弱无积滞者或胃酸分泌过多者应慎用。

知识拓展

山楂中具有丰富的有机酸类成分，服用可以促进胃中消化酶的分泌，可增强脂肪酶、蛋白酶的活性，促进胃肠道蠕动，进而可以起到促进肉食分解消化的作用，因此山楂用于消食化积的作用显著，临床常用麦芽、神曲、莱菔子与之配伍来治疗食积症，调节胃肠道。另外，山楂中还含有淀粉酶，可以增强胰脂肪酶的活性，促进肠蠕动，有利于机械性和化学性消化，达到消食开胃、增进食欲的作用。

山楂不同炮制品在消化系统方面的作用强度不同。山楂生品和炒制品在促进胃蛋白酶的分泌和增强胃肠推进功能方面优于焦品和炭品。炒山楂酸味减弱，可缓和对胃的刺激性，长于消食化积；焦山楂酸味减弱，且增加苦味，长于消食止泻；山楂炭性收涩而具有止血止泻功效。

山楂提取物能扩张冠状动脉,增加冠脉血流量,保护缺血缺氧的心肌,并可强心、降血压及抗心律失常;又降血脂,抗动脉粥样硬化,其降低血清胆固醇及甘油三酯,可能是通过提高血清中高密度胆固醇及其亚组分浓度,增加胆固醇的排泄而实现的。另外,能抗血小板聚集、抗氧化、增强免疫、收缩子宫、抑菌等。

鸡内金　Jineijin
《神农本草经》

【来源】　为雉科动物家鸡 *Gallus gallus domesticus* Brisson 的干燥砂囊内壁。全国各地均产。杀鸡后,取出鸡肫,立即剥下内壁,洗净,干燥。生用,炒用或醋炙用。

【处方用名】　鸡内金、内金、炒鸡内金、醋鸡内金。

【性味归经】　甘,平。归脾、胃、小肠、膀胱经。

【功效】　健胃消食,涩精止遗,通淋化石。

【应用】

1. 饮食积滞证、小儿疳积　本品消食化积作用较强,既能促进食积消化,又可健运脾胃,广泛用于各种饮食积滞证。病情较轻者,单味研末服即有效;食积较重者,可与其他消食药如山楂、麦芽等同用。治小儿脾虚疳积,可与补气健脾之品如山药、白术等同用。

2. 遗精、遗尿　本品可固精、缩尿、止遗。治遗精、遗尿可单用,或与补肾、固精缩尿药如菟丝子、莲子、芡实等配伍以增效。

3. 淋证、结石证　本品又有化坚消石之功。治砂淋、石淋,小便淋涩疼痛,常与金钱草、海金沙等同用。也可配伍金钱草、郁金、茵陈等用于胆石症。

【用法用量】　煎服 3~10 g;研末服,每次 1.5~3 g。研末服用效果优于煎剂。

▶ 视频

鸡内金

知识拓展

泌尿系统结石是临床上常见的一种泌尿系统疾病,包括肾结石、输尿管结石、膀胱结石和尿道结石。中医认为,泌尿系统结石属于"砂淋""石淋""血淋"的范畴。课用于治疗泌尿系统结石的三金排石汤,由金钱草 60 g,鸡内金 30 g,海金沙 20 g,石韦 15 g,萹蓄 15 g,车前子 15 g,瞿麦 12 g,滑石 12 g,木通 10 g 组成。其中金钱草、鸡内金和海金沙具有排石通淋的功效,瞿麦、萹蓄、木通、滑石和车前子具有清热解毒、利湿通淋的功效,诸药合用可共奏清热利尿、通淋排石、行气软坚、活血化瘀之功。

其他消食药如表 17-1。

表 17-1　其他消食药

药名	性味归经	功效	主治	用法用量
神曲	甘、辛,温。归脾、胃经	消食和胃	用于饮食积滞证	煎服,6~15 g
麦芽	甘、平。归脾、胃经	消食健胃,回乳消胀	用于饮食积滞证,尤善消米、面、薯蓣等淀粉性食物积滞;断乳、乳房胀痛、乳汁瘀积	生用消食化积,10~15 g;回乳炒用,60 g
莱菔子	辛、甘,平。归肺、脾、胃经	消食除胀,降气化痰	用于饮食积滞证,咳嗽、痰喘	煎服,5~12 g

课堂讨论

1. 焦三仙是指哪几味药?

2. 试述各消食药擅长用于哪一类饮食积滞证。

岗 位 对 接

用药指导

情境:张某,男,3岁。面色萎黄,形体消瘦,神疲肢倦,不思乳食,腹满喜按,大便稀溏腥臭,夹乳片或不消化食物残渣。舌质淡,苔白腻,脉濡细而滑,或指纹淡滞。

处方1:人参3 g,白术6 g,陈皮6 g,麦芽6 g,山楂6 g,神曲6 g,枳实3 g。

处方2:山楂6 g,神曲6 g,半夏2 g,茯苓6 g,陈皮6 g,连翘6 g,莱菔子5 g。

请根据给出的病例:

1. 在上述处方中选出合适的一个,并做分析。

2. 对选出处方的煎煮与使用注意事项对患者进行用药交代。

课后练一练

一、思考题

1. 试述消食药的含义、性能、主治及使用注意事项。

2. 试述山楂、鸡内金的功用特点和主治证。

二、自测题

自测题

（高　燕）

第十八章
止血药

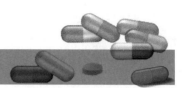

学习目标

- 掌握止血药的概念、功效、分类、性能特点、适应证；掌握常见止血类药物的药性、功效与应用。
- 熟悉止血药的使用注意事项。

思维导图

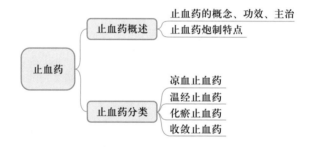

凡以制止体内外出血，治疗各种出血病证为主的药物，称为止血药。

止血药均入血分，因心主血、肝藏血、脾统血，本类药物以归心、肝、脾经为主，具有止血作用。主要适用于咯血、咳血、衄血、吐血、便血、尿血、崩漏、紫癜以及外伤出血等体内外各种出血病证。止血药分为凉血止血药、温经止血药、化瘀止血药和收敛止血药四类。

使用止血药需注意"止血不留瘀"。凉血止血药和收敛止血药，有止血留瘀之弊，因此出血兼有瘀滞者不宜单独使用。

根据前人的用药经验，止血药多炒炭用。一般而言，炒炭后药性变苦、涩，可增强止血之效，但并非所有的止血药均宜炒炭用，有些止血药炒炭后，止血作用并不增强，反而降低，故仍以生品用为佳。因此，止血药是否炒炭用，应视具体药物而定，不可一概而论，总之以提高疗效为原则。

第一节 凉血止血药

大蓟 Daji

《名医别录》

【来源】 为菊科植物蓟 Cirsium japonicum DC. 的地上部分。全国大部分地区均产。夏、秋季节花开时割取地上部分,除去杂质,晒干,生用或炒炭用。

【处方用名】 大蓟、大蓟炭。

【性味归经】 甘、苦,凉。归心、肝经。

【功效】 凉血止血,散瘀解毒消痈。

【应用】

1. 血热出血证 本品寒凉而入血分,功能凉血止血,主治血热妄行之出血证,用于吐血、咯血及崩漏下血。如《不居集》治九窍出血,常与小蓟相须为用治吐血、衄血、崩中下血,皆用鲜大蓟根或叶捣汁服;若治外伤出血,可用本品研末外用。

2. 热毒痈肿 本品既能凉血解毒,又能散瘀消肿,无论内外痈肿都可运用,单味内服或外敷均可,以鲜品为佳。如《日华子本草》以大蓟叶生研调服治肠痈;《闽东本草》大蓟煎汤内服治肺痈;若外用治疮痈肿毒,多与盐共研,或鲜品捣烂外敷。

【用法用量】 煎服,10~15 g,鲜品可用 30~60 g 外用适量,捣敷惠处。

知识拓展

大蓟药理作用

大蓟水煎剂能显著缩短凝血时间,其水浸剂、乙醇－水浸出液和乙醇浸出液均有降低血压作用,乙醇浸剂对人型结核杆菌有抑制作用,水提物对单纯疱疹病毒有明显的抑制作用。

小蓟 Xiaoji

《名医别录》

【来源】 为菊科植物刺儿菜 Cirsium setosum(willd.)MB. 的地上部分。全国大部分地区均产。夏、秋季花期采集。除去杂质,晒干。生用或炒炭用。

【处方用名】 小蓟、小蓟炭。

【性味归经】 甘、苦,凉。归心、肝经。

【功效】 凉血止血,散瘀解毒消痈。

【应用】

1. 血热出血证　本品性属寒凉,善清血分之热而凉血止血,无论吐血、咯血、衄血、便血、崩漏等出血由于血热妄行所致者皆可选用。如《卫生易简方》单用本品捣汁服,治九窍出血;《食疗本草》以本品捣烂外涂,治金疮出血;临证治疗多种出血证,常与大蓟、侧柏叶、白茅根、茜草等同用,如十灰散《十药神书》。因本品兼能利尿通淋,故尤善治尿血、血淋,可单味应用,也可配伍生地黄、滑石、栀子、淡竹叶等,如小蓟饮子《济生方》。

2. 热毒痈肿　本品能清热解毒,散瘀消肿,用治热毒疮疡初起肿痛之证。可单用鲜品捣烂敷患处,也可与乳香、没药同用,如神效方《普济方》。

【用法用量】　煎服,10~15 g。鲜品加倍。外用适量,捣敷患处。

地榆　Diyu
《神农本草经》

【来源】　为蔷薇科植物地榆 Sanguisorba officinalis L,或长叶地榆 s. officinalis L. var, longifolia (Bert.) YuetLi. 的根。前者产于我国南北各地,后者习称"绵地榆",主要产于安徽、浙江、江苏、江西等地。春季将发芽时或秋季植株枯萎后采挖。除去须根,洗净,晒干生用,或炒炭用。

【处方用名】　地榆、地榆炭。

【性味归经】　苦、酸、涩、微寒。归肝、大肠经。

【功效】　凉血止血,解毒敛疮。

【应用】

1. 血热出血证　本品味苦性寒入血分,长于泄热而凉血止血;味兼酸涩,又能收敛,可用治多种血热出血之证。又因其性下降,故尤宜于下焦之便血、痔血、崩漏下血。用治便血因于热甚者,常配伍生地黄、白芍、黄芩、槐花等,如约营煎《景岳全书》;用治痔疮出血,血色鲜红者,常与槐角、防风、黄芩、枳壳等配伍,如槐舣(《和剂局方》);用治血热甚,崩漏量多色红,兼见口燥唇焦者,可与生地黄、黄芩、牡丹皮等同用,如治崩极验方《女科要旨》。本品苦寒兼酸涩,功能清热解毒,凉血涩肠而止痢,对于血病不止者亦有良效,常与甘草同用,如地榆汤《圣济总录》。

2. 烫伤,湿疹,疮疡痈肿　本品苦寒能泻火解毒,味酸涩能敛疮,为治水火烫伤之要药,可单味研末麻油调敷,或配大黄粉,或配黄连、冰片研末调敷。用治湿疹及皮肤溃烂,可以本品浓煎外洗,或用纱布浸药外敷,亦可配煅石膏、枯矾研末外掺患处。本品清热凉血,又能解毒消肿,用治疮疡痈肿,无论成脓与否均可运用。若疮疡初起未成脓者,可单用地榆煎汁浸洗,或湿敷患处;若已成脓者,可用单味鲜地榆叶,或配伍其他清热解毒药,捣烂外敷局部。

【用法用量】　煎服,10~15 g。大剂量可用至 30 g;或入丸、散。外用适量。止血多炒炭用,解毒敛疮生用。

【使用注意】　本品性寒酸涩,凡虚寒性便血、下痢、崩漏及出血有瘀者慎用。对于大面积烧伤患者,不宜使用地榆制剂外涂,以防其所含鞣质被大量吸收而引起中毒性肝炎。

知识拓展

地榆的药理作用

地榆煎剂可明显缩短出血和凝血时间,生地榆止血作用明显优于地榆炭;实验表明,地榆制剂对烧伤、烫伤及伤口的愈合有明显的作用,能降低毛细血管的通透性,减少渗出,减轻组织水肿,且药物在创面形成一层保护膜,有收敛作用,可减少皮肤擦伤,防止感染,有利于防止烧、烫伤早期休克和减少死亡的发生率。体外实验表明,地榆水煎剂对伤寒杆菌、脑膜炎双球菌及钩端螺旋体等均有抑制作用,尤其对痢疾杆菌作用较强。

其他凉血止血药如表 18-1。

表 18-1 其他凉血止血药

药名	性味归经	功效	主治	用法用量
槐花	苦,微寒。归肝、大肠经	凉血止血,清肝泻火	血热出血证,目赤头痛	10~15 g
白茅根	甘,寒。归肺、胃、膀胱经	凉血止血,清热利尿,清肺胃热	血热出血证,水肿,热淋	15~30 g
侧柏叶	苦、涩,寒。归肺、肝、脾经	凉血止血,化痰止咳	血热出血证,肺热咳嗽	10~15 g

第二节 化瘀止血药

三七 Sanqi

《本草纲目》

【来源】 为五加科植物三七 Panax notoginseng (Burk.) F. H. Chen 的干燥根。主产于云南、广西等地。夏末秋初开花前或冬季种子成熟后采物,去尽泥土洗净,晒干,生用或研细粉用

【处方用名】 三七、参三七、田七、三七粉。

【性味归经】 甘、微苦,温。归肝、胃经。

【功效】 散瘀止血,消肿定痛。

【应用】

1. 出血证 本品味甘微苦性温,入肝经血分,功善止血,又能化瘀生新,有止血不

留瘀,化瘀不伤正的特点,对人体内外各种出血,无论有无瘀滞,均可应用,尤以有瘀滞者为宜。单味内服外用均有良效。如《濒湖集简方》治吐血、衄血、崩漏,单用本品,米汤调服;治咳血、吐血、衄血及二便下血,可与花蕊石、血余炭合用,如化血丹《医学衷中参西录》;治各种外伤出血,可单用本品研末外掺,或配龙骨、血竭、象皮等同用,如七宝散《本草纲目拾遗》。

2. 跌打损伤,瘀血肿痛 本品活血化瘀而消肿定痛,为治瘀血诸证之佳品,为伤科之要药。凡跌打损伤,或筋骨折伤,瘀血肿痛等,本品皆为首选药物。可单味应用,以三七为末,黄酒或白开水送服;若皮破者,亦可用三七粉外敷。若配伍活血行气药同用,则活血定痛之功更著。本品散瘀止痛,活血消肿之功,对痈疽肿痛也有良效。如《本草纲目》治无名痈肿,疼痛不已,以本品研末,米醋调涂;治痈疽破烂,常与乳香、没药、儿茶等同用,如腐尽生肌散《医宗金鉴》。

此外,本品具有补虚强壮的作用,民间用治虚损劳伤,常与猪肉炖服。

【用法用量】 多研末吞服,1~1.5 g;煎服,3~10 g,亦入丸、散。外用适量,研末外掺或调敷。

【使用注意】 孕妇慎用。

知识拓展

三七的质量等级划分

一等:20头 二等:30头 三等:40头 四等:60头 五等:80头 六等:120头
七等:160头 八等:200头 九等:250头 十等:300头 十一等:450头 十二等:筋条 十三等:剪口头,以每500 g 所包含的三七个数。

茜草 Qiancao

《神农本草经》

【来源】 为茜草科植物茜草 Rubia cordfolia L. 的干燥根及根基。产于安徽、江苏、山东、河南、陕西等地。春、秋二季采挖,除去茎苗、泥土及细须根,洗净,晒干,生用或炒用。

【处方用名】 血见愁、茜草、茜草炭。

【性味归经】 苦,寒。归肝经。

【功效】 凉血,祛瘀,止血,通经。

【应用】

1. 出血证 本品味苦性寒,善走血分,既能凉血止血,又能活血行血,故可用于血热妄行或血瘀脉络之出血证,对于血热夹瘀的各种出血证,尤为适宜,如《简要济众方》治吐血不止,单用本品为末煎服。若治衄血,可与艾叶、乌梅同用,如茜梅丸(《本事方》);

给血热崩漏,常配生地黄、生蒲黄、侧柏叶等;若与黄芪、白术、山竺黄等同用,也可用于气虚不摄的崩漏下血,如固冲汤《医学衷中参西录》;治尿血,常与小蓟、白茅根等同用。

2. 血瘀经闭,跌打损伤,风湿痹痛 本品能通经络,行瘀滞,故可用治经闭、跌打损伤、风湿痹痛等血瘀经络闭阻之证,尤为妇科调经要药,如《经验广集》治血滞经闭,单用本品酒煎服,或配桃仁、红花、当归等同用;治跌打损伤,可单味泡酒服,或配三七、乳香、没药等同用;治痹证,也可单用浸酒服,或配伍鸡血藤、海风藤、延胡等同用。

【用法用量】 煎服,10~15 g。大剂量可用 30 g。亦入丸、散。止血炒炭用,活血通经生用或酒炒用。

蒲黄 Puhuang
《神农本草经》

【来源】 为香蒲科植物水烛香蒲 Typha angustifolia L, 东方香蒲 T. orientalis Presl 或同属植物的干燥花粉。

【处方用名】 蒲黄、蒲黄炭。

【性味归经】 甘,平。归肝、心包经。

【功效】 止血,化瘀,通淋。

【应用】

1. 出血证 本品甘平长于收敛止血,兼有活血行瘀之功,为止血行瘀之良药,有止血不留瘀的特点,对出血症无论属寒属热,有无瘀滞均可应用,但以属实夹瘀者尤宜。用治吐血、衄血、咯血、尿血、崩漏等,可单用冲服,亦可配伍其他止血药同用。如《圣惠方》治鼻衄经久不止,与石榴花同用,和研为散服;若治月经过多,漏下不止,可配合龙骨、艾叶同用,如蒲黄丸《圣济总录》;治尿血不已,可与郁金同用治外伤出血,可单用外掺伤口。

2. 瘀血痛证 本品能行血通经,消瘀止痛,凡跌打损伤、痛经、产后疼痛、心腹疼痛、瘀血作痛者均可运用,尤为妇科所常用。如《塞上方》治跌打损伤,单用蒲黄末,温酒服;若治心腹疼痛、产后瘀痛、痛经等,常与五灵脂同用,如失笑散《和剂局方》。

3. 血淋尿血 本品既能止血,又能利尿通淋,故可用治血淋、尿血,常配生地黄、冬葵子同用,如蒲黄散《证治准绳》。

【用法用量】 煎服,3~10 g,包煎。外用适量,研末外掺或调敷。止血多炒用,化瘀、利尿多生用。

第三节 收敛止血药

白及 Baiji
《神农本草经》

【来源】 为兰科植物白及 Bletilla striata (Thunb.) Reichb.f. 的块茎。

【处方用名】 白芨、白根、白及。

【性味归经】 苦、甘、涩,微寒。归肺、胃、肝经。

【功效】 收敛止血,消肿生肌。

【应用】

1. 出血证 本品质黏味涩,为收敛止血之要药,可用治体内外诸出血证。因其主入肺、胃经,故临床尤多用于肺胃出血之证。如验方独圣散,治诸内出血证,用单味研末,糯米汤调服;若治咯血,可配伍枇杷叶、阿胶等,如白及枇杷丸(《证治准绳》);用治吐血,可与茜草、生地黄、牡丹皮、牛膝等煎服,如白及汤(《古今医彻》);用治衄血,可以本品为末,童便调服,如白及散(《素问病机气宜保命集》);也可以白及末冷水调,用纸花贴鼻窍中,如白及膏(《朱氏集验方》)。用治外伤或金创出血,可单味研末外掺或水调外敷,如《本草汇言》治刀斧损伤,出血不止,以之研末,外掺;《普济方》治金疮血不止,以之与白蔹、黄芩、龙骨等研细末,掺疮口上。

2. 痈肿疮疡,手足皲裂,水火烫伤 本品寒凉苦泄,能消散血热之痈肿;味涩质黏,能敛疮生肌,为外疡消肿生肌的常用药。对于疮疡,无论未溃或已溃均可应用。若疮疡初起,可单用本品研末外敷,或与金银花、皂角刺、乳香等同用,如内消散(《外科正宗》);若疮痈已溃,久不收口者,以之与黄连、贝母、轻粉、五倍子等为末外敷,如生肌干脓散(《证治准绳》)。治手足皲裂,可以之研末,麻油调涂,能促进裂口愈合;治水火烫伤,可以本品研末,用油调敷,或以白及粉、煅石膏粉、凡士林调膏外用,能促进生肌结痂。

【用法用量】 煎服,3~10 g;大剂量可用至 30 g;亦可入丸、散,入散剂,每次用 2~5 g;研末吞服,每次 1.5~3 g。 外用适量。

【使用注意】 不宜与乌头类药材同用。

仙鹤草　Xianhecao
《神农本草经》

【来源】 为蔷薇科植物龙牙草 Agrimonia pilosa Ledeb. 的全草。

【处方用名】 狼牙草、仙鹤草。

【药性】 苦、涩,平。归心、肝经。

【功效】 收敛止血,止痢,截疟,解毒,补虚。

【应用】

1. 出血证 本品味涩收敛,功能收敛止血,广泛用于全身各部的出血之证。因其药性平和,大凡出血病证,无论寒热虚实,皆可应用。如治血热妄行之出血证,可配生地黄、侧柏叶、牡丹皮等凉血止血药同用,若用于虚寒性出血证,可与党参、熟地黄、炮姜、艾叶等益气补血、温经止血药同用。

2. 腹泻、痢疾 本品涩敛之性,能涩肠止泻止痢,因本品药性平和,兼能补虚,又能止血,故对于血痢及久病泻痢尤为适宜,如《岭南采药录》单用本品水煎服,治疗赤白痢,也可配伍其他药物同用。

3. 疟疾寒热　本品有解毒截疟之功,治疗疟疾寒热,可单以本品研末,于疟发前两小时吞服,或水煎服。

4. 脱力劳伤　本品有补虚、强壮的作用,可用治劳力过度所致的脱力劳伤,症见神疲乏力、面色萎黄而纳食正常者,常与大枣同煮,食枣饮汁,若气血亏虚,神疲乏力、头晕目眩者,可与党参、龙眼肉等同用。

此外,本品尚能解毒杀虫,可用治疮疖痈肿、阴痒带下。

【用法用量】　煎服 3~10 g;大剂量可用至 30~60 g,外用适量。

棕榈炭　Zonglvtan
《本草拾遗》

【来源】　为棕榈科植物棕榈 Trachycarpus forunei（HooK. f.）H. Wendl. 的叶鞘纤维(即叶柄基底部之棕毛)。

【处方用名】　棕榈炭。

【性味归经】　苦、涩,平。归肝、肺、大肠经。

【功效】　收敛止血。

【应用】

1. 出血证　本品药性平和,味苦而涩,为收敛止血之要药,广泛用于各种出血之证,尤多用于崩漏。因其收敛性强,故以治出血而无瘀滞者为宜。可单味应用,如《妇人良方》治崩漏不止,即用本品为末,空心淡酒送服;也常配血余炭、侧柏叶等同用。若属血热妄行之吐血、咯血,可与小蓟、栀子等同用,如十灰散(《十药神书》);属虚寒性出血,冲任不固之崩漏下血,常配炮姜、乌梅同用,如如圣散(《证治准绳》);治便血,可与艾叶、熟鸡子、附子同用,如棕艾散(《圣济总录》)。

2. 止泻止带　本品苦涩收敛,且能止泻止带,尚可用于久泻久痢,妇人带下。如《近效方》治泻痢,单用本品,烧研,以水调服;治赤白带下,以本品与蒲黄各等分,用酒调服,如棕毛散(《普济方》)。

【用法用量】　煎服,3~10 g,研末服 1~1.5 g。

【使用注意】　出血兼有瘀滞,湿热下痢初起者慎用。

第四节　温经止血药

艾叶　Aiye
《名医别录》

【来源】　为菊科植物艾 Artemisia argyi Levl. et Vant. 的叶。

【处方用名】　艾蒿、蕲艾、艾叶、醋艾炭、艾叶炭。

【性味归经】 辛、苦,温;有小毒。归肝、脾、肾经。

【功效】 温经止血,散寒止痛;外用祛湿止痒。

【应用】

1. 出血证 本品气香味辛,温可散寒,能暖气血而温经脉,为温经止血之要药,适用于虚寒性出血病证,尤宜于崩漏。主治下元虚冷,冲任不固所致的崩漏下血,可单用本品,水煎服,或配阿胶、芍药、干地黄等同用,如胶艾汤《金匮要略》。本品温经止血,配伍生地黄、生荷叶、生柏叶等清热凉血药,可治疗血热妄行所致的吐血、衄血、咯血等多种 出血证,如四生丸(《妇人良方》)。艾叶之用,既可加强止血,又可防大队寒凉药物而致留瘀之弊。

2. 月经不调,痛经 本品能温经脉,逐寒湿,止冷痛,尤善调经,为治妇科下焦虚寒或寒客胞宫之要药。常用于下焦虚寒,月经不调,经行腹痛,宫寒不孕及带下清稀等证,每与香附、川芎、白芍、当归等同用;若虚冷较甚者,再配伍吴茱萸、肉桂等,如艾附暖宫丸(《仁斋直指方》)。用治脾胃虚寒所致的脘腹冷痛,可以单味艾叶煎服,或以之炒热熨敷脐腹,或配伍温中理气之品。

此外,将本品捣绒,制成艾条、艾炷等,用以熏灸体表穴位,能温煦气血,透达经络,为温灸的主要原料。本品外治皮肤瘙痒,以熏洗为主。

【用法用量】 煎服,3~10 g。外用适量。温经止血宜炒炭用,余生用。

炮姜 Paojiang

《珍珠囊》

【来源】 为姜科植物姜 Zingiber fficinale Rosc. 干燥根茎的炮制品,又名黑姜。

【处方用名】 炮姜、姜炭。

【性味归经】 辛,热。归脾、胃、肾经。

【功效】 温经止血,温中止痛。

【应用】

收敛止血药、温经止血药

1. 出血证 本品性温,主入脾经,能温经止血,主治脾胃虚寒,脾不统血之出血病证。可单味应用,如《姚氏集验方》以本品为末,米饮下,治血痢不止;临床用以治疗虚寒性吐血、便血,常配人参、黄芪、附子等同用。若治冲任虚寒,崩漏下血,可与乌梅、棕榈同用,如如圣散(《证治准绳》)。

2. 腹痛,腹泻 本品性温,善暖脾胃,能温中止痛、止泻,适用于虚寒性腹痛、腹泻。如《千金方》以本品研末饮服,治中寒水泻;《世医得效方》以之与厚朴,附子同用,治脾虚冷泻不止;若治寒凝脘腹痛,常配高良姜,如二姜丸《和剂局方》;治产后血虚寒凝,小腹疼痛者,可与当归、川芎、桃仁等同用,如生化汤(《景岳全书》)。

【用法用量】 煎服,3~6 g。

课后练一练

一、思考题

1. 试述止血药的含义、性能、主治及使用注意事项。

2. 试述三七的功用特点和主治证。

二、自测题

自测题

（刘歆韵）

第十九章
活血化瘀药

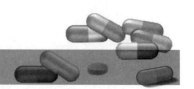

学习目标

- 掌握活血化瘀药的含义、功效、适应证、配伍方法、使用注意。
- 掌握常用活血化瘀药的功效、适应证、配伍方法、使用注意。

思维导图

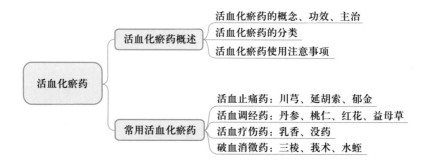

凡以通利血脉、消除瘀血为主要作用,治疗血瘀证的药物,称为活血化瘀药或活血祛瘀药,简称活血药或化瘀药。其中活血祛瘀作用强者,称为破血药或逐瘀药。

本章节药味多辛、苦,主归心、肝经,入血分,具有活血祛瘀的作用,从而达到活血止痛、活血调经、活血疗伤、破血消癥等作用。主要适用于各种瘀血阻滞血脉所引起的多种疾病,如瘀血头痛、胸胁脘腹痛、风湿痹痛、体内癥瘕积聚等内科病证;血滞所致经闭、痛经、产后瘀阻、月经不调等妇科病证;跌打损伤、瘀血肿痛、筋伤骨折、外伤所致出血或瘀血阻滞所致的出血等外伤科病证。其中部分性偏寒凉,善治血热而瘀滞证。

本章节药物按照其作用特点及主治特点的不同,可分为活血止痛药、活血调经药、活血疗伤药及破血消癥药四类。

使用本章节药物,应针对病因病情需要进行随证配伍。因"气为血之帅""气行则血行""气滞则血滞",故活血祛瘀药应常与行气药同用,以增强活血化瘀的作用;如寒凝血瘀之证,当配伍温里散寒、温通经脉药;如热灼营血而致血瘀之证,当配伍清热凉血药;如风湿痹阻、经脉不通之证,当配伍祛风湿、止痹痛药;如癥瘕积聚之证,当配软坚散结药；如痈疽肿痛、瘀热互结之证，当配伍清热解毒之药；如久瘀体虚或因虚致瘀者，当配伍补虚药。

本章节药大多易耗血动血，故妇女月经过多、血虚经闭无瘀及出血无瘀者当忌用；部分药物有堕胎作用，孕妇当慎用或忌用。

第一节　活血止痛药

川芎　Chuanxiong

《神农本草经》

【来源】　本品系伞形科植物川芎 *Ligusticum chuanxiong* Hort. 的干燥根茎。主产于四川。生用或酒炙。

【处方用名】　川芎、酒川芎。

【性味归经】　辛，温。归肝、胆、心包经。

【功效】　活血行气，祛风止痛。

【应用】

1. 用于血瘀气滞诸痛证　本品辛香行散，温通血脉，既能活血，又能行气止痛，为"血中之气药"，用于各种血瘀气滞之证，如用于胸痹脘腹刺痛及癥瘕所引起痛证等；如肝郁气滞之胸胁疼痛，常与柴胡、白芍、香附同用，如柴胡疏肝散；如肝血瘀阻，癥瘕痞块、胸胁刺痛，常与桃仁、红花等同用，如血府逐瘀汤。此外，本品能"下行血海"，可以调经，为"妇科要药"。善治女子月经不调、痛经、闭经、产后瘀滞腹痛等证。

2. 用于头痛，风湿痹痛　本品能"上行头目"而善治头痛，无论风寒、风热、风湿、血瘀、血虚所致头痛，皆可应用，故有"头痛不离川芎"之说。本品能"旁通络脉"而祛风活血止痛，用治风湿痹痛，常配羌活、独活等同用，如羌活胜湿汤。

【用量用法】　3~10 g，煎服。

【使用注意】　阴虚阳亢之头痛忌用；月经过多、气虚多汗、出血性疾病慎用。

▶ 视频

川芎

延胡索　Yanhusuo

《雷公炮炙论》

【来源】　本品系罂粟科植物延胡索 *Corydalis yanhusuo* W.T.Wang 的干燥块茎，夏初茎叶枯萎时采挖。生用或醋炙用。

【处方用名】　延胡索、元胡、醋延胡索。

【性味归经】　辛、苦，温。归肝、脾经。

【功效】　活血，行气，止痛。

【应用】

1. 用于气血瘀滞诸痛证　本品辛散苦泄温通,既善于活血,又长于行气,尤善止痛,故"延胡索能行血中气滞,气中血滞,专治一身上下之诸痛"。其止痛效果较佳,无论何种痛证,均可配伍应用。如心血瘀阻所致胸痹心痛,常与丹参、川芎、瓜蒌、蒲黄等同用;如肝郁气滞之胸胁胀痛,常配柴胡、香附、川芎等药;如寒邪之胃脘冷痛,常与桂枝、高良姜等同用;如女子气滞血瘀之痛经、产后瘀滞腹痛,常配当归、红花、香附等;如寒疝腹痛,常配橘核、小茴香、吴茱萸等;如外伤科跌打损伤引起痛证,常与乳香、没药等同用;对于风湿痹痛,常配秦艽、桑枝等。

2. 其他　临床上报道延胡索用于治疗多种内脏痉挛性或非痉挛性疼痛及麻风病引起的神经痛,均有良好的疗效。

【用量用法】　煎服,3~10 g;研末吞服,每次 1.5~3 g。醋制可增强止痛作用。

知识拓展

现代临床多用生延胡索及醋制品,醋制后止痛作用增强。延胡索起止痛作用的有效成分为生物碱(延胡索乙素等)。醋制后,游离的生物碱与醋酸结合生成易溶于水的醋酸盐,使醋制延胡索饮片的煎液中,总生物碱含量明显提高,故增强了止痛作用。

郁金　Yujin

《药性论》

【来源】　本品系姜科植物温郁金 *Curcuma wenyujin* Y.H.Chen et C.Ling、姜黄 *C.longa* L.、广西莪术 *C.kwangsiensis* S.G.Lee et C.F.Liang 或蓬莪术 *C.phaeocaulis* Val. 的干燥块根。生用或矾水炙用。

【处方用名】　郁金、醋郁金。

【性味归经】　辛、苦,寒。归肝、心、肺经。

【功效】　活血止痛,行气解郁,利胆退黄,清心凉血。

【应用】

1. 用于气滞血瘀之胸、胁、腹痛等诸痛证　本品辛散苦降,寒能清热,既能行气解郁,又可活血定痛。善治血瘀气滞兼有郁热之证,如治肝郁气滞之胸胁刺痛,常配丹参、柴胡、香附等药;如治心血瘀阻之心胸痹痛,常配瓜蒌、薤白、丹参等药。

2. 用于热病神昏、癫痫痰闭之证　本品能辛散、解郁开窍醒神,性寒入心经,能清心火。对于湿温病,痰浊蒙闭心窍者,常配石菖蒲、栀子、牡丹皮等药,如菖蒲郁金汤;对于痰浊蒙蔽心窍之癫痫、癫狂证,常与白矾配伍,以化痰开窍,如白金丸。

3. 用于气血上逆之各种出血证　本品性寒能清热,味苦能降泄,入肝经,故能降气清热而凉血止血。临床上常用治吐血、衄血及妇女倒经,常与生地黄、栀子、牡丹皮等凉血止血药同用,如生地黄汤。

4. 用于肝胆湿热证　治疗湿热型黄疸,常与茵陈蒿、栀子等配伍使用;治疗胆石症,常与金钱草、虎杖等同用。

【用量用法】　3~10 g,煎服。

【使用注意】　不宜与丁香、母丁香同用。

知识拓展

郁金分广郁金和川郁金两种,但其名称与产地并不相符。广郁金(黄丝郁金)主产四川,川郁金(黑郁金)主产浙江温州(瑞安县),故又名温郁金,两者功用相似。

第二节　活血调经药

丹参　Danshen
《神农本草经》

【来源】　本品系唇形科植物丹参 *Salvia miltiorrhiza* Bge. 的干燥根或根茎。生用,或酒炙用。

【处方用名】　丹参、酒丹参。

【性味归经】　苦,微寒。归心、肝经。

【功效】　活血祛瘀,通经止痛,清心除烦,凉血消痈。

【应用】

1. 活血祛瘀,用于瘀血或血行不畅之证　本品苦寒清泄,主入血分,善于活血祛瘀,被誉为"活血祛瘀之要药",且古代医家有"一味丹参散,功同四物汤"之说,广泛地用于各种瘀血病证。常应用于瘀血引起的胸痹刺痛、脘腹疼痛、癥瘕痞块、痹痛等证,常配川芎、当归等药。

2. 调经止痛,用于妇科血滞瘀阻诸证　本品既能活血祛瘀而又能调经止痛,且有"祛瘀生新而不伤正"之特点,被称为"妇科活血调经之要药";善治妇女月经不调、痛经、经闭,产后瘀血阻滞腹痛等证,可单味研末,温黄酒送服,或配伍其他活血调经养血之品应用,如当归、益母草、泽兰等同用。

3. 凉血消痈,用于热毒瘀阻引起的疮疡肿毒　常与金银花、穿心莲、蒲公英等清热解毒药同用。

4. 清心安神,用于热病伤及营分之烦躁神昏或心悸失眠　本品能入血分,能清心凉血,又可除烦安神,善治热病邪热入心营所致烦躁不安及心悸失眠之证,常配生地黄、酸枣仁、玄参等,如天王补心丹。

此外,现代临床上用丹参治疗冠心病心绞痛、病毒性心肌炎、缺血性脑血管疾病、血栓闭塞性脉管炎、急慢性肝炎、肝脾大等疾病,主要以丹参为主制成复方丹参滴丸、复方丹参注射液等,均疗效较佳。

【用量用法】　10~15 g,煎服。活血祛瘀宜酒炙。

【使用注意】　不宜与藜芦同用。

知识拓展

▶ 视频

丹参

丹参主要含有脂溶性非醌类成分,能扩张冠状动脉,增加冠状动脉血流量,改善心肌缺血,提高心细胞耐缺氧能力,扩张血管,降低血压,改善血液流变性,降低血液黏度,抑制血小板聚集和凝血功能,防止血栓形成,保护红细胞膜,调节血脂,抑制动脉粥样硬化斑块的形成。

桃仁　Taoren
《神农本草经》

【来源】　本品系蔷薇科植物桃 *Prunus persica*(L.)Batsch 或山桃 *P.davidiana*(Carr)Franch. 的成熟种子。生用,或炒用。

【处方用名】　桃仁、燀桃仁、炒桃仁。

【性味归经】　苦、甘,平。归心、肝、大肠经。

【功效】　活血祛瘀,润肠通便,止咳平喘。

【应用】

1. 用于多种血瘀证以及肠痈、肺痈　本品苦甘性平,主入心血分,活血祛瘀力较强,故称为破血药。常用治血瘀所致的闭经、痛经、癥瘕积聚、产后瘀滞腹痛及跌打损伤等证,常配当归、川芎、红花等,如桃红四物汤。用治肠痈,常与大黄、牡丹皮等同用,如桃核承气汤;用治肺痈,常配苇茎、冬瓜仁等,如苇茎汤。

2. 用于咳嗽气喘证　本品味苦,能降气平喘,常与杏仁配伍,如双仁丸。

3. 用于肠燥便秘　由于本品富含油脂,能滑肠润燥,常与当归、火麻仁、郁李仁等润肠之品同用。

【用量用法】　5~10 g,宜捣碎入煎。

【使用注意】　孕妇忌服,便溏者当慎用。

红花　Honghua
《新修本草》

【来源】　本品为菊科植物红花 *Carthamus tinctorius* L. 的筒状花冠。夏季花黄变红时采收,阴干或晒干。生用。

【处方用名】　红花。

【性味归经】 辛,温。归心、肝经。

【功效】 活血通经,散瘀止痛。

【应用】

1. 用于妇科瘀血阻滞所致的闭经、痛经、产后腹痛等证 由于本品辛散温通,主入心肝血分,能活血通经止痛,临床上常用治妇产科血瘀病证。或与桃仁、当归、川芎配伍应用。

2. 用于血瘀诸痛证 本品能够散瘀消癥,多用治血瘀阻滞等证,尤善用于血瘀有寒之证,常配川芎、延胡索等。本品亦能通利血脉止痛,为伤科要药,对于外伤跌打损伤、血瘀肿痛,常配乳香、没药等,或制成红花油、红花酊外用涂擦。

3. 用于血热瘀滞,斑疹等证 因本品性凉而具有凉血解毒消斑的作用,故常与大青叶、紫草、牡丹皮、当归等配伍应用。

【用量用法】 3~10 g,煎服。

【使用注意】 月经量多者及孕妇当忌用。

知识拓展

红花主要含有红花黄素、红花苷、新红花苷、少量糖类及油酸等。具有降低冠脉阻力、增加冠脉流量和心肌营养性血流量的作用。同时,红黄色素分离物能对抗心律失常,扩张周围血管,降低血压,还能抑制血小板聚集,降低全血黏度,防止血栓的形成。

益母草 Yimucao

《神农本草经》

【来源】 本品系形科一年生或两年生植物益母草 *Leonurus heterophyllus* Sweet 的地上部分。

【处方用名】 坤草、益母草、鲜益母草。

【性味归经】 苦、辛,微寒。归肝、心包、膀胱经。

【功效】 活血调经,利尿消肿,清热解毒。

【应用】

1. 用于妇科血瘀经产诸证 本品苦泄辛散,主入心肝二经,善于活血化瘀调经,被誉为"妇科经产要药",故名益母。常用治妇科瘀滞所致的月经不调、经闭、痛经、瘀滞腹痛、产后恶露不尽等证。治疗妇科瘀滞经闭、痛经、月经不调,可单用熬膏服用,如益母膏;亦可与当归、川芎、赤芍等同用。

2. 用于水肿,小便不利 本品兼入膀胱经,既能利尿消肿,又能活血化瘀,善治水瘀互结之水肿。可单用,或与车前子、白茅根等同用,以增强其利水消肿的作用。

3. 清热解毒,用于疮疡肿毒,皮肤瘾疹 本品能活血祛瘀、清热解毒,治疮痈肿毒,可单用鲜品捣敷或煎汤外洗,或配伍苦参、黄连、黄柏等清热燥湿药。

此外,益母草还可用于跌打损伤所致血瘀肿痛,常配乳香、没药、川芎等。

【用量用法】 干品 9~30 g,煎服。鲜品 12~40 g。亦可熬膏用。外用捣敷或煎汤外洗。

【使用注意】 孕妇当慎用或忌用。

其他活血调经药如表 19-1。

表 19-1 其他活血调经药

药物	药性	功效	主治	用量
牛膝	甘、微苦、平。归肝、肾经	逐瘀通经,通利关节,利尿通淋	经闭癥瘕,胞衣不下,跌仆伤痛,风湿痹痛,足痿筋挛,尿血,血淋	5~10 g
鸡血藤	苦、甘、温。归肝、肾经	活血补血,调经止痛,舒筋活络	月经不调,痛经,经闭,风湿痹痛,肢体麻木,血虚萎黄	9~15 g
王不留行	苦、平。归肝、胃经	活血通经,下乳消痈,利尿通淋	血瘀经闭,痛经,产后乳汁不通或乳痈,热淋、石淋、血淋	5~10 g

第三节　活血疗伤药

乳香　Ruxiang

《名医别录》

【来源】 为橄榄科小乔木卡氏乳香树 *Boswellia carterii* Birdw 及其同属植物皮部渗出的树脂。

【处方用名】 乳香、醋乳香。

【性味归经】 辛、苦,温。归肝、心、脾经。

【功效】 活血定痛,消肿生肌。

【应用】

1. 用于外伤科跌打损伤,疮疡痈肿　本品既能活血化瘀止痛,又能活血消痈,去腐生肌,为外伤科要药。治跌打损伤瘀滞肿痛,常与没药、血竭等配伍,如七厘散;治疮疡肿毒初起,红肿热痛,常与金银花、白芷、没药等配伍,以清热解毒,活血消肿,如仙方活命饮;若痈疽瘰疬、痰核肿块坚硬不消,配伍没药、麝香、雄黄以解毒消痈散结,如醒消丸;治疮疡破溃,久不收口,常配没药研末外用,如海浮散。

2. 用于瘀血阻滞诸痛证,如心腹瘀痛,癥瘕积聚及风湿痹痛等　本品辛散温通,能活血行气止痛,又能化瘀,伸筋蠲痹,故治上述诸证。治心腹瘀痛,癥瘕积聚,常配当归、丹参、没药同用如活络效灵丹。治风寒湿痹,肢体疼痛麻木,常配羌活、独活、秦艽等同用,如蠲痹汤。

【用法用量】 煎服,3~10 g,宜炒去油用。外用适量,生用或炒用,研末外敷。

【使用注意】 孕妇及无瘀滞者忌用。本品气浊味苦,易致恶心、呕吐,故内服不宜多用;胃弱者慎用。

没药 Moyao
《药性论》

【来源】 为橄榄科灌木或乔木没药树 Commiphora myrrha Engl. 或其他同属植物皮部渗出的油胶树脂。

【处方用名】 没药、醋没药。

【性味归经】 辛、苦,平。归心、肝、脾经。

【功效】 散瘀定痛,消肿生肌。

【应用】 本品功效主治与乳香相似 治跌打损伤瘀滞肿痛,外科痈疽肿痛,疮疡溃后久不收口以及一切瘀滞心腹诸痛,常与乳香相须为用。两者的区别在于乳香偏于行气,伸筋;没药偏于散血化瘀。近代临床用没药治疗高脂血症有一定的疗效。

【用法用量】 煎服,3~10 g,宜炒去油用。外用适量,生用或炒用,研末外敷。

【使用注意】 与乳香同。如与乳香同用,两药用量皆须相应减少。

其他活血疗伤药如表 19-2。

表 19-2 其他活血疗伤药

药物	药性	功效	主治	用量
骨碎补	苦,温。归肝、肾经	活血续伤,补肾强骨	跌扑闪挫或金创,损伤筋骨,瘀肿疼痛;肾虚腰痛脚弱,耳聋耳鸣,牙痛,久泄等	10~15 g
自然铜	辛,平。归肝经	散瘀止痛,续筋接骨	跌打损伤,筋骨折伤,瘀肿疼痛	3~9 g
马钱子	苦,寒。有大毒。归肝、脾经	活血疗伤,通经,止痛,止血	跌打损伤肿痛出血,血瘀经闭,产后瘀滞腹痛	3~10 g
血竭	甘、咸,平。归心、肝经	活血定痛,化瘀止血,生肌敛疮	跌打损伤,心腹瘀痛,外伤出血,疮疡久溃不敛	1~2 g

第四节 破血消癥药

莪术 Ezhu
《药性论》

【来源】 为姜科多年生宿根草本植物蓬莪术 Curcuma phaeocaulis Val.,广西莪术 C.kwangsiensis S,Lee et C. F. Liang 或温郁金 C. wenyujin Y. H. Chen et C. Ling 的根茎。

【处方用名】　莪术、醋莪术。

【性味归经】　辛、苦,温。归肝、脾经。

【功效】　行气破血,消积止痛。

【应用】

1. 用于气滞血瘀所致的癥瘕积聚、经闭以及心腹瘀痛等　本品辛散苦泄温通,既能破血逐瘀,又能行气止痛,常与三棱相须而用。如《寿世保元》莪术散即以本品配三棱、当归、香附等,治经闭腹痛,腹中有块。临床治妇科经闭、痛经,常配当归、红花等同用;治胁下痞块,配柴胡、鳖甲等;治胸痹心痛,配川芎、丹参等。若体虚而瘀血久留不去者,配黄芪、党参等以消补兼施。

2. 用于食积脘腹胀痛　本品消积不仅能消血瘀癥积,同时又能破气消食积。治食积腹痛常配青皮、槟榔等,如莪术丸。

此外,本品还可用于跌打损伤,瘀肿疼痛,亦取其化瘀消肿止痛之功。

【用法用量】　煎服,3~15 g。醋制后可加强祛瘀止痛作用;外用适量。

【使用注意】　孕妇及月经过多者忌用。

三棱　Sanleng

《本草拾遗》

【来源】　为黑三棱科多年生草本植物黑三棱 *Sparganium stoloniferum* Buch.Ham. 的块茎。

【处方用名】　三棱、醋三棱。

【性味归经】　辛、苦,平。归肝、脾经。

【功效】　破血行气,消积止痛。

【应用】　所治病证与莪术基本相同,常相须而用　然三棱偏于破血,莪术偏于破气。近代临床以三棱、莪术为主,配五灵脂、肉桂、大黄,名蜕膜散,治中期妊娠引产后蜕膜残留有效。

【用法用量】　煎服,3~10 g。醋炙可加强止痛作用。

【使用注意】　孕妇及月经过多者忌用。

水蛭　Shuizhi

《神农本草经》

【来源】　为环节动物水蛭科蚂蟥 *Whitmania pigra* Whitman,水蛭 *Hirude nipponica* Whitman 或柳叶蚂蟥 *W. acranulata* Whitman 的全体。全国大部分地区均有。夏、秋两季捕捉,用沸水烫死,切段晒干或低温干燥,生用。或用滑石粉烫后用。

【处方用名】　水蛭、烫水蛭。

【性味归经】　咸、苦,平;有小毒。归肝经。

【功效】　破血通经,逐瘀消癥。

【应用】　癥瘕积聚,血瘀经闭及跌打损伤等　本品咸苦入血分,功擅破血逐瘀,其力峻效宏。治癥瘕、经闭,常配三棱、桃仁、红花等同用;若体虚者,配人参、当归等补益气血药同用,以防伤正,如《温病条辨》化癥回生丹。治跌打损伤,配苏木、自然铜等,如接骨火龙丹。

【用法用量】 入煎剂 1.5~3 g;研末服 0.3~0.5 g。以入丸散或研末服为宜。或以鲜活者放置瘀肿局部吸血消瘀。

【使用注意】 孕妇忌服。

岗 位 对 接

用药指导

情境:张某,女,45岁。头痛病史已有20余年,每次经前多发。头痛时呈刺痛状,且固定在右侧头部。服药能缓解,痛止时一切如常。苔薄,舌暗有瘀斑,脉细涩。

请完成以下任务:

1. 从疼痛特点上看该患者所患何证?

2. 头痛为什么都发生在经前?

3. 试分析该患者适合应用本任务中哪些药物治疗?

课后练一练

一、思考题

1. 试述川芎的功效及应用特点。

2. 为何说延胡索为止痛要药?

二、自测题

自测题

(陈春苗)

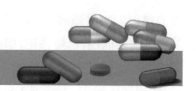

第二十章
止咳化痰平喘药

学习目标

- 掌握止咳化痰平喘药的概念、功效、分类、性能特点、适应证;掌握常见止咳化痰平喘类药物的药性、功效与应用。
- 熟悉止咳化痰平喘药的使用注意事项。
- 了解止咳化痰平喘类中药的用法、用量。

思维导图

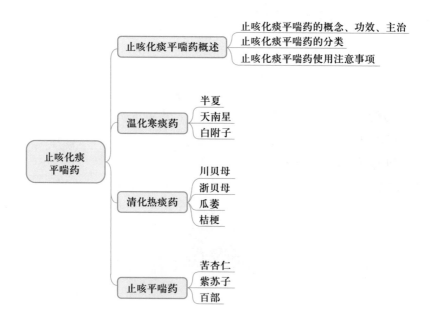

  以祛痰或消痰为主要作用的药物称为化痰药;以制止或减轻咳嗽和喘息为主要作用的药物称为止咳平喘药。

  止咳化痰平喘药主要归肺、脾两经,气味多以辛、苦、甘为主,药性有寒凉和温燥之分,依据药物的性味、功效以及临床应用不同,可分为温化寒痰药、清化热痰药、止咳平喘药这三类。

  使用止咳化痰平喘药需要注意,温化寒痰药一般用于寒痰、湿痰,不宜用于热痰、燥痰;清化热痰药一般用于热痰、燥痰,不宜用于寒痰、湿痰。

第一节 温化寒痰药

半夏 Banxia

《神农本草经》

【来源】 为天南星科植物半夏 *pinellia ternata*(Thunb.)Breit. 的干燥块茎。

【处方用名】 半夏、清半夏、姜半夏、法半夏。

【性味归经】 辛、温;有毒。归脾、胃、肺经。

【功效】 燥湿化痰,降逆止呕,消痞散结。

【应用】

1. 湿痰、寒痰证 本品辛温而燥,为燥湿化痰、温化寒痰之要药,善治疗脏腑湿痰,并兼有止咳之功。治疗湿痰咳嗽,痰多胸闷,配伍陈皮、茯苓等,如二陈汤;治疗寒痰咳嗽,痰多清稀者,配伍细辛、干姜等,如小青龙汤;治疗湿痰上犯清阳之头痛、眩晕,甚则呕吐痰涎者,多配伍天麻、白术等,如半夏白术天麻汤;治疗痰饮内盛,胃失和降之夜寐不安者,配伍秫米等,如半夏秫米汤。

2. 多种呕吐 本品苦降,具有良好的止呕作用,为止呕的要药,用治多种原因引起的呕吐,尤宜于痰饮或胃寒之呕吐,常配伍生姜,既能增强止呕之力,又降其毒性,如小半夏汤;治疗胃热呕吐,配伍黄连、竹茹等,如黄连橘皮竹茹半夏汤;治疗胃气虚呕吐,配伍人参、白蜜等,如大半夏汤;治疗胃阴虚呕吐,配伍麦冬、粳米等,如麦门冬汤。

3. 结胸,心下痞,梅核气,胸痹 本品辛散温通,化痰消痞。治疗痰热结胸之胸腹满闷、吐痰黄稠,配伍黄连、瓜蒌等,如小陷胸汤;治疗寒热互结之心下痞满,配伍干姜、黄连、黄芩等,如半夏泻心汤;治疗气郁痰凝之梅核气,配伍紫苏、厚朴、茯苓等,如半夏厚朴汤;治疗痰浊阻滞,胸阳不振之胸痹心痛,配伍瓜蒌、薤白等,如瓜蒌薤白半夏汤。

4. 瘿瘤、痰核、痈疽肿毒、毒蛇咬伤 本品内服能消痰散结,外用可消肿止痛。治疗痰湿凝结之瘿瘤、痰核,配伍昆布、海藻、浙贝母等;治痈疽肿毒、毒蛇咬伤,可生品研末调敷或鲜品捣烂外敷。

【用法用量】 煎服 3~10 g。一般用炮制品。

【使用注意】 反乌头,药性温燥,阴虚燥咳、血证、热痰、燥痰慎用。

知识拓展

药 理 研 究

本品主要含有挥发油、苷类、生物碱类、淀粉以及脂肪等化学成分,其炮制品对实验动物有明显的止咳作用,半夏有较明显的抑制胃液分泌作用,对多种原因引起的胃溃疡有明显的预防和治疗作用。此外,还有抗肿瘤、降血脂、抗心律失常、抗早孕等作用。

天南星 Tiannanxing

《神农本草经》

【来源】 为天南星科植物天南星 *Arisaema erubescens*(Wall.)Schott,异叶天南星 *Arisaema heterophyllum* Bl. 或东北天南星 *Arisaema amurense* Maxim. 的干燥块茎。

【处方用名】 天南星、制天南星。

【性味归经】 苦、辛、温;有毒。归肺、肝、脾经。

【功效】 燥湿化痰,祛风止痉,散结消肿。

【应用】

1. 湿痰、寒痰证 本品性温而燥,燥湿化痰功似半夏而温燥毒性强于半夏,故治湿痰、寒痰一般不如半夏常用,多用于治顽痰咳嗽及痰湿壅滞、胸膈胀闷等。治疗湿痰阻肺,咳喘痰多,胸膈胀闷,配伍半夏、枳实等,如导痰汤;治疗寒痰咳嗽,痰色白清稀者,配伍半夏、肉桂等,如姜桂丸;治疗热痰咳嗽,痰黄黏稠者,配伍黄芩等,如小黄丸。

2. 风痰眩晕,中风,癫痫,破伤风 本品化痰之中善祛经络之风痰并且能止痉,善于治疗风痰诸证。治疗风痰眩晕,配伍半夏、天麻等;治疗中风痰滞经络之半身不遂,手足顽麻,口眼㖞斜,配伍半夏、川乌等,如青州白丸子;治疗癫痫,配伍半夏、全蝎等,如五痫丸;治疗破伤风之角弓反张,牙关紧闭,配伍白附子、天麻、防风等,如玉真散。

3. 痈疽肿痛,毒蛇咬伤,跌打伤痛 生品外用能消肿散结止痛。用于治疗痈疽肿痛,可研末醋调外敷;治疗毒蛇咬伤,可配伍雄黄外敷;治疗跌打伤痛,单用研末,以米泔水(或醋)研磨浓汁外涂使用。

【用法用量】 煎服,3~9 g,内服一般用制南星。生品多外用。

【使用注意】 孕妇慎用;生品内服宜慎用。阴虚燥痰者忌用。

白附子 Baifuzi

《中药志》

【来源】 为天南星科植物独角莲 *Typhonium giganteum* Engl. 的干燥块茎。

【处方用名】 白附子、制白附子。

【性味归经】 辛、温,有毒。归胃、肝经。

【功效】 祛风痰,定惊搐,止痛,解毒散结。

【应用】

1. 中风口眼㖞斜,惊风癫痫,破伤风,偏头痛 本品功似天南星,其性上行,善祛头面风痰而解痉止痛,为治头面风痰之要药。治疗中风口眼㖞斜,配伍全蝎、僵蚕等,如牵正散;治风痰壅盛之惊风、癫痫,配伍半夏、天南星等;治破伤风,配伍防风、天麻等,如玉真散;治疗偏头痛,配伍白芷、川芎等。

2. 瘰疬痰核,毒蛇咬伤 本品具有解毒散结止痛之功。治瘰疬痰核,单用鲜品适量捣烂外敷;治疗毒蛇咬伤,单用生品捣汁内服并外敷,亦可配伍其他解毒药使用。

【用法用量】 煎服,3~6 g,研末服 0.5~1 g。内服一般多用炮制品。外用生品适量捣烂,熬膏或研末以酒调敷患处。

【使用注意】 本品辛温燥烈,孕妇及阴虚血虚动风、热盛动风者不宜使用。生品一般不内服。

其他温化寒痰药如表 20-1。

表 20-1 其他温化寒痰药

药名	性味归经	功效	主治	用法用量
白芥子	辛,温。归肺经	温肺化痰,利气,散结消肿	用于寒痰咳喘,悬饮,阴疽流注,肢体麻木,关节肿痛	3~6 g。外用适量
旋覆花	苦,辛,咸,微温。归肺、胃经	降气行水化痰,降逆止呕	用于咳喘痰多,噫气呕吐	3~10 g

第二节 清化热痰药

川贝母 Chuanbeimu

《神农本草经》

【来源】 百合科植物川贝母 *Fritillaria cirrhosa* D.Don,暗紫贝母 *Fritillaria unibracteata* Hsiao et K.C.Hsia,甘肃贝母 *Fritillaria przewalskii* Maxim.,梭砂贝母 *Fritillaria delavayi* Franch. 的干燥鳞茎。

【处方用名】 川贝母、川贝、松贝、青贝、炉贝。

【性味归经】 苦、甘,微寒。归肺、心经。

【功效】 清热润肺,化痰止咳,散结消痈。

【应用】

1. 肺热燥咳,虚劳咳嗽 本品甘寒质润,入肺经,具有清热化痰之功,又能润肺止咳,用于多种咳嗽,尤宜于肺热燥咳以及肺阴虚久咳。治疗肺热咳嗽、肺燥咳嗽,常配伍知母,如二母丸;治疗肺阴虚劳嗽,久咳有痰,配伍沙参、麦冬、天冬等;治疗肺肾阴虚久咳,痰少带血,配伍百合、麦冬、熟地黄等,如百合固金汤。

2. 瘰疬,乳痈,肺痈,疮痈 本品能清热化痰散结。治疗痰火郁结之瘰疬,配伍玄参、牡蛎等,如消瘰丸;治疗热毒郁结之乳痈、肺痈,配伍蒲公英、鱼腥草等。

【用法用量】 煎服,3~10 g,研末服 1~2 g。

【使用注意】 不宜与川乌、草乌、附子等同用。寒痰、湿痰不宜使用。

知识拓展

化学、药理研究

川贝母主要含有生物碱类化学成分,例如青贝碱、松贝碱甲和松贝碱乙等。生物碱类化学成分具有镇咳、祛痰、解痉作用;具有抑制大肠杆菌和金黄色葡萄球菌生长和繁殖的作用;具有降压的作用;具有增加子宫的张力作用;还有抗溃疡的作用。

浙贝母　Zhebeimu

《轩岐救正论》

【来源】 百合科植物浙贝母 *Fritillaria thunbergii* Miq. 的干燥鳞茎。

【处方用名】 浙贝母、浙贝、象贝、大贝、珠贝。

【性味归经】 苦,寒。归肺、心经。

【功效】 清热化痰止咳,解毒散结消痈。

【应用】

1. 风热、痰热咳嗽 本品功似川贝母而偏苦泄,长于清热化痰、降气止咳,善治疗风热犯肺及痰热壅肺之咳嗽。治疗风热咳嗽,配伍桑叶、前胡等;治疗痰热咳嗽,痰黄稠,配伍瓜蒌、知母等。

2. 瘰疬,瘿瘤,肺痈,乳痈,疮毒 本品苦寒以清热解毒、散结消痈。治疗痰火瘰疬,配伍玄参、牡蛎等,如消瘰丸;治疗瘿瘤,配伍海藻、昆布等;治疗肺痈,配伍鱼腥草、芦根等;治疗乳痈、疮毒,配伍连翘、蒲公英等。

【用法用量】 煎服 3~10 g。

【使用注意】 不宜与川乌、草乌、附子等同用。寒痰、湿痰不宜使用。

> **课堂讨论**
> 川贝母与浙贝母的功效有哪些相似的地方,又有哪些不同?

瓜蒌 Gualou

《神农本草经》

【来源】 葫芦科植物栝楼 *Trichosanthes kirilowii* Maxim. 或双边栝楼 *Trichosanthes rosthornii* Harmsd 的干燥成熟果实。

【处方用名】 瓜蒌、全瓜蒌、瓜蒌皮、瓜蒌子。

【性味归经】 甘、微苦,寒。归肺、胃、大肠经。

【功效】 清热涤痰,宽胸散结,润燥滑肠。

【应用】

1. 痰热咳喘 本品甘寒清润,善清肺润燥化痰,治疗痰热咳嗽,痰黄稠难咯,配伍黄芩、胆南星、枳实等,如清气化痰丸。治疗燥热伤肺,干咳无痰或痰少质黏,咯吐不利者,配伍川贝母、天花粉、桔梗等,如贝母瓜蒌散。

2. 胸痹,结胸 本品利气化痰以通胸膈之闭塞,为治疗胸痹证之要药。治疗痰浊痹阻,胸阳不通之胸痹心痛,配伍薤白、半夏,如瓜蒌薤白半夏汤;治疗痰热结胸之胸膈痞满,按之则痛,配伍黄连、半夏等,如小陷胸汤。

3. 乳痈,肺痈,肠痈 本品能清热散结消痈。治疗乳痈初起,红肿热痛,配伍当归、乳香、没药,如神效瓜蒌散;治疗肺痈咳吐脓血,配伍鱼腥草、芦根、桃仁等;治疗肠痈腹痛,配伍败酱、大血藤、薏苡仁等。

4. 肠燥便秘 瓜蒌子质润多脂,长于润肠通便。治疗津亏血少的肠燥便秘证,配伍火麻仁、郁李仁等。

【用法用量】 煎服,全瓜蒌 9~15 g,瓜蒌皮 6~10 g,瓜蒌子 9~15 g。

【使用注意】 不宜与川乌、草乌、附子等同用。本品甘寒而滑,脾虚便溏及寒痰、湿痰证忌用。

桔梗 Jiegeng

《神农本草经》

【来源】 桔梗科植物桔梗 *Platycodon grandiflorum*(Jacq.)A.DC. 的干燥根。

【处方用名】 桔梗、蜜桔梗。

【性味归经】 苦、辛,平。归肺经。

【功效】 宣肺,利咽,祛痰,排脓。

【应用】

1. 咳嗽痰多,胸闷不畅 本品辛散上行,入肺经,善于开宣肺气、祛痰利咽,咳嗽痰多、胸闷不畅,无论寒热皆可应用。治疗风寒咳嗽,痰白清稀,配伍紫苏、苦杏仁等,如杏苏散;治疗风热或温病初起,发热、咳嗽、痰黄稠,配伍桑叶、菊花等,如桑菊饮;治疗痰滞气喘,胸膈痞闷,常配伍枳壳、瓜蒌皮等。

2. 咽喉肿痛,失音 本品善宣肺利咽开音,凡外邪犯肺之咽痛失音,均可应用,尤以外感风热所致者最为适宜。治疗风热犯肺之咽痛失音,配伍甘草、牛蒡子等,如桔梗汤;治疗热毒壅盛之咽喉肿痛,配伍射干、板蓝根等。

3. 肺痈吐脓　本品性散上行,为祛痰排脓治肺痈之良药。治肺痈胸痛、发热、咳吐脓血,痰黄腥臭,配伍鱼腥草、冬瓜仁等。

【用法用量】　煎服,3~10 g。或入丸散。

【使用注意】　本品性升散,气机上逆,呕吐,眩晕,阴虚火旺咳血等不宜使用,胃、十二指肠溃疡者慎用,用量不宜过大,容易导致恶心、呕吐等。

其他清热化痰药如表 20-2。

表 20-2　其他清化热痰药

药名	性味归经	功效	主治	用法用量
竹茹	甘,微寒。归肺、胃经	清热化痰,除烦止呕	用于肺热咳嗽,痰热心烦不眠,胃热呕吐,妊娠恶阻	6~10 g
竹沥	甘,寒。归心、肺、肝经	清热豁痰,定惊利窍	用于痰热咳喘,中风痰迷,惊痫癫狂	30~50 g
胖大海	甘,寒。归肺、大肠经	清肺化痰,利咽开音,润肠通便	用于肺热声哑,咽喉疼痛,咳嗽,燥热便秘,头痛目赤	2~4 枚
海藻	咸,寒。归肝、肾经	消痰软坚,利水消肿	瘿瘤,瘰疬,睾丸肿痛,痰饮水肿	10~15 g
昆布	咸,寒。归肝、肾经	消痰软坚,利水消肿	瘿瘤,瘰疬,睾丸肿痛,痰饮水肿	6~12 g

第三节　止咳平喘药

苦杏仁　Kuxingren

《神农本草经》

【来源】　蔷薇科植物山杏 *Prunus armeniaca* L.var.*ansu* Maxim.,西伯利亚杏 *Prunus sibirica* L.,东北杏 *Prunus mandshurica*(Maxim.)Koehne 或杏 *Prunus armeniaca* L. 的成熟种子。

【处方用名】　苦杏仁、杏仁、炒杏仁。

【性味归经】　苦、微温,有小毒。归肺、大肠经。

【功效】　降气止咳平喘,润肠通便。

【应用】

1. 咳嗽气喘　本品苦降入肺经,降泄肺气兼宣肺止咳平喘,为治咳喘之要药,无论新久寒热咳喘均可应用。治疗风寒咳喘,配伍麻黄、甘草,如三拗汤;治疗风热咳嗽,配伍桑叶、菊花等,如桑菊饮;治疗燥热咳嗽,配伍桑叶、贝母、沙参等,如桑杏汤;治疗肺热咳喘,配伍麻黄、石膏等,如麻杏甘石汤。

2. 肠燥便秘　本品质润多脂,味苦下气,有降气润肠通便作用。治疗肠燥津枯便秘或产后血亏便秘,配伍火麻仁、当归、枳壳等,如润肠丸。此外,本品外用有美容作用,能软化皮肤,预防皱纹,亦可治疗蛲虫病及外阴瘙痒等。

【用法用量】　煎服,3~10 g,入煎剂宜后下,或入丸散。

【使用注意】　本品有毒,用量不宜过大,婴儿慎用。

知识拓展

药 理 研 究

苦杏仁主含苦杏仁苷、脂肪油、蛋白质以及氨基酸等。苦杏仁能抑制咳嗽中枢系统起到镇咳平喘的作用。药理实验表明苦杏仁苷具有一定的抗癌作用,脂肪油具有润滑大肠的作用,蛋白质具有抗炎镇痛的作用。

紫苏子　Zisuzi
《神农本草经》

【来源】　唇形科植物 *Perilla frutescens*（L.）Britt. 的干燥成熟种子。

【处方用名】　紫苏子、炒紫苏子。

【性味归经】　辛,温。归肺经。

【功效】　降气化痰、止咳平喘,润肠通便。

【应用】

1. 咳喘痰多　本品辛温性降,善于降气化痰、止咳平喘,为治痰壅气逆咳喘的要药。治疗咳喘痰多不能平卧者,配伍白芥子、莱菔子,如三子养亲汤。治疗上盛下虚之久咳痰喘,配伍肉桂、当归、厚朴等,如苏子降气汤。

2. 肠燥便秘　本品富含油脂,能润燥滑肠,借降肺气以助大肠传导。治疗津枯肠燥便秘,常配伍火麻仁、瓜蒌仁、杏仁等,如紫苏麻仁粥。

【用法用量】　煎服,5~10 g,煮粥服用或入丸散。

【使用注意】　阴虚喘咳或脾虚便溏者慎用。

百部　Baibu
《本草经集注》

【来源】　百部科植物直立百部 *Stemona sessilifolia*（Miq.）Miq. 蔓生百部 *Stemona japonica*（B1.）Miq. 或对叶百部 *Stemona tuberosa* Lour. 的干燥块根。

【处方用名】　百部、蜜百部。

【性味归经】　甘、苦,微温。归肺经。

【功效】　润肺下气止咳,杀虫灭虱。

第二十章　止咳化痰平喘药

【应用】

1. 新久咳嗽，肺痨咳嗽，顿咳　本品甘润苦降，微温不燥，善于润肺止咳，为治咳嗽要药，无论寒热虚实、外感内伤之咳、久咳均可用之，尤以久咳劳嗽、百日咳为佳，宜蜜炙用。治疗风寒咳嗽，配伍荆芥、桔梗、紫菀等，如止嗽散；治疗久咳不已，气阴两虚，配伍黄芪、沙参、麦冬等，如百部汤；治疗肺痨咳嗽，痰中带血，配伍天冬、麦冬、阿胶等，如月华丸；治疗肺热咳嗽，痰黄稠，配伍知母、川贝母等；治疗顿咳，单用或配伍川贝、紫菀、白前等。

2. 蛲虫，阴道滴虫，头虱体虱，疥癣　本品有杀虫灭虱作用，以治蛲虫病为佳，可单用生品煎取浓汁，睡前保留灌肠；治疗阴道滴虫，可单用生品，或与蛇床子、苦参等煎汤坐浴外洗；治疗头虱、体虱及疥癣，可制成 20% 的醇浸液，或 50% 水煎剂外搽。

【用法用量】　煎服，5~10 g，外用适量，久咳虚嗽宜蜜炙。

其他止咳平喘药如表 20-3。

表 20-3　其他止咳平喘药

药名	性味归经	功效	主治	用法用量
紫菀	苦、辛、甘，微温。归肺经	润肺化痰止咳	用于咳嗽有痰	5~10 g
款冬花	辛、苦，温。归肺经	润肺下气，止咳平喘	用于咳嗽气喘	5~10 g
枇杷叶	苦，微寒。归肺、胃经	清肺止咳，降逆止呕	用于肺热咳嗽，胃热呕吐	5~10 g
桑白皮	甘，寒。归肺经	泻肺平喘，利水消肿	肺热咳喘，水肿	5~15 g
葶苈子	苦、辛，大寒。归肺、膀胱经	泻肺平喘，利水消肿	痰涎壅盛，喘息不得平卧，水肿，悬饮，小便不利	5~10 g
白果	甘、苦、涩，平。归肺经	敛肺化痰定喘	哮喘痰嗽，带下，白浊，尿频，遗尿	5~10 g

▶ 视频

止咳平喘药

岗 位 对 接

用药指导

临床上还有一些止咳化痰平喘药，应用时需要注意。例如：马兜铃有涌吐之弊，孕妇及脾胃虚弱者不宜内服。瓜蒌是寒滑之品，且瓜蒌仁气味恶劣，故脾胃虚弱，呕吐便溏者，均应忌服。在应用这类药物时，除应注意以上禁忌外，临症选药，亦很重要。因咳嗽痰多虽是临床常见症，但外感、内伤均能引起。临症表现又有寒热虚实的不同，因而治病时，应针对病因病情选用适宜的化痰止咳药，倘若用药不当，将会引起不良后果。一般来说，外感咳嗽不宜使用收敛药，虚劳咳嗽不宜使用耗散药，热咳、燥咳不宜用温燥药，湿痰、寒痰不宜用清润药，对于咳嗽兼有咯血者，不宜用温燥性的化痰药，否则有促进出血之势，小儿麻疹初起，应以宣透为主，不宜用止咳药，尤其不能用温性或带有收敛性的止咳药，以免变成逆症。

课后练一练

一、思考题

1. 试比较半夏与天南星的功效异同。

2. 川贝母与浙贝母功效有何区别?

二、自测题

自测题

（姜永粮）

第二十一章 安神药

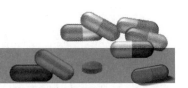

学习目标

- 掌握安神药的概念、功效、分类、性能特点、适应证;掌握常见安神类药物的药性、功效与应用。
- 熟悉安神药的使用注意事项。
- 了解安神类中药的用法、用量。

思维导图

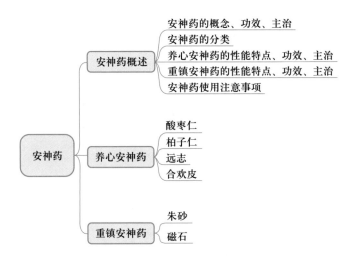

凡以安神定志为主要作用,治疗心神不宁病证的药物,称为安神药。

本类药主入心、肝经,具有养心安神或重镇安神之效。安神药可分为养心安神药和重镇安神药。

养心安神药 多为植物的种子及种仁,适用于虚烦不眠,心悸怔忡、健忘失眠、眩晕等虚证。

重镇安神药 多为矿石类、贝壳类药物,主要适用于惊悸、失眠、健忘、多梦,以及惊风、癫狂、痫证等神志异常的实证。

矿石类药物宜打碎先煎、久煎;多入丸、散服,不宜长期服用;部分药物有毒,不宜过量或长期服用。

第一节　养心安神药

酸枣仁　Suanzaoren

《神农本草经》

【来源】　为鼠李科植物酸枣 *Ziziphus jujuba* Mill.*var.spinosa*（Bunge）Hu ex H.F.Chou 的干燥成熟种子。

【处方用名】　酸枣仁、炒酸枣仁。

【性味归经】　甘、酸,平。归肝、胆、心经。

【功效】　养心补肝,宁心安神,敛汗,生津。

【应用】

1. 心悸失眠　本品味甘,入心、肝经,具有养心益肝,安神的作用,为养心安神要药。治疗心肝血虚、心悸怔忡、失眠健忘,配伍当归、白芍等;治疗肝虚有热,虚烦不眠配伍茯苓、知母、甘草等,如酸枣仁汤;治疗心脾气血两虚,体倦失眠,配伍黄芪、当归、党参等,如归脾汤。治疗心肾不交,阴亏血少,失眠健忘,配伍麦冬、生地黄、远志等,如天王补心丹。

2. 自汗、盗汗　本品味酸,有收敛止汗的作用,治疗体虚自汗、盗汗,配伍五味子、山茱萸、黄芪等。

【用法用量】　煎服 10~15 g;研末吞服,每次 1.5~2 g。

【使用注意】　本品偶可发生过敏反应,会出现荨麻疹、皮肤瘙痒等症状,也有恶寒发热、关节疼痛等。

知识拓展 //

现 代 研 究

酸枣仁主要含有皂苷等化学成分,包括酸枣仁皂苷 A、酸枣仁皂苷 B 等。本品水煎液具有镇静、催眠作用;还有抗惊厥,镇痛,降体温,降压,降血脂、抗肿瘤,抑制血小板聚集,增强免疫功能,兴奋子宫等作用。

柏子仁　Baiziren

《神农本草经》

【来源】　为柏科植物侧柏 *Platycla dusorientalis*（L.）Franco 的种仁。

【处方用名】　柏子仁、柏子仁霜。

【性味归经】 甘,平。归心、肾、大肠经。

【功效】 养心安神,润肠通便,止汗。

【应用】

1. 心悸失眠 本品味甘质润,药性平和,主入心经,具有养心安神的作用,适用于心阴虚以及心肾不交引起的失眠。治疗心阴不足的失眠健忘,配伍人参、五味子等,柏子仁丸;治疗心肾不交,心悸失眠,健忘,配伍麦冬、熟地黄等,柏子养心丸。

2. 肠燥便秘 本品质润,富含油脂,治疗肠燥便秘,配伍火麻仁、郁李仁等,五仁丸。

3. 阴虚盗汗 用于阴虚多汗等症。

【用法用量】 煎服 3~10 g。大便溏薄者宜选用柏子仁霜代替柏子仁。

【使用注意】 便溏以及多痰者慎用。

课堂讨论

酸枣仁与柏子仁的功效、应用有哪些异同点?

远志 Yuanzhi

《神农本草经》

【来源】 为远志科植物远志 *Polygala tenuifolia* Willd. 或卵叶远志 *Polygala sibirica* L. 的干燥根。

【处方用名】 远志、制远志。

【性味归经】 苦、辛,温。归心、肾、肺经。

【功效】 安神益智,交通心肾,祛痰,消肿。

【应用】

1. 心悸怔忡,失眠多梦,健忘 本品上能入心经安神,下能通肾脏强志,为交通心肾,益智安神的佳品,用于治疗心肾不交引起的惊悸、失眠、健忘,配伍人参、茯苓、朱砂等,如安神定志丸;治疗健忘,配伍人参、茯苓、石菖蒲等,如开心散。

2. 癫痫,惊狂 本品味辛通利,善逐痰涎,并且能开利心窍,用于痰阻心窍引起的癫痫、惊狂。治疗癫痫昏仆,痉挛抽搐,配伍半夏、天麻、全蝎等;治疗惊狂发作,配伍石菖蒲、郁金、白矾等。

3. 咳嗽痰多 本品苦温性燥,入肺经,能祛痰止咳,可用于痰多黏稠,咳吐不爽,或者外感风寒,咳嗽痰多者,配伍杏仁、贝母、瓜蒌、桔梗等。

4. 痈疽疮毒,乳房肿痛 本品辛行苦泄,善疏通气血壅滞而消散痈肿,用于痈疽肿毒,不论寒热虚实均可应用,内服或外用均可。

【用法用量】 煎服 3~10 g。外用适量。

【使用注意】 胃溃疡、胃炎、实热痰火内盛慎用。

岗位对接

用药指导

朱砂又名丹砂、辰砂,为天然硫化汞矿石,主要含有硫化汞,朱砂在体内与血红蛋白结合,随血液循环,进入体内各组织器官,少量服用可安神、定惊、明目、解毒,过量或者久服,可导致急慢性中毒。

含有朱砂的中成药有:活络丸、冰硼散、安宫牛黄丸、紫雪丹、冠心苏合丸、至宝丹、六神丸、朱砂安神丸、牛黄解毒丸等中成药。

课后练一练

一、思考题

1. 试述安神药的概念、分类、使用注意。

2. 简述酸枣仁的性味归经、功效及应用。

二、自测题

自测题

（姜永粮）

第二十二章
平肝息风药

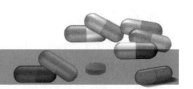

思维导图

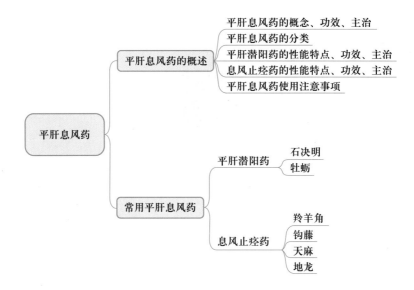

以平肝潜阳或息风止痉为主要功效，用于治疗肝阳上亢或肝风内动病证的药物，称为平肝息风药。

平肝息风药大多寒凉，均有沉降作用趋势，主入肝经，具有平肝息风的作用，主要适用于肝阳上亢，头晕目眩及肝风内动痉挛抽搐证。部分药兼有镇惊安神、清肝明目、重镇降逆、凉血以及祛风通络等功效，用于治疗心神不宁、目赤肿痛、呕吐、呃逆、喘息、血热出血，以及风中经络之口眼㖞斜、风湿痹痛等证。

平肝潜阳药　本类药物多为质重之介类或矿石类药物，性多寒凉、味多苦咸，以平肝潜阳为主要功效，适用于肝阳上亢，以头晕耳鸣、头目胀痛、面红目赤等为主症，可伴有头重脚轻、腰膝酸软、急躁易怒、心悸失眠、舌质红、脉弦细。

息风止痉药 本类药物多为虫类药,性味多寒凉或平,个别偏温,以息风止痉为主要功效,适用于温热病热极生风、肝阳化风及血虚生风等所致的眩晕欲仆、痉挛抽搐、项强肢颤,以及风阳夹痰,痰热上扰之癫痫、惊风,或风毒侵袭、引动内风之破伤风、痉挛抽搐、角弓反张等证。部分药物兼有平肝潜阳、清泻肝火、祛风通络之功,亦可用于肝阳上亢之头晕目眩、肝火上攻之目赤头痛以及风邪中经络之口眼㖞斜、肢麻痉挛、头痛、风湿痹痛等证。

使用平肝息风药,此类药中的动物甲壳、金石矿物药质地坚硬,有效成分难以煎出,在煎药时应打碎先煎。有些虫类药物有毒,用量不宜过大,以免中毒。孕妇也应忌用或慎用。药性寒凉的息风药,不宜于脾虚慢惊者使用;药性温燥的息风药,阴亏血虚者当慎用。

▶ 视频

平肝息风药
概述

第一节 平肝潜阳药

石决明 Shijueming

《名医别录》

【来源】 为鲍科动物杂色鲍 *Haliotis diversicolor* Reeve,皱纹盘鲍 *Haliotis discus hannai* Ino,耳鲍 *Haliotis asinine* Linnaeus,羊鲍 *Haliotis ovina* Gmelin,澳洲鲍 *Haliotis ruber*(Leach)或白鲍 *Haliotis laevigata*(Donovan)的贝壳。生用或火煅用,用时打碎。

【处方用名】 石决明、煅石决明。

【性味归经】 咸,寒。归肝经。

【功效】 平肝潜阳,清肝明目。

【应用】

1. 肝阳上亢,头痛眩晕 本品性寒质重,能平肝潜阳,清泄肝热,略兼滋养肝阴之功,为治肝阳上亢的要药。治疗肝肾阴虚,阴不制阳而致肝阳亢盛之眩晕头痛,常与生地黄、白芍、牡蛎等滋阴平肝药配伍;治肝阳上亢兼肝火亢盛之头晕头痛,烦躁易怒者,可与夏枯草、钩藤、菊花等清肝平肝药同用。

2. 目赤翳障,视物昏花,青盲雀目 本品能清肝明目,益肝阴,适宜于肝火上炎之目赤肿痛,可与决明子、菊花、车前子等清肝明目药同用;治肝肾阴虚之目暗不明,雀目眼花,常与枸杞子、熟地黄、菟丝子等补肝明目药同用。

此外,煅石决明还有收敛制酸止痛作用,可用于疮疡久溃不敛,胃酸过多之胃脘痛;兼能止血,研末外敷,可治疗外伤出血。

【用法用量】 煎服 6~20 g。应打碎先煎。平肝、清肝宜生用,外用点眼宜煅用、水飞。

【使用注意】 本品咸寒易伤脾胃,故脾胃虚寒、食少便溏者慎用。

课堂讨论

石决明和决明子功效主治异同点的比较。

知识拓展 //

煅 石 决 明

📹 视频

石决明

煅石决明的方法:取净石决明,置于无烟火炉或适宜的耐火容器中,用武火煅至质地酥脆时取出放凉,碾碎。

炮制作用:生石决明咸寒,长于平肝潜阳;煅石决明咸寒之性降低,平肝潜阳作用缓和,增强了收涩、明目的作用,用于目赤,翳障,视物昏花。生石决明主要含有碳酸钙($CaCO_3$),煅烧后产生部分氧化钙(CaO),氧化钙呈碱性,能中和胃酸,保护胃黏膜,可用于胃酸过多之胃脘痛;且煅后质地酥脆,便于粉碎,有利于有效成分煎出。

牡蛎 Muli
《神农本草经》

【来源】 为牡蛎科动物长牡蛎 *Ostrea gigas* Thimberg,大连湾牡蛎 *Ostrea talienwhanensis* Crosse 或近江牡蛎 *Ostrea rivularis* Gould 的贝壳。生用或煅用,用时打碎。

【处方用名】 牡蛎、煅牡蛎。

【性味归经】 咸,微寒。归肝、胆、肾经。

【功效】 重镇安神,潜阳补阴,软坚散结,收敛固涩。

【应用】

1. 惊悸失眠 本品功似龙骨能镇惊安神,适宜于惊悸怔忡、失眠多梦等心神不宁证,常与龙骨相须为用。

2. 肝阳上亢证,眩晕耳鸣 本品咸寒质重,有与石决明类似的平肝潜阳之功,并能益阴,多用治水不涵木,阴虚阳亢,眩晕耳鸣之证,常与龙骨、龟甲、白芍等滋阴、平肝潜阳药配伍。治热病日久,灼伤真阴,虚风内动,四肢抽搐,常与龟甲、鳖甲等滋阴潜阳药同用,如镇肝息风汤(《医学衷中参西录》)。

3. 痰核,瘰瘤,瘰疬,癥瘕痞块 本品味咸,能软坚散结,适宜于痰火郁结之痰核、瘰疬、瘿瘤等,常与浙贝母、玄参等软坚散结药配伍。

4. 滑脱诸证 本品功似龙骨,煅后有固精、缩尿、固崩、止带、止汗等收敛固涩功效,用于多种滑脱病证,并常与煅龙骨相须为用。治疗肾虚遗精滑精,遗尿、尿频,常与补肾固精、缩尿药如沙苑子、桑螵蛸、金樱子等配伍;治疗崩漏、带下,可与补肝肾、固崩止带药如山茱萸、山药同用;治表虚自汗、盗汗,可与益气养阴、固表止汗药如麻黄根、浮小麦配伍。

此外,煅牡蛎有制酸止痛作用,用于治疗胃痛泛酸,可与海螵蛸、瓦楞子、海蛤壳等研细末同服。

【用法用量】　煎服 9~30 g。先煎。平肝潜阳,镇惊安神,软坚散结宜生用,收敛固涩、制酸止痛宜煅用。

> **课堂讨论**
> 龙骨与牡蛎的功效有哪些相似的地方? 又有哪些不同?

知识拓展

营养丰富的牡蛎

牡蛎别名又叫生蚝,是所有食物中含锌最丰富的(每 100 g 牡蛎,不包括壳的重量,含水 87.1%,含锌 71.2 mg,富含蛋白锌,是很好的补锌食物,要补锌可以常吃牡蛎或蛋白锌。牡蛎有"补锌佳品""男子汉的食物"之誉,是一种高蛋白、低脂肪、容易消化且营养丰富的食品。

▶ 视频

牡蛎

其他平肝潜阳药如表 22-1。

表 22-1　其他平肝潜阳药

药名	性味归经	功效	主治	用法用量
赭石	苦、寒。归肝、心、肺、胃经	平肝潜阳,降肺胃逆气,凉血止血	用于肝阳上亢、肺胃之气上逆、血热出血证	煎服,9~30 g,先煎。平肝潜阳、重镇降逆宜生用,止血宜煅用。本品含微量砷,不宜长期服用
蒺藜	辛、苦,微温。归肝经。有小毒	平肝疏肝,祛风明目	用于肝阳上亢、肝郁气滞、目赤翳障	煎服,6~10 g
珍珠母	咸、寒。归肝、心经	平肝潜阳,清肝明目,镇惊安神	用于肝阳上亢、目赤翳障、视物昏花、心神不宁	煎服,10~25 g,先煎。本品性寒质重,脾胃虚寒者、孕妇慎用
罗布麻叶	甘、苦,凉。归肝经	平抑肝阳,清热,利尿	用于肝阳上亢的头晕目眩,水肿,小便不利	煎服,6~12 g

第二节 息风止痉药

羚羊角 Lingyangjiao

《神农本草经》

【来源】 牛科动物赛加羚羊 *Saiga tatarica* Linnaeus 的角。镑片用,砸碎、粉碎成细粉用。

【处方用名】 羚羊角。

【性味归经】 咸,寒。归肝、心经。

【功效】 平肝息风,清肝明目,散血解毒。

【应用】

1. 肝风内动,痫病,中风 本品咸寒入肝,清热力强,有良好的清肝热、息肝风的作用,为治肝风内动、痉挛抽搐之要药。治温热病热邪炽盛,热极动风之高热神昏、痉挛抽搐,常与钩藤、菊花等清热平肝药配伍,如羚角钩藤汤(《通俗伤寒论》)。治热痰癫痫、惊风抽搐、中风等,多与牛黄、郁金等化痰息风、开窍醒神之品配伍。

2. 肝阳上亢,头晕目眩 本品又有平肝阳作用,适宜于肝阳上亢,头晕目眩,烦躁失眠,常与石决明、龟甲、生地黄等其他平肝潜阳药物同用。

3. 肝火上炎,目赤翳胀 本品清泻肝火力强,并可明目。治肝火上炎之头痛头晕、目赤肿痛、羞明流泪等,常与石决明、菊花、珍珠母等同用。

4. 温热病壮热神昏,热毒发斑 本品有良好的清热泻火、解毒之效。治温热病壮热神昏、躁狂、抽搐,常与生地黄、寒水石、麝香等药配伍;治热毒发斑,多与大青叶、青黛、贯众等药同用。

此外,本品的清热解毒功效,还可配伍用于风湿热痹,肺热咳喘,百日咳,痈肿疮毒等。

【用法用量】 煎服,1~3 g,宜另煎 2 小时以上;磨汁或研粉服,每次 0.3~0.6 g。

【使用注意】 本品性寒,脾虚慢惊者禁用。

▶ 视频
羚羊角

知识拓展 //

羚羊角正品鉴别特征

鉴别正品羚羊角的要点有四个:①通天眼,羚羊角除去骨塞后,在角的中心有扁三角形细孔一条,一直通到角尖,俗称"通天眼";②环轮节,在角的表面有轮生环节,直到角近角尖部处,轮节一面凸一面凹,纹顺环纹处顺序环生,光滑自然;③骨塞连结骨质处与血窦相连接,镶嵌紧密,骨塞白色,基部似桃形;④色泽丝纹,羚羊角通体光润如玉。白色和黄白色,表面除轮生环节外,还具细丝纹,有条不紊。

钩藤　Gouteng

《名医别录》

【来源】　本品为茜草科植物钩藤 *Uncaria rhynchophylla*(Miq.)Miq. ex Havil.,大叶钩藤 *Uncaria macrophylla* Wall.,毛钩藤 *Uncaria hirsute* Havil.,华钩藤 *Uncaria sinensis*(Oliv.)Havil. 或无柄果钩藤 *Uncaria sessilifructus* Roxb. 的干燥带钩茎枝。生用。

【处方用名】　钩藤。

【性味归经】　甘,凉。归肝、心包经。

【功效】　息风定惊,清热平肝。

【应用】

1. 肝风内动,痉挛抽搐　本品功似羚羊角,有息风止痉、清肝热双重功效,但其力稍逊,也为治肝风内动、惊痫抽搐之常用药,尤宜于热极生风,四肢抽搐及小儿高热惊风证,并常与羚羊角、牛黄等清热息风止痉药配伍以增效。

2. 头痛眩晕　本品性凉,主入肝经,既清肝热,又可平肝阳,适宜于肝火上炎或肝阳上亢之头胀头痛、眩晕等,属肝火上攻者,常与夏枯草、龙胆草、栀子等配伍,属肝阳上亢者,常与天麻、石决明、牛膝同用。

此外,本品有轻清疏泄之性,能清热透邪,可用于外感风热,头痛目赤及斑疹透发不畅等证,又可凉肝止痉,治小儿惊啼、夜啼,可与清心定惊之品配伍。

【用法用量】　煎服,3~12 g;后下。

知识拓展

钩藤后下原理

钩藤主要含有生物碱类、三萜及皂苷类、黄酮类等成分,具有降压、镇痛、抗炎、抗肿瘤、镇静、抗氧化等多种作用。钩藤生物碱是其降压的有效成分,碱加热易被破坏,故不宜久煎,一般不超过15分钟。

▶ 视频

钩藤

天麻　Tianma

《神农本草经》

【来源】　本品为兰科植物天麻 *Gastrodia elata* Bl. 的干燥块茎。生用。

【处方用名】　天麻,炒天麻。

【性味归经】　甘,平。归肝经。

【功效】 息风止痉,平抑肝阳,祛风通络。

【应用】

1. 多种原因所致的痉挛抽搐 本品主入肝经,功擅息风止痉,且味甘质润,药性平和,广泛用于多种原因引起的痉挛抽搐,不论寒热虚实均可配伍使用。治疗小儿急惊风,高热抽搐,常与钩藤、全蝎、僵蚕等凉肝息风止痉药配伍;治小儿脾虚慢惊风,手足抽动,宜与人参、白术、僵蚕等补益脾胃、息风止痉之品同用;治痫病频发,昏迷抽搐,口吐白沫,每与制南星、全蝎、僵蚕等清热化痰、开窍、止痉药配伍;治破伤风,角弓反张,当与天南星、白附子、防风等祛风止痉之品同用。

2. 肝阳上亢眩晕头痛 本品类似羚羊角、钩藤,既能息肝风,又可平肝阳,又为治眩晕头痛的要药。其性平,不论头痛眩晕虚实均可使用。

3. 中风半身不遂,风湿痹痛 本品能祛外风、通经络、止痛,治疗中风后遗症,肢体麻木、手足不遂,可与其他养血、祛风通络药配伍;治疗风湿痹痛,关节屈伸不利,多与祛风湿、通络止痛药同用。

【用法用量】 煎服,3~10 g。研末冲服,每次 1~1.5 g。

知识拓展

天麻鉴别用药

▶ 视频

天麻

天麻春、冬两季均可采挖,立冬后采挖者称为"冬麻",质较佳。次年清明前采挖者称为"春麻",质较次。野生者称为野天麻,栽培者称为家天麻或种天麻。天麻的鉴别要点是表面有点状凸起(潜伏牙)排列而成的横环纹多轮(习称"点状纹"),顶端有红棕色至深棕色鹦嘴状的芽(习称"鹦哥嘴",冬天麻具此特征)或残留茎基(春天麻);另一端有圆脐形瘢痕(习称"肚脐眼")。气微而特殊(蒸煮后尤为明显)(习称"马尿臭")。

地龙　Dilong
《神农本草经》

【来源】 本品为钜蚓科动物参环毛蚓 *Pheretima aspergillum*(E.Perrier),通俗环毛蚓 *Pheretima vulgaris* Chen,威廉环毛蚓 *Pheretima guillelmi*(Michaelsen)或 栉盲环毛蚓 *Pheretima pectinifera* Michaelsen 的干燥体。前一种习称"广地龙",后三种习称"沪地龙"。生用或酒炙用。

【处方用名】 地龙,酒地龙。

【性味归经】 咸,寒。归肝、脾、膀胱经。

【功效】 清热定惊,通络,平喘,利尿。

【应用】

1. **热盛动风,癫狂痫病**　本品性寒,有良好的清热作用,又能息风止痉,尤宜于温热病壮热、神昏、惊厥,小儿急惊风之高热抽搐,常与清热息风、开窍醒神药同用;若治热狂、癫痫,可单用,或与息风、化痰、开窍之品同用。

2. **中风偏瘫,痹证**　本品性善走窜,有通经活络之效,治疗中风后气虚血滞,筋脉失养之半身不遂、口眼㖞斜,可与益气活血药同用;治风湿热痹,关节红肿热痛,宜与防风、秦艽、忍冬藤等祛风湿、清热通络药配伍;治风寒湿痹,肢麻不仁,常与川乌、草乌、天南星等祛风散寒、舒筋活络药同用;气虚血滞,中风半身不遂、口眼㖞斜等证,常与黄芪、当归、川芎等补气活血之品配伍。

3. **肺热哮喘**　本品又善清肺平喘,治热邪壅肺之喘息痰鸣,常与清肺、化痰、平喘药同用,也可单用研末内服;治寒饮阻肺之哮喘,常与温肺化饮、止咳平喘药配伍。

4. **热结膀胱,小便不利**　本品能清膀胱热而利尿,治热结膀胱所致小便不利或尿闭不通,可单用鲜品取汁服用;或与车前子、滑石、萹蓄等利尿通淋药配伍。

此外,本品还可配伍用于治疗高血压、疟腮、烧烫伤、鹅口疮等。

【用法用量】　煎服,5~10 g。鲜品 10~20 g。研末吞服,每次 1~2 g。外用适量。

知识拓展

地龙的传说

相传,宋太祖赵匡胤登基不久,患了"缠腰火丹"病,哮喘病也复发了。太医院的医官们绞尽脑汁,仍是回春乏术,百无一验,太祖一怒之下,将所有治病的医官都监禁起来。后来,一位河南府的医官想起洛阳有位擅长治疗皮肤病的药铺掌柜,外号叫作"活洞宾",善治此病,于是上章推荐。"活洞宾"来到宫中,见太祖环腰长满了大豆形的水疱,像一串串珍珠一样,这时,太祖问道:"朕的病怎么样?""活洞宾"连忙答道:"皇上不必忧愁,下民有好药,涂上几天就会好的。"太祖冷冷一笑:"许多名医都没有办法,你敢说此大话。""活洞宾"道:"倘若治不好皇上的病,下民情愿杀头,若治好了,请皇上释放被监禁的太医。"太祖回答道:"若真如此,就答应你的要求。"于是,"活洞宾"来到殿外,打开药罐,取出几条蚯蚓放在两个盘子里,撒上蜂糖,使其溶化为水液。他用棉花蘸水液涂在太祖患处,太祖立刻感到清凉舒适,疼痛减轻了许多。他又捧上另一盘蚯蚓汁,让太祖服下。太祖惊问:"这是何药? 既可内服,又可外用。""活洞宾"怕讲实话而受到太祖责罚,就随机应变地说:"皇上是真龙天子下凡,民间俗药怎能奏效,这药叫作地龙,以龙补龙,定能奏效。"太祖听后非常高兴,立即服下。几天后,太祖的疱疹落,咳喘止,疼痛消失,又上朝了。"活洞宾"也因此而极尽荣华。从此,地龙的名声与功能也就广泛传开了。

其他息风止痉药如表 22-2。

表 22-2 其他息风止痉药

药名	性味归经	功效	主治	用法用量
全蝎	辛,平;有毒。归肝经	息风止痉,攻毒散结,通络止痛	用于多种原因所致的痉挛抽搐,疮疡肿毒,瘰疬痰核,风湿顽痹,偏正头痛,口眼㖞斜	煎服,3~6 g。研末吞服,每次 0.6~1 g,外用适量
僵蚕	咸、辛,平。归肝、肺、胃经	息风止痉,祛风止痛,化痰散结	用于多种原因所致的痉挛抽搐,风中经络,口眼㖞斜,风热上攻头目之证,瘾疹瘙痒,痰核,瘰疬	煎服,5~10 g。研末吞服,每次 1~1.5 g;散风热宜生用,余多制用
蜈蚣	辛,温;有毒。归肝经	息风止痉,攻毒散结,通络止痛	用于多种原因所致的痉挛抽搐,疮疡肿毒,瘰疬痰核,风湿顽痹,口眼㖞斜,偏正头痛	煎服,3~5 g。研末冲服,每次 0.6~1 g。外用适量

岗 位 对 接

用药指导

情境:林某,男,6岁。突然四肢搐溺,身挺颈痉,神昏面热,目睛上窜,痰涎上壅,牙关紧闭,热汗淋漓。

处方 1:藤钩 9 g,羚羊角(3 g,另煎兑服),龙胆草 6 g,青黛 6 g,清半夏 6 g,生赭石(6 g,轧细),茯神 6 g,僵蚕 6 g,薄荷叶 3 g,朱砂(0.6 g,研细送服)。

处方 2:熟地黄 15 g,焦白术 9 g,当归 6 g,党参 6 g,枸杞 6 g,炮姜 3 g,炙甘草 3 g,肉桂 3 g,生姜三片,红枣三枚(捭开)。

请根据给出的病例:

1. 在上述处方中选出合适的一个,并做分析。

2. 根据息风止痉药的使用注意事项,对选出处方的煎煮与使用注意事项对患者进行用药交代。

课后练一练

一、思考题

1. 试述平肝息风药的含义、性能主治、分类及使用注意。

2. 你学过哪些药既可以祛外风又可以息内风?

3. 钩藤和天麻如何区别使用?

二、自测题

自测题

（高　燕）

第二十三章
开窍药

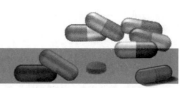

学习目标

- 掌握开窍药的概念、功效、分类、性能特点、适应证;掌握常见开窍类药物的药性、功效与应用。
- 熟悉开窍药的使用注意事项。
- 了解开窍类中药的用法、用量。

思维导图

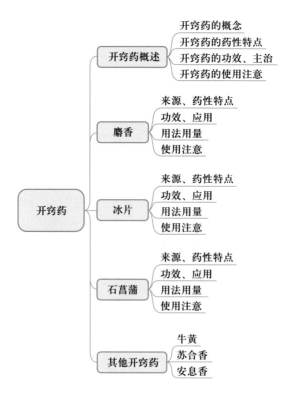

第一节　总　论

凡以醒神开窍为主要治疗作用,善于治疗热闭神昏、痰阻清窍、寒凝窍闭等病证的一类药物称为开窍药。因开窍药具有辛散芳香走窜之性,善入心经,具有醒神通窍之功,故又被称为芳香开窍药。

开窍药主要用于治疗闭证,闭证依据其病性特点又可分为热闭与寒闭,热闭症见面赤身热、牙关紧闭、舌红苔黄、脉数有力;寒闭症见面白身冷、口唇青紫、舌淡苔白、脉沉细微。在治疗时依据闭证寒热之性的不同所选用的开窍药的药性亦有寒热之分,正如《内经》所言"寒者热之,热者寒之"。因此,治疗热闭证常选用凉开药,如牛黄、冰片等;治疗寒闭证宜选用温开药如麝香、苏合香等。

因开窍药多味辛,善走窜,常作为为救急、治标之品,只可暂用,久服易耗伤正气,故不宜久服,因其香走窜,对于亡阳脱汗所致脱证及气血虚脱所致的厥证都忌用。因其芳香有效成分易于挥发,故不宜入煎剂,常入丸散剂服用。

▶ 视频

开窍药

第二节　各　论

麝香　Shexiang
《神农本草经》

【来源】　本品为鹿科动物林麝 Moschus berezovskii Flerov,马麝 Moschus. sifanicus Przewalski 或原麝 Moschus. moschi ferus Linnaeus 成熟雄体香囊中的干燥分泌物。主产于四川、西藏、甘肃、内蒙古等地。野麝多在冬季至次春猎取,捕获后,割取香囊,阴干,习称毛壳麝香;剖开香囊,除去囊壳,习称"麝香仁",其中呈颗粒状者称当门子。人工驯养麝直接从其香囊中取出麝香仁,阴干或用干燥器密闭干燥。本品应避光保存。

【处方用名】　麝香。

【性味归经】　辛,温。归心、脾经。

【功效】　开窍醒神,活血通经,消肿止痛。

【应用】

1. 闭证神昏　麝香辛温芳香,其性善走窜,具有极佳的通窍宣透,辟秽化浊之功,是醒神回苏之要药。可用治各种窍闭神昏证,无论寒热,均有良效。用治温病热入心包、痰蒙神窍及小儿惊风、中风痰厥等证,可配伍牛黄、冰片等,组成凉开之剂,如安宫牛黄丸;因其性温,尤善治疗寒闭证,如中风神昏、胸腹满闷疼痛,寒浊湿邪闭阻清窍而致神昏者,配以苏合香、檀香、沉香、犀角(水牛角代)等,如苏合香丸。

2. 咽喉肿痛,齿痛　本品辛香行散,有良好的活血散结、消肿止痛作用。用治咽喉肿痛,可与牛黄、珍珠、蟾酥相配,如六神丸;用治蛀牙疼痛可与细辛、巴豆等合用外敷于患处杀虫止痛,如麝香丸。

3. 血瘀经闭,心腹暴痛,头痛　本品辛温善行,可化瘀行血,具有活血通经,行气止痛之功效。用治瘀血经闭可与丹参、桃仁、红花、川芎等相配;用治瘀血痹阻心脉,心腹暴痛,常配伍牛黄、犀角(水牛角代)等,如麝香散;治疗偏头痛,迁延难愈者可配以川芎、桃仁、老葱、红花、黄酒等,如通窍活血汤。

4. 跌打损伤,死胎,难产　本品又为伤科要药,功善活血行瘀、消肿止痛,用治跌仆损伤、骨折扭挫常与乳香、没药、红花等相配,如七厘散。因本品辛香走窜之性较强,故有催产下胎之功,用治难产、胎死腹中者,常与肉桂相配,如桂香散。

【用法用量】　入丸、散,每次 0.03~0.1 g。外用适量。不宜入煎剂。

【使用注意】　孕妇禁用。

知识拓展

1.《本草汇言》:麝脐香,辛香走窜,能自内达外,凡毫毛肌肉骨节诸窍,凡有风、寒、火、气、痰、涎、血、食,郁滞不通者,以此立开,故农皇《本经》主辟恶气,化虫积,散蛊毒,杀鬼精物(血癥鬼胎之类)。如《圣惠方》入疡科用,彻脓血、去死肌;入眼科用退翳障、散瘀血;入妇人科用,下流产、落胎孕;入婴儿科用,定惊痫、吐风痰;入方脉科用通关窍、活痰结、解瓜果食积、酒积、痞块癥瘕诸证。盖取此辛香芳烈,借其气以达于病所,推陈而致新也。

2.《雷公炮制药性解》:麝香,为诸香之最,其气透入骨髓,故于经络无所不入,然辛香之剂,必能耗损真元,用之不当,反引邪入髓,莫可教药,诚宜谨之。

冰片　Bingpian
《神农本草经》

【来源】　本品为龙脑香科常绿乔木龙脑香 Dryobalanops aromatica Gaertn.f. 树脂的加工品,或龙脑香树的树干、树枝切碎,经蒸馏冷却而得的结晶,习称龙脑片,又称梅片。由菊科植物艾纳香(大艾)Blumea balsamifera DC. 叶的升华物经加工劈削而成,称为"艾片"。目前我国常用的冰片多为松节油、樟脑等经化学合成法而制成的"机制冰片"。龙脑香主产于东南亚地区,艾纳香主产于广东、广西、云南、贵州等地。冰片贮存须阴凉,密闭。研粉使用。

【处方用名】　冰片。

【性味归经】　辛、苦,微寒。归心、脾、肺经。

【功效】　开窍醒神,清热止痛。

【应用】

1. 闭证神昏 本品性味苦寒芳香,有醒神开窍之功,为凉开之品,但其开窍醒神之功较麝香偏弱,常与麝香相须为用治疗热病神昏。治疗高热烦躁,神昏谵语之邪热内陷心包证,与牛黄、犀角、麝香、郁金等相配,如安宫牛黄丸;若用治寒闭证可与苏合香、安息香、丁香等温开药合用,如苏合香丸。

2. 目赤肿痛,喉痹口疮,水火烫伤 本品辛香苦寒,有清热泻火、消肿止痛、明目退翳之功。用治目赤肿痛,配以珍珠液制成滴眼液滴于眼部,如珍珠明目滴眼液;用治咽喉肿痛、口舌生疮、口腔溃疡、齿龈肿痛,常与硼砂、朱砂、玄明粉相配,共同研磨成粉,外涂于患处,如冰硼散。用治水火烫伤,可以本品配伍虎杖、煅龙骨、黄连等,如复方虎杖烧伤油。

【用法用量】 入丸、散,每次 0.15~0.3 g。不宜入煎剂。外用适量。

【使用注意】 孕妇慎用。

知识拓展

冰片与麝香的鉴别

二者同为醒神开窍之品,均可用治窍闭神昏、痰厥中风、热闭昏厥等证。但二者药性寒热有别,麝香性味辛温,为温开之品,适用于寒闭证,治疗热闭需与凉开药相配;冰片药性辛寒,开窍之功较麝香偏弱,常用语热闭证,亦可与温开之品相伍以治寒闭证。二药均具有消肿止痛、生肌敛疮之功,外用可治疗疮疡肿毒。但麝香性辛温,以活血化瘀、散结止痛、消肿敛疮功效为用,善治疮疡、瘰疬痰核,内服外用均可。冰片性苦寒,以清热解毒、泻火消肿止痛见长,善治口疮溃疡、咽喉肿痛、目赤肿痛、耳肿等证,有防腐止痒、明目退翳之功。二药入药均为丸、散剂,不入煎剂。

石菖蒲 Shichangpu
《神农本草经》

【来源】 本品为天南星科植物石菖蒲 Acorus tatarinowii Schott 的干燥根茎,我国长江流域以南各省均有分布,主产于四川、浙江、江苏等地。早春或冬末采挖,除去叶片和须根及泥沙,晒干。生用。

【处方用名】 石菖蒲,菖蒲。

【性味归经】 辛、苦,温。归心、胃经。

【功效】 开窍豁痰,醒神益智,化湿开胃。

【应用】

1. 痰蒙清窍,神昏谵语 本品不仅辛开温通,芳香走窜,功善醒神开窍,且辛温苦燥,能化湿辟浊,豁痰开窍,因此长于治疗痰湿秽浊之邪蒙蔽清窍而致神志昏乱之证。治疗中风痰浊闭阻心窍、神昏不醒、舌强不语,常与半夏、天南星、橘红等燥湿化痰药合用,如涤痰汤;治疗风痰闭阻清窍而致癫痫,症见眩晕头昏、胸闷乏力、猝然跌仆、神志不清、抽搐吐涎者,以本品与半夏、川贝母、胆南星、鲜竹沥等相配伍豁痰开窍,如定痫丸。

2. 湿温时疫,湿阻中焦　本品辛香善行,能化湿醒脾,行气消胀。用治湿热并重,湿阻中焦,症见胸闷腹胀,肢酸体痛,咽喉肿痛,身目泛黄,小便短赤,泄泻淋浊者,可与滑石、黄芩、茵陈、川贝母等合用,如甘露消毒丹。

3. 肾虚尿频,湿浊膏淋　本品辛香苦温,能化湿辟浊,温通行气,用治肾阳亏虚之膏淋、白浊症见小便频数,浑浊不清,白如米泔,凝如膏脂者,常与益智仁、萆薢、乌药合用,分清化浊,温肾利湿,如萆薢分清饮;如症见小便频数,遗尿或遗精,心神恍惚,健忘者,可与桑螵蛸、远志、人参、茯神等相伍,如桑螵蛸散。

4. 心悸失眠,健忘,喑痱　本品入心经,能宁心安神,开窍益智。治疗心悸、失眠、健忘可与柏子仁、枸杞子、麦门冬、当归等相配伍,如柏子养心丸;治疗虚烦失眠,心悸不安,头目眩晕者,常与酸枣仁、远志、知母、茯苓等配伍使用,如酸枣仁汤;治疗心肾不交,痰浊上泛之喑痱,舌强不能语,足冷面赤,足废不用者,与熟地黄、巴戟天、山茱萸、肉苁蓉等合用,如地黄饮子。

【用法用量】　煎服,3~9 g。鲜品加倍。外用适量。

【使用注意】　阴虚阳亢,汗多、精滑者慎服。

知识拓展

石　菖　蒲

《本草新编》:石菖蒲,只可为佐使,而不可为君药。开心窍必须佐以人参;通气必须君以苍术;遗尿欲止,非加参、芪不能取效;胎动欲安,非多加白术不能成功;除烦闷,治善忘,非以人参为君,亦不能两有奇验也。

其他开窍药如表23-1。

表23-1　其他开窍药

药名	性味归经	功效	主治	用法用量
牛黄	苦、甘、凉。归心、肝经	清心凉肝,豁痰开窍,清热解毒	热病神昏,中风窍闭,惊痫抽搐,小儿急惊,咽喉肿烂,口舌生疮,痈疽疔毒	内服研末,每次1.5~3 g;或入丸剂。外用:研末撒或调敷

续表

药名	性味归经	功效	主治	用法用量
苏合香	辛,温。归心、脾经	开窍醒神,辟秽,开郁豁痰,行气止痛	中风,痰厥,气厥之寒闭证;心腹冷痛,满闷	入丸、散,0.3~1 g。外用适量,不入煎剂
安息香	辛、苦,微温。归心、肝、脾经	开窍辟秽,行气止痛	中风昏迷,气郁暴厥,小儿惊痫,产后血晕,心腹疼痛,风痹肢节痛	内服研末,每次 0.3~1.5 g;或入丸、散

岗 位 对 接

用药指导

情境:秦某,男,58 岁。患高血压病二十余年,平素面红气虚,某日剧烈活动后突然跌倒而致昏迷,伴见高热烦躁,口干舌燥,痰涎壅盛,舌绛,脉数。

处方 1:水牛角 10 g,玳瑁 10 g,琥珀 10 g,朱砂 10 g,雄黄 10 g,冰片 0.1 g,牛黄 5 g,安息香 1.5 g,金箔 10 片,银箔 10 片。

处方 2:白术 20 g,木香 15 g,水牛角 10 g,香附 15 g,诃子 10 g,檀香 10 g,安息香 10 g,沉香 10 g,麝香 10 g,丁香 10 g,荜茇 10 g,冰片 0.1 g,苏合香 0.5 g,乳香 10 g。

请根据给出的病例:

1. 在上述处方中选出合适的一个,并做分析。

2. 根据开窍药使用注意事项,对选出处方的服用方法及使用注意事项对患者进行用药交代。

课后练一练

一、思考题

1. 开窍药适用于哪种类型的昏迷? 如何鉴别应用?

2. 试述冰片的功效、内服用法及使用注意。

二、自测题

自测题

(梁 爽)

第二十四章
补益药

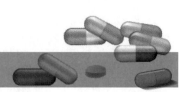

学习目标

- 掌握补益药的概念、功效、分类、性能特点、适应证;掌握常见补益类药物的药性、功效与应用。
- 熟悉补益药的使用注意事项。
- 了解补益药中药的用法、用量。

思维导图

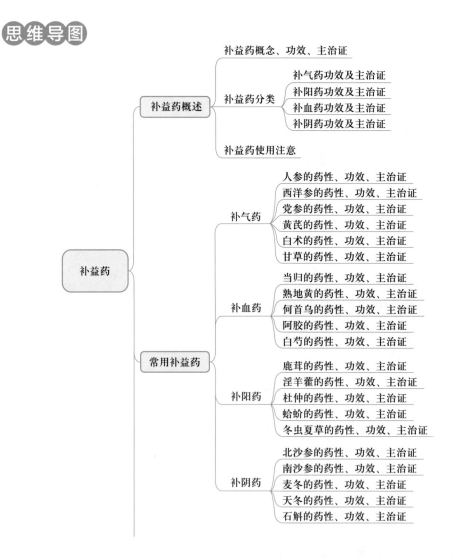

补益药
- 补益药概述
  - 补益药概念、功效、主治证
  - 补益药分类
    - 补气药功效及主治证
    - 补阳药功效及主治证
    - 补血药功效及主治证
    - 补阴药功效及主治证
  - 补益药使用注意
- 常用补益药
  - 补气药
    - 人参的药性、功效、主治证
    - 西洋参的药性、功效、主治证
    - 党参的药性、功效、主治证
    - 黄芪的药性、功效、主治证
    - 白术的药性、功效、主治证
    - 甘草的药性、功效、主治证
  - 补血药
    - 当归的药性、功效、主治证
    - 熟地黄的药性、功效、主治证
    - 何首乌的药性、功效、主治证
    - 阿胶的药性、功效、主治证
    - 白芍的药性、功效、主治证
  - 补阳药
    - 鹿茸的药性、功效、主治证
    - 淫羊藿的药性、功效、主治证
    - 杜仲的药性、功效、主治证
    - 蛤蚧的药性、功效、主治证
    - 冬虫夏草的药性、功效、主治证
  - 补阴药
    - 北沙参的药性、功效、主治证
    - 南沙参的药性、功效、主治证
    - 麦冬的药性、功效、主治证
    - 天冬的药性、功效、主治证
    - 石斛的药性、功效、主治证

```
                    补气药　太子参、山药、刺五加、大枣、
                    蜂蜜、饴糖的功效
                    补阳药　巴戟天、肉苁蓉、补骨脂、益智、
其他补益药          续断、菟丝子、沙苑子的功效
                    补阴药　百合、玉竹、黄精、枸杞子、
                    龟甲、鳖甲的功效
```

以补益人体气、血、阴、阳的不足,增强人体功能活动,提高抗病能力、消除虚弱证候,治疗虚证的药物,称为补益药,又称为补虚药或补养药。

补益药能够扶助正气,补益精微,治疗正气虚弱、精微物质亏损而引起的精神萎靡,身体倦怠乏力,面色淡白或萎黄,心悸气短,脉象虚弱等各种虚证。虚证又有气虚、血虚、阳虚、阴虚之别,根据补益药的性能功效、临床应用不同,常将补益药分为补气药、补血药、补阳药、补阴药四类。

补益药大多具有甘味,有补益作用。有的补益药还分别兼有清热、生津、祛寒、润燥及收涩等功效。补气和补阳类药大多药性甘温,具有振奋衰弱的功能,能改善或消除机体衰弱所致的形衰乏力、畏寒肢冷等症;补血和补阴类药药性甘温或甘寒不一,能补充人体阴血之不足或损耗,改善和消除精血津液不足的证候。

补气药　本类药物以补益脏气,纠正脏气虚衰的病理偏向为主要功效,主归脾、肺经,部分药物又归心、肾经,用以增强脏腑功能活动,主要治疗气虚诸证。补气又包括补脾气、补肺气、补心气、补肾气、补元气等具体功效。主治有:脾气虚导致的食少便溏、脘腹胀满、食后胀甚、神疲乏力、面色萎黄、形体消瘦、脱肛或脏器下垂、脉缓或弱等;肺气虚导致的久咳虚喘、气短而喘、动则尤甚,少言懒语、咳痰清稀、畏风、出虚汗、舌淡、脉弱等;心气虚导致的心悸、胸闷气短、脉虚等;肾气虚导致的腰膝酸软、尿频或遗尿、遗精早泄、女子月经淋漓不尽、带下清稀量多等。此外,某些补气药兼有养阴、生津、养血的功效。

补血药　本类药物主要以滋养营血,纠正营血亏虚的病理偏向为主要功效,兼能滋阴,主归心、肝血分,主要治疗血虚、阴血亏虚等证。如,心血虚或肝血不足所致的面色萎黄、头晕、舌质淡、脉细或细数无力、唇甲苍白、心悸、怔忡,妇女月经不调、量少色淡、月经愆期,甚至经闭等;肝肾精血亏虚所致的眩晕耳鸣、腰膝酸软、须发早白等;血虚筋脉失养所致的肢体麻木、震颤、拘急。

补阳药　本类药物主要以温补人体之阳气,纠正阳气虚衰的病理偏向为主要功效,主归肾经,补肾阳之虚、从而温煦其他脏腑,主要治疗阳虚诸证。如,肾阳不足导致的畏寒肢冷、腰膝酸软、筋骨无力、阳痿遗精、夜尿频多、精寒不育、宫冷不孕;肾阳亏虚导致的冲任不固、下元虚冷、带下、崩漏等;脾肾阳虚导致的五更泄泻或水肿;肺肾两虚导致的喘嗽;肾阳虚也可导致精血亏虚,症见眩晕耳鸣、须发早白、小儿行迟、囟门不合。

补阴药　本类药物主要以滋养阴液、生津润燥,纠正阴虚的病理偏向为主要功效,部分药物长于补肺胃之阴,主归肺、胃经;部分药物长于补肝肾之阴,主归肝肾经,兼能润燥,主要治疗阴虚津亏诸证。阴虚证主要表现为阴液不足导致的脏腑组织失养,以及阴虚生内热导致的阴虚阳亢。如,肝阴虚导致的肢麻筋挛、爪甲不荣或头晕耳鸣、目涩等;心阴虚导致的心烦不眠、多梦、心悸怔忡;脾阴虚导致的食少纳呆、食后腹胀、便秘、唇干少津、舌干苔少、干呕、呃逆等;肺阴虚导致的干咳少痰、咽干、咯血、声音嘶哑;胃阴虚导致的舌红少苔、胃脘隐痛、口干舌燥、胃中嘈杂、饥不欲食、干呕呃逆、大便秘结;以及肾阴虚导致的腰膝酸痛、遗精滑精、头晕目眩、耳鸣耳聋、手足心热、潮热盗汗等。

临床使用中,需要根据气虚、血虚、阴虚与阳虚的证候不同来选择对应的补益药物。如,气虚证主要选用补气药,血虚证主要选用补血药,阳虚证主要选用补阳药,阴虚证主要选用补阴药。由于人体气血阴阳之间存在着相互联系,相互依存的关系,在病理上也会相互影响,往往是两种或两种以上的虚证并存,因此,临床上常常需要将两种或两种以上的补益药物进行配伍使用。如,气虚常会导致阳虚,而"阳虚者,其气必虚",所以常将补气药与补阳药配伍使用。有形之血生于无形之气,气虚生化无力,可致血虚;血为气之宅,血虚则气无所依,血虚也可导致气虚,所以常将补气药与补血药配伍使用。气能生津,津能载气,气虚可影响人体津液的生成导致津液不足,而津液亏损亦可导致气随津脱;热病不仅易伤阴,而且"壮火食气",会导致气阴两虚,所以常将补气药与补阴药配伍使用。津血同源,血属于阴的范畴,津液是血液的重要组成部分,血虚可导致阴虚,阴津耗损又可导致津枯血燥,所以常将补血药与补阴药配伍使用。阴阳互根互用,任何一方虚损到一定程度,可导致对方不足,出现阳损及阴或阴损及阳,最后导致阴阳两虚,所以常将补阴药与补阳药配伍使用。

使用补益药时还应注意:①辨别虚实、防止误补。补益药为虚证而设,身体健康无虚证者,不宜使用,滥用补虚药来强身健体,可能会破坏人体阴阳的相对平衡,从而导致新的病理偏向;邪实而正气不虚者,不宜使用补益药,以防"闭门留寇""误补益疾"。②辨证用药、避免补之不当。虚证有气、血、阴、阳之别,病理部位有脏腑之分,若不分阴阳、不辨寒热、不别气血、不明脏腑,盲目使用补益药,不仅不能纠正病理偏向,而且还可能导致其他不良后果。如使用寒凉的补阴药治疗阳虚有寒者,会助寒伤阳,或使用温热的补阳药治疗阴虚有热者,会助热伤阴;使用补益肾阳的补阳药治疗脾虚证等等。③分清主次、处理好祛邪和扶正的关系,使补虚而不留邪,祛邪而不伤正。④注意补而兼行、补而不滞。补益药用于扶正祛邪,应注意脾胃功能,用法用量等,使补益药更好地发挥作用。如,补气药多甘壅滞气,湿盛中满者忌用,或配伍理气药,使补而不滞。补阳药,多温燥,易伤阴助火,实热证、阴虚火旺者慎用。补血与补阴药,大多药性滋腻黏滞,易伤脾胃,可能妨碍脾胃的运化,故脾虚湿阻,脘腹胀满、食少便溏者应慎用,必要时,可配伍化湿、行气、消食药,以助运化。此外,补虚药一般多作丸、散剂或膏剂,便于长期服用;入汤剂则宜久煎,使药味尽出。

▶ 视频

补气药

第一节 补 气 药

人参 Renshen

《神农本草经》

【来源】 为五加科植物人参 *Panax ginseng* C. A. Mey. 的干燥根和根茎。

【处方用名】 人参、野山参、园参、生晒参、红参、白参、参须、吉林参、高丽参。

【性味归经】 甘、微苦,微温。归脾、肺、心、肾经。

【功效】 大补元气,复脉固脱,补脾益肺,生津养血,安神益智。

【应用】

1. 气虚欲脱证 人参甘而微苦,微温而不燥热,能大补元气,复脉固脱,为"补气第一要药"。①治疗大汗、大吐、大泻、大失血或大病、久病所致元气虚极欲脱,气息微弱,汗出不止,脉微欲绝的危重证候,可单用,如独参汤。②若气虚欲脱兼见汗出,四肢逆冷等亡阳气脱者,常配伍附子、干姜等药,以达到益气回阳作用,如四逆汤。③本品兼能生津,若气虚欲脱兼见汗出身暖,舌红干燥,渴喜冷饮等亡阴征象者,常配伍麦冬、五味子等药,以达到补气养阴,敛汗固脱,生津止渴作用,如生脉散。

2. 脾肺气虚证 本品善补脾肺之气,为补气强身的要药,用于脾肺气虚证。①治疗脾气虚弱,食欲不振,呕吐泄泻,倦怠乏力,食少便溏者,常配伍白术、茯苓等药,如四君子汤。②若脾气虚弱,不能统血所致失血者,本品又能补气以摄血,常配伍黄芪、白术等补中益气药,如归脾汤。③治疗肺气虚弱,气短喘促,咳嗽无力,咳痰清稀,自汗脉弱者,常配伍五味子、黄芪等药,如补肺汤。

3. 热病津伤口渴,消渴证 本品既能补气,又能生津,治疗热病气虚、津伤口渴,脉大无力者,常配伍清热泻火药,如白虎加人参汤。消渴证病理变化主要是阴虚和燥热,容易造成气阴两伤,人参能补益脾肺肾之气,又能生津止渴,常配麦冬、五味子。

4. 心神不安,失眠多梦,健忘 本品归心经,能补益心气,安神益智。①治疗心气虚弱、胸闷气短、心悸怔忡、失眠多梦、健忘等,常配伍酸枣仁等药。②若心肾不交、虚烦不眠者,则配伍滋阴养血安神药,如天王补心丹。③若心脾两虚、气血不足、体倦食少、心悸失眠者,常配伍补气养血安神药,如归脾汤。

5. 阳痿宫冷 本品亦归肾经,又具有益肾气、助肾阳之功。若治疗肾不纳气的短气虚喘或喘促日久,肺肾两虚者,常配伍蛤蚧。若治疗肾阳虚衰,阳痿宫冷,多与补肾阳、益肾精之品同用。

【用法用量】 煎服，3~9 g。挽救虚脱可用 15~30 g，文火另煎兑服。也可研粉吞服，1 次 2 g，1 日 2 次。

【使用注意】 ①不宜与藜芦、五灵脂、莱菔子、皂荚同用。②人参属补虚之品，邪实而正不虚者忌服。

知识拓展

人参化学成分及药理作用

人参是我国名贵中药材之一，所含化学成分复杂，生物活性广泛，药理作用独特，应用面覆盖医药学、保健食品、化妆品等多个领域。人参的主要生理活性成分是人参皂苷。此外，人参还含有糖类、氨基酸、蛋白质、维生素、多肽、有机酸、挥发性成分和微量元素等。现代研究表明，人参在提高免疫力、抗肿瘤、改善心血管、抗氧化、抗衰老、降血糖、美白等多个方面均有作用。

西洋参　Xiyangshen
《增订本草备要》

【来源】 为五加科植物西洋参 *Panax quinquefolium* L. 的干燥根。

【处方用名】 西洋参、花旗参、洋参。

【性味归经】 甘、微苦，凉。归心、肺、肾经。

【功效】 补气养阴，清火生津。

【应用】

1. 气阴两脱证 本品与人参相似，具有益气救脱的功效，而药力较人参逊。因药性苦凉清泄，甘能补，兼能清热养阴生津，治疗热病或大汗、大泻、大失血、耗伤元气及阴津所致的气阴两脱证，常配伍五味子、麦冬等药增强养阴生津、敛汗功效。

2. 咳喘痰血证 本品长于补肺气，兼能养阴清热，可治疗火热伤肺之气阴所致的咳嗽痰少、气短喘促，或痰中带血证，常配伍玉竹、麦冬等药。

3. 气虚津伤口渴及消渴 本品善补气养阴，又善清火生津，治疗津液不足导致的口渴心烦、体倦气少、内热消渴，常配伍麦冬、竹叶等，如清暑益气汤。

【用法用量】 煎服，3~6 g，另煎兑服。也可入丸散，每次 0.5~1 g。

【使用注意】 ①不宜与藜芦同用。②性寒，能伤阳助湿，阳虚内寒及寒湿者慎服。

西洋参与人参的区别

人参与西洋参均有补益元气之效,都可用于气虚欲脱之气短神疲、脉细无力等症。区别在于,西洋参性凉,人参微温。西洋参性凉,凉能清热,甘凉相合,既能够清热养阴,又能生津止渴。人参偏温,且味较苦,温能补阳散寒,苦能燥湿,而湿能伤阳,因此燥湿也有助阳作用。人参补气,偏于助阳;西洋参补气,偏于养阴。人参补气之力胜于西洋参,而西洋参清热生津之力又强于人参。另外,人参还具有补气、固脱、回阳、益智、安神之效。

党参　Dangshen
《增订本草备要》

【来源】　为桔梗科植物党参 *Codonopsis pilosula*（Franch.）Nannf.，素花党参 *Codonopsis pilosula* Nannf. var.*modesta*（Nannf.）L.T.Shen 或川党参 *Codonopsis tangshen* Oliv. 的干燥根。

【处方用名】　党参、潞党参、台党、防党。

【性味归经】　甘,平。归脾、肺经。

【功效】　健脾益肺,养血生津。

【应用】

1. 脾肺气虚之轻症　本品性平味甘,补气力缓,补益脾肺之功弱于人参,主归脾、肺经,多用于脾肺气虚之轻症。①治疗脾气亏虚的食欲不振、呕吐泄泻、倦怠乏力,常配伍茯苓、白术等药。②治疗肺气亏虚的气短喘促、语声低弱、脉虚自汗,常配伍蛤蚧、黄芪,以补益肺气、止咳定喘。

2. 气津两伤、血虚等证　本品除补气外,兼能生津、养血。①可治疗气津两伤的气短口渴,以及内热消渴,常配伍石膏、麦冬。②治疗血虚萎黄,头晕心慌等症,常配伍熟地黄、当归等药。

【用法用量】　煎服,9~30 g。

【使用注意】　①不宜与藜芦同用。②本品性平,但甘补,故实热证慎服。

党参的栽培技术

党参繁殖要用新种子,发芽率为 85%,隔年种子发芽率很低,甚至无发芽能力。最适发芽温度18~20℃,为了使种子早发芽,播种前把种子放在40~50℃温水中浸种,边搅拌边放入种子,搅拌水温和手温一样时停止,再浸5分钟;捞出种子,装入纱布袋中,用清水洗数次,再放在温度15~20℃室内砂堆上,每隔3~4小时用清水淋洗一次,一周左右种子裂口即播种。播种期分春、夏、秋,其中以夏秋播为好,播种方法分撒播和条播。党参幼苗喜阴,成株喜光,能耐受33℃的高温,也可在-30℃条件下安全越冬。党参是深根系植物,应选择土层深厚,疏松肥沃,排水良好的沙壤土栽培,不宜在容易干旱的岗地和低洼易涝地种植。育苗地应选靠近水源,土壤较湿润的地块;移栽地应选择地势较高些,排水良好的地块,以防根腐病蔓延。党参的主要病害有根腐病、锈病、紫纹羽病。

黄芪　Huangqi

《神农本草经》

【来源】　为豆科植物蒙古黄芪*Astragalus membranaceus*(Fisch.)Bge.var.*mongholicus*(Beg.)Hsiao 或膜荚黄芪*Astragalus membranaceus*(Fisch.)Bge. 的干燥根。

【处方用名】　黄芪、黄耆、绵黄芪、生黄芪、炙黄芪、炒黄芪。

【性味归经】　甘、微温。归脾、肺经。

【功效】　补气升阳,固表止汗,利水消肿,生津养血,行滞通痹,托毒排脓,敛疮生肌。

【应用】

1. 脾胃气虚、中气下陷诸证　本品甘温,入脾经,为"补气升阳之要药"。①治疗脾胃气虚的食少便溏、倦怠乏力,可单用或配伍其他补气药。②治疗脾虚中气下陷所致的脏器下垂证,常配伍升麻、柴胡等药,如补中益气汤。

2. 表虚自汗,咳喘气短　脾肺气虚可导致卫气不固,表虚自汗。本品入脾、肺经,可益卫固表以止汗。①治疗表虚自汗者,常配伍麻黄根、牡蛎等收敛止汗药,如牡蛎散。②治疗表虚自汗而易感风邪者,常配伍防风、白术等补气固表、祛风散邪药,如玉屏风散。③本品善补肺气,入肺经,常配伍人参、五味子等药增强祛痰止咳平喘功效,治肺气虚弱导致的咳嗽无力、气短喘促、咳痰清稀。

3. 气血不足的疮痈不溃、久溃不敛　本品能补气养血,托毒排脓,敛疮生肌。①治疗疮疡中期,正虚毒盛不能托毒外达,疮形平塌,难溃难腐者,常配伍补益气血、托毒排脓药,如托里透脓汤。②治疗溃疡后期,毒势已去,脓水清稀,疮口难敛者,常配伍补益气血、生肌敛疮药,如十全大补汤。

4. 气虚水肿、小便不利　本品既能补脾益气,又能利尿消肿,故亦为治气虚水肿之要药。治疗脾虚水湿失运的浮肿尿少者,常配伍茯苓、白术等药。

5. 气血双亏,血虚萎黄证　本品补气,通过补气又能生血、养血,治疗气血双亏,血虚萎黄证,常配伍当归等药,如当归补血汤。

6. 痹证、中风后遗症　气为血帅,补气可以行血,补气可以通痹。①治疗气虚血滞,肌肤、筋脉失养,半身不遂等中风后遗症,常配伍活血通络药。②治疗风寒湿痹、胸痹等,常配伍祛风湿或活血止痛药。

【用法用量】 煎服,9~30 g。补气升阳宜蜜炙用,其他宜生用。

【使用注意】 本品易助火敛邪,故表实邪盛、气滞食积、阴虚阳亢、疮疡初起者不宜服用。

知识拓展

黄芪的用法

1. 黄芪建中汤:黄芪 15 g,桂枝 30 g,白芍 60 g,生姜 30 g,甘草 20 g,大枣 10 个,饴糖约 100 g。黄芪等六种煎水取汁,入饴糖待溶化后饮用。用于气虚里寒,腹中拘急疼痛,喜温慰,自汗,脉虚。

2. 黄芪桂枝五物汤:黄芪 30 g,赤芍、桂枝各 15 g,生姜 10 g,大枣 10 个,煎汤分三次温服,用于气虚血滞,肌肤麻木,肢体疼痛,汗出恶风,舌淡苔白,脉微涩而紧或半身不遂。

3. 黄芪补肺饮:黄芪 30 g,麦冬 15 g,五味子、乌梅各 6 g。煎水取汁,以蜂蜜调味。用于气虚阴伤,自汗口渴,咳嗽久不止。

白术   Baizhu
《神农本草经》

【来源】 本品为菊科植物白术 *Atractylodes macrocephala* Koidz. 的干燥根茎。

【处方用名】 生白术、于术、冬术、炒白术、麸白术、焦白术。

【性味归经】 甘、苦, 温。归脾、胃经。

【功效】 补气健脾,燥湿利水,止汗,安胎。

【应用】

1. 脾胃气虚所致诸证 本品甘温补虚,归脾、胃经,能补气以健运脾胃,被称为"补气健脾之要药",治疗脾胃气虚的食少、便溏或泄泻,倦怠乏力,常配伍人参、茯苓等药。

2. 脾虚水肿、痰饮、带下等证 本品苦温燥湿,能燥湿、利尿而治疗脾虚水停导致的痰饮、水肿、带下诸证。①治脾虚水肿者,常配伍黄芪、茯苓、猪苓等药。②治脾虚湿浊下注,带下清稀者,常配伍山药、苍术、车前子等药,如完带汤。③治脾虚痰饮内停者,常配伍桂枝、茯苓等药,如苓桂术甘汤。

3. 表虚自汗 本品能益气健脾,固表止汗,治疗脾肺气虚,卫气不固,表虚自汗,其作用与黄芪相似而力稍弱。对于卫气不固导致的表虚自汗,易感风邪者,常配伍黄芪、防风等药,如玉屏风散。

4. 脾虚气弱的胎动不安 本品能补气健脾,化生气血,胎儿得养而自安,治疗妇女妊娠,脾虚气弱,生化无源,胎动不安。本品也可配伍清热药以清热安胎,理气药以理气安胎,补气养血药以益气养血安胎。

【用法用量】 煎服,6~12 g。补气健脾宜炒用,健脾止泻宜炒焦,燥湿利水宜生用。

【使用注意】 本品性温,苦燥伤阴,故热病津亏、阴虚内热燥渴者不宜服用。

> **课堂讨论**
> 白术与苍术的区别有哪些?

甘草 Gancao
《神农本草经》

【来源】 为豆科植物甘草 *Glycyrrhiza uralensis* Fisch.,胀果甘草 *Glycyrrhiza inflate* Bat. 或光果甘草 *Glycyrrhiza glabra* L. 的干燥根和根茎。

【处方用名】 生甘草、炒甘草、蜜炙甘草、甘草梢、草梢。

【性味归经】 甘,平。归心、肺、脾、胃经。

【功效】 补脾益气,清热解毒,祛痰止咳,缓急止痛,调和诸药。

【应用】

1. 脾虚乏力、食少便溏及心气不足的心动悸、脉结代 ①本品甘能补虚,归心经,能补益心气,益气复脉,治疗心气不足所导致的心动悸、脉结代,可单用或常配伍阿胶、人参等补气养血药,如炙甘草汤。②归脾经,能补脾胃不足而益中气,治疗脾虚乏力、中气不足、面黄、食少便溏等症,常配伍茯苓、白术等药,如四君子汤。

2. 痈肿疮毒,食物或药物中毒 本品生用药性偏凉,能清解热毒,用于多种热毒证。治疗热毒痈肿疮毒,可单用或配伍连翘、金银花等清热解毒药。对于药物或食物中毒的患者,本品有一定的解毒作用,在积极送医院抢救的同时,也可用本品来辅助解毒救急。

3. 咳嗽气喘痰多 本品甘润平和,归肺经,能祛痰止咳,对各型咳喘,有痰无痰均可随证配伍使用。①治风寒咳喘,常配伍麻黄、桂枝等药,如麻黄桂枝汤。②治肺热咳喘,常配伍苦杏仁、石膏等药,如麻杏石甘汤。③治湿痰咳喘,常配伍半夏等药。④治寒痰咳喘,常配伍干姜、细辛等药。

4. 脘腹或四肢挛急作痛 本品味甘能缓急,善于缓急止痛,对脾虚肝旺、阴血不足、血虚、血瘀、寒凝等多种原因导致的脘腹、四肢挛急作痛,均可随证配伍使用,如基础方芍药甘草汤。

5. 调和诸药 本品甘平,药性和缓,能缓和药物烈性或降低药物毒副作用,有调和百药之功。

【用法用量】　煎服,2~10 g。补气缓急宜炙用,清热解毒宜生用。蜜炙甘草可用于脾虚乏力、心动悸、脉结代。

【使用注意】　①不宜与海藻、大戟、甘遂、芫花同用。②本品味甘,有助湿壅气之弊,故湿盛中满、腹胀者不宜服。③大剂量久服可导致水钠潴留,易引起浮肿。

知识拓展

甘草的显微鉴定

根横切面:

1. 甘草:木栓层为数列至 30 列整齐的木栓细胞。皮层较窄。韧皮部有纤维束,其周围薄壁细胞常含草酸钙方晶,形成晶鞘纤维。韧皮部射线多弯曲,常现裂隙,束间形成层不明显。木质部射线宽 3~5 列细胞,导管较大,单个散在或 2~3 个成群。木纤维束周围薄壁细胞亦含方晶。根茎有髓。本品薄壁细胞含淀粉粒。

2. 光果甘草:韧皮部射线平直,裂隙少。

3. 胀果甘草:韧皮部及木质部的射线细胞多皱缩而形成裂隙。

甘草粉末:淡棕黄色。纤维成束,直径 8~14μm,壁厚,微木化,周围薄壁细胞含草酸钙方晶,形成晶纤维。草酸钙方晶多见,具缘纹孔导管较大,稀有网纹导管。木栓细胞红棕色,多角形。

其他补气药如表 24-1。

表 24-1　其他补气药

药名	性味归经	功效	主治	用法用量
太子参	甘、微苦,平。归脾、肺经	补气健脾,生津润肺	脾虚食少倦怠;气虚津伤口渴、肺虚燥咳;心悸、失眠、多汗	9~30 g,邪实者慎服
山药	甘,平。归脾、肺、肾经	补脾肺肾,益气养阴,固精止带	用于脾虚气弱之食少便溏或泄泻;肺虚或肺肾两虚的喘咳;肾阴虚证,消渴证;肾虚遗精、尿频、带下	10~30 g,湿盛中满者慎服
刺五加	甘、辛、微苦,温。归脾、肺、肾、心经	补气健脾,益肾安神	用于脾虚乏力、食欲不振;久咳虚喘;肾虚腰膝酸软,小儿行迟;心悸气短、失眠多梦	9~27 g,入丸散或浸酒,阴虚火旺者慎服
大枣	甘,温。归脾、胃、心经	补中益气,养血安神,缓和药性	用于脾虚乏力、食少便溏;血虚萎黄,妇女脏躁,失眠;缓和峻烈药性	6~15 g,入丸剂应去皮、核

续表

药名	性味归经	功效	主治	用法用量
蜂蜜	甘、平。归脾、胃、大肠经	补中缓急,润肺止咳,润肠通便,解毒	脾胃虚弱、脘腹挛急疼痛;肺虚燥咳少痰;肠燥便秘;疮疡、水火烫伤	15~30 g,内服宜用熟蜜,外涂宜用新鲜生蜜。湿盛中满、大便稀溏、咳嗽痰多慎服
饴糖	甘、温。归脾、胃、肺经	补中益气,缓急止痛,润肺止咳	劳倦伤脾,气短乏力;脾胃虚寒,脘腹疼痛;肺虚燥咳	15~20 g,入汤剂需烊化。湿盛中满、湿热内蕴忌服

第二节 补 血 药

当归 Danggui

《神农本草经》

【来源】 为伞形科植物当归 *Angelica sinensis*（Oliv.）*Diels* 的干燥根。

【处方用名】 当归头、当归身、当归尾、秦当归、川当归、酒当归、当归炭。

【性味归经】 甘、辛, 温。归肝、心、脾经。

【功效】 补血活血,调经止痛,润肠通便。

【应用】

1. 血虚诸证 本品甘温质润,能补血活血,具"补中有动、行中有补"的特点,被称为"补血之圣药"。①治疗血虚萎黄、眩晕、心悸失眠,常配伍熟地黄、白芍等药,如四物汤。②治疗气血两虚者,常配伍黄芪等药以补气生血,如人参养荣汤。

2. 血虚、血瘀之月经不调,经闭,痛经 本品辛能行散、温能散寒,为妇科补血调经止痛之要药。治妇女血虚气滞血瘀的月经不调、经闭、痛经,常配伍熟地黄、白芍、川芎、桃仁等补血活血调经药。

3. 虚寒腹痛,跌打损伤,风湿痹痛,痈疽疮疡 ①本品辛行温通,治疗血虚血瘀寒凝之腹痛,常配伍桂枝、生姜等药,如当归建中汤。②本品活血止痛,治疗治跌打损伤、瘀血作痛,常配伍乳香、没药等药,如活络效灵丹。③治疗风寒痹痛、肢体麻木,常配伍防风、羌活等药,如蠲痹汤。④治疗疮疡初起,肿胀疼痛,常配伍金银花来消肿止痛,如仙方活命饮。⑤治疗痈疽溃后不敛,常配伍熟地黄、黄芪等药来补血托毒生肌,如十全大补汤。

4. 血虚肠燥便秘 本品能补血以润肠通便,常配伍肉苁蓉、生何首乌、火麻仁来治血虚肠燥便秘。

【用法用量】 煎服,6~12 g。酒当归长于活血通经,当归身补血,当归尾破血,全当归和血。

【使用注意】　本品甘温补润,故湿盛中满、大便泄泻者忌服。

熟地黄　Shudihuang
《本草拾遗》

【来源】　为玄参科植物地黄 *Rehmannia glutinosa* Libosch. 的块根,照酒炖法炖至酒吸尽,晾晒至外皮黏液稍干,色黑、油润;或照酒蒸法蒸至黑润。 切厚片或块。

【处方用名】　熟地黄、熟地、大熟地、熟地炭、炒熟地。

【性味归经】　甘,微温。归肝、肾经。

【功效】　补血滋阴,益精填髓。

【应用】

1. 血虚萎黄,眩晕,心悸怔忡,月经不调,崩漏　本品甘温质润,主归肝、肾经,能补阴益精以生血,为治血虚或阴液不足之要药,用于治疗血虚及肾阴不足所致病证。治疗血虚萎黄,失眠,眩晕,心悸怔忡,月经不调,崩漏等,常配伍白芍、当归、川芎、酸枣仁等药。

2. 肝肾阴虚,潮热,遗精,盗汗,内热消渴　本品味甘滋润,善养血滋阴,治疗肝肾阴虚之骨蒸潮热、腰膝酸软、遗精、盗汗、耳鸣、耳聋及内热消渴等,常配伍山药、山茱萸等,如六味地黄丸。

3. 精血亏虚,眩晕耳鸣,须发早白　本品甘补微温,有补益肝肾、益精填髓作用。①治疗精血亏虚,真阴不足,髓海空虚的腰膝酸软、眩晕耳鸣,常配伍鹿角胶、枸杞子滋阴补肾强骨之品,如左归丸。②治疗须发早白,常配伍何首乌、菟丝子等益精血、乌须发之品,如七宝美髯丹。

【用法用量】　煎服,9~15 g。宜与健脾胃药同用。

【使用注意】　本品质润黏腻,有碍消化,故脾胃气滞、脘腹胀痛、食少便溏者忌服。重用或久服宜与健脾胃药同用,以免黏腻碍胃。

课堂讨论
生地黄与熟地黄的功效有哪些相似的地方? 又有哪些不同?

何首乌　Heshouwu
《日华子本草》

【来源】　为蓼科植物何首乌 *Polygonum multiforum* Thunb. 的干燥块根。

【处方用名】　生首乌、制首乌、首乌、干首乌、大首乌。

【性味归经】　苦、甘、涩,微温。归肝、心、肾经。

【功效】　解毒,截疟,润肠通便。

【应用】

1. 疮痈,瘰疬　生何首乌味苦行泄,有解毒消痈散结之功。①治疗疮痈,常配伍金银花、连翘等清热解毒、燥湿药。②治疗瘰疬结核,可单用或配伍昆布、香附、夏枯草等药。

2. 久疟体虚　生何首乌苦多甘少,味苦行泄,有截疟之功。治疗疟疾日久,气血虚弱,常配伍人参、当归等补气养血药,如何人饮。

3. 肠燥便秘　生何首乌有润肠通便之效。治疗年老体弱之精血亏虚、肠燥便秘,常配伍肉苁蓉、火麻仁、当归等润肠通便药。

【用法用量】　煎服,制何首乌 6~12 g,生何首乌 3~6 g。补肝肾、益精血宜制用。解毒、截疟、润肠通便宜生用。

【使用注意】　湿痰较重、大便溏泄者忌服。

阿胶　Ejiao
《神农本草经》

【来源】　为马科动物驴 *Equus asinus* L. 的干燥皮或鲜皮经煎煮、浓缩制成的固体胶。

【处方用名】　驴皮胶、黑驴皮胶、阿胶珠、东阿胶。

【性味归经】　甘,平。归肺、肝、肾经。

【功效】　补血止血,滋阴润燥。

【应用】

1. 血虚萎黄,眩晕心悸　本品为血肉有情之品,甘补性平,善补血,入肝、肾经,为补血要药。治疗血虚萎黄,眩晕心悸等症,常配伍熟地黄、当归、人参等药补益气血。

2. 多种出血证　本品质黏滋腻,为止血要药,治疗吐血、衄血、便血、崩漏、妊娠胎漏,止血作用良好。①治疗脾不统血之吐血、衄血、便血、崩漏,可配伍白术、附子等,如黄土汤。②治疗阴虚血热吐衄,常配伍生地黄、蒲黄等药,如生地黄汤。③治疗血虚血寒之崩漏下血,月经不调,常配伍熟地黄、当归等药,如胶艾汤。

3. 阴虚燥咳,虚劳喘咳,阴虚心烦失眠　①本品滋阴润肺,治疗肺热阴虚,燥咳痰少,咽喉干燥,痰中带血,常配伍麦冬、苦杏仁等药,如补肺阿胶汤。②治疗燥邪伤肺,干咳无痰,鼻燥咽干,心烦口渴等,常配伍桑叶、麦冬等药,如清燥救肺汤。③治疗肺肾阴虚,劳嗽咳血,常配伍滋阴润肺药,如月华丸。④本品养阴以滋肾水,治疗热病伤阴,肾阴亏而心火亢,心烦不眠,常配伍白芍、黄连等药,如黄连阿胶汤。

【用法用量】　煎服,3~9 g,入汤剂烊化兑服。润肺宜蛤粉炒,止血宜蒲黄炒。

【使用注意】　本品滋腻黏滞,有碍消化,故脾胃虚弱者忌用。

知识拓展

阿胶的药理作用机制

有关阿胶药理作用机制的学说主要有:氨基酸和微量元素学说,聚负离子基结构学说。

氨基酸和微量元素学说认为,阿胶的补血作用是因其含有人体必需氨基酸和微量元素所致。这一研究成果得到了多数学者的认可。甘氨酸、精氨酸可促进血红蛋白的合成;苏氨酸、组氨酸、赖氨酸均具有生血作用。阿胶含有的铁和铜元素也是机体必需的微量元素。

聚负离子基结构学说认为阿胶制备过程中,疏水性胶原蛋白在温度、水分、时间等因素的作用下完成"亲水性胶体"结构的转变,形成独特的聚负离子基结构。在免疫、感染与炎症过程中,负离子基的形成可以对细菌穿过细胞造成阻力;在止血、抗凝血过程中,负离子基可调整血液凝固状态。

白芍 Baishao
《神农本草经》

【来源】 为毛茛科植物芍药 *Paeonia lactiflora* Pall. 的干燥根。

【处方用名】 杭白芍、大白芍、清炒白芍、酒炒白芍。

【性味归经】 苦、甘、酸,微寒。归肝、脾经。

【功效】 养血调经,敛阴止汗,柔肝止痛,平抑肝阳。

【应用】

1. 血虚或阴虚有热诸证 本品甘补酸敛,苦泄微寒,入肝、脾经,具有养血调经功效,治疗血虚或阴虚有热诸证。①治疗血虚有热的月经不调、崩漏下血,面色萎黄,眩晕心悸等,常配伍熟地黄、当归,如四物汤。②治疗阴虚有热的月经不调,崩漏下血等,常配伍黄柏、阿胶等药,如保阴煎。

2. 阴虚盗汗,表虚自汗 本品能敛阴止汗,治体虚多汗等证。①治疗阴虚盗汗,常配伍黄柏、知母、龙骨、浮小麦等药。②治疗外感风寒、营卫不和的表虚自汗,常配伍白术、防风等药。

3. 肝脾不和的胸胁、脘腹疼痛,或四肢挛急疼痛 本品酸敛肝阴,补血之力弱于当归、阿胶等补血药,但能养血柔肝而止痛。①治疗血虚肝郁,肝气不舒的胁肋疼痛,常配伍柴胡、当归等药,如逍遥散。②治疗脾虚肝旺,脘腹疼痛,常配伍防风、白术、陈皮等药,如痛泻要方。③治疗阴血亏虚,筋脉失养而致的四肢挛急疼痛,常配伍甘草以缓急止痛,如芍药甘草汤。④治疗痢疾所致腹痛,常配伍黄连、木香等药,如芍药汤。

4. 肝阳上亢之头痛眩晕　本品养血敛阴、平抑肝阳,治疗肝阳上亢、肝阴不足的头痛眩晕,常配伍石决明等滋阴潜阳药,如镇肝息风汤。

【用法用量】　煎服,6~15 g。平肝敛阴宜生用,养血调经宜炒用。

【使用注意】　①不宜与藜芦同用。②阳衰虚寒之证不宜用。

知识拓展 //////////////

白芍与赤芍

白芍和赤芍在《神农本草经》中通称芍药,唐末宋初,始将两者进行区分。两者性均微寒,但前人谓"白补赤泻,白收赤散"。从外观来看,白芍是白颜色的,切面光滑,直径比赤芍要大;赤芍的颜色是深褐色的。从功效来看:白芍长于养血调经,敛阴止汗,平抑肝阳;赤芍则长于清热凉血,活血散瘀,清泄肝火。从应用来看:白芍主治血虚阴亏,肝阳偏亢诸证;赤芍主治血热、血瘀、肝火所致诸证。两者的相同点是皆能止痛,均可用来治疼痛。

第三节 补阳药

鹿茸　Lurong
《神农本草经》

【来源】　为鹿科动物梅花鹿 *Cervus nippon* Temminck 或马鹿 *Cervus. elaphus* Linnaeus 的雄鹿头上未骨化密生茸毛的幼角。前者习称"花鹿茸",后者习称"马鹿茸"。

【处方用名】　鹿茸、嫩鹿茸、鹿茸片、黄茸片、青茸片。

【性味归经】　甘、咸,温。归肾、肝经。

【功效】　壮肾阳,益精血,强筋骨,调冲任,托疮毒。

【应用】

1. 肾阳不足之阳痿遗精,宫冷不孕　本品甘咸性温,入肝、肾经,药力峻猛,为血肉有情之品,能峻补元阳,具生发之气,用于肾阳不足诸证。治疗阳痿早泄、腰膝酸软、元气不足、畏寒肢冷、宫冷不孕、虚寒崩漏、小便频数等,可泡酒服用,如鹿茸酒,也常配伍熟地黄、肉苁蓉、人参等药,如参茸固本丸。

2. 精血亏虚之筋骨无力、神疲羸瘦、眩晕耳鸣,小儿骨软行迟、囟门不合　本品具生发之气,能壮肾阳,益精血,强筋健骨,被称为"温肾壮阳,补督脉,益精血之要药"。治疗精血虚亏之筋骨无力、神疲羸瘦、眩晕耳鸣,小儿骨软行迟、囟门不合等症,可单用或配伍熟地黄、山茱萸等药,如加味地黄丸。

3. 妇女冲任虚寒、带脉不固之崩漏、带下过多　本品可通过补肾益精而调理冲任、固冲止带。①治疗冲任虚寒,崩漏不止,常配伍龙骨、海螵蛸等药,如鹿茸散。②治疗白带量多清稀,常配伍桑螵蛸、菟丝子等药,如内补丸。

4. 阴疽内陷,疮疡久溃不敛　本品补阳气、益精血而有托毒生肌之效,治疗阴疽疮肿内陷或疮疡久溃不敛,常配伍肉桂、当归等药,如阳和汤。

【用法用量】　冲服,1~2 g。

【使用注意】　①本品温热峻烈,故热证均当忌服。②服用本品宜从小量开始,缓缓增加,不可骤用大量,以免伤阴动血或升阳动风。

知识拓展

鹿角、鹿角胶、鹿角霜

鹿角:为鹿科动物马鹿或梅花鹿已骨化的角或锯茸后翌年春季脱落的角基,分别习称"马鹿角""梅花鹿角""鹿角脱盘"。性味咸、温,归肾、肝经。功能补肾阳,强筋骨,行血消肿。适用于肾阳不足诸证,阴疽疮疡,乳痈初起,瘀血肿痛。

鹿角胶:为鹿角经水煎煮、浓缩制成的固体胶,又名白胶。性味甘、咸,温,归肾、肝经。功能温补肝肾,益精养血。适用于肝肾不足所致的腰膝酸冷,阳痿遗精,虚劳羸瘦,崩漏下血,便血尿血,阴疽肿痛。

鹿角霜:为鹿角去胶质的角块。性味咸、涩,温,归肝、肾经。功能温肾助阳,收敛止血。适用于脾肾阳虚,白带过多,遗尿尿频,崩漏下血,创伤出血,疮疡不敛。

淫羊藿　Yinyanghuo
《神农本草经》

【来源】　为小檗科植物淫羊藿 *Epimedium brevicornu* Maxim.,箭叶淫羊藿 *Epimedium sagittatum*(Sieb. Rt Zucc.)Maxim. ,柔毛淫羊藿 *Epimedium Pubescens* Maxim. 或朝鲜淫羊藿 *Epimedium koreanum* Maxim. 的干燥叶。

【处方用名】　淫羊藿、仙灵脾。

【性味归经】　辛、甘,温。归肝、肾经。

【功效】　补肾阳,强筋骨,祛风湿。

【应用】

1. 肾虚阳痿、遗精,宫寒不孕,尿频,筋骨痿软　本品辛甘温燥,补肝肾、强筋骨作用较强,被称为"益精起痿,暖宫助孕之良品"。治疗肾阳虚衰之筋骨痿软,男子阳痿、遗精,女子宫寒不孕,尿频等症,可单用或配伍其他补肾壮阳药。

2. 风寒湿痹,麻木拘挛 本品辛温散寒,能祛风除湿,入肝肾经而强筋骨,蠲痹痛。因功力较强且灵验,又名仙灵脾。治风湿痹痛,四肢拘挛麻木,或痹证日久的筋骨不健、半身不遂常配伍威灵仙、苍耳子等药,如仙灵脾散。

【用法用量】 煎服,6~10 g。或入酒剂。

【使用注意】 本品辛甘温燥,故阴虚火旺、湿热痹痛者忌服。

杜仲 Duzhong

《神农本草经》

【来源】 为杜仲科植物杜仲 *Eucommia ulmoides* Oliv. 的干燥树皮。

【处方用名】 厚杜仲、川杜仲、盐杜仲、杜仲炭。

【性味归经】 甘,温。归肝、肾经。

【功效】 补肝肾,强筋骨,安胎。

【应用】

1. 肝肾不足的腰膝酸痛,筋骨痿软,遗尿,阳痿 本品甘温能补,入肝、肾经,药力较强,善于补肝肾而强筋健骨,被称为"治肝肾不足之腰膝酸痛、筋骨痿软的要药"。①治疗肝肾不足的腰膝酸痛、筋骨痿软,可单用泡酒或配伍补骨脂、胡桃肉等药,如青娥丸。②治疗肾虚阳痿、遗尿,常配伍山茱萸、菟丝子等药,如十补丸。

2. 肝肾亏虚、下元虚冷的胎漏、胎动不安 本品具有补肝肾而安胎之效,为治肝肾亏虚胎漏或胎动之佳品。治疗肝肾亏虚、下元虚冷的胎漏、胎动不安,常配伍砂仁、桑寄生等药。

3. 高血压属肝肾亏虚 近年来,研究发现杜仲单用或配伍菊花、夏枯草治疗高血压效果较好。

【用法用量】 煎服,6~10 g。盐水炙用较生用效果佳。

【使用注意】 ①盐水炙后引药入经,且破坏了胶质,利于有效成分煎出,故比生用效果佳。②本品为温补之品,阴虚火旺者慎服。

知识拓展

杜仲的炮制方法

1. 杜仲:除去粗皮,洗净,润透,切成块或丝条,晒干。

2. 盐杜仲:取杜仲块或丝条,加盐水(每杜仲 50 kg,用食盐 1.5 kg),闷润至盐水被吸透,用文火炒至杜仲微有焦斑,取出,晾干。

3. 制炭:取杜仲块,置锅内用武火炒至黑色并断丝,存性,用盐水喷洒,取出,防止复燃,晾干;或取杜仲块,先用盐水拌匀吸透后,用武火炒至黑色并断丝存性,用水喷灭火星,取出晾干。每杜仲块 100 kg,用食盐 3 kg。

蛤蚧　Gejie

《雷公炮炙论》

【来源】　为壁虎科动物蛤蚧 *Gekko gecko* Linnaeus 除去内脏的干燥体。

【处方用名】　蛤蚧、蛤蚧尾。

【性味归经】　咸，平。归肺、肾经。

【功效】　补肺益肾，纳气定喘，助阳益精。

【应用】

1. 肺虚咳嗽，肾虚喘促　本品味咸性平，入肺、肾经，有补肺气，定喘嗽，助肾阳之效，为治多种虚证喘咳之佳品。①治疗肺虚咳嗽常配伍贝母、杏仁等药，如蛤蚧丸。②治疗肾虚喘促，常配伍人参、贝母等药，如人参蛤蚧散。

2. 肾虚阳痿，精血亏虚　本品性平不燥，能补肾助阳，兼能益精养血，有固本培元之功。治疗肾虚阳痿、精血亏虚，可单用浸酒服，或配伍益智仁、巴戟天等药，如养真丹。

【用法用量】　煎服，3~6 g。或入丸散、酒剂。

【使用注意】　本品滋补助阳，故风寒、实热或痰湿咳喘者忌服。

冬虫夏草　Dongchongxiacao

《本草从新》

【来源】　为麦角菌科真菌冬虫夏草菌 *Cordyceps sinensis* (Berk.) Sacc. 寄生在蝙蝠蛾科昆虫幼虫上的子座和幼虫尸体的干燥复合体。

【处方用名】　冬虫夏草、冬虫草、虫草。

【性味归经】　甘，平。归肺、肾经。

【功效】　补肾益肺，止血化痰。

【应用】

1. 肾虚阳痿，遗精，腰膝酸痛　本品甘平补虚，入肺、肾经，具有补肾助阳、益精起痿之效，为治肺肾亏虚之要药。对肾虚精亏的阳痿、遗精、腰膝酸痛等，可单用浸酒或配伍巴戟天、淫羊藿等药。

2. 肺肾两虚的久咳虚喘，肺阴虚的劳嗽痰血　本品能补肾益肺，兼止血化痰，止咳平喘。治疗肺肾两虚的久咳虚喘，肺阴虚的劳嗽痰血，可单用或配伍蛤蚧、贝母、人参等药。

3. 病后体虚或自汗，畏寒等证　本品还有补肾固本、补肺益卫之功，治疗病后体虚不复或自汗畏寒，单用或与猪、鸭、鸡肉等炖服。

【用法用量】　煎汤或炖服，或入丸散、酒剂，3~9 g。

【使用注意】　表邪未尽者慎用。

知识拓展

鉴 别 用 药

　　蛤蚧、冬虫夏草、核桃仁,均入肺肾,善补肺益肾、定喘止咳,治肺肾两虚的虚喘劳嗽、久咳不止及肾阳虚衰的阳痿遗精、腰酸脚软。其中,蛤蚧性平,功偏补肺气、定喘嗽,为肺肾虚喘之要药,善治肺肾两虚的久咳虚喘。冬虫夏草性平,功偏补肺阴而兼化痰止血,适宜于劳嗽痰中带血,为诸病虚损调补之要药。核桃仁性温,补益力缓,功偏温肺,善治虚寒咳喘;又兼润肠,治津枯肠燥便秘。

　　其他补阳药如表24-2。

表24-2　其他补阳药

药名	性味归经	功效	主治	用法用量
巴戟天	甘、辛,微温。归肾、肝经	补肾阳,强筋骨,祛风湿	肾虚阳痿、不孕、尿频;腰膝疼痛、筋骨痿软	煎服,3~10 g。阴虚火旺或有湿热者忌服
肉苁蓉	甘、咸,温。归肾、大肠经	补肾阳,益精血,润肠通便	肾虚阳痿、不孕;精血亏虚的腰膝、筋骨痿软;肠燥便秘	煎服,6~10 g。阴虚火旺、大便泄泻、肠胃实热便秘者忌服
补骨脂	辛、苦,温。归肾、脾经	补肾助阳,固精缩尿,温脾止泻,纳气平喘	肾虚腰痛,阳痿、遗精、尿频;脾肾阳虚泄泻;肾虚喘咳	煎服,6~10 g。阴虚内热及大便秘结者忌服
益智	辛,温。归肾、脾经	暖肾固精缩尿,温脾止泻摄唾	肾虚遗精遗尿、小便频多;脾寒泄泻、口多唾涎、腹中冷痛	煎服,3~10 g。阴虚火旺及有湿热者忌服
续断	苦、辛,微温。归肾、肝经	补肝肾,强筋骨,止血安胎	肝肾不足,腰膝酸软,风湿痹痛;跌打损伤,瘀血肿痛;肝肾不足的崩漏,月经过多,胎漏下血,胎动不安	煎服,9~15 g。风湿热痹者忌服
菟丝子	辛、甘,平。归肾、肝、脾经	补益肝肾,固精缩尿,止泻安胎,明目	肾虚腰痛,阳痿、遗精、尿频,白带量多;脾虚泄泻,肾虚胎漏、胎动不安;肝肾亏虚的目暗不明	煎服,6~12 g。阴虚火旺、小便短赤、大便燥结者不宜服
沙苑子	甘,温。归肾、肝经	补肾助阳,固精缩尿,养肝明目	肾虚腰痛,阳痿、遗精、尿频,白带量多;肝肾亏虚的眩晕目昏	煎服,9~15 g。阴虚火旺及小便不利者忌服

第四节 补阴药

北沙参 Beishashen

《本草汇言》

【来源】 为伞形科植物珊瑚菜 *Glehnia littoralis* Fr.Schmidtex Miq. 的干燥根。

【处方用名】 海南参、条沙参、细条参。

【性味归经】 甘、微苦,微寒。归肺、胃经。

【功效】 养阴清肺,益胃生津。

【应用】

1. 肺热燥咳少痰,阴虚劳嗽咯血 本品味甘能补,微寒清凉,为凉补之品。入肺经,补肺阴,兼能清肺热,宜用于肺阴虚证。①治疗肺热燥咳、干咳少痰、久咳劳嗽,常配伍桑叶、麦冬、玉竹等药,如沙参麦冬汤。②治疗阴虚劳热、咳嗽咯血,常配伍知母、川贝母、天花粉等药。

2. 胃阴不足,阴伤津亏的舌干口渴 本品甘润偏于苦寒,入胃经,养胃阴,清胃热。治疗胃阴虚有热或热病津伤之舌干口渴、饥不欲食、大便干结、舌苔光剥或舌红少津,或胃痛、干呕、嘈杂等,常配伍石斛、玉竹等养阴生津之品。

【用法用量】 煎服,5~12 g。

【使用注意】 ①不宜与藜芦同用。②本品微苦寒,虚寒证忌服。

知识拓展

北沙参的药理作用

北沙参含多糖、香豆素、香豆素苷、聚炔、黄酮、脂肪酸等成分。多糖有抑制体液、细胞免疫作用,降糖作用。北沙参 50% 甲醇提取液能明显抑制酪氨酸酶的活性。乙醇提取物对急性肝损伤有保护作用。北沙参水提液可抑制多种癌细胞。香豆素及聚炔类具有抗菌、抗真菌、镇静、镇痛作用。线型呋喃香豆素,具有明显的抗促癌作用。

南沙参 Nanshashen

《神农本草经》

【来源】 为桔梗科植物轮叶沙参 *Adenophora tetraphylla* (Thunb.) Fisch. 或沙参 *Adenophora stricta* Miq. 的干燥根。

【处方用名】 大沙参、空沙参、泡参。

【性味归经】　甘,微寒。归肺、胃经。

【功效】　养阴清肺,祛痰,益气生津。

【应用】

1. 肺热燥咳有痰,阴虚劳嗽咯血　本品甘润而微寒,入肺经,补肺阴、润肺燥、清肺热,兼有祛痰之功,为凉补之品。①治疗肺热燥咳、痰黏不易咳出或干咳少痰、咽干音哑等,常配伍常配伍桑叶、知母、麦冬等药。②治疗阴虚劳嗽咳血等症,常配伍养阴润肺止咳药。

2. 气阴两伤的舌干口渴　本品能益胃生津、兼能益气,养胃阴、清胃热之力逊于北沙参,但仍有气阴双补之效。治疗热病后期脾胃虚弱或气阴两伤的舌干口渴、饥不欲食、大便干结、舌红少津等症,常配伍人参、麦冬、生地黄等补气养阴药。

【用法用量】　煎服,干品 9~15 g,鲜品 15~30 g。养阴生津宜用鲜品。

【使用注意】　①不宜与藜芦同用。②本品甘寒,虚寒证忌服。

课堂讨论

南沙参与北沙参有何区别?

麦冬　Maidong
《神农本草经》

【来源】　为百合科植物麦冬 *Ophio pogon japonicus*(L.f)KerGawl. 的干燥块根。

【处方用名】　麦门冬、寸冬、杭寸冬、去心麦冬、连心麦冬。

【性味归经】　甘、微苦,微寒。归心、肺、胃经。

【功效】　养阴润肺,益胃生津,清心除烦,润肠通便。

【应用】

1. 肺热燥咳痰黏,阴虚劳嗽咯血,喉痹咽痛　本品甘补质润、苦寒养阴而清泄,为滋养清润之品,入肺胃经,养肺胃之阴,清肺胃之热。①治疗阴虚肺热燥咳痰黏或干咳少痰、咽痛音哑等症,常配伍清肺润燥之品,如清燥救肺汤。②治疗肺肾阴虚之劳嗽咳血,常配伍天冬,如二冬膏。③治疗喉痹咽痛,常配伍玄参、甘草等药,如玄麦甘桔片。

2. 津伤口渴,内热消渴　本品甘润、苦寒,入胃经,善于益胃生津清热。①治疗胃阴虚有热之津伤口渴、胃脘疼痛、气逆呕吐等症,常配伍生地黄、沙参、玉竹等药。②治疗内热消渴,常配伍山药、太子参等药。

3. 心阴虚、心火旺的心烦失眠　本品入心经,养心阴,清心热,兼有除烦安神之效。治疗心阴虚、热入心营的心烦、失眠多梦、健忘、心悸怔忡等症,常配伍生地黄、柏子仁、酸枣仁等养阴安神之品。

4. 肠燥便秘　治热邪伤津之肠燥便秘,常配伍芒硝、生地黄、大黄等药,如增液汤。

【用法用量】　煎服,6~12 g。

【使用注意】　本品甘补滋润,苦寒伤脾胃,故风寒或痰饮咳嗽、脾胃虚寒、食少便溏者忌服。

天冬　Tiandong

《神农本草经》

【来源】　为百合科植物天冬 *Asparagus cochinchinensis*（Lour.）Merr. 的干燥块根。

【处方用名】　天门冬、明天冬、肥天冬、鲜天冬、生天冬汁。

【性味归经】　甘、苦,寒。归肺、肾经。

【功效】　养阴润燥,清肺生津,润肠通便。

【应用】

1. 阴虚肺热燥咳,顿咳痰黏,劳嗽咯血　本品甘能润补,苦能降泄,寒能清热,入肺肾经,为清滋润滑之品,有较强的滋阴润燥、清肺降火之功。①治疗阴虚肺热燥咳,常单用或配伍沙参、贝母等药。②治肺肾阴虚之顿咳痰黏,劳嗽咯血,常配伍麦冬,如二冬膏。

2. 腰膝酸痛,骨蒸潮热,津伤口渴,内热消渴　本品既能清肺润燥,又能滋肾养阴、生津止渴、降虚火,用于肾阴不足、阴虚火旺等证。①治疗肾阴亏虚的腰膝酸痛、眩晕耳鸣,常配伍熟地黄、枸杞子等滋肾益精、强筋健骨药。②治疗阴虚火旺的骨蒸潮热,常配伍麦冬、知母等滋阴降火药。③治疗热病津伤口渴或内热消渴,常配伍生地黄、人参等养阴生津、益气药。

3. 肠燥便秘　本品具有清润肠燥而通便之效,治疗津亏肠燥便秘,常配伍生地黄、生首乌、当归等养阴生津,润肠通便药。

【用法用量】　煎服,6~12 g。

【使用注意】　本品大寒滋润,故脾胃虚寒,食少便溏及外感风寒咳嗽者忌服。

知识拓展

天冬与麦冬的区别

天冬与麦冬两者皆能清肺润燥、养阴生津,同治肺热燥咳、阴虚劳嗽咯血,内热消渴及津亏肠燥便秘。但天冬清肺热、养肺阴的作用强于麦冬;天冬还能滋肾阴,善治肾阴亏虚之骨蒸潮热、盗汗、腰膝酸痛、眩晕耳鸣等。麦冬能养胃生津,清心除烦,善治温热病或久病津伤之口干舌燥,阴虚有热或温病热入心营之心烦、失眠多梦、健忘、心悸怔忡等。

石斛 Shihu

《神农本草经》

【来源】 为兰科植物金钗石斛 *Dendrobium nobile* Lindl., 鼓槌石斛 *Dendrobium chrysotoxum* Lindl. 或流苏石斛 *Dendrobium fimbriatum* Hook. 的栽培品及其同属植物近似种的新鲜或干燥茎。

【处方用名】 干石斛、川石斛、细石斛、鲜石斛。

【性味归经】 甘, 微寒。归胃、肾经。

【功效】 滋阴清热, 益胃生津, 明目强腰。

【应用】

1. 热病津伤的口干舌燥, 内热消渴, 阴虚虚热不退等　本品甘能滋养, 微寒清凉, 以清滋为用。①治疗热病伤津的口干, 烦渴, 舌干苔黑等症, 常配伍麦冬、天花粉、鲜地黄等药。②治疗病后阴虚津亏、虚热不退、骨蒸潮热, 常配伍地骨皮、黄柏、枸杞子等滋肾阴、清虚热药。

2. 胃阴不足证　本品入胃经, 能养胃阴、生津液, 兼能清胃热, 用于胃阴不足证。治疗胃热阴虚之胃痛、食少干呕, 可单用或配伍麦冬、白芍等药。

3. 明目强腰　本品入肾经, 能滋肾阴、清虚热、降虚火。①治疗肾阴亏虚的目暗不明, 常配伍枸杞子、熟地黄等药, 如石斛夜光丸。②治疗肾阴亏虚的筋骨痿软, 常配伍熟地黄、杜仲等补肝肾、强筋骨药。

【用法用量】 煎服, 干品 6~12 g; 鲜品 15~30 g。干品宜先下。

【使用注意】 本品甘补能敛邪, 使邪不外达, 故温热病不宜早用。本品又能助湿, 若湿温尚未化燥者忌服。

其他补阴药如表 24-3。

表 24-3　其他补阴药

药名	性味归经	功效	主治	用法用量
百合	甘, 微寒。归肺、心经	养阴润肺, 清心安神	阴虚肺燥, 劳嗽咯血; 虚烦惊悸, 失眠多梦, 精神恍惚	6~12 g。清心安神宜生用, 润肺止咳宜蜜炙
玉竹	甘, 微寒。归肺、胃经	养阴润燥, 生津止渴	肺热燥咳, 阴虚劳嗽; 胃阴不足, 咽干口渴, 内热消渴	6~12 g。脾虚有痰湿忌服
黄精	甘, 平。归脾、肺、肾经	滋阴润肺, 补脾益气	肺虚燥咳, 劳嗽久咳; 肾虚精亏的腰膝酸软, 须发早白, 头晕乏力; 气虚倦怠乏力, 阴虚口干便燥; 气阴两虚, 内热消渴	9~15 g。脾虚湿阻、痰湿壅滞, 气滞腹满者忌服
枸杞子	甘, 平。归肝、肾经	滋补肝肾, 益精明目	肝肾阴虚的腰膝酸痛, 眩晕耳鸣, 阳痿遗精, 虚劳精亏, 阴虚劳嗽; 内热消渴	6~12 g

续表

药名	性味归经	功效	主治	用法用量
龟甲	咸、甘,寒。归肝、肾、心经	滋阴潜阳,益肾强骨,养血补心,固经止血	阴虚阳亢之头晕目眩,热病伤阴之虚风内动,阴虚发热;肾虚腰膝痿弱、筋骨不健、小儿囟门不合;心血不足之心悸、失眠、健忘;血热崩漏、月经过多	9~24 g,先煎
鳖甲	咸,微寒。归肝、肾经	滋阴潜阳,退热除蒸,软坚散结	阴虚阳亢之头晕目眩,热病伤阴之虚风内动;阴虚发热;久疟疟母、癥瘕	9~24 g,先煎。软坚散结宜醋炙,滋阴潜阳宜生用

岗 位 对 接

用药指导

情境:刘某,女,50岁。病史:头晕目眩,动则加剧,遇劳则发,神疲乏力,心悸少寐,面色萎黄,爪甲不荣,纳差食少,便溏,舌质淡,苔薄白,脉细弱。

处方1:熟地 240 g,山药 120 g(炒),枸杞子 120 g,山茱萸肉 120 g,川牛膝 120 g(酒洗,蒸熟),菟丝子 120 g(制),鹿胶 120 g(敲碎,炒珠),龟胶 120 g(切碎,炒珠)。

处方2:白术 3 g,当归 3 g,白茯苓 3 g,黄芪(炒)3 g,龙眼肉 3 g,远志 3 g,酸枣仁(炒)3 g,木香 1.5 g,甘草(炙)1 g,人参 3 g。

请根据给出的病例:

1. 分析患者属于何种证候类型? 在上述处方中选出合适的一个,并分析原因。

2. 根据补益药使用注意事项,对选出处方的煎煮与使用注意事项对患者进行用药交代。

3. 分析所选处方中某些中药的特殊煎煮方法和炮制方法有何意义。

课后练一练

一、思考题

1. 白术与苍术的功用有何异同?

2. 当归与熟地黄的功用有何异同?

3. 人参、党参、西洋参、太子参的功效、主治病证有何异同?

二、自测题

自测题

（杨　芬）

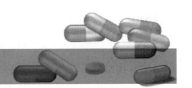

第二十五章
收涩药

学习目标

- 掌握收涩药的含义、功效、适应证、配伍原则和使用注意;掌握麻黄根、五味子、山茱萸的性味归经、功效、临床应用。
- 熟悉乌梅、五倍子、肉豆蔻、莲子、芡实、金樱子的性味归经及功效,熟悉性能功效相似药物的差异。
- 了解诃子、海螵蛸、桑螵蛸的功效。

思维导图

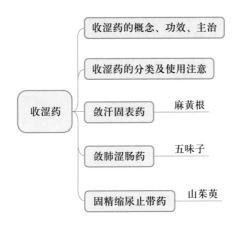

凡以收敛固涩为主要作用,用于治疗各种滑脱证的药物,称为收涩药,又称为固涩药。

李时珍说:"脱则散而不收,故用酸涩药,以敛其耗散。"本章药物味多酸涩,性温或平,归肺、脾、肾、大肠经,具有固表止汗、敛肺涩肠、固精缩尿、收敛止血、止带等作用。用于久病体虚、正气不固、脏腑功能衰退导致的自汗、盗汗;肺病久咳、虚喘;脾肾阳虚之久泻久痢;肾虚遗精、滑精、遗尿、尿频、崩漏不止等滑脱之证。收涩药分为敛汗固表药、敛肺涩肠药、固精缩尿止带药三类。

敛汗固表药 本类药物多甘、平,入肺、心二经,能行肌表、调卫分、护腠理,具有固表止汗之功,用于脾肺气虚、卫阳不固、腠理不密所致之自汗及肺肾阴虚所致之盗汗。治气虚自汗当配以补气固表药,治阴虚盗汗当配以滋阴除蒸之品。但凡实邪所

致之汗出,应以祛邪为主,不宜使用本类药物。

敛肺涩肠药 本类药物多酸涩,入肺、大肠经,入肺以敛肺止咳、入肠以涩肠止泻,用于肺虚咳喘、久治不愈及大肠虚寒、脾肾虚寒所致的久泻、久痢。前者常配伍补益肺气或补肾纳气药;后者常配伍温补脾肾药。因本类药物酸涩收敛,对咳嗽初期、痰多壅肺之咳喘及伤食腹泻、泻痢初起者不宜使用。

固精缩尿止带药 本类药物酸涩收敛,主入肾、膀胱经,具有固精、缩尿、止带之功,适用于肾虚不固之遗精、滑精、遗尿、尿频及带下等证,用时当配以补肾药。因本类药物酸涩收敛,对外邪入侵,湿热下注所致的遗精、滑精、尿频、遗尿等不宜使用。

使用注意:①本类药物味酸涩收敛之品,误用有"闭门留寇"之弊,故对于邪气未尽患者慎用;②虚极欲脱之证,治以固本救脱为主。

第一节 敛汗固表药

麻黄根 Mahuanggen

《本草经集注》

【**来源**】 为麻黄科植物草麻黄 *Ephedra sinica* Stapf., 中麻黄 *Ephedra intermedia* Schrenk et C. A. Mey. 的根及根茎。主产于河北、山西、内蒙古等地。秋末采挖,除去泥沙、残茎及须根,洗净干燥生用。

【**处方用名**】 麻黄根、苦椿菜根。

【**性味归经**】 甘、涩,平。归肺、心经。

【**功效**】 固表止汗。

【**应用**】 自汗、盗汗 本品甘涩平,归肺经,能行肌表、实卫气、护腠理,为敛肺固表止汗之要药,可内服,也可外用。用于气虚自汗,常配以黄芪、牡蛎等;用于阴虚盗汗,常配以熟地黄、麦冬等。

【**用法用量**】 煎服,3~9 g。外用适量,研粉撒扑。

【**使用注意**】 表邪未尽者慎用。

知识拓展

麻黄根配伍牡蛎 两药合用收敛固涩、止汗固表力强。用于自汗、盗汗。两药研细外用,治疗产后虚汗不止。

麻黄根配伍黄芪 两药合用益气固表、实卫止汗力强。用于表虚自汗、气阴两虚所致的盗汗。

麻黄根配伍浮小麦 两药合用益气除热、养心止汗。用于体虚多汗、自汗,阴虚盗汗。

第二节　敛肺涩肠药

五味子　Wuweizi

《神农本草经》

【来源】　为木兰科植物五味子 Schisandra chinesis (Turcz.) Baill., 华中五味子 Schisandra sphenanthera Rehd. et Wils. 的成熟果实。前者称为"北五味子",主产于黑龙江、吉林、辽宁;后者称为"南五味子",主产于西南及长江流域以南各省。秋季果实成熟时采摘,晒干或蒸后晒干。生用或醋炙后使用。

【处方用名】　五味子、醋五味子、酒五味子、蜜五味子。

【性味归经】　酸、甘,温。归肺、心、肾、脾经。

【功效】　收敛固涩,益气生津、补肾宁心。

【应用】

1. 久咳虚喘　五味子酸能收敛,性温而润,上敛肺气,下补肾气,适用于肺虚久咳及肺肾两虚之喘咳,是治久咳虚喘之要药。治疗肺虚久咳者,配以罂粟壳;治疗肺肾两虚喘咳者,配以山茱萸、熟地黄等;治疗寒饮咳喘者,配以干姜、细辛等。

2. 津伤口渴及消渴　五味子酸甘,既可生津止渴,又可益气。治疗气阴两伤,汗多口渴者,配以人参、麦冬等;治疗阴虚内热、口渴多饮之消渴证,配以麦冬、知母等。

3. 自汗,盗汗　五味子能敛肺止汗,治疗气虚自汗,可配伍黄芪、麻黄根等;治疗阴虚盗汗,可配伍黄柏、知母等。

4. 遗精,滑精　五味子归肾经,能补肾气以涩精止遗,治疗肾虚精关不固之遗精、滑精者,可配伍金樱子、菟丝子、枸杞子等。

5. 久泻不止　五味子入脾、肾经,能温补脾肾、涩肠止泻,治疗脾肾虚寒、久泻不止,可配伍补骨脂、吴茱萸、肉豆蔻等。

6. 心悸,失眠,多梦　五味子味甘,归心、肾二经,既能补益心肾,又能宁心安神,治疗阴血亏损,心神不宁之心悸、失眠多梦者,可配伍麦冬、酸枣仁等。

【用法用量】　煎服,2~6 g;或研末服,1~3 g。

【使用注意】　凡表邪未解,内有实热,咳嗽初起及麻疹初起者慎用。

知识拓展

南五味子与北五味子

北五味子　果实不规则球形或扁球形,直径5~8 mm。果肉柔软,种子1~2枚,肾形,表面棕黄色,有光泽,种皮薄而脆,果肉气微、味酸;种子破碎后有香气,味辛、微苦。

南五味子　呈球形或扁球形,直径 4~6 mm。表面棕红色至暗红色,干瘪,皱缩,果肉常紧贴于种子上。种子 1~2 枚,肾形,表面棕黄色,有光泽,种皮薄而脆,果肉气微,味微酸。

两者性味归经、功能主治、用法用量相同。

其他敛肺涩肠药如表 25-1。

表 25-1　其他敛肺涩肠药

药名	性味归经	功效	主治	剂量
乌梅	酸、涩、平 归肝、脾、肺、大肠经	敛肺止咳、涩肠止泻、生津止渴、安蛔、止血	肺虚久咳,久泻久痢,虚热消渴证,蛔厥腹痛,便血、崩漏	6~12 g。外有表邪或内有湿热积滞者不宜服用
五倍子	酸、涩、寒 归肺、大肠、肾经	敛肺止咳、涩肠止泻、固精止遗、敛汗止血、收湿敛疮	咳嗽、咯血,久泻久痢,遗精滑精,自汗盗汗,便血痔血,湿疮肿毒	煎服,3~6 g。入丸散剂,每次 1~1.5 g。湿热泻痢者忌用
诃子	苦、酸、涩、平 归肺、大肠经	涩肠止泻、敛肺止咳、利咽开音	久泻久痢,久咳、失音,咽痛	3~10 g。外有表邪或内有湿热积滞者不宜服用
肉豆蔻	辛、温 归脾、胃、大肠经	涩肠止泻、温中行气	虚寒腹泻、虚寒气滞,腹胀	煎服,3~10 g。入丸散剂,每次 0.5~1 g。湿热泻痢者忌用

<h1 align="center">第三节　固精缩尿止带药</h1>

<h2 align="center">山茱萸　Shanzhuyu</h2>

《神农本草经》

【来源】　为山茱萸科植物山茱萸 Cornus officinalis Sieb.et Zucc. 的成熟果肉。主产于浙江、安徽、河南、山西等地。秋末冬初果皮变红时采收,用文火烘焙或置沸水中略烫,及时除去果核。晒干或烘干用。

【处方用名】　山茱萸、枣皮、萸肉、山萸肉、酒萸肉。

【性味归经】　酸、涩,微温。归肝、肾经。

【功效】　补益肝肾,收涩固脱。

【应用】

1. 肝肾不足证　山茱萸酸微温,故温而不燥,补而不峻,既能补肾益精,又能温肾助阳,用于肝肾不足所致的头晕目眩、腰膝酸软及阳痿等证。治疗肝肾阴虚之头晕目眩、腰酸耳鸣者,常配伍熟地黄、山药等补益药;治疗肾阳不足之腰膝酸软、小便不利,常配伍肉桂、附子等温肾助阳药;治疗肾阳虚之阳痿者,常配伍补骨脂、巴戟天等补肾助阳药。

2. 遗精滑精,遗尿尿频　本品既能滋补肝肾,又能固精缩尿,为固精止遗之要药。治疗肾虚精关不固之遗精、滑精者,可配伍补骨脂、菟丝子等;治疗肾虚膀胱失约之遗尿、尿频者,可与覆盆子、金樱子配伍。

3. 崩漏下血及月经过多　本品可补肝肾、固冲任,用于治疗妇女因肝肾亏虚、冲任不固之崩漏下血和月经过多,常配伍当归、白芍及龙骨等。

4. 大汗不止,体虚欲脱证　本品即可补虚,又可收敛,用于久病体虚欲脱者,可配伍人参、龙骨等。

【用法用量】　煎服,6~12 g;急救固脱,20~30 g。

【使用注意】　素有湿热而致小便淋涩者,不宜使用。

知识拓展

山茱萸与吴茱萸

山茱萸与吴茱萸,两者名称虽然相近,但功效不同。山茱萸为收涩药,能补益肝肾,收涩固脱,用于肝肾不足证、遗精滑精、崩漏下血等证;吴茱萸为温里药,能散寒止痛,降逆止呕,助阳止泻,用于肝寒气滞诸痛证、呕吐吞酸及五更泄泻。

其他固精缩尿止带药如表 25-2。

表 25-2　其他固精缩尿止带药

药名	性味归经	功效	主治	剂量
桑螵蛸	甘、咸,平 归肝、肾经	固精缩尿、补肾助阳	遗精滑精、尿频遗尿,阳痿	5~10 g
海螵蛸	咸、涩,微温 归肝、肾经	固精止带、收敛止血 制酸止痛、收湿敛疮	遗精、带下,崩漏下血、吐血,胃痛吐酸,湿疮、湿疹	5~10 g
莲子	甘、涩,平 归脾、肾、心经	益肾固精、补脾止泻、养心安神、止带	遗精、遗尿,脾虚泄泻,带下,心悸失眠	6~15 g,打碎去心用
芡实	甘、涩,平 归脾、肾经	益肾固精、健脾止泻、除湿止带	遗精滑精,脾虚久泻,带下	9~15 g
金樱子	酸、涩,平 归肾、膀胱、大肠经	固精缩尿、涩肠止泻	遗精滑精、遗尿尿频 崩漏带下,久泻久痢	6~12 g

▶ 视频

收涩药

课堂讨论

如何看待中药功效与植物部位的关系?

岗 位 对 接

用药指导

情境:朱某,男,56 岁。腹痛、泄泻一年有余,前以中、西药物治疗无效。患者腹痛尤甚于肚脐部,痛则欲便,每日 10 次左右,大便稀溏兼夹脓血,里急后重,伴疲乏无力,日渐消瘦,食少,手足不温,舌质淡苔白,脉弦细。

请根据以上信息,试分析该患者可以选用哪类药物来治疗? 该如何配伍?

课后练一练

一、思考题

1. 何谓收涩药? 简述收涩药的使用注意事项。

2. 试比较五倍子与五味子、肉豆蔻与草豆蔻、桑螵蛸与海螵蛸的异同点。

二、自测题

自测题

（邓晓霞）

第二十六章
驱虫药

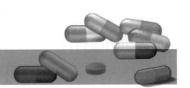

学习目标

- 掌握驱虫药的含义、功效、适应证、配伍原则和使用注意;掌握使君子、槟榔、苦楝皮的性味归经、功效、临床应用。
- 熟悉使君子、苦楝皮、槟榔的用法用量及使用注意。
- 了解槟榔治疗不同寄生虫病的用量差异。

思维导图

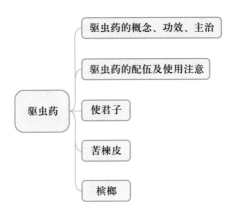

第一节 总 论

凡以驱除或杀灭人体寄生虫为主要作用,用于治疗消化道寄生虫的药物,称为驱虫药。

本类药物多有毒性,主入脾、胃、大肠经,对人体内的寄生虫,尤其是肠道寄生虫,如消化道蛔虫、绦虫、蛲虫及姜片虫等,有杀灭、麻痹和驱除作用,部分药物还有消积、行气、利水等作用,故随证配伍可用于食积、水肿、气滞等证。

使用驱虫药时,要严格根据寄生虫种类及患者的体质、病情,选择合适的驱虫药,并根据患者情况选择相应的药物配伍以增强疗效。若大便秘结,则配伍泻下药;兼

视频

驱虫药概述

有积滞者,可与消积导滞药物同用;若脾胃虚弱者,可配伍健脾和胃药物;若久病体虚者,可配伍补益药物。

使用注意:①驱虫药一般应在空腹时服用;②本类药物对正气多有损伤,且部分药物还具毒性,故使用时要注意用法用量,以免中毒或损伤正气,且素体虚弱者慎用;③病情急重,发热或腹痛剧烈者,暂不宜驱虫,应待症状缓和后,再行使用驱虫药。

第二节　各　论

使君子　Shijunzi
《开宝本草》

【来源】　为使君子科植物使君子 *Quisqualis indica L.* 的干燥成熟果实。主产于四川、广东、广西等地。9—10月果皮变紫黑时采收,晒干。去壳取仁,生用或炒香用。

【处方用名】　使君子、使君子肉、炒使君子。

【性味归经】　甘,温。归脾、胃经。

【功效】　杀虫消积,扶脾胃。

【应用】

1. 蛔虫证,蛲虫证　本品具杀虫之效,善治蛔虫证和蛲虫证,尤为驱蛔之要药。轻症单用炒香品嚼服即可;重症则可配伍苦楝皮等,以增强驱虫之力。

2. 小儿疳积　本品甘温,既能杀虫,又能消积、扶脾胃,可与槟榔、神曲等配伍治疗小儿疳积之面色萎黄、腹痛等。

【用法用量】　煎服,9~12 g,捣碎;小儿每岁每天 1~1.5 粒,1 日总量不超过 20 粒。

【使用注意】　忌饮茶,大量服用可导致呃逆、眩晕、呕吐、腹泻等。

苦楝皮　Kulianpi
《名医别录》

【来源】　为楝科植物楝 Melia azedarach L. 或川楝 Melias toosendan Sied.et Zuec 的根皮或树皮。前者在全国大部分地区均有生产,后者主产于四川、湖北、贵州等地。春、秋两季剥取为宜,剥取后除去栓皮。鲜用或生用。

【处方用名】　苦楝皮、楝树根。

【性味归经】　苦,寒。有毒。归肝、脾、胃经。

【功效】　杀虫,疗癣。

【应用】

1. 蛔虫、蛲虫、钩虫等证　本品苦寒有毒,有杀虫之效,对多种肠道寄生虫均有杀灭作用,为广谱驱虫药。可单用,亦可与使君子、槟榔等驱虫药同用。

2. 疥癣湿疮　本品苦寒,能清热燥湿、杀虫止痒,可用于治疗疥疮、头癣、湿疮、湿疹瘙痒等证,单品研末,以猪脂调涂患处。

【用法用量】 煎服,3~6 g;外用适量,研末,以猪脂调涂患处。

【使用注意】 本品苦寒有毒,不可过量或久服,且脾胃虚寒和肝肾功能不全者慎用。

知识拓展

苦楝皮与川楝子

苦楝皮 楝科植物楝树和川楝树的根皮和树皮,为驱虫药,苦、寒,有毒,具杀虫、疗癣之效,用于蛔虫、蛲虫、钩虫等证及疥癣湿疮。

川楝子 楝科植物川楝的成熟果实。为理气药,苦、寒,有小毒,具疏肝泄热、行气止痛、杀虫之效,用于肝郁化火诸痛证及虫积腹痛。

两者均苦寒、有毒,不可过量或久服,以免中毒。

槟榔 Binglang

《名医别录》

【来源】 为棕榈科植物槟榔 Areca catechu L. 的成熟种子。主产于海南、福建、云南等地。春末至秋初采收成熟果实,用水煮后,干燥,剥去果皮,取出种子,晒干。切片或捣碎,生用、炒黄或炒焦用。

【处方用名】 槟榔、大腹子、炒槟榔、大白、槟榔片、大白片。

【性味归经】 苦、辛,温。归胃、大肠经。

【功效】 杀虫,消积,行气,利水,截疟。

【应用】

1. 多种肠道寄生虫病 本品生用杀虫,对多种肠道寄生虫均有杀灭作用,尤其是对绦虫效果最佳,单用或与南瓜子同用;对于蛔虫、蛲虫病,可与使君子、苦楝皮同用;对于姜片虫,可配伍乌梅与甘草。

2. 食积气滞,泻痢后重 本品辛散苦泄,炒用能消积行气。治疗食积气滞、腹胀、便秘及痢疾里急后重等证,可与木香、大黄等配伍;治疗小儿食积兼有虫证,可与消食药和其他驱虫药同用,如山楂、神曲、使君子等。

3. 脚气水肿 本品辛温,能行气利水。治疗水肿实证,二便不通,可与木通、泽泻等利水消肿药同用;治疗寒湿脚气肿痛,可与祛风湿散寒药及温里药同用,如木瓜、吴茱萸等。

4. 疟疾 本品具截疟作用,可用于治疗疟疾寒热久发不止,常与常山、草果同用。

【用法用量】 煎服,3~10 g;驱绦虫、姜片虫,30~60 g。

【使用注意】 脾虚便溏或气虚下陷者忌用。

知识拓展

视频

驱虫药

疟　疾

古籍所载之疟、疟证、疟疾与西医学所指疟原虫侵染之病并非完全对等。现摘引清代陈修园著述供读者参考:"疟疾不离少阳。少阳为半表半里,邪居表里之界。入与阴争则寒,出与阳争则热。争则病作,息则痛止。止后其邪仍据于少阳经。浅则一日一作,深则二日一作,更深则三日一作。虽有别经,总以少阳为主。故仲景以'弦'字概本症之脉,盖于治法只一小柴胡汤。热多烦渴,加知母、花粉;寒多身疼,加干姜、桂枝。治之得法。一二服可愈。"若疟原虫为病,绝非一二服可愈之神奇。

岗 位 对 接

用药指导

情境:患者孙某,女,27岁。自去年冬开始脘腹及胁,现已下延至腹部,病甚时呕蛔,大便亦有成虫排出,舌苔薄白,中厚而腻,脉象沉细而弦。

试分析该患者可以选用哪类药物进行治疗? 使用时有何注意事项?

课后练一练

一、思考题

1. 何谓驱虫药? 简述驱虫药的使用注意事项。

2. 试比较使君子、苦楝皮、槟榔临床使用的异同点。

二、自测题

自测题

（邓晓霞）

第二十七章

外用药

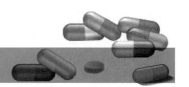

学习目标

- 掌握外用药的含义、功效、适应证、配伍原则和使用注意;掌握雄黄、蛇床子的性味归经、功效、临床应用。
- 熟悉硫黄、炉甘石、硼砂、白矾的功效及应用。
- 了解砒石、蟾酥的功效。

思维导图

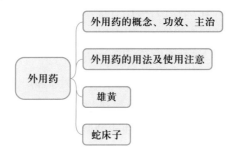

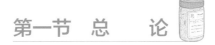

第一节 总 论

凡以外用为主,具解毒杀虫、燥湿止痒、拔毒化腐、生肌敛疮之效的药物,称为外用药。

本类药物多为外用,分为两大类,分别以解毒杀虫、燥湿止痒为主要功效和以拔毒化腐、生肌敛疮为主要功效。前者除外用,还可内服,主要用于疥癣湿疹、痈肿疔毒、梅毒、毒蛇咬伤等证;后者多为矿石、重金属类药物,多具剧毒,主要适用于痈疽疮疡溃后脓出不畅,或溃后腐肉不去,伤口难以生肌愈合之证。

本类药物的用法:可研末外撒,或用香油调敷,或制成膏药贴敷,等等。总之,本类药物的使用方法会因病因药有所变化。

使用注意:①本类药物多具毒性,使用时要严格控制剂量和用法,不宜过量和持续使用;②制剂时,应严格遵守炮制及制剂法度,以降低其毒性,确保临床用药安全。

第二节 各 论

雄黄 Xionghuang

《神农本草经》

【来源】 为硫化物类矿物雄黄族的矿石。主含二硫化二砷(As₂S₂)。主产于湖南、湖北、四川等地。四季均可采收,除去杂质,研细或水飞用。

【处方用名】 雄黄,明雄,明雄黄,雄精,腰黄。

【性味归经】 辛,温。有毒。归肝、胃、大肠经。

【功效】 解毒杀虫,燥湿祛痰,截疟。

【应用】

1. 痈肿疔疮,湿疹疥癣,蛇虫咬伤 本品有毒,外用可以毒攻毒,为治疮杀毒之要药。治疗痈肿疔疮,可单用,也可与乳香、没药等活血化瘀药同用;治疗湿疹疥癣,可与白矾一同研末为用;治疗蛇虫咬伤,可用香油调涂患处,亦可与五灵脂末用酒调敷。

2. 虫积腹痛 本品可杀虫,治疗虫积腹痛,可配伍槟榔、牵牛子等驱虫药;治疗蛲虫引起的肛门瘙痒,可与凡士林制成纱布条,塞入肛门。

3. 癫痫 本品可燥湿祛痰,可与胆南星同用治疗癫痫。

4. 疟疾 本品具截疟之效,治疗疟疾寒热,可与赤小豆、瓜蒂等同用。

【用法用量】 外用适量,研末,用香油或酒调敷。内服,入丸散剂,0.05~0.1 g,

【使用注意】 本品有毒,内服宜慎,不可久服。孕妇忌用,外用不宜大面积使用及长期使用。忌火煅。

蛇床子 Shechuangzi

《神农本草经》

【来源】 为伞形科植物蛇床 Cnidium monnieri (L.) Cuss. 的成熟果实。主产于广东、广西、江苏等地。夏、秋两季果实成熟时采摘,晒干。生用。

【处方用名】 蛇床子,蛇常。

【性味归经】 辛、苦,温。有小毒。归肾经。

【功效】 杀虫止痒,燥湿祛风,温肾壮阳。

【应用】

1. 阴部瘙痒,湿疹,疥癣等 本品辛苦温,能燥湿杀虫止痒。治疗妇女阴道瘙痒,可单用,亦可配伍明矾、黄柏等煎汤外洗;治疗湿疹、疥癣,可单用煎汤外洗,亦可与凡士林调涂外敷。

2. 寒湿带下,湿痹腰痛 本品有辛苦温,能祛风散寒燥湿,尤适于治疗寒湿带下、湿痹腰痛,常配伍杜仲、牛膝等药。

3. **肾虚阳痿,宫寒不孕**　本品具温肾壮阳之效,能治疗男子肾阳虚导致的阳痿不育,可配伍淫羊藿、当归等;治疗女子宫寒不孕,可配伍菟丝子、五味子等。

【用法用量】　外用适量,煎汤外洗,或制成油膏、软膏外用;内服,3~10 g。

【使用注意】　阴虚火旺或下焦有湿热者不宜使用。

其他外用药如表27-1。

表27-1　其他外用药

药名	性味归经	功效	应用
硫黄	酸,温,有毒 归肾、大肠经	外用:解毒,杀虫止痒 内服:补火助阳通便	疥癣湿疹、皮肤瘙痒;阳痿、寒喘、虚寒便秘
白矾	酸、涩,寒 归肺、脾、肝、大肠经	外用:解毒,杀虫止痒 内服:止血、止泻、祛除风痰	湿疹湿疮,疥癣;吐衄下血,久泻久痢;风痰导致的昏厥、癫痫、癫狂
炉甘石	甘,平 归肝、脾经	解毒,明目退翳 收湿敛疮,止痒	目赤翳障、眼睑溃烂、湿疹湿疮、溃疡不敛
硼砂	甘、咸,凉 归肺、胃经	外用:清热解毒 内服:清肺化痰	咽喉肿痛、口舌生疮、目赤翳障痰热壅滞之咳嗽
蟾酥	辛,温,有小毒 归心经	开窍醒神,止痛,解毒	痧胀腹痛、吐泻、神昏、恶疮、瘰疬、咽喉肿痛及牙痛
砒石	辛,大热,有大毒 归肺、肝经	外用:蚀疮去腐,攻毒杀虫 内服:祛痰平喘,截疟	瘰疬、疥癣、溃疡腐肉不脱,寒痰哮喘,疟疾

▶ 视频

外用药雄黄、硫黄功效比较

课堂讨论
如何看待重金属类中药的功效和毒性?

岗 位 对 接

用药指导

情境:患者陈某,女,50岁。湿疹日久不愈,皮肤粗糙变厚,抓破可流黄水,患处皮肤色暗滞,神倦乏力,舌体胖,苔腻,舌质淡嫩,脉缓。

试分析该患者可以选用哪类药物进行治疗? 使用时有何注意事项?

课后练一练

一、思考题

1. 何谓外用药？简述外用药的使用注意事项。

2. 试比较雄黄与硫黄、白矾与炉甘石的异同点。

二、自测题

自测题

（邓晓霞）

第二十八章
方剂与中成药

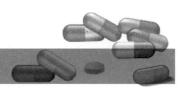

学习目标

- 掌握方剂的常用治法、方剂的组成。
- 熟悉方剂的剂型。
- 了解临床常用中成药。

思维导图

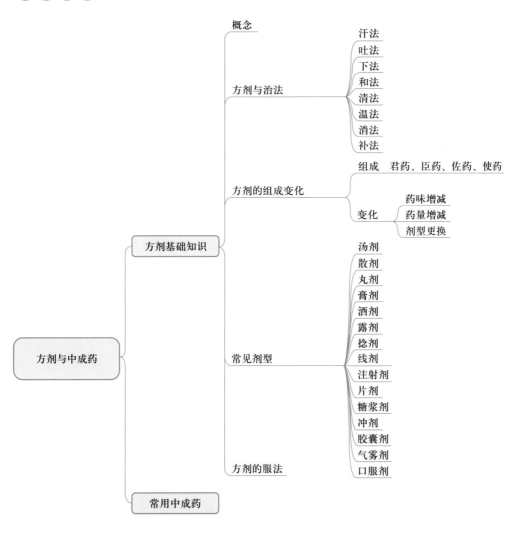

第一节 方剂基础知识

一、方剂的概念

方剂是在辨证论治的基础上,按照组方原则选择药物、酌定用量妥善配伍组成的有特定剂型与用法的中医处方。方剂既是辨证论治的产物,也是中医防治疾病的主要工具,是理法方药的重要组成部分。

知识拓展

方 剂 起 源

早在原始社会时期,人类就已发现药物并用以治疗疾病。最初,只是使用单味药,经过长期实践,逐渐认识到将多味药组合治疗疾病疗效更好,还可以减轻不良反应和毒性,于是就产生了方剂。1973 年在湖南长沙马王堆 3 号汉墓中出土的医书《五十二病方》,是我国现存最早的方书。

二、方剂与治法

(一) 方剂与治法的关系

1. 治法是方剂的依据　治法是方剂组成及其运用的理论依据,"方从法出,以法统方"。"以法统方"包含"以法组方""以法遣方""以法类方""以法释方"等含义。

2. 方剂是治法的体现　方剂运用可以检验治法正确与否,方剂是治法的体现形式之一,治法主要通过方剂发挥治疗作用,"从方见法,以方验法"。

(二) 常用治法

清代医家程钟龄在《医学心悟·医门八法》中归纳"汗、和、下、消、吐、清、温、补"八法。常用治法如表 28-1。

表28-1　常用治法

治法	作用	适应范围
汗法	发汗解表、宣肺散邪	外感初起、疹出不透、疮疡初起、水肿、泄泻、咳嗽、疟疾等见有表证者
吐法	涌吐痰涎、宿食毒物	中风痰壅、宿食或毒物停留胃脘、痰涎壅盛的癫狂、喉痹、干霍乱等
下法	荡涤肠胃、通泄大便	大便不通、热结便燥、冷积不化、瘀血内停、宿食、虫积、结痰停饮等
和法	和解少阳、表里双解调和脏腑、调节寒热	邪犯少阳、表里同病、肝脾不和、寒热错杂
清法	清热泻火、凉血解毒清虚热	热在气分、热入营血、热在脏腑、热毒疮疡、暑热、暑温以及虚热等
温法	温脏祛寒、温经通络回阳救逆	脾胃虚寒、肺寒留饮、肝肾虚寒、血寒凝滞、阳虚失血、阳衰阴盛等
消法	消食导滞、行气活血祛湿利水、化痰驱虫	食积、虫积、气滞血瘀、水湿内停、痰饮不化等
补法	益气养血、滋阴补血	气虚、血虚、阴虚、阳虚、脏腑虚损

三、方剂的组成与变化

（一）方剂的组成

方剂结构一般由君药、臣药、佐药、使药四部分组成。

1. 君药　是指方剂中针对主病或主证起主要治疗作用的药物。

2. 臣药　与君药协同增效或协生新效,构成方剂的主要配伍关系。辅助君药加强其治疗主病或主证作用的药物。针对兼证起主要治疗作用的药物。

3. 佐药　包括佐助药、佐制药、反佐药三类。

（1）佐助药:协助君、臣药以加强治疗作用,或直接治疗次要症状的药物。

（2）佐制药:消除或减弱君、臣药的毒性,或能制约君、臣药峻烈之性的药物。

（3）反佐药:病重拒药时,配用与君药药性相反而又能在治疗中起相成作用的药物。

4. 使药　包括引经药、调和药两类。

（1）引经药:引导方中药物直达病所的药物。

（2）调和药:调和方中诸药性能、协调诸药相互作用的药物。

（二）方剂的变化

1. 药味增减变化　是在主证病机、君药不变的前提下,随着兼证或次要病证的变化而相应地增加或减少方中次要药物的一种变化形式。

2. 药量增减变化　是在方剂的组成药物不变的前提下,仅通过增大或减小方中药物的用量,以改变原方功用强弱,甚至改变原方功用、主治的一种变化形式。

（1）增减药量使原方功用的强弱改变。

（2）增减药量使原方的功用和主治彻底发生改变。

3. 剂型更换变化　是指在方剂组成药物及其用量配比不变的基础上,随着主证轻重缓急的变化而配制不同的剂型,以适应病情的一种变化形式。

四、常见剂型

常见剂型如表 28-2。

表 28-2　常见剂型

剂型	概念	特点
汤剂	将配好的方药,用清水或黄酒,或水酒各半浸透后,再用适当火候煎煮一定时间,待汤成后,去渣取汁饮服,称为汤剂,一般作内服用	1. 内服吸收快,疗效迅速 2. 便于灵活加减 3. 能全面照顾到不同患者或各种病证的特殊性 4. 剂量大有效成分不宜煎出,不便于大生产,携带不方便 5. 适用于病证较重或病情不稳定的患者
散剂	将配好的方药晒干或焙干后,研碎成为均匀混合的干燥粉末。散剂分为内服和外用两种	1. 内服散剂:制作简便,节省药材,不易变质。较汤剂吸收慢,较丸剂吸收快 2. 外用散剂:用量少,可直接用于体表、官窍等
丸剂	将药物研成细末,以蜜、水或米糊、面糊、酒、醋、药汁等作为赋形剂制成的圆形固体剂型。最常用的丸剂有蜜丸、水丸、糊丸、浓缩丸四种	吸收缓慢,药力持久。体积小,服用、携带、贮存方便
膏剂	将药物用水或植物油煎熬浓缩而成的膏型,有内服和外用两种。内服膏剂有流浸膏、浸膏、煎膏三种,外用膏剂又分为软膏剂和硬膏剂两种	1. 内服膏剂 （1）流浸膏:含部分溶媒,1 ml 流浸膏相当于 1 g 药材 （2）浸膏:不含溶媒,1 g 浸膏相当于 2~5 g 药材 （3）煎膏:是经煎煮、浓缩后,再加蜜、冰糖或砂糖后熬制而成,多具滋补之功 2. 外用膏剂 （1）软膏:为半固体外用制剂,可涂于皮肤、黏膜,有效成分被缓慢吸收 （2）硬膏:为供贴敷皮肤的外用剂型。常温下呈固态,36~37℃则溶化
酒剂	以酒为溶媒,一般以白酒或黄酒浸制药物,或加温隔水炖同煮,去渣取液供内服或外用。又称药酒,古称酒醴	有活血通络,易于发散和助长药效的特性。适用于祛风通络和补益剂中使用。外用酒剂尚可祛风活血、止痛消肿

续表

剂型	概念	特点
露剂	多用新鲜含有挥发性成分的药物,放在水中加热蒸馏,所收集的蒸馏液即为药露	一般作为饮料及清凉解暑剂,常用的有金银花露、青蒿露等
捻剂	将桑皮纸粘药物捻成细条线,或将桑皮纸捻成细条后粘药而成,是中医外科常用制剂	用时插入疮口或瘘管内,能化腐拔毒,生肌收口。常用条剂有红升丹药条等
线剂	将丝线或棉线浸泡于药液中,并与药液同煮,经干燥而成的一种外用制剂。用于结扎瘘管或赘肉,使其自行萎缩脱落	用于治疗瘘管、痔疮或赘生物,通过所含药物的轻度腐蚀作用和药线的机械紧扎作用,使其引流通畅或萎缩、脱落
注射剂	亦称针剂,是将药物经过提取、精制、配制等步骤而制成的灭菌溶液、无菌混悬液或供配制成液体的无菌粉末,供皮下、肌内、静脉注射的一种制剂	具有剂量准确,药效迅速,适于急救,不受消化系统影响的特点。对于神志昏迷、难于口服用药的患者尤为适宜。例如:清开灵注射液、生脉注射液
片剂	将中药加工或提炼后与辅料混合,压制成圆片状的剂型	用量准确,体积小。当药物味很苦或具恶臭的药物压片后可再包糖衣,使之易于服用。如需在肠道吸收的药物,则又可包肠溶衣,使之在肠道中崩解
糖浆剂	是将药物煎煮去渣取汁浓缩后,加入适量蔗糖溶解制成的浓蔗糖饱和水溶液	具有味甜量小,服用方便,吸收较快等特点。尤适用于儿童服用
冲剂	将药材提取物加适量赋形剂或部分药物细粉制成的干燥颗粒状或块状制剂,用时以开水冲服	具有作用迅速,味道可口,体积较小,服用方便等特点。常用冲剂有感冒退热冲剂、复方羊角颗粒等
胶囊剂	将药物盛装于空胶囊中制成的制剂,空胶囊分软、硬两种	
气雾剂	指药物和抛射剂一同装封在带有阀门的耐压容器中,使用时借抛射剂的压力,将内容物以雾状形式喷出的液体制剂	
口服剂	将药物用水或其他溶剂提取,经精制而成的内服液体制剂	该制剂集汤剂、糖浆剂、注射剂的制剂特色。具有剂量较少,吸收较快,服用方便,口感适宜等特点

五、方剂的服法

（一）服药时间

一般来说,方药宜在饭前1小时服药,以利于药物尽快吸收。但对胃肠有刺激的方药,宜饭后服用,以防产生副作用;滋补方药,宜空腹服用;治疟方药,宜在发作前2小时服用;安神方药,宜在睡前服用;急证重病可不拘时间服用;慢性病应定时服用,使之能持续发挥药效。根据病情的需要,有的可一天数服,有的可煎泡代茶时时饮用。个别方剂,古人对服药时间有特殊要求,如鸡鸣散在天明前空腹冷服效果较好,可参考运用。

（二）服药方法

汤剂,通常是一日1剂,将头煎、二煎兑合,分2次或3次温服。但特殊情况下,亦可一日连服2剂,以增强药力。散剂和丸剂是根据病情和具体药物定量,日服2次或3次。散剂中有些可直接用水送服,如七厘散等;有些粗末散剂,可加水煮沸取汁,如香苏散等;还有些散剂用于外敷或掺洒疮面,如生肌散等;亦有作为点眼或吹喉用的,如八宝眼药、冰硼散等。各种丸剂都可以直接用水送服,至于其他不同剂型,可参考制剂情况及方药功用酌情而定。

第二节　常用中成药

一、中成药的概念

中成药是指以中药材为原料,在中医药理论指导下,按规定处方和标准制成一定剂型的现成药物。由于中成药便于贮藏、携带,随时可以取用。因此,中成药既可供医师治病使用,亦可由有一定医药知识的患者自行购用。

二、常用中成药

为了适应非处方药制度的实施,帮助医师和患者简明、快捷地了解中成药的组成、功用、主治、服用等信息,本教材特选择性地介绍部分临床常用且疗效肯定的中成药,共56种。所入选的成药,既有使用频率较高的经典传统品种,也有2015年出版《中华人民共和国药典》新增的品种,还有代表目前中成药发展水平的国家一、二、三类新药。兹以简表(表 28-3)的形式对 56 种常用中成药的有关内容加以介绍。

表 28-3 常用中成药

方名	处方组成	功效	主治
感冒清热颗粒	防风 柴胡 荆芥穗 薄荷 葛根 紫苏叶 桔梗 杏仁 苦地丁 白芷 芦根	疏散风寒解表清热	风寒感冒,头痛发热,恶寒身痛,鼻流清涕,咳嗽咽干
维 C 银翘片	金银花 连翘 薄荷油 维生素 C 荆芥 芦根 桔梗 牛蒡子	辛凉解表清热解毒	流行性感冒而致发热头痛,咳嗽,口干,咽喉疼痛
藿香正气水	苍术 陈皮 厚朴 白芷 茯苓 大腹皮 生半夏 甘草浸膏 广藿香油 紫苏	解表化湿理气和中	外感风寒,内伤湿滞或夏伤暑湿所致的感冒,呕吐泄泻
防风通圣丸	石膏 黄芩 桔梗 甘草 防风 川芎 当归 白芍 大黄 薄荷 麻黄 连翘	解表通里清热解毒	外寒内热,表里俱实证,症见恶寒壮热,头痛咽干,小便短赤,大便秘结
小青龙合剂	麻黄 桂枝 白芍 细辛 炙甘草 干姜 五味子 法半夏	解表化饮止咳平喘	表寒内饮证,症见恶寒发热,无汗,咳喘痰稀
五仁润肠丸	地黄 陈皮 肉苁蓉 大黄 当归 桃仁 火麻仁 柏子仁 郁李仁 松子仁	润肠通便	血虚便秘,腹胀食少,消化不良
当归龙荟丸	当归 龙胆 芦荟 栀子 青黛 黄连 黄芩 黄柏 大黄 木香 麝香	泻火通便	肝胆火盛的高血压病,症见大便秘结,头晕胁痛者
逍遥丸	当归 白芍 炒白术 柴胡 茯苓 炙甘草 薄荷	疏肝健脾养血调经	肝气不舒,胸胁胀痛,头晕目眩,月经不调
丹栀逍遥散	柴胡 当归 炒白术 白芍 茯苓 薄荷 甘草 牡丹皮 栀子	疏肝清热健脾养血	肝郁血虚脾弱之两胁胀痛,头晕目眩,倦怠食少,月经不调,脐腹胀痛
小柴胡颗粒	柴胡 黄芩 姜半夏 党参 甘草 生姜 大枣	疏肝和胃解表清热	外感病少阳证之寒热往来,胸胁苦满,食欲不振,心烦喜呕,口苦咽干
胃康灵胶囊	白芍 白及 三七 甘草 茯苓 延胡索 海螵蛸 颠茄浸膏	柔肝和胃散瘀止血缓急止痛	肝胃不和,瘀血阻络所致之胃脘疼痛,连及两胁,嗳气,泛酸
三黄片	大黄 盐酸黄连素 黄芩浸膏	清热泻火消炎通便	三焦火盛,口鼻生疮,咽痛齿痛、头晕眼红,胃热心烦,肠炎痢疾,便秘
黄连上清丸	黄连 黄芩 栀子 酒大黄 桔梗 蔓荆子 防风 石膏 甘草 荆芥穗 连翘	泻火明目	肝热火盛,目赤肿痛,视物昏花,羞明流泪,胬肉攀睛

方名	处方组成	功效	主治
六神丸	牛黄　朱砂　麝香　冰片　蟾蜍　雄黄	清热解毒消肿止痛	咽喉肿痛,单双乳蛾,烂喉,丹痧,痈疽疮疡
牛黄解毒丸	牛黄　雄黄　石膏　大黄　黄芩　冰片　桔梗　甘草	清热解毒	咽喉肿痛,牙痛,口舌生疮,目赤肿痛
冰硼散	冰片　硼砂　朱砂　玄明粉	清热解毒消肿止痛	热毒蕴结所致之咽喉疼痛,牙龈肿痛,口舌生疮
龙胆泻肝丸	龙胆草　炒栀子　柴胡　车前子　木通酒　当归　地黄　炙甘草　泽泻	清肝胆利湿热	肝胆湿热实火所致头晕目眩,耳鸣耳聋,胁痛口苦,尿赤涩痛,湿热带下
板蓝根颗粒	板蓝根	清热解毒凉血消肿	流行性乙型脑炎,流感,流行性腮腺炎,肝炎及麻疹等病毒性疾病
清热解毒口服液	金银花　连翘　黄芩　栀子　知母　生地　石膏　玄参　板蓝根　麦冬　地丁　龙胆草	清热解毒	流行性感冒,咽炎,扁桃体炎,气管炎等上呼吸道感染及各种发热疾患
金嗓子喉片	薄荷脑　金银花　石斛　西青果　桉油　罗汉果　橘红　八角茴香油	疏风清热解毒利咽芳香辟秽	急性咽炎所致的咽喉肿痛,干燥灼热,声音嘶哑
附子理中丸	制附子　党参　干姜　炒白术　甘草	温中健脾	脾胃虚寒,脘腹冷痛,呕吐泄泻,手足不温
香砂养胃丸	炒白术　茯苓　制半夏　陈皮　香附　砂仁　木香　炒枳实　豆蔻　厚朴　广藿香　甘草	温中和胃舒气健脾	消化不良,不思饮食,呕吐酸水,脘腹胀满,四肢倦怠
香砂六君丸	党参　炒白术　炙甘草　茯苓　砂仁　木香　陈皮　制半夏	健脾和胃理气	脾虚气滞,消化不良,嗳气食少,脘腹胀满,大便溏泻
八珍益母丸	党参　白术　当归　白芍　茯苓　甘草　川芎　熟地　益母草	补气血调月经	妇女气血两虚,体弱无力,月经不调
十全大补丸	党参　白术　当归　白芍　茯苓　川芎　熟地　甘草　黄芪　肉桂	温补气血	气血两虚,面色苍白,气短心悸,体倦乏力,四肢不温
明目地黄丸	熟地　山药　山萸肉　茯苓　泽泻　牡丹皮　当归　菊花　枸杞子　白芍　蒺藜　石决明	滋肾养肝明目	肝肾阴虚,目涩怕光,视物模糊,迎风流泪
归脾丸	党参　炙黄芪　炒白术　远志　炙甘草　当归　酸枣仁　木香　龙眼肉　大枣	益气健脾养血安神	心脾两虚,气短心悸,失眠多梦,头昏头晕,肢倦乏力,纳差,崩漏便血
人参健脾丸	人参　炒白术　木香　茯苓　当归　陈皮　山药　砂仁　酸枣仁　远志　炙黄芪	补气健脾开胃消食	脾胃虚弱,消化不良,食欲减退,体倦乏力,脘腹胀满,肠鸣腹泻

续表

方名	处方组成	功效	主治
补中益气丸	炒白术 党参 炙黄芪 当归 陈皮 升麻 柴胡 炙甘草	补中益气 升阳举陷	脾胃气虚,中气下陷,体倦乏力,食少腹胀,久泻脱肛,子宫脱垂
参苓白术散	人参 炒白术 茯苓 山药 砂仁 白扁豆莲子 苡仁 甘草 砂仁 桔梗	益气健脾 渗湿止泻	脾胃气虚夹湿所致食少便溏,肢倦乏力,气短咳嗽
生脉饮	人参 麦冬 五味子	益气生脉 养阴生津	气阴两虚,心悸气短,脉微自汗
玉屏风口服液	黄芪 白术 防风	益气固表 止汗	表虚不固,自汗恶风,面色㿠白,或体虚易感冒
人参养荣丸	人参 炒白术 炙甘草 茯苓 白芍 当归 炙黄芪 熟地黄 五味子 肉桂 陈皮 远志	补气养血 健脾安神	气血双亏,五脏失养,精神不振,惊悸健忘,病后虚弱,食少便溏
六味地黄丸	熟地黄 山药 山萸肉 茯苓 泽泻 牡丹皮	滋补肾阴	肾阴亏损,头晕耳鸣,腰膝酸软,骨蒸潮热,盗汗遗精,消渴
金匮肾气丸	熟地黄 山药 山萸肉 茯苓 泽泻 牡丹皮 附子 肉桂	温补肾阳	命门火衰,肾虚腰痛,男子消渴小便多,女子转胞不得溺
乌鸡白凤丸	乌鸡 鹿角胶 鳖甲 牡蛎 桑螵蛸 人参 黄芪 当归 白芍 香附 天冬 甘草	补气养血 调经止带	气血两虚,身体瘦弱,腰膝酸软,月经不调,崩漏带下
四神丸	补骨脂 五味子 肉豆蔻 吴茱萸 大枣	温肾暖脾 涩肠止泻	脾肾虚寒,五更泄泻,食不消化,腰酸腰痛
固经丸	黄柏 黄芩 椿皮 香附 龟甲 白芍	滋阴清热 固精止带	阴虚血热所致月经先期量多,色紫黑,以及赤白带下
天王补心丸	丹参 当归 党参 玄参 酸枣仁 柏子仁 远志 天冬 麦冬 地黄 桔梗 五味子 茯苓 石菖蒲 甘草 朱砂	滋阴养血 养心安神	心阴不足,心悸健忘,失眠多梦,大便干燥
柏子养心丸	柏子仁 党参 黄芪 酸枣仁 川芎 五味子 茯苓 远志 半夏曲 肉桂 朱砂 炙甘草	补气养血 安神	心气虚弱,心悸易惊,失眠多梦,健忘
苏合香丸	苏合香 安息香 冰片 麝香 水牛角浓缩粉 檀香 沉香 丁香	芳香开窍 行气止痛	中风,中暑,痰厥昏迷,心胃气痛
越鞠丸	香附 川芎 栀子 苍术 神曲	理气解郁 宽中除满	胸脘痞闷,腹中胀满,饮食停滞,嗳气吞酸
木香顺气丸	木香 香附 砂仁 青皮 枳壳 苍术 陈皮 厚朴 槟榔 甘草	理气健胃 消积止痛	胸闷腹痛,气逆反胃,食积呕吐

续表

方名	处方组成	功效	主治
三九胃泰颗粒	木香 九里香 白芍 三桠苦 生地	理气健胃 消炎止痛	浅表性胃炎,糜烂性胃炎,萎缩性胃炎
三七伤药片	三七 草乌 骨碎朴 雪上一枝蒿 冰片 红花 赤芍 接骨木	活血止痛 续筋接骨	急慢性损伤,扭伤,关节痛,神经痛,跌打扭伤等
复方丹参滴丸	丹参流浸膏 三七 冰片	活血化瘀 理气止痛	胸中憋闷,心绞痛
川芎茶调散	薄荷 防风 羌活 川芎 荆芥 细辛 白芷 甘草	疏风止痛	风寒头脑,头风头痛,偏正头痛,神经性头痛
百合固金丸	百合 生地黄 熟地黄 麦冬 玄参 当归 白芍 川贝母 桔梗 甘草	养阴润肺 化痰止咳	肺肾阴虚,燥咳少痰,痰中带血,咽干喉痛
不换金正气散	厚朴 半夏 苍术 陈皮 麝香 甘草	燥湿和中 理气导滞	脾胃不和,湿痰停于胸膈所致寒热往来,霍乱吐泻,山岚瘴气
小活络丸	胆南星 制川乌 地龙 制草乌 乳香 没药	祛风除湿 活络之痛	风寒湿痹,肢体疼痛,麻木拘挛
川贝枇杷糖浆	川贝母流浸膏 桔梗 枇杷叶 薄荷脑	清热宣肺 化痰止咳	咳嗽痰黄,咳痰不爽,咽喉肿痛,胸闷胀痛
清气化痰丸	黄芩 半夏 瓜蒌仁霜 胆南星 陈皮 杏仁 枳实 茯苓	清肺化痰	肺热咳嗽,痰多黄稠,胸胁痞闷
复方鲜竹沥液	鲜竹沥 鱼腥草 生姜 生半夏 枇杷叶 桔梗 薄荷素油	清肺化痰 止咳	热痰咳嗽,痰黄黏稠
保和丸	焦山楂 炒神曲 半夏 茯苓 陈皮 炒莱菔子 炒麦芽 连翘	消食导滞 和胃	食积停滞,消化不良,脘腹胀满,嗳腐吞酸
大山楂丸	山楂 炒神曲 炒麦芽	开胃消食	食欲不振,消化不良,脘腹胀满
肥儿丸	煨豆蔻 神曲 炒麦芽 胡黄连 木香 槟榔 使君子仁	健胃消食 驱虫	小儿消化不良,虫积腹痛,面黄肌瘦,食少腹胀,泄泻

三、中成药使用的注意事项

(一)辨证选择中成药

应用中成药需以中医药理论为指导,辨证施治用药,不经辨证盲目用药,会导致疗效降低、无效或严重不良反应。辨证是合理应用中成药的首要条件,按照中成药处方中药物组成"君、臣、佐、使"的配伍原则,每一味药物有性味之不同,功效之差异,从而使每一味药物都有其特定的疗效和适用范围。

（二）注意用药剂量

如果不了解药物的成分,尤其是含有毒性的或不良反应较大的成分,随意加大剂量,不但无法达到治疗目的,反而可能产生严重的不良后果。

（三）注意饮食搭配

服用中成药时要注意食物对其作用的影响。患哮喘病、支气管炎、过敏性疾病的患者,服药时不宜吃鸡、鸭、鱼、虾、羊肉、韭菜等;服用含人参、党参的中成药(人参健脾丸、人参养荣丸等),应忌食萝卜、绿豆;服用珍珠母、酸枣仁、贝母、半夏时和服用含铁的中成药(磁朱丸、脑立清、紫雪等)不宜喝茶和吃柿子;服用清热解毒类中成药(如牛黄解毒片〈丸〉、清瘟解毒丸)、清热泻火类中成药(如牛黄上清丸、凉膈散)应避免吃辛辣温热的食物(如辣椒、姜、葱、韭菜、油条、焦溜肉等);服用祛寒类中成药(如附子理中等)不宜吃寒凉的食物(如西瓜、冷饮等),即不宜吃与中成药性质相反的食物。

（四）合理配伍应用化学药品

中西药配伍合用是中西医结合的重要组成部分。联用合理往往会收到很好的治疗效果。中西成药配伍可相互协同,增强疗效。联用不当则可出现相互削弱药物性能乃至损害人体健康的不良后果等。中成药切莫盲目与西药配伍应用,只有在明确中、西药药性的前提下合理配伍应用,才能使其更好地发挥药效并避免毒副作用的发生。

（五）注意中成药的不良反应

人们通常易忽略中成药不良反应问题,其实中成药也有不同程度的毒副作用,特别在使用时间过长,服用剂量过大时,不良反应就更明显。对中成药过敏反应要有充分认识,凡是对药物有过敏的,以及家族中有变态反应史者,服用上述中成药时应提高警惕,一旦发生过敏反应,应立即停药,必要时可给予抗过敏治疗,严重者应立即送往医院治疗。

（六）特殊人群的禁忌用药

以妊娠妇女为例,某些药物因可能损害胎元或对孕妇有不良作用,属妊娠用药禁忌的范围,根据中成药对孕妇不良反应的程度不同,有禁用、忌用和慎用之别。这些中成药大多具有通经祛瘀、行气破滞、泻下逐水等作用,为数很多,必须引起重视。

　视频

方剂的发展历程

岗位对接

　　患者,陈某,男,24 岁。初诊时间 1965 年 10 月 9 日。昨天打篮球后用凉水洗澡,今早感恶寒身热,体温 38.6℃,无汗,头痛,身酸痛,口不渴,舌苔薄白,脉浮紧。该患者如何治疗?

课后练一练

一、思考题

1. 方剂的治法包括哪些?

2. 常用剂型有哪些?

二、自测题

自测题

（黄承伟）

参考文献

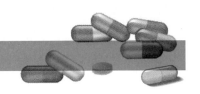

1. 高思华,王键 . 中医基础理论[M]. 3 版 . 北京:人民卫生出版社,2016.

2. 王键 . 中医基础理论[M]. 2 版 . 北京:中国中医药出版社,2016.

3. 郑洪新 . 中医基础理论[M]. 4 版 . 北京:中国中医药出版社,2016.

4. 朱文峰 . 中医诊断学[M]. 北京:中国中医药出版社,2017.

5. 钟赣生 . 中药学[M]. 北京:中国中医药出版社,2015.

6. 国家药典委员会 . 中华人民共和国药典(2015 年版)[M]. 北京:中国医药科技出版社,2015.

7. 唐德才 . 中药学[M]. 北京:人民卫生出版社,2016.

8. 李冀,连建伟 . 方剂学[M]. 北京:中国中医药出版社,2016.